穆小松 韩娜 滕飞 /主编

常见 Guidelines for Diagnosis
and Treatment of Common Tumors

肿瘤诊治指南

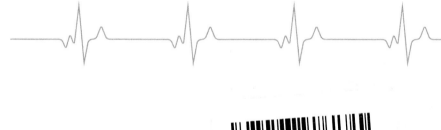

U0230864

化学工业出版社

·北 京·

内容简介

本书从理论到临床实践分别介绍了肺癌、恶性胸膜间皮瘤、乳腺癌、心脏肿瘤、胃癌及胃肠道间质瘤、原发性肝癌、胰腺癌、结直肠癌、淋巴瘤、恶性黑色素瘤、多发性骨髓瘤、前列腺癌、膀胱癌等肿瘤的诊断思维与治疗技巧，尤其对肿瘤的治疗部分进行了详细的阐述。

本书内容全面翔实，理论与临床实践紧密结合，科学性和可操作性高，可供肿瘤科和有关科室医师参考阅读。

图书在版编目（CIP）数据

常见肿瘤诊治指南/穆小松，韩娜，滕飞主编. —北京：
化学工业出版社，2022.9
ISBN 978-7-122-42304-7

Ⅰ. ①常… Ⅱ. ①穆… ②韩… ③滕… Ⅲ. ①肿瘤-诊疗-
指南 Ⅳ. ①R73-62

中国版本图书馆 CIP 数据核字（2022）第 180729 号

责任编辑：张　蕾　　　　　　　　　　　　加工编辑：翟　珂　陈小滔
责任校对：宋　夏　　　　　　　　　　　　装帧设计：史利平

出版发行：化学工业出版社（北京市东城区青年湖南街 13 号　邮政编码 100011）
印　　装：北京科印技术咨询服务有限公司数码印刷分部
787mm×1092mm　1/16　印张 18¾　字数 470 千字　2024 年 6 月北京第 1 版第 1 次印刷

购书咨询：010-64518888　　　　　　　　售后服务：010-64518899
网　　址：http://www.cip.com.cn
凡购买本书，如有缺损质量问题，本社销售中心负责调换。

定　　价：128.00 元　　　　　　　　　　　　　　版权所有　违者必究

编写人员名单

主　编

穆小松　重庆大学附属肿瘤医院

韩　娜　重庆大学附属肿瘤医院

滕　飞　重庆大学附属肿瘤医院

副　主　编

杨　燕　重庆大学附属肿瘤医院

王　玲　重庆大学附属肿瘤医院

唐家喜　重庆大学附属肿瘤医院

滕　燕　重庆大学附属肿瘤医院

唐显力　重庆大学附属肿瘤医院

沈　能　重庆大学附属肿瘤医院

王雪芹　重庆大学附属肿瘤医院

郑子玲　重庆大学附属肿瘤医院

编　　者

王　玲　重庆大学附属肿瘤医院

王雪芹　重庆大学附属肿瘤医院

刘师宏　重庆大学附属肿瘤医院

杨　燕　重庆大学附属肿瘤医院

沈　能　重庆大学附属肿瘤医院

郑子玲　重庆大学附属肿瘤医院

房慧颖　重庆大学附属肿瘤医院

郭冰凌　重庆大学附属肿瘤医院

唐显力　重庆大学附属肿瘤医院

唐家喜　重庆大学附属肿瘤医院

韩　娜　重庆大学附属肿瘤医院

滕　飞　重庆大学附属肿瘤医院

滕　燕　重庆大学附属肿瘤医院

穆小松　重庆大学附属肿瘤医院

前　言

　　肿瘤是严重威胁人们健康的多发病和常见病，近年来随着人们生活方式的改变和精神压力的增加，各种类型的肿瘤疾病在人群中的发病率呈普遍增高的趋势。因此，为提高癌症治愈率、延长生存期和改善患者的生活质量，也为促进肿瘤科治疗的发展和规范应用，我们特组织编写了本书。

　　本书从理论到临床实践分别介绍了肺癌、恶性胸膜间皮瘤、乳腺癌、心脏肿瘤、胃癌及胃肠道间质瘤、原发性肝癌、胰腺癌、结直肠癌、淋巴瘤、恶性黑色素瘤、多发性骨髓瘤、前列腺癌、膀胱癌等疾病的诊断思维与治疗技巧，尤其对肿瘤的治疗部分进行了详细的阐述。本书内容全面翔实、重点突出、深入浅出，理论与临床实践紧密结合，科学性和可操作性高，可供肿瘤科和有关科室医师参考阅读。

　　本书在编写过程中，编者付出了巨大努力，但由于编写经验不足，加之时间仓促，疏漏之处恐在所难免，希望诸位同道不吝批评指正，以期再版时予以改进、提高，使之逐步完善。

编者
2024 年 1 月

目 录

第一章　肺癌

第一节　肺癌的概述

一、流行病学

（一）地区分布

1.国外地区分布特点

肺癌的发病率和病死率均存在明显的地区差异。多发国家/地区依次为欧洲、俄罗斯、北美、加勒比、温带南美洲、澳大利亚及新西兰、西亚及东南亚。男性肺癌年龄标化发病率分布范围从 2.5/10 万（西非）到 73.6/10 万（北美），说明肺癌标化发病率地区差异较大，最高和最低比值达 29.44。欧美国家的肺癌病死率都处于较高水平，亚洲相对低发，发展中国家肺癌病死率较低。美国的肺癌标化病死率男女分别为 57.2/10 万和 25.4/10 万，我国则为 29.7/10 万和 11.7/10 万。

2.国内地区分布特点

（1）不同地区肺癌病死率：中国肺癌的粗病死率是 17.54/10 万，其中男性为 24.3/10万，女性为 10.66/10 万，全国各地肺癌病死率有所不同，肺癌病死率范围男性从 7.84/10万（甘肃）至 43.58/10 万（上海）、女性从 3.54/10 万（海南）至 31.33/10 万（天津）。肺癌病死率在我国地理位置上有由东北向南、由东向西逐步下降的趋势。

（2）肺癌城乡分布：城市居民中肺癌病死率为 35.36/10 万，高于农村地区 15.83/10万，说明城市肺癌病死率显著高于农村。城市与农村肺癌病死率之比为 2.23∶1。

（二）人群分布

1. 性别

几乎所有国家中男性肺癌发病率和病死率均高于女性。统计资料中，肺癌男女性别比例法国为 6.73∶1、俄罗斯为 6.28∶1、德国为 4.03∶1、美国为 1.85∶1。我国肺癌男女性别比例为 2.24∶1。男性肺癌病死率上升早、速度快、幅度大。近几年来发达国家中女性肺癌明显增加，而且增加速度比男性快，致使其性别比例有所下降。

2. 年龄

不同的年龄组肺癌发生情况显著不同，可能与免疫状态不同及不同年龄段暴露于致癌物时间长短的差别有关。肺癌的发病率随年龄的增长而上升，10 岁前罕见，40 岁后迅速上升，70 岁左右达高峰，主要死亡年龄为 35～69 岁，随后有所下降。但近期研究显示，发达国家肺癌发生的年龄段有下移趋势。加州大学洛杉矶分校的一项研究显示，由于发达国家青少年吸烟率上升和人口老年化，50 岁以前和 80 岁以后的肺癌诊断率上升。与正常年龄患者相比，年轻患者具有 6 个特点：①女性高于男性；②诊断时仍在吸烟者较多，吸烟量较少的患者多；③早年因父母吸烟接触较大环境吸烟量者多；④鳞癌较少；⑤之前较少发生其他恶性肿瘤和非癌性肺部疾病；⑥更多接受化疗和（或）放疗。年轻与年老患者中位生存期分别为 1.24 年和 0.68 年，正常年龄组为 1.27 年，老年患者诊断后病死率比正常年龄组增加了 54%。研究者认为，年轻患者最显著的 2 个特点是存在吸烟父母的吸烟环境暴露史和诊断时肿瘤分期晚、分化程度高；老年患者则是接受治疗的机会减少和诊断后死亡风险增加。

3. 种族和氏族

多项遗传流行病学研究显示肺癌具有遗传倾向。有学者认为这是由于人群中大部分肺癌由高频率的微效基因所致，这也是肺癌易感性具有个体差异的原因。肺癌发病率和病死率在民族分布上有所不同。女性肺癌中，华人妇女较非华人妇女为多见。有资料表明，女性澳大利亚肺癌标化病死率为 11.35/10 万，而华裔女性澳大利亚肺癌标化病死率为 17.38/10 万，两者差异有显著性。新加坡是多民族国家，各民族的肺癌发病率极不相同，华裔肺癌发病率较马来西亚人高。肺癌发生还与种族有关。以色列有学者比较了以色列犹太人与阿拉伯人患肺癌的风险，并与美国白种人和黑种人进行对比，结果发现以色列犹太人与阿拉伯人的吸烟率虽高于美国人，但患肺癌的风险低于美国人。以色列犹太人肺癌发病率低于阿拉伯人，可能与吸烟（阿拉伯人吸烟率为 41.3%，犹太人为 31.6%）或遗传因素有关。

二、病因与发病机制

（一）吸烟

吸烟与多种癌症有关，如呼吸道、上消化道、胰腺、肾盂、膀胱等部位的肿瘤，其中尤以吸烟与肺癌的关系最为确凿。大量研究说明吸烟与肺癌危险性之间存在明显的剂量—效应关系，吸烟患肺癌的危险性与吸烟量、吸烟年限、吸烟种类、开始吸烟的年龄有关。有学者进一步发现虽然带过滤嘴的纸烟可在一定程度上降低肺癌的发病，但仍远高于不吸烟者。值得注意的是开始吸纸烟年龄对肺癌的发病也有明显影响。有数据表明：19 岁以下青少年开始吸烟者死于肺癌的机会更大。妇女吸烟的问题已日益严重，在她们中间肺癌的发病率和病死率也显著增加，而被动吸烟可能是另一个致癌途径。经过医学工作者长期不懈的努力，公众对于吸烟危害性的认识已大为提高，各国政府亦采取了有力的控制措施，在发达国家，吸烟人口逐年下降，但在我国，情况不容乐观。我国是世界人口大国，同时也是香烟销售大国，人群吸烟率每年以2%的速率上升。

1. 主动吸烟

有学者将肺癌患者分为吸烟组与不吸烟组，结果吸烟组肺癌病死率（40.27/10万，男性40.15/10万，女性41.00/10万）明显高于非吸烟组肺癌病死率（3.92/10万，男性3.68/10万，女性4.09/10万）。吸烟引起肺癌的相对危险度（RR）男性为3.07，女性为2.60，说明吸烟与肺癌存在联系。某市肿瘤研究所研究肺癌与吸烟关系，男性吸烟引起肺癌的相对危险度为3.9，女性为3.3。男性患肺癌的危险性随着每日吸烟量和吸烟时间的年限增加而增加。开始吸烟年龄大则发生肺癌的危险性明显下降，并随停止吸烟年限的增长而明显下降。吸烟引起人群患肺癌的归因（特异）危险度百分比（PAR%），上海男性为69%，女性为24%。不同细胞类型的PAR，男性鳞癌或燕麦细胞癌的PAR大于腺癌。由于社会人群中男性吸烟率普遍高于女性，一般认为吸烟是男性肺癌的主要危险因素。有学者认为尽管女性吸烟率较男性低，因为女性对吸烟较男性敏感，但此学说尚未得到普遍的认同。有研究认为吸烟显著增加女性肺癌的危险性，吸烟对不同细胞类型的女性肺癌的RR不同，鳞癌为7.2，小细胞癌为7.2，腺癌为1.5，说明吸烟引起女性肺鳞癌或小细胞癌的危险性明显大于腺癌。女性肺癌的RR也同样随每日吸烟量和吸烟年限增加而上升。吸烟30年以内每日吸烟不到10支的RR为1.4，10～19支的为2.6，20支以上的为8.9。如吸烟30年以上，其相对危险度分别为2.3、3.2和14、20。吸烟对不同年龄组女性肺癌的PAR%：50岁以下为8%；55岁以上PAR%随着年龄增加而上升，65～69岁的PAR%高达40%。有学者研究肺癌与吸烟的关系，认为男性鳞癌与腺癌的RR有统计学意义，女性鳞癌（RR=7.00）与吸烟有关系，而女性腺癌危险度（RR=1.10）则无意义。肺鳞癌的RR随吸烟量增加而增高的线性趋势非常显著，腺癌则不明显。但腺癌（无论男女）与吸烟仍存在一定联系性。某市40岁以上男性PAR%为80.5%，女性为19.3%。一项研究指出男性肺鳞癌和腺癌存在RR随开始吸烟年龄提前和吸烟年限增加而升高，女性鳞癌亦有类似的相关性。某市研究的肺癌病因，也证明吸烟与肺癌RR有量效关系，男性肺癌的RR随吸烟量增加而升高，广州男性肺癌吸烟率比一般人群平均吸烟率高2.2倍，女性则高15倍。吸烟引起肺癌的RR，男性为3.29，女性为1.84。有学者也认为吸烟与肺癌之间存在显著性意义的剂量—效应关系。某学者研究辽宁7城市肺癌病因，指出吸烟的PAR%，男性为57.1%，女性32.2%，总计为42%。某学者指出吸烟者肺癌病死率男性为20.99/10万，女性17.43/10万，明显高于非吸烟者肺癌病死率（男性5.10/10万，女性2.82/10万）。大量资料均证实吸烟能使肺癌病死率增加。

2. 被动吸烟

目前关于被动吸烟与肺癌的关系尚未得出明确的结论。大多数的研究证实被动吸烟可增加肺癌的危险性。日本及我国北京、上海的研究显示女性被动吸烟与肺癌有关联，而美国的研究资料则认为被动吸烟致癌的危险性比主动吸烟小得多，我国沈阳、哈尔滨、广州的调查也得出类似的结论。曾有报道指出，丈夫重度吸烟，被动吸烟的妻子肺癌危险度是丈夫不吸烟的妻子的 5 倍。某肿瘤研究所有学者研究上海女性肺癌病因时，认为妻子不吸烟而丈夫吸烟，则被动吸烟引起肺癌的 RR 随与丈夫共同生活时间的年限增加而上升，共同生活 40 年以上者 RR 为 1.7，鳞癌与小细胞癌的 RR 更高（2.9）。甚至有人认为被动吸烟较主动吸烟危险性更高，因为被动吸进的支流烟较主动吸进的主流烟中含有更多致癌物，浓度也更高。总的来说，不可低估被动吸烟致肺癌的潜在危险性。

3. 烟草中的致癌物

烟草中的致癌物主要来自四方面。

（1）烟草在燃烧过程中由于乏氧燃烧而产生的各类致癌物。一支香烟燃烧后产生焦油 12～14mg，烟碱 1mg，其中可分析出 3500 种以上的化学物质，目前认定的致癌物包括环芳烃、芳香族及其胺类、亚硝胺、酚、喹啉、吖啶、氧乙烯等。

（2）烟草本身含有肼、砷、镍、铬、镉、钚、铅等无机致癌物。

（3）在生产、加工、运输过程中产生的亚硝胺类化合物，目前已检测出 4 个：N-亚硝基去甲基烟碱（NNN）、4-甲亚硝胺基-3-吡啶-1-丁酮（NNK）、N-亚硝基毒藜碱（NAB）、4-甲亚硝胺基-3-吡啶-1-丁醇（NNAL）。在大鼠诱癌试验中使用低剂量的 NNN、NNK 溶液做口腔涂抹，可诱发口腔癌、肺癌，其中 NNK 致癌作用最强，对肺具有特殊亲和性。

（4）烟草燃烧的烟雾中含有的一氧化氮、一氧化碳、甲醛、丙烯醛，其并不直接致癌，但可以损害支气管黏膜纤毛的清除能力，降低机体的免疫力，增加肺癌变的易感性。

4. 吸烟致肺癌的分子生物学基础

烟草中的致癌物质如联胺、氧乙烯、亚硝胺等通过不同的机制损害 DNA，导致 DNA 错误地复制和突变。如苯并芘可与鸟嘌呤结合形成芽孢状 DNA，特异性地导致 GT 的突变。NNK 是一种非常强的致癌物，且对肺癌有高度的特异性，无论是口服、表皮涂擦、皮下注射或腹腔内注射均可以诱导出肺腺癌。NNK 为一种前致癌物，在机体内需通过代谢激活才能发挥其致癌的生物学效应。人肺中的 P-450 同工酶可以激活 NNK，通过 α-羟化形成 4-氧-4-3-吡啶基丁酮氢氧化物和甲基重氮氢氧化物，后者可与 DNA 反应形成甲基化碱基，如 O^6mG 和 7-活化的鸟嘌呤。吸烟者肺内 O^6mG 的水平明显高于非吸烟者，而 O^6mG 的存在可以导致 DNA 复制时的碱基错配。

烟草致癌与癌基因的激活及抑癌基因的失活有关。现有资料表明，发生肺癌时体内有 10 种以上的癌基因和抑癌基因发生突变，而与吸烟最密切的突变基因是 *Ras* 癌基因和 *p*53 抑癌基因。*Ras* 基因家族有 *H-ras*、*K-ras* 和 *N-ras*，编码高度同源性的蛋白质单体 p21，p21 蛋白质在从细胞表面受体传递增殖信号至细胞核中发挥重要作用。*Ras* 既有的突变包括基因扩增、缺失和点突变等，*Ras* 基因中任一基因的外显子 1 中的 12、13 和外显子 2 的第 61 位密码子的点突变都可能使 *Ras* 基因被激活，结果导致 p21 蛋白在关键位点发生氨基酸的变化，其构型和功能改变，引起细胞癌变。其中又以 *K-ras* 的第 12 位密码子的 G-T 的突变频率最高，约占已经发现的非小细胞肺癌突变类型的 80%，此外，*K-ras* 与肺腺癌的关系也最密切。有学者研究发现，正在吸烟的肺腺癌患者 *K-ras* 点突变率为 30%，已戒烟的肺腺癌者的 *K-ras* 的点突变率为 32%，两组间无显著性差异，但明显高于从未吸烟的肺腺癌患者（7%）。烟草致癌物质可能特异性的作用于 *K-ras* 的密码子 12，且主要诱导 G-T 的突变。这一位点的突变发生在肺癌形成的早期，且不可逆转，由此可解释某些吸烟者在戒烟

20年之后，肺腺癌的发生率仍高于从不吸烟者。

野生型 $p53$ 基因是一种抑癌基因，由 11 个外显子和 10 个内含子组成，编码的蛋白质为 53kb 的核磷酸化蛋白。细胞分化过程中 DNA 发生损伤时，野生型 $p53$ 基因及其产物高水平表，启动修复系统。若修复失败，则 $p53$ 诱导此种细胞凋亡，阻止具有恶变倾向的细胞继续生长。$p53$ 基因的点突变不仅使其丧失抑癌的活性，突变型基因本身可刺激细胞分裂，故已转化为癌基因。有学者采用 PCR-SSCP（多聚酶链聚合反应-单链构象多态性分析）研究肺肿瘤中的 $p53$ 基因突变，发现小细胞肺癌基因突变率最高，可达 90% 以上，而非小细胞肺癌的突变率相对较低，鳞癌为 67%，腺癌为 35%。有学者采用逻辑回归模型和多变量分析，发现吸烟指数是 $p53$ 基因突变的唯一相关因素。但有研究报道在美国人群的研究未发现吸烟与 $p53$ 基因突变之间有相关性，可能反映了不同的人种其遗传的差异所导致的致癌物的代谢和 DNA 的修复的差异。

5. 烟草敏感性的分子学基础

外来物质进入体内经生物转化后产生亲电子的活性产物，然后与 DNA 链上的特异性位点结合形成共价 DNA 加合物，此为外来化学物质致癌的途径之一。大量的试验证实吸烟可增加体内的 DNA 加合物水平。吸烟的肺癌患者 DNA 加合物水平显著高于从不吸烟及戒烟 2 年以上的肺癌患者。此外，还发现 DNA 加合物水平有明显的性别差异，女性患者高加合物所占的比例较大，对 PAH 类化合物引起的 DNA 损伤的敏感性高于男性。某些高敏感个体，其体内 DNA 加合物水平较高，而在发病之前吸烟时间较短或吸烟量较少。谷胱甘肽硫转移酶 M1（GSTM1）基因亦与烟草敏感性有关，在男性肺癌患者中，GSTM1 基因的缺陷与 DNA 加合物高水平有显著的相关性，但大多数女性患者并无 GSTM1 的缺陷。

（二）电离辐射

肺脏是对放射线较为敏感的器官。电离辐射致肺癌的最初证据来自某矿山的资料，该矿内空气中氡及其子体浓度高，诱发的多是大支气管的小细胞癌。美国曾有报道开采放射性矿石的矿工 70%～80% 死于放射引起的职业性肺癌，以鳞癌为主，从开始接触到发病时间为 10～45 年，平均时间为 25 年，平均发病年龄为 38 岁。有学者计算出当氡及其子体的受量积累超过 120 工作水平日（WLM）时发病率开始增高，而超过 1800WLM 则更显著增加达 20～30 倍。将小鼠暴露于这些矿山的气体和粉尘中，可诱发肺肿瘤。另一颇具说服力的案例是日本原子弹爆炸受害者患肺癌率显著增加。有学者在对广岛原子弹爆炸幸存者终生随访时发现，距爆心小于 1400m 的幸存者较距爆心 1400～1900m 和 2000m 以外的幸存者，其死于肺癌者明显增加。此外，发现既往因患关节炎照射过脊椎的患者肺癌的发病率有所增高。

（三）大气污染

近半个世纪肺癌发病率全球持续性升高，与大气污染有密切的联系。流行病学资料显示某地肺癌病死率与该地受多环芳烃污染的程度呈平行关系。有人估计每年排放到大气的多环芳烃总量可达 25000～500000 吨，其中致癌性最强的苯并芘可达 5000 余吨。苯并芘（3，4-苯并芘，简称苯芘）具有强烈的致癌作用，许多工业城市中肺癌病死率与其空气中苯芘的含量相关。污染严重的大城市中，估计居民每日吸入空气中苯芘量超过 29 支纸烟的含量。有学者计算大气中苯芘每增加 6.2μg/1000m，肺癌病死率约增加 15%；学者则推算苯芘每增加 1μg/1000m，肺癌发病率将增高 1%。上海市肿瘤研究所调查上海市 21 万成年居民的大气污染与肺癌的关系，发现市区、近郊与远郊的 PI 与苯并芘（BaP）浓度和肺癌标化死亡比（SMR）存在一定联系。总的来说，肺癌发病率城市高于农村，工业集中区高于非工业区。

大量资料说明空气中的苯并芘与吸烟有协同作用，城市吸烟者比农村吸烟者肺癌病死率高 1.3 倍。某农村肺癌发病率很高，且女性多于男性。病理类型以腺癌为主。初步调查很可能与生活中小环境苯并芘的污染有关。大气污染除多环芳烃外，尚包括无机金属粉尘、各种矿物纤维、核爆炸散落物以及农药等。

（四）室内微小环境的污染

1. 煤烟

广州的一份资料指出广州市烧蜂窝煤的家庭室内污染显著高于烧石油气的家庭，而接触煤烟尘对女性肺癌的相对危险性高达 6.03（$P < 0.01$），男性 RR＝0.99（$P > 0.05$）。有学者报道辽宁省煤烟引起的肺癌的 PAR％为 36.4％，哈尔滨女性肺癌的 RR 为 10.59，冬季室内烟雾污染的 RR 为 15.19，居室低矮 RR 为 12.49。哈尔滨冬季室内悬浮颗粒和 BaP 日平均浓度分别为卫生标准的 4.4 倍和 26.7 倍。

2. 烹调的油烟

广州研究中指出油炸、煎炒食物可造成空气中 BaP 明显污染。广州家庭妇女尿中 BaP 含量增高，据认为系来自厨房的空气污染。某学者研究上海女性肺癌病因，认为常用菜油者 RR 为 1.4，如经常在烹调时眼睛受到油烟刺激者 RR 为 2.8，并随每周炒煎的次数增加 RR 上升。

3. 香烟的烟雾

香烟的烟雾是室内微小环境污染的另一个来源。

4. 室内中氡及氡子体

广州研究肺癌病因时发现室内空气中的氡及氡子体浓度高于室外，古老建筑的放射性污染高于新建筑物。近年某些新型建筑材料如花岗石广泛用于居室装修，所造成的放射性污染对健康的潜在影响值得深入研究。

以上因素造成的室内污染程度与地理纬度有一定的相关性。北方纬度高，冬季门窗紧闭，通风换气时间少，室内污染情况持续存在。纬度与肺癌的相关性男性 $r＝0.172$，表明纬度与男性肺癌病死率不存在相关；女性 $r＝0.692$，$P < 0.01$，表明纬度与女性肺癌存在非常显著的相关。越往北、纬度越高的地区，女性肺癌病死率越高，提示室内微环境污染主要影响女性肺癌的发病。

（五）职业危害

目前公认的致癌物砷、石棉、铬、镍、煤焦、芥子气、异丙油、矿物油、二氯甲醚、氯甲甲醚及烟草的加热产物都在一定程度上与肺癌的发生相关，尚有多种金属和非金属化合物具有致肺癌的作用，而这类致癌物主要通过职业性接触。

1. 砷

砷可引起皮肤癌、肺癌和肝癌。长期吸入含砷化合物所致的肺癌以鳞癌为主，其次是未分化癌。有关砷化物引起的职业癌的报道已有很多，其中不少为多部位的原发癌。足以诱发癌的吸入量差异很大。我国云南锡矿山的砷化物平均含量1%，坑下作业环境中含砷量和矿工肺组织中难溶性砷含量为其他地区肺癌的几十倍，已证实锡矿工人发生肺癌的主要原因是由于井下环境砷化物和氡子体的复合作用。矿工中同时患肺癌与皮肤癌或砷性皮炎的相当多见。含砷杀虫剂的使用者、生产者和砷冶炼工人中肺癌的发病率亦有所增加。美国癌症研究所报道，接触三氧化砷的工人，其肺癌病死率是对照的3倍，工作15年以上者病死率增加8倍。有学者观察到从事接触砷的工作10年以上即可能发生肺癌，若脱离接触，砷的作用可随时间的延长而消失，提示砷可能是肺癌的促进因子，而非始动因子。有研究表明，肺癌发病与砷呈剂量效应关系，若同时接触砷和烟草，砷的危险性更大。砷的致癌机制可能涉及拮抗保护性元素硒，损伤DNA及降低机体免疫力。

2. 石棉

近年石棉与肺癌及胸膜间皮瘤的关系备受瞩目。石棉是短纤维的硅酸盐，有40%～60%的二氧化硅与铁、镁及其他金属的氧化物结合而成，石棉致癌性与其物理形状有关，一般认为能诱发肺癌的主要为青石棉和铁石棉。世界卫生组织（WHO）和国际癌症研究所的研究已证实此种短纤维的石棉粉尘具有引起肺癌和胸膜间皮瘤的作用。美国的一项研究报道石棉工人的肺癌病死率是一般人群的7倍。石棉吸入与吸烟有协同作用。在石棉矿工作的吸烟工人病死率为一般吸烟者的8倍，为不吸烟又不接触石棉的人的92倍。甚至有人报道石棉工作家族中也有肺癌增多的趋向，认为是通过工作服的污染或居住在石棉厂附近吸入少量石棉粉尘所致。

3. 其他无机物

致肺癌无机物中尚有铬、镍、铍。美国、英国、法国曾有报道，生产铬酸盐的工人其肺癌病死率是一般人群的5～25倍，铬注入大鼠可诱发肺癌、纵隔肿瘤及局部肉瘤。

4. 致癌有机物

致癌有机物包括二氯甲醚、氯甲甲醚和氯乙烯等。二氯甲醚、氯甲甲醚为烷化剂，化学性质极为活跃，主要用于生产离子交换树脂，对呼吸道黏膜有强烈的刺激作用。流行病学资料显示工人与其接触的程度越密切，接触时间越长，肺癌的发病率越高。美国的一项研究报道，与二氯甲醚和氯甲甲醚接触的工人患肺癌的工作年限为1～16.5年，平均6.27年，死亡年龄为33.66岁，平均死亡年龄为43.5岁。动物实验亦证实二氯甲醚和氯甲甲醚是强烈的致癌因子。

5. 煤焦、煤焦油、煤气的燃烧产物

炼煤焦、煤焦油、煤气等工人的肺癌发病率较一般人群明显升高。煤焦油中含有苯芘类的多环芳烃，可诱发皮肤癌及肺癌。

6. 人群中职业危害的研究

某学者在研究辽宁省7城市肺癌病因时，把硅肺、冶炼、耐火和搬运作业视为职业危害，其PAR%分别为3.9%、1.7%、1.2%和2.2%，职业危害总的PAR%为9.0%。上海市肿瘤研究所某学者研究上海市不同行业、职业人群中肺癌的发病率，发现一定的规律性：主要从事体力劳动的职业或生产企业有较高的肺癌标准化发病率比（SIR值），而主要从事脑力劳动的职业或教育、科技、文艺、机关和群众团体的职业则SIR值较低，提出人群中

与肺癌关系密切的主要是生产工作、运输工作，以及其他制造行业类。广州市 12 种主要职业的肺癌病死率，男性为化工工人、机修工、厨师、搬运工、建筑工人和干部，女性依次为家务劳动、搬运工、化工工人、售货员、教师、厨师和干部。男性肺癌的职业因素重要性似比女性高。

（六）既往肺部疾病

有资料显示肺内结核瘢痕处易发肺癌，可能与瘢痕组织和胆固醇的慢性刺激有关。英国的资料显示慢性支气管炎患者的肺癌发病率是无慢性支气管炎的 2 倍。上海市卢湾区分析肺癌患者有结核病史者占 24%，有慢性支气管炎者占 34%。北京市东城区 225 例肺癌患者中有结核病史者占 7.2%，有慢性支气管炎和支气管扩张者占 17.3%。还有人注意到结节病、硬皮病、间质性肺纤维变的患者都易发生肺癌。有人统计 2544 例结节病患者中肺癌的发病率为一般居民的 3 倍。硬皮病患者易发生肺泡癌。间质性肺纤维瘤是一种罕见的遗传性疾病，常伴有血红蛋白异常，易并发小细胞肺癌。哈尔滨市的一项调查发现男性慢性支气管炎与中或重度吸烟两种因素同时存在，女性慢性支气管炎、吸烟和职业三种因素同时存在可构成肺癌高度危险人群。

（七）激素-月经与生育史

女性肺腺癌可能与雌激素水平有关。上海市肿瘤研究所的调查结论为：①月经周期，初步认为女性腺癌 RR 随月经周期缩短而显著增加，月经周期 < 26 天，RR = 2.3；在未绝经期妇女月经周期短与肺癌关系更明显。②生育史，女性肺癌的 RR 与异常分娩次数有关，难产 1 次，RR = 1.2，难产 2 次，RR = 3.8。③女性生殖系手术，单纯子宫切除者 RR 高达 3.7。对于激素与肺癌的关联有待进一步研究。

（八）营养状况

目前营养与肺癌的关系受到广泛重视。据估计在全部人类癌症中有 1/3 是由于营养因素造成的。进一步确定这些因素在人类癌症漫长而复杂的发生过程中的作用，无疑是十分必要和有益的。维生素 A 和它的类似物（统称维 A 类）与上皮分化有关。食物中如缺少维 A 类，实验动物对致癌物质的敏感性增强。补充天然维 A 类对实验动物的皮肤、子宫、胃、气管、支气管的上皮组织均有预防化学致癌物诱发癌症的能力。维 A 类能抑制正常细胞受辐射、化学致癌物或病毒引起的细胞转化过程，能抑制由化学致癌物诱导的大鼠移行细胞癌和鳞状细胞癌。在组织培养中，加入维 A 类可以使上皮的鳞状化生消失，抑制某些肿瘤细胞生长。进一步研究证明维 A 类能作为抗氧化药直接抑制甲基胆蒽、苯并芘、亚硝胺的致癌作用和抑制某些致癌物与 DNA 的结合，拮抗促癌物的作用，因此可直接干扰癌变过程。此外，维 A 类对控制许多上皮组织的正常分化和生长是必不可少的，对基因表达有调控作用，并对机体免疫系统有增强作用。在美国纽约和芝加哥开展的大规模前瞻性人群观察的结果也说明：食物中天然维 A 类 β-胡萝卜素的摄入量与十几年后癌的发生呈负相关，而其中最突出的是肺癌。中国医学科学院肿瘤研究所某学者发现云南锡矿工中坑上作业工、矿工及肺癌患者三组中维生素 E 和维生素 B_2 的缺乏和不足较突出，其次为胡萝卜素和维生素 C，而维生素 A 基本正常。

（九）硒

不少资料显示微量元素如硒、锌与癌的发生呈负相关，土壤硒、锌含量低的地区肺癌的发病率较高。动物试验亦表明硒、锌有抑制化学致癌物诱发乳腺癌的作用。某学者发现肺癌患者的血硒水平显著降低，而肺硒和癌硒水平显著升高，发硒水平恒定。

（十）遗传因素

早就注意到肺癌有一定的遗传倾向。有肺癌家族史者其肺癌发病率是无家族史的 3.61 倍，肺癌患者的血缘亲属发生肺癌的危险性明显高于无血缘亲属。我国云南省宣威市的流行病学调查也发现肺癌的发生具有家族聚集性，肺癌先证者的亲属对肺癌的易感性比配偶的亲属高。近 10 年分子生物学理论与技术的进展大大深化了对肺癌遗传基础的了解。目前研究的重点为癌基因和抑癌基因。目前已积累了相当丰富的资料。已经证明在肺癌中几个癌基因家族中均有异常，包括引起突变的 ras 族，增强表达的 myc 族及抑癌基因 $p53$ 的缺失或突变等。肺癌遗传学研究的进展不仅有助于深入阐明肺癌的发生机制，更有助于探索新的治疗手段如基因治疗。

（十一）其他

与肺癌发生有关的其他因素还包括社会心理因素、免疫状态、经济文化水平等。有学者报道肺癌危险性与文化教育有关，在调查年龄、吸烟、维生素 C、β-胡萝卜素等因素后，亦发现肺癌危险性与所受最高的教育水平仍呈明显的负相关；同时还发现肺癌、胃癌、食管癌的危险性与社会经济地位有程度不等的联系。但社会、文化、经济水平是多种复杂因素的综合，就现有资料下结论似乎为时过早。

（滕　飞）

第二节　肺癌的诊断和分期

一、临床诊断

恶性肿瘤的治疗效果与早期诊治密切相关，肺癌亦不例外。要做到肺癌的早期诊断需注意以下两方面的重要内容：一是普及肺癌的防治知识，对任何可疑的肺癌症状要及时进一步检查，尤其是高危人群；二是提高医务人员对肺癌早期征象的认识，避免漏诊、误诊。

（一）高危人群

肺癌是多基因参与、多时相细胞混杂、多因素影响发病的一类复杂性疾病，其病因及发病机制至今尚未明了，正因为如此，对高危人群的肺癌知识普及显得极为重要。肺癌高发区或有高危因素的人群需定期查体或在有可疑征象时进行排除肿瘤的有关检查，特别是 40 岁以上有长期重度吸烟史（吸烟指数大于 400 支/年，烟龄 10 年以上）、高危职业接触史（如冶金、开矿、接触石棉、水泥粉尘等）及恶性肿瘤家族史等因素者。但近年来肺癌发病年龄日趋年轻化，且非吸烟者发病率明显增加，尤其是女性的肺癌发病率呈逐年上升趋势。据资料显示可能与被动吸烟及环境污染有关，所以定期查体时可重点关注高危人群，是肺癌筛查重点。在临床工作中，不要把高危人群的概念看得过重，有下列情况者应作为可疑肺癌对象进行相应检查：①刺激性咳嗽持续2~3周以上，经仔细查找仍然原因不明，对症治疗无效者；②原有慢性呼吸道疾病，咳嗽性质改变者；③痰中带血丝或者血块，持续存在或短期内反复出现而无明显原因可解释者；④肺炎，特别是段以下肺炎，治疗后反复在同一部位发生者；⑤影像学怀疑肺脓肿，但无异物吸入史，无中毒症状，无大量脓痰，抗感染治疗效果不佳者；⑥四肢关节疼痛及杵状指（趾），排除结缔组织性疾病、慢性缺氧性肺疾病和发绀性先天性心脏病等已知原因者；⑦影像学（X线、CT、MRI）发现局限性肺气肿或节段、小叶性肺不张，无明显原因可解释者；⑧影像学发现肺内孤立性圆形病灶伴有毛刺、分叶或胸膜牵拉征者或单侧性肺门阴影增大者；⑨原有肺结核病灶已稳定，而形态变饱满、性质在钙化病灶基础上新增软组织密度改变者；⑩胸腔积液，尤为血性并进行性增加，无结核中毒症状，无明确感染性原因存在者；⑪有慢性呼吸系统疾病、出现肺癌标志物明显升高或进行性升高者。

（二）临床表现

肺癌的临床表现与肿瘤的发生部位、大小、是否压迫或侵犯邻近器官及组织细胞学类型、分化程度、生物学行为等情况有着密切关系。肺癌早期可无明显症状，大多在胸部影像学检查时发现，若病灶尚未侵犯、压迫主气道或侵犯胸膜、胸壁及心血管系统等，即使病灶已较大，也可无任何症状，尤其周围型病灶，这使得大部分患者确诊时已到晚期，至少已到局部晚期。

肺癌的无症状就诊包括4种情况，一是患者无任何临床症状，仅在查体时发现；二是患者无呼吸道症状，但以肺癌侵及周围组织或转移时出现的症状为首发表现；三是以副肿瘤综合征就诊，患者可能会在其他科室辗转就医，若接诊医师经验不足或者患者拒绝排除肺癌检查，往往会延误诊断时间；四是以肿瘤标志物升高就诊，尤其是那些与肺癌密切相关的肿瘤标志物，更应注意鉴别排查。

1. 肺癌本身症状

当肺癌发展到一定程度时，可出现以下症状。

（1）咳嗽：肿瘤在较大的支气管内生长或肺癌压迫较大支气管引起狭窄时，可以出现刺激性干咳或伴有少量黏液痰，尤其病灶位于主支气管或隆凸附近更明显，患者干咳剧烈，镇咳药物不易控制。肿瘤引起支气管管腔狭窄，咳嗽可进行性加重，多为持续性，且呈高调金属音，是一种特征性的阻塞性咳嗽。肺泡癌也可出现剧烈咳嗽，但往往伴有大量黏液痰。

（2）咯血：肺癌引起的咯血通常为痰中带血点、血丝或断续的少量血块痰，除非有大血管受侵蚀破坏，一般很少出现大量咯血。从肿瘤发生部位上看，中央型者较周围型者容易出现，从组织类型上分析，鳞状细胞癌较其他类型的肺癌多发。由于肿瘤的血管主要分布于肿瘤表面，当肿瘤表面破溃或侵蚀血管或肿瘤组织坏死与肺泡管以上气道相通时，此时血痰中查到癌细胞概率较高，但也有部分患者因剧烈咳嗽造成呼吸道局部血管破裂出血，此时血痰脱落细胞学检查为阴性。

（3）发热：主要是由于继发感染、肿瘤坏死吸收热和肿瘤细胞本身释放热原造成，极少数是由于肿瘤压迫并阻断血液供应导致正常肺组织坏死。肿瘤阻塞支气管，排痰不畅，远端肺组织继发感染，可出现发热，表现为感染性发热的特点，与气道相通时可伴有脓痰和痰液增多，不通时可出现肺脓肿。值得注意的是，影像学经常提示"阻塞性肺炎"，而患者并无发热、咳嗽及咳痰等感染症状，此时并非真正的炎症，是分泌物潴留所致。肿瘤较大或生长速度较快而与肿瘤血管生长不同步引起组织坏死时，表现为肿瘤坏死物质吸收热，为低至中度发热，多在午后或夜间出现，可自行消退，伴或不伴有咳嗽、咳痰等症状，这可能是由于肿瘤细胞坏死释放热原或肿瘤细胞本身代谢产物刺激体温中枢引起。肺癌发热也可能是炎性细胞在肿瘤病灶中及周围聚集形成无菌性炎症并释放炎性介质所致，此时抗生素治疗无效，需用非甾体消炎镇痛药物或激素抑制炎性细胞及炎性介质才能退热。

（4）胸闷、哮鸣及气促：多是由于肿瘤造成的较大支气管不同程度的堵塞或受压产生相应的肺叶或一侧全肺不张、肿瘤侵犯胸膜引起胸腔积液或严重肺感染造成。

2.肺癌侵及周围组织或转移时出现的症状

（1）肿瘤压迫或侵犯喉返神经：出现声带麻痹、声音嘶哑，因左侧喉返神经走行途径较长，故以左侧多见。

（2）肿瘤压迫上腔静脉：可因原发灶本身或肿大的纵隔淋巴结压迫上腔静脉，导致回流于上腔静脉的头颈部及上肢的静脉回流受阻，引起相应的临床表现，如患者出现头痛和头晕或眩晕、胸闷、头面部及上肢皮肤发紧等症状，查体可发现醉酒面容或发绀面容，面、颈部、上肢和上胸部皮肤呈紫红色改变，静脉充盈或怒张，毛细血管显现，头面部、上肢皮下组织非凹陷性水肿等上腔静脉压迫综合征体征。多见于中心型肺癌或肺癌纵隔淋巴结转移，为肿瘤急症之一，需及早治疗。

（3）肿瘤侵犯胸膜或导致淋巴回流受阻：可引起胸腔积液，往往为血性；大量积液可致肺叶或一侧肺全不张或气管移位引起胸闷、哮鸣及气促，患者喜欢患侧卧位或半坐卧位。

（4）胸痛：肿瘤侵犯壁层胸膜、肋骨及肋间神经，可以引起持续剧烈的胸痛。若肿瘤位于脏胸膜附近时，则产生不规则的钝痛或隐痛，于呼吸、咳嗽时加重。肋骨、脊柱受侵犯时，可有局限性压痛点。肿瘤压迫肋间神经，疼痛可累及其分布区。肿瘤压迫臂丛可引起臂丛神经痛，表现为以腋下为主、向上肢内侧放射的火灼样疼痛，夜间尤甚。

（5）上叶尖部肺癌：亦称Pancoast肿瘤，可侵入纵隔和压迫位于胸廓入口的器官组织，如第1肋骨、锁骨下动静脉、臂丛神经、颈交感神经等，产生剧烈胸肩痛、上肢静脉怒张、水肿、臂痛和上肢运动障碍，也可出现颈交感神经综合征，表现为同侧上眼睑下垂、瞳孔缩小、眼球内陷、面部无汗等表现。

（6）肿瘤发生纵隔转移时可压迫食管引起吞咽困难。

（7）肿瘤发生脑转移：近期出现头痛、恶心、眩晕或视物不清等神经系统症状和神经定位体征应当考虑发生脑转移的可能。

（8）肿瘤发生骨转移：持续、固定部位的骨痛伴有血浆碱性磷酸酶或血钙升高应当考虑发生骨转移的可能，多发生于有造血功能的扁骨，严重时可出现骨髓增生不良。

（9）肿瘤发生肝转移：患者出现食欲减退、恶心、消瘦、右上腹痛伴有肝大，碱性磷酸酶、谷草转氨酶、乳酸脱氢酶或胆红素升高应当考虑发生肝转移的可能。

（10）肿瘤发生其他转移：伴有尿潴留或失禁、便秘、走路不稳易跌倒，甚至出现截瘫时要考虑发生脊髓受压或转移的可能；发生皮下转移时可在皮下触及结节；血行转移到其他器官可出现相应症状和体征。

3. 副肿瘤综合征

少数肺癌尤其是腺癌、低分化或未分化癌患者，由于肿瘤细胞产生内分泌物质，临床上可出现不同的全身症状，如原因不明的肥大性肺性骨关节病，包括杵状指、骨关节肥大等；肿瘤分泌促肾上腺皮质激素样物可引起库欣（Cushing）综合征；肿瘤分泌促性腺激素引起男性乳腺发育；肿瘤分泌抗利尿激素引起抗利尿激素分泌失调综合征；少数患者表现为神经肌肉综合征，包括重症肌无力、多发性神经肌肉痛、皮肌炎及硬皮病等自身免疫性疾病表现，且与肿瘤的发生部位和有无转移无关，该临床表现可以发生于查出肿瘤前数年，也可与肿瘤同时存在。有效清除病灶的各种治疗措施可使副肿瘤综合征部分缓解甚至消失。

（三）体格检查

多数肺癌患者在早、中期无特异性阳性体征，当压迫、侵犯邻近器官及出现转移等情况后可能会有如下相应体征：①体检可有声带麻痹、上腔静脉阻塞综合征、霍纳（Hornner）综合征、肺尖肿瘤（Pancoast）综合征的体征；②体检可有肺不张、阻塞性肺炎、胸腔积液的体征；③体检发现肝大伴有表面凹凸不平、皮下结节、锁骨上窝淋巴结肿大、肋骨或脊椎棘突压痛等提示发生远处转移的可能；④少数患者出现原因不明，久治不愈的肺外征象，如杵状指（趾）、非游走性肺性关节疼痛、男性乳腺发育、皮肤黝黑或皮肌炎、共济失调及静脉炎等。

（四）影像检查

对肺部有孤立结节的患者应当追问其过去有无影像学检查史，如对比发现病灶增大、性质改变或出现新的病灶，影像学诊断疑为恶性肿瘤者应进一步检查。X线平片一般用于健康查体，强化 CT 检查是目前临床诊断肺癌和评价治疗疗效的重要手段，B超、MRI 可作为转移部位的补充检查，骨扫描检查是用于判断骨转移的常规检查，特殊情况下可进行全身 PET-CT 检查，简单概括如下。

1. 胸部 X 线检查

胸片是在查体时早期发现肺癌的一个重要手段。

2. 胸部 CT 检查

胸部 CT 可以进一步验证病变所在的部位和累及范围，也可根据病灶的毛刺征、分叶征、胸膜牵拉征、厚壁偏心空洞及病灶对周围组织的侵袭特征或者淋巴结、血行转移的征象大致区分其良、恶性，是目前诊断肺癌的重要手段。CT 可清楚显示肺叶中 0.5cm 以上的肿块阴影，对肺门及纵隔、锁骨上下及腋窝淋巴结转移的情况以及是否侵犯脏胸膜、壁胸膜及其他脏器、胸腔积液、肿瘤空洞内部情况等可提供详细信息；CT 引导下经皮肺占位穿刺活检是获取细胞学、组织学诊断依据的技术，在各种影像学检查手段中显示肺结构的清晰度最好。

3. B 型超声检查

B 型超声检查主要用于发现腹部重要器官及腹膜、腹膜后淋巴结有无转移，也用于颈部淋巴结的检查；对于邻近胸壁的肺内病变或胸壁病变，可鉴别其囊、实性并进行超声引导下穿刺活检，最大优势是实时监控，可实时显示穿刺路径，对于穿刺路径上的血管显示最清晰，避免活检时损伤血管引起大出血；超声对液体的诊断优于目前所有其他影像学设备，在肺癌并发少量胸腔积液时尤显其重要性，常用于胸腔积液抽取定位、定量、置管引流和治疗效果随访。

4. MRI 检查

MRI 检查对肺癌的临床分期有一定价值，特别适用于判断脊柱、肋骨及颅脑有无转移；因开放性 MRI 扫描系统可进行 360°扫描，MRI 引导下进行经皮肺占位穿刺活检，尤其对某些特殊部位的肿物较扫描角度受限的 CT 有无可比拟的优势，配有 MRI 兼容的导引系统时可相对实时显示穿刺路径。

5. 骨扫描检查

骨扫描检查是骨代谢检查，反映的是骨代谢率，发现骨转移病灶可早于 X 线、CT 等影像学检查 3～6 个月，是用于判断骨转移的常规筛选检查，当骨扫描检查提示骨转移可能时，可对可疑部位进行 CT 和 MRI 检查验证。

6. 正电子发射断层扫描（PET-CT）检查

正电子发射断层扫描检查是一种功能影像学检查，反映的是组织代谢能力高低，由于多数肿瘤是高代谢，故可用于肿瘤的诊断和疗效评价。因目前价格昂贵，不推荐常规筛查使用，主要用于临床表现及各项检查高度怀疑恶性肿瘤而 CT、MRI 等常规检查不能确诊或未发现原发灶的患者，也可作为判断肺癌根治性手术切除可能性及术后、放化疗治疗后的疗效评价手段。

（五）内镜检查

1. 纤维支气管镜（简称纤支镜）检查

纤维支气管镜检查是诊断肺癌最常用的方法，包括纤支镜直视下刷检、支气管灌洗获取细胞学及活检进行组织学诊断，对中心型肺癌诊断的阳性率较高，由于段以下支气管太细，目前的纤支镜不适于段以下支气管检查。

2. TBNA 和 EBUS-TBNA

经纤支镜引导下的透支气管壁穿刺术（TBNA）和超声纤支镜引导下的透支气管壁穿刺活检术（EBUS-TBNA）对周围型肺癌及普通纤支镜难以到达的部位可取得针吸细胞涂片标本；在可疑局部晚期病例，可望获得纵隔淋巴结 N_1 和 N_2 的病理诊断结果，有助于术前评估根治性手术切除的可能性。

3. 纵隔镜检查

纵隔镜检查可直接观察气管前隆凸下及两侧支气管区淋巴结情况，并可获取标本做组织病理检查，这对局部晚期病例的分期和手术可能性评估尤其重要，是目前临床评价肺癌纵隔淋巴结状态的"金标准"，尽管 CT、MRI 及近年应用于临床的 PET-CT 能够对肺癌治疗前的 N 分期提供极有价值的证据，但仍是影像学表现，纵隔镜可提供纵隔淋巴结和器官组织的组织标本，得到的是病理学诊断，故纵隔镜的诊断价值难以取代。

4. 胸腔镜检查

胸腔镜主要用于肺癌脏胸膜、壁胸膜转移的诊断及近脏胸膜的肺占位的切除，尤其是肺部微小结节病灶行胸腔镜下病灶切除，可达到既明确诊断又进行了病灶切除的目的。对于中晚期肺癌，胸腔镜下可以行淋巴结、胸膜和心包的活检，胸腔积液及心包积液的细胞学检查，为系统地制订治疗方案提供可靠依据。

（六）其他诊断性检查技术

与其他恶性肿瘤的诊断标准一样，组织病理学是诊断的"金标准"，肺癌的诊断也不例外。

1.痰细胞学检查

痰细胞学检查是目前诊断肺癌简单方便的无创伤性诊断方法之一。对起源于较大支气管的中央型肺癌，特别是伴有血痰者，痰中找到癌细胞的概率较高。标本取材要求是，最好晨起留取，先漱口洗脱口咽分泌物，再以诱发的方式诱发深咳获得深部痰，必要时在医师认为病情许可的前提下深吸一口烟诱发深咳。为避免细胞自溶性坏死，标本要及时送检，时间限定在 2h 最好 1h 内为好。一般最好连续查 3 次，其阳性率可达 60%。痰液细胞学的阳性结果不能作为肺癌的唯一确诊依据，应尽可能获得纤支镜下针吸细胞学或经皮肺穿刺活检的病理组织学结果。

2.经胸壁肺占位穿刺活检术（TTNA）

TTNA 可以在 CT 或 B 超或 MRI 引导下进行，获取组织进行普通病理、组织化学检测及分子病理学相关检查，敏感度和特异性均较高。不但可完成肺癌的组织学来源、性质、分类，还可通过基因检测，测定其分子生物学行为，为后续治疗原则、具体方案和预后分析提供依据。

3.胸腔穿刺术

当胸腔积液原因不明时，可以进行胸腔穿刺，获得细胞学诊断，细胞学的结果与肺癌的分期密切相关，细胞学阳性时分期为 M_{1a}。必要时抽取胸腔积液做离心处理后，取其沉淀做涂片，可提高阳性率。需要强调的是，与痰液脱落细胞学一样，胸腔积液涂片易误诊，不能作为确定肺癌诊断的唯一细胞和组织学证据，只用于分期判断。

4.胸膜活检术

当胸腔积液穿刺未发现细胞学阳性结果时，胸膜活检可以提高阳性检出率。

5.淋巴结活检术

对于肺部占位病变或已临床诊断为肺癌的患者，如果伴有浅表淋巴结肿大，此时行淋巴结活检是简单可靠的获得病理学诊断的方法，有助于判断肺癌的分期，确定治疗原则，制订个体化的治疗方案，指导治疗。

（七）血液和体液免疫生化检查

对于原发性肺癌，尽管某些化验结果与肺癌的组织类型、分化程度和细胞生物学行为有一定的相关性，但目前尚无特异性的血液和体液免疫生化检测方法，多用于病情程度的判断和肺癌治疗过程中的评估。

1.血液生化检查

对于原发性肺癌，肺癌患者血清碱性磷酸酶（ALP）或血钙升高考虑骨转移的可能，但中国人出现血钙增高的较少。肝转移时，由于肝细胞受损或胆系受侵，血清碱性磷酸酶、谷草转氨酶、乳酸脱氢酶或胆红素可升高，但一般见于肝转移肿瘤负荷较大时。

2. 血液肿瘤标志物检查

与肺癌相关性较明显的肿瘤标志物有癌胚抗原（CEA）、神经特异性烯醇化酶（NSE）、细胞角蛋白 19（CK19）及鳞状细胞癌抗原（SCC）等。血清肿瘤标志物糖类抗原 50（CA50）、CEA、细胞角蛋白 19（CYFRA21-1）和 SCC 在肺癌诊断中的价值，检测 260 例肺癌患者、65 例肺良性病变患者及 117 例健康体检者，结果肺癌患者 CA50、CEA、CY-FRA21-1 和 SCC 在肺癌患者中的阳性率分别为 46.9%、66.5%、57.7% 和 58.1%，显著高于肺部良性病变患者和健康对照组。CA50、CEA、CYFRA21-1 和 SCC 在小细胞肺癌（SCLC）患者中较非小细胞肺癌（NSCLC）患者表达水平低，CA50 和 CEA 在肺腺癌高表达，CYFRA21-1 在肺鳞癌高表达。CYFRA21-1、NSE 和 CEA 在肺癌诊断中的价值，发现 3 个瘤标对肺癌的诊断灵敏度分别为 44.7%、22.6% 和 38.7%，如三者联合检测则诊断灵敏度显著提高至 71.9%。探讨 7 种血清肿瘤标志物单项和联合检测对肺癌诊断的临床价值，结果肺癌患者的 7 种血清肿瘤标志物水平均明显高于肺良性病变组和健康对照组，肺癌组 7 种血清肿瘤标志物阳性率均明显高于肺良性病变组，肿瘤标志物测定水平与病理类型有关，血清 NSE 水平升高以 SCI-C 为主，CYFRA21-1 以鳞癌为主，而 CA125 则以腺癌为主。有学者探讨了 CYFRA21-1 和 SCC 对肺鳞癌的临床意义，发现 CYFRA21-1 诊断肺鳞癌敏感性为 57.84%、特异性为 92.45%、准确性为 69.68%；SCC 诊断肺鳞癌敏感性为 33.33%、特异性为 92.45%、准确性为 53.55%。

3. 浆膜腔积液的肿瘤标志物检查

胸腔积液、心包腔积液的肿瘤标志物可数倍于相应的血清肿瘤标志物检查结果，一般以 4 倍于血清值为阳性标准。

（八）病理组织学诊断

手术或组织活检标本的组织病理学诊断是肺癌确诊的"金标准"，是个体化治疗的重要参考依据。如因活检取材的限制，活检病理不能确定病理诊断时，建议临床医师重复活检或结合影像学检查情况进一步选择诊断方案，必要时临床与病理科医师联合会诊确认病理诊断。

（九）鉴别诊断

1. 肺结核性病变

肺结核性病变是肺部疾病中较常见也是最容易与肺癌相混淆或共存的病变。肺结核球多见于年轻患者，多见于结核好发部位，如肺上叶尖后段和下叶背段。一般无症状，病灶边界清楚，密度高，可有包膜。可含钙化点，有时是纤维结节状病灶，多年不变，对于临床上难于鉴别的病变，应做穿刺活检，直至开胸探查。肺门淋巴结结核易与中央型肺癌相混淆，急性粟粒性肺结核应与弥散性细支气管肺泡癌相鉴别，但结核患者年龄较轻，有发热、盗汗等全身中毒症状，痰细胞学检查、痰查结核菌可助鉴别，结核菌素试验阳性、抗结核抗体阳性不能作为排除肺癌的指标。应该注意的是肺结核与肺癌共存的可能，其原因是肺结核与肺癌均可导致机体免疫功能下降或在机体免疫功能下降的前提下，两种病可能先后或同时发生。原有肺结核病灶经抗结核治疗后已稳定，而形态或性质发生改变者要想到瘢痕癌的可能，原因可能与抗结核药直接有关，如异烟肼的代谢产物可使小鼠肺癌发病率明显上升，但在人类使用时间尚不够长而不好评价。另外,利福平也是一种免疫抑制药,导致机体免疫功能下降。对肺结核还是肺癌的诊断有困难者禁忌行放射治疗或化学药物治疗,但可进行诊断性抗结核治疗并密切随访。

2. 肺炎

约有 1/4 的肺癌早期以肺炎的形式出现。对起病缓慢,症状轻微,抗感染治疗效果不佳或反复发生在同一部位的肺炎应当高度警惕有肺癌可能。肺部慢性炎症机化,形成团块状的炎性假瘤,往往边缘不整,核心密度较高,易伴有胸膜增厚,病灶长期无明显变化。

3. 良性肿瘤

常见的良性肿瘤有肺错构瘤、支气管肺囊肿、巨大淋巴结增生、硬化性血管瘤、肺纤维瘤、肺脂肪瘤等。这些良性病变在影像检查上各有其特点,若与恶性肿瘤不易区别时,应当考虑活检或手术切除。

总之,目前肺癌的确诊必须有组织病理,可来源于手术、纤支镜或经皮活检等。细胞学检查不能作为唯一的确诊依据。

二、临床分期

肺癌分期对确定治疗方案和预后判断很重要。采用 2015 年国际抗癌联盟(UICC)和国际肺癌研究协会(IASLC)公布的第 8 版肺癌国际 TNM 分期,分期如下。

T 分期

Tx:未发现原发肿瘤或者通过痰细胞学检测或支气管灌洗发现癌细胞,但影像学及支气管镜未发现。

T_0:无原发肿瘤的证据。

Tis:原位癌。

T_1:肿瘤最长径≤3cm,周围包绕肺组织及脏层胸膜,未累及叶支气管近端以上位置。

T_{1a}:肿瘤最长径≤1cm。

T_{1b}:1cm<肿瘤最长径≤2cm。

T_{1c}:2cm<肿瘤最长径≤3cm。

T_2:3cm<肿瘤最长径≤5cm 或肿瘤有以下任意一项,侵犯主支气管,但未侵及隆突;侵及脏层胸膜;有阻塞性肺炎或者部分肺不张。

T_{2a}:3cm<肿瘤最长径≤4cm。

T_{2b}:4cm<肿瘤最长径≤5cm。

T_3:5cm<肿瘤最长径≤7cm;直接侵犯以下任何一个器官,胸壁(包含肺上沟瘤)、膈神经、心包;全肺不张;同一肺叶出现孤立性癌结节。符合以上任何一个条件即归为 T_3。

T_4:肿瘤最长径>7cm;无论大小,侵及以下任何一个器官,纵隔、心脏、大血管、隆突、喉返神经、主气管、食管、椎体、膈肌;同侧不同肺叶内孤立癌结节。

N 分期

Nx:无法评估。

N_0:无区域淋巴转移。

N_1：同侧支气管周围和（或）同侧肺门淋巴结以及肺内淋巴结有转移。

N_2：同侧纵隔内和（或）隆突下淋巴结转移。

N_3：对侧纵隔、对侧肺门、同侧或对侧前斜角肌及锁骨上淋巴转移。

M 分期

M_x：无法评估。

M_0：无远处转移。

M_{1a}：胸腔或心包积液；对侧或双侧肺肿瘤结节；胸腔或心包结节；多种上述情况合并发生。

M_{1b}：单个器官单处转移。

M_{1c}：单个或多个器官多处转移。

（滕　飞）

第三节　肺癌的手术治疗

一、肺段切除术

（一）适应证

主要适用于肺内的良性病变及老年、肺功能差的周围型孤立性癌肿。目前大多用楔形切除代替肺段切除，但对于接近肺段根部的肿瘤，肺段切除较为安全彻底。由于肺段切除较肺叶切除局部复发率高，生存率低，而且操作复杂，术后易渗血及漏气，因此必须严格掌握其适应证。

（二）方法与步骤

肺段是组成肺叶的解剖单位，虽有其固有的段支气管、肺段动脉和肺段静脉，但段与段之间肺组织是相连的，无解剖学上的分离面，因此肺段切除术比较复杂，技术要求较高。通常做的是下叶背段、左上叶舌段、左上叶尖后段及前段切除术。

1. 下叶背段切除术

进胸后，将肺斜裂分开，在右侧尚需切开与水平裂交界胸膜，充分暴露肺动脉下干在叶间裂分支，中叶动脉后方与上叶后升动脉下方即为下叶背段动脉，充分游离背段动脉四周，明确五分支通至上叶后段时，方可结扎切断。左侧下叶背段动脉起于肺动脉叶间裂中的第 1 分支，较舌段动脉稍高平面上。当斜裂不完全时，可从部分斜裂处着手，完全分开斜裂中央部分，即可显露叶间裂中肺动脉各个分支。左、右侧背段动脉均位于同一肺段支气管的稍上方和前方。

将肺向前方牵引，切开后纵隔胸膜，肺下静脉的最高分支即为背段静脉，它的前方为基底段支气管，上方为背段支气管。在斜裂后上方与肺门后游离背段支气管，近端全层间断缝合或用支气管残端闭合器钳闭支气管残端。左侧下叶背段切除法与上述相同。气管内加压，余肺扩张，不充气的背段与邻近充气肺段呈相对段间界限，左手用血管钳夹住背段支气管远端，沿段间界限将脏层胸膜剪开用力牵拉，右手用纱布在断面外作钝性剥离将肺段撕脱，段面的出血点及漏气点用止血钳钳夹结扎。温生理盐水冲洗胸腔，气管插管充气测试肺组织有无严重漏气，置胸膜腔引流管两根，关胸。

2. 左上叶舌段切除法

在斜裂中央切开脏层胸膜，显露认清舌段、下叶背段、基底段及上叶前段肺动脉各分支后，游离、结扎舌段动脉。

将肺向后方翻起，在肺门前方显露舌段静脉，即左肺上静脉的最下 1～2 支，亦予以结扎、离断。

在舌段支气管与上叶前段支气管分叉的远端离断，缝闭或支气管残端闭合器钳闭舌段支气管近端。

牵拉舌段支气管远端，将萎缩舌段肺组织与充气扩张的上叶尖后、前段肺组织分离，切除舌段。

3. 左上叶尖后段切除术

将肺向下方翻转显露肺门上方，切开纵隔胸膜，充分显露左肺上叶各动脉分支，特别分离靠近肺组织的胸膜，认清肺动脉上侧缘凸面分出的尖后段动脉根部及其尖支与后支两个分支，分别游离、结扎、切断。

肺门前上方游离表浅的尖后段静脉，此静脉位于尖后段动脉下方与段支气管前侧，故在处理尖后段动脉之前，先结扎、切断该段静脉为妥。

尖后段支气管在动脉下方，静脉后方，切断结扎血管后，易于显露尖后段支气管，在明确未损伤上叶前段支气管（与尖后段共同分出）后，做尖后段支气管切断，缝闭之。在余肺充气扩张下，将萎陷尖后段肺组织予以切除。

4. 前段切除术

首先游离左肺上叶，将左上肺叶向后下方牵引，切开肺门部前方及上缘的纵隔胸膜，解剖左肺门上方，显露左肺动脉干，游离左肺动脉干的最高分支尖后段动脉，切断结扎，在斜裂中、外 1/3 交界处游离出左肺动脉叶间段，解剖显露并准确地辨认左肺上叶舌段动脉、前段动脉。舌段动脉可为一支，也可为两支，需妥善保留，前段动脉结扎切断。再逆行解剖、辨认有无通向尖后、前段的变异动脉分支，若发现予以逐一结扎、切断。

将上叶向后方牵拉，显露并剪开肺门前方的纵隔胸膜，解剖游离出上肺静脉及其分支，保留下方的舌段静脉分支，分别切断结扎尖后、前段的静脉分支。有时前段静脉的属支来自前段和舌段组织，需结扎、切断其前段属支，保留其舌段属支，将前段静脉之舌段属支及其分支保留于上叶舌段之段面组织上。

自斜裂游离左肺上叶支气管，找到处于最低位的舌段支气管，并予以保留。再向上找出前段及尖后段支气管，将它们切断、缝扎或结扎、切断，再用周围软组织包埋，使残端不漏气。提起切断的支气管远侧端，沿段间静脉继续剥离段面，切除左肺上叶尖后、前段肺组织。将舌段之粗糙断面仔细止血，缝合漏气孔。

（三）注意事项

（1）肺残面易出血及漏气，术中仔细止血，结扎大的漏气点。术后胸腔引流管应多保留数日并保持通畅。

（2）鼓励患者咳嗽、排痰，防止肺部感染及肺不张。

（3）适当应用抗生素。

二、肺叶切除术

肺叶切除是目前肺癌外科治疗的首选方法，也是最常用术式，适合于病变局限于一个肺叶的大多数周围型肺癌及部分中心型肺癌。如果病变在右侧累及相邻肺叶，也可以做双叶切除，即中、下叶和上、中叶切除。

肺叶切除的适应证：①局限于一个肺叶的周围型肺癌，肿瘤和淋巴结未累及该肺叶支气管、动静脉，或虽然累及支气管、动静脉，但有保证切缘阴性的切除长度；②肿瘤位于叶支气管内或右肺中间支气管内，距离该支气管开口有保证切缘阴性的切除长度，该肺叶动静脉能够游离。

（一）右肺上叶切除

进胸后将右肺上叶向后下牵拉，在奇静脉弓下方打开纵隔胸膜，扩大至肺门的前上方，肺门前方就是上肺静脉。在奇静脉弓下方、上腔静脉后方、上肺静脉后上方可见右肺动脉干，肺动脉第一个分支为尖前段动脉，解剖游离，结扎、切断。于水平裂、斜裂交界处打开脏胸膜，解剖至肺动脉鞘，自肺动脉干向上叶的分支为上叶后段动脉，分离结扎、剪断。解剖游离上叶静脉，结扎、剪断。将上叶肺提起，解剖上叶支气管，夹闭，在距上叶支气管开口约0.5cm处离断支气管，移除病肺，观察支气管切缘是否正常，碘伏消毒，间断全层缝合支气管，也可以用支气管残端闭合器闭合、切断。如果水平裂发育不全，也可以先处理上叶尖前段动脉、上叶静脉、上叶支气管后，将上叶肺向下牵拉，显露肺动脉干，向后上方的分支为上叶后段动脉，结扎、剪断。然后让麻醉师膨肺，显示上叶边缘，按肺裂发育不全办法处理。也可以先将肺裂打开，再按常规顺序切除肺叶。松解肺下韧带，以便中、下叶肺上移，减少残腔形成。切除肺叶后常规清扫淋巴结，止血、修补漏气处，冲洗胸腔，放置胸腔引流管，清点器械无误后关胸。

肺叶切除的注意事项：①分离尖前段动脉时应注意其后方上叶支气管周围有无肿大淋巴结，避免损伤血管后壁；②解剖上叶肺静脉时，一定注意保护中叶静脉，以免损伤；③解剖上叶后段动脉时，注意辨认下叶背段动脉和中叶动脉，避免损伤；④打开发育不全的水平裂时，注意避免损伤动脉干、中叶动脉、上叶后段动脉。

（二）右肺中叶切除

进胸后将肺向后牵拉，显露前肺门，解剖上肺静脉，游离中叶静脉。如果水平裂发育良好，于水平裂、斜裂交界处打开脏胸膜，解剖肺动脉，向前下方进入中叶的分支为中叶动脉，一般为2支，也有1支的。结扎、剪断中叶静脉。将中叶提起，解剖游离中叶支气管，按上叶切除方法处理。如果水平裂发育不全，可以先打开肺裂，再按顺序切除；也可以先处理中叶静脉、中叶支气管，将中叶向后上牵拉，显露肺动脉干，向前下进入中叶的分支为中叶动脉，结扎、剪断，然后让麻醉师膨肺，显示中叶边缘，按肺裂发育不全办法处理。移除病肺。其余步骤同"右肺上叶切除"。

右肺中叶切除的注意事项：①解剖肺裂时不要损伤上叶后段及下叶背段动脉；②结扎中

叶静脉时避免损伤上叶静脉；③注意上肺静脉有无变异。

（三）右肺下叶切除

进胸后显露斜裂与水平裂交界处，打开脏胸膜，解剖肺动脉下干及分支，向后外侧的分支为下叶背断动脉，与中叶动脉相对，其下方为动脉干的终末支，即下叶基底段动脉，分别结扎、剪断下叶背段动脉、基底段动脉。将下叶肺向上牵拉，打开肺下韧带，向上分离至韧带内淋巴结，其上方即为下肺静脉，游离解剖，结扎、剪断。将下叶肺提起，游离下叶支气管。其余步骤按"右肺上叶切除"处理。

右肺下叶切除的注意事项：①结扎下叶背段动脉前，尽量向远端游离，注意有无通向上叶后段的分支；②为了不影响中叶动脉，一般下叶背段动脉和基底段动脉分别处理；③如果下叶与中叶或上叶间有肺裂发育不全，可以钳夹后剪开、缝合切面，也可以用直线切割缝合器切开。

（四）左肺上叶切除

进胸后将上叶肺向前下牵拉，在主动脉弓下缘打开纵隔胸膜，切断结扎肺门上方的迷走神经分支及伴随血管，解剖左肺动脉干，其第1分支为上叶尖后段动脉，顺动脉干向下解剖分离至后肺门斜裂处，打开斜裂，从尖后段动脉下方依次分离上叶前段动脉、舌段动脉，分别予以结扎切断。将肺向后牵拉，显露前肺门，解剖上肺静脉，结扎、剪断。提起上叶肺组织，解剖游离上叶支气管，其余步骤同右肺上叶切除。如果肺裂发育不全，也可先打开肺裂，再按顺序切除；也可以先处理上肺静脉、尖后段动脉、前段动脉、上叶支气管，将肺向后下牵拉，解剖舌段动脉，结扎、剪断。再处理肺裂。

左肺上叶切除的注意事项：①左肺上叶动脉变异最多，应仔细解剖分离，避免遗漏或损伤；②解剖游离上叶尖后段动脉及上叶静脉时，因其相邻交叉，避免相互损伤，尤其是肺门或上叶支气管淋巴结肿大时；③下叶背段动脉多数高于舌段动脉，有时舌段动脉发自下叶基底段动脉，注意避免损伤。

（五）左肺下叶切除

进胸后打开斜裂的叶间胸膜，显露肺动脉干，在舌段动脉水平向后下方的分支为下叶背段动脉，肺动脉干的终末支为基底段动脉。分别结扎、剪断。将下叶肺向上牵拉，打开肺下韧带，向上分离至韧带内淋巴结，其上方即为下肺静脉，游离解剖，结扎、剪断。将下叶肺提起，游离下叶支气管。其余步骤按"右肺上叶切除"处理。如果肺裂发育不全，也可先打开肺裂，再按顺序切除；也可以先处理下肺静脉、下叶支气管，将肺向前上方牵拉，解剖基底段及下叶背段动脉，结扎、剪断。再处理肺裂。

左肺下叶切除的注意事项：①结扎基底段动脉时不要损伤舌段动脉；②打开发育不全的肺裂时注意不要损伤舌段动脉及下叶背段动脉。

三、全肺切除术

全肺切除术是指一侧肺全部切除，即左侧全肺或右侧全肺切除术。适于健侧肺功能良好，术后可满足日常生活的65岁以下患者。

全肺切除的适应证：①肿瘤位于主支气管，距离该支气管开口有保证切缘阴性的切除长度；②一侧肺动脉干受肿瘤或转移淋巴结累及；③肿瘤位于一个肺叶，但肿瘤或转移淋巴结累及其他肺叶的血管，而且不能做血管成形者；④肿瘤跨肺叶生长，伴有淋巴结转移，一叶或双叶肺切除不能达到根治者；⑤肿瘤位于一叶支气管，肿瘤或转移淋巴结累及另一肺叶支气管，不能行支气管成形者。

（一）左全肺切除

进胸后将肺组织向后下牵拉，于主动脉弓下方打开纵隔胸膜。切断、结扎肺门上方的迷走神经分支及伴随血管。向前延伸打开前肺门处脏胸膜。于主动脉弓下方、膈神经后方、左主支气管前方解剖游离左肺动脉干，双7号或双10号丝线结扎肺动脉近心端，游离远端，距结扎线约0.5cm处用两把无创血管钳夹闭，从钳间剪断，近心端缝扎，远心端结扎或缝扎。将肺向后牵拉，解剖游离上肺静脉，双7号或双10号丝线结扎上肺静脉近心端，游离远端，距结扎线约0.5cm处夹两把无创血管钳，从钳间剪断，近心端缝扎，远心端结扎或缝扎。如果上肺静脉分支较早，结扎近心端后，远端可以逐支结扎。将肺向上牵拉，显露下肺韧带，打开肺下韧带，向上分离至韧带内淋巴结，其上方即为下肺静脉，游离解剖，结扎、剪断。结扎方法同上肺静脉。将肺提起，解剖左主支气管，分离至隆凸附近，距隆凸约0.5cm处夹闭左主支气管，离断，移除病肺，4号丝线间断缝合支气管残端。也可以用支气管残端闭合器闭合支气管残端。麻醉师吸痰、膨肺，检查支气管残端有无漏气，如有漏气，修补缝合。周围组织包埋支气管残端。彻底止血，冲洗胸腔，放置胸腔引流管，清点器械无误，逐层关胸，包扎切口。

心包内处理血管左全肺切除：如果肿瘤或肿大的淋巴结侵犯粘连包绕肺血管或侵犯心包，在心包外无法分离、处理血管时，可以在心包内处理肺血管。打开心包，上至肺动脉上缘，下至下肺静脉下缘。尽量在动脉导管韧带外出分离解剖动脉干，用双10号丝线结扎，无创伤血管钳在结扎线远端轻轻夹闭，小心仔细向远端分离尽可能长的血管，然后由两把无创伤血管钳夹闭，从钳间剪断，近心端缝合结扎，远心端结扎或缝扎。如果血管长度不够，也可以从动脉导管韧带内侧分离结扎或切断动脉导管韧带后结扎。如果血管长度不足以结扎，也可用无创伤缝合线连续双重缝合。游离上肺静脉，用双10号丝线结扎，无创伤血管钳在结扎线远端轻轻夹闭，小心仔细向远端分离尽可能长的血管，然后由两把无创伤血管钳夹闭，从钳间剪断，近心端缝合结扎，远端结扎或缝扎。如果血管长度不足以结扎，也可用无创伤缝合线连续双重缝合。下肺静脉处理方法相同。当肿瘤累及左心房肺静脉入口时，在充分暴露的情况下，可以做部分左心房切除（切除部分不要超过左心房的1/3），切除时需用两把无创伤心房侧壁钳夹闭左心房切除部分，切除后立即用无创伤缝线间断水平褥式缝合加连续缝合，双重缝合心房切口。心包内处理完血管后，严密止血，缝合心包切口，下端留2～3cm，便于引流。其他处理同"左全肺切除"。

注意事项：①解剖左肺动脉干或清扫淋巴结时，避免损伤左侧喉返神经；②心包内处理血管时要确保安全，一旦损伤血管就可引起致命性出血；③处理肺静脉时要注意有无上下肺静脉共干；④左心房部分切除时，要确保钳夹牢靠，防止切断后心房壁回缩、滑脱；⑤尽量在心包外处理未受累的血管。

（二）右全肺切除

进胸后将肺向后下牵拉，显露前肺门及奇静脉弓，于奇静脉弓下缘打开胸膜，向前下延续至肺门下缘。如果有淋巴结仔细剥离去除，在奇静脉弓下方、上肺静脉上缘、上腔静脉外侧解剖游离右肺动脉干，双 7 号或双 10 号丝线结扎近心端，游离远端，距结扎线约 0.5cm 处用两把无创血管钳夹闭，从钳间剪断，近心端缝扎，远心端结扎或缝扎。如果肺动脉干较短，也可先结扎切断上叶尖前段动脉后，再游离结扎右肺动脉干。将肺向后牵拉，解剖游离上肺静脉，双 7 号或双 10 号丝线结扎近心端，游离远端，距结扎线约 0.5cm 处用两把无创血管钳夹闭，从钳间剪断，近心端缝扎，远心端结扎或缝扎。如果上肺静脉分支较早，结扎近心端后，上叶静脉及中叶静脉也可分别结扎。将肺向上牵拉，显露下肺韧带，打开下肺韧带，向上分离至韧带内淋巴结，其上方即为下肺静脉，游离解剖，结扎、剪断。结扎方法同上肺静脉。将肺提起，解剖右主支气管，分离至隆凸附近，距隆凸约 0.5cm 处夹闭左主支气管，离断，移除病肺，4 号丝线间断缝合支气管残端。也可以用支气管残端闭合器闭合支气管残端。其余步骤同"左全肺切除"。

心包内处理血管右全肺切除：如果肿瘤或肿大的淋巴结侵犯粘连包绕肺血管或侵犯心包，在心包外无法分离、处理血管时，可以在心包内处理肺血管。打开心包，上至肺动脉上缘，下至下肺静脉下缘。尽量在上腔静脉外侧分离解剖动脉干，用双 10 号丝线结扎，无创伤血管钳在结扎线远端轻轻夹闭，小心仔细向远端分离尽可能长的血管，然后用两把无创伤血管钳夹闭，从钳间剪断，近心端缝合结扎，远端结扎或缝扎。如果血管长度不够，也可以从上腔静脉内侧分离结扎，然后将上腔静脉向内侧牵拉，显露上腔静脉后方的右肺动脉干，用两把无创伤血管钳夹闭，从钳间剪断，近心端缝合结扎，远端结扎或缝扎。其余步骤同"心包内处理血管左全肺切除"。

注意事项：①选择右全肺切除一定要慎重，术前充分评估患者心肺功能；②解剖肺动脉时避免损伤上腔静脉、奇静脉弓；③其余同"左全肺切除"。

（滕　飞）

第四节　肺癌的放射治疗

一、小细胞肺癌的放射治疗

（一）放射治疗在 SCLC 治疗中的价值

小细胞肺癌恶性程度高，生长快，远处转移率高，但对化疗十分敏感，化疗可以获得 40％～68％的完全缓解率。在全身化疗作为 SCLC 的主要临床治疗手段后，一些学者对放射治疗在局限期 SCLC（LDSCLC）治疗中的价值提出疑问。即 LDSCLC 是否需要行放疗，化疗后完全缓解（CR）的病例是否也需要行放疗及放射治疗对局部控制率、生存率的影响如何等。

有关放射治疗在 LDSCLC 治疗中的价值进行了大量的临床研究。研究结果显示，胸部照射能够提高局部控制率和生存率。化疗合并胸部照射的病例局部和区域复发率为 30%～60%，而单纯化疗的病例为 75%～80%。有学者对 13 个随机对照研究共 2140 例 SCLC 进行分析，认为化疗合并放射治疗优于单纯化疗，3 年生存率分别为 15% 和 9%；5 年生存率分别为 11% 和 7%（$P=0.001$）；2 年局部复发率分别为 23% 和 48%（$P=0.0001$）。此后，放射治疗加化疗的综合治疗成为 LDSCLC 的临床治疗模式。

（二）照射剂量

照射剂量是临床上对于 SCLC 实施放射治疗时所必须面对的问题，然而，对于 SCLC 的最佳照射剂量，并不像对恶性淋巴瘤的放疗那样有较明确的临床研究结果，对所谓的"最佳剂量"直到目前仍无明确答案。

放射治疗的剂量是直接影响局部控制率的重要因素。NCIC 将接受 3 个周期化疗有效的病例，随机分为标准剂量（SD）（25Gy，10 次，2 周）和高剂量（HD）（37.5Gy，15 次，3 周）两组进行放疗。放射野根据化疗前肿瘤边界外放 2cm。可分析病例 168 例，完全缓解率 SD 组为 65%，HD 组为 69%；中位局部病变无进展时间两组分别为 38 周和 49 周（$P=0.05$）；两年局部未控率分别为 80% 和 69%，（$P<0.05$）；总生存率两组无显著差别。吞咽困难发生率 SD 组和 HD 组分别为 26% 和 49%（$P<0.01$）。通过报道 197 例 LDSCLC 的治疗结果，比较不同放射治疗剂量组的治疗疗效，近期疗效和远期疗效见表 1-1。45Gy 组与 40Gy 组比较，显示有提高生存率的趋势，但无统计学显著意义。

表 1-1　照射剂量与近期疗效和生存率

剂量组	病例数	CR/%	PR/%	2 年生存率/%	5 年生存率/%
40Gy	85	60	26	15.1	9.3
45Gy	112	60	28	22.1	12.8
P 值					0.18

虽然对最佳剂量临床上尚无有力的证据和明确的答案，但是在临床治疗和研究中，多数学者有一定的共识，低于 40Gy 将导致局部控制率降低，而高于 54～56Gy 似乎无明显的益处。

（三）照射体积

在制订放射治疗计划时，照射体积与照射剂量同样重要。但到目前为止，对于 SCLC 的照射体积仍无定论。有学者把照射体积作为质量控制的一部分进行回顾性分析，照射野被分为"恰当"和"不恰当"，前者局部复发率为 33%，而后者局部复发率为 69%。有学者进行了相同的回顾性分析，结果显示照射野恰当组和照射野不恰当组的局部复发率分别为 43% 和 69%。因此，以上各位学者的观点倾向于大野照射，如对原发灶位于左上叶的病变伴同侧肺门、纵隔淋巴结转移的病例，照射体积应包括肿瘤边缘外 2cm，左、右肺门区，纵隔（胸廓入口至隆突下）和双侧锁骨上。这种大野照射的优点在于采用中等剂量的照射能够获得较好的局部治疗效果，但大野照射同时也阻碍了提高照射剂量的可能。

SWOG 对 SCLC 照射体积的随机对照研究结果，也是唯一关于照射体积的随机对照研究。将诱导化疗后达到部分缓解和稳定的患者随机分为大野照射和小野照射，可分析病例191 例，结果显示中位生存期和缓解期（周）两组无明显差别（表 1-2）。并发症的发生率则大野照射组显著高于小野照射组。

表 1-2　照射体积与生存期和缓解期

组别	病例数/例	中位生存期/周	缓解期/周
Pre-field	93	51	31
Post-field	98	46	30
P 值		0.73	0.32

某项研究结果显示，86% 的胸腔内复发是野内复发，提示是照射剂量不恰当而不是照射野不恰当。其他学者认为改变照射体积不影响治疗结果，而且减少照射体积还可以在不超过正常组织耐受的范围内，提高照射剂量。

美国 Intergroup trial 0096 的临床研究中所采用的照射野为肿瘤边缘外放 1.5cm，同侧肺门，纵隔从胸廓入口至隆突下区，不做对侧肺门和双侧锁骨上区的预防照射。这一原则已广泛被北美洲和欧洲的临床研究采纳。

（四）在综合治疗中放射治疗的时间

随着 PE 方案作为 SCLC 的标准化疗方案的应用，多数临床研究认为 PE 方案化疗同时合并放射治疗是可以耐受的，并被广泛接受。交替治疗方法可以降低治疗毒性和耐受性，但间断放射治疗被认为是不合理的放射治疗模式。有学者对放射治疗和化疗联合应用的时间间隔与治疗疗效的关系进行了分析，其结果仍具有重要的参考价值（表 1-3）。

表 1-3　放疗和化疗间隔时间的 Meta 分析

间隔时间/周	平均间隔时间/周	病例数/例	3 年无进展生存率/%
0～2	0	426	18.9
3～5	4	304	22.2
6～10	9	176	14.1
11～19	17	453	12.7
20+	20	388	13
未放疗	不适合	493	6.7

目前，有 7 个关于放射治疗时间和顺序的Ⅲ期临床研究。EORTC 比较了交替治疗与序贯治疗的疗效。全组 169 例，化疗采用 CDE 方案，交替治疗组放疗在治疗开始后的第 6 周进行，照射剂量 50Gy，20 次，89 天；序贯组放疗在化疗完成后（第 14 周）开始，照射剂量 50Gy，20 次，26 天。局部复发率两组无显著差别（50% 和 45%），3 年生存率两组相同（14%）。法国的一组研究比较了交替放、化疗与同步放、化疗。同步放、化疗组放疗在第 2 周期化疗结束后立即开始，照射剂量 50Gy，20 次，36 天。交替治疗组化疗用 CDE 方案，

放射治疗：第 36～47 天，20Gy，8 次；第 64～75 天，20Gy，8 次；第 92～101 天，15Gy，6 次。结果两组的中位生存期和 3 年生存率也无显著差别。有学者对放、化疗同时进行研究，认为早放疗组和晚放疗组的局部复发率和 5 年生存率无显著性差异。

加拿大国立肿瘤研究所（NCIC）的随机对照研究，比较早放射治疗和晚放射治疗对预后的影响，化疗采用 CAV（环磷酰胺、阿霉素、长春新碱）/EP（依托泊苷）交替。虽然两组的局部控制率相同（55％），远期疗效早放射治疗组优于晚放射治疗组。

综上所述，根据现有临床研究证据，有关放射治疗的时间、顺序可总结为以下几点：①放射治疗提高 LDSCLC 的生存率与治疗的时机有关，即与化疗结合的时间关系。②在同步放、化疗的模式中，虽然放射治疗的最佳时间尚不确定，加拿大和日本的研究证据支持在疗程的早期给予放疗，而 CALGB 的研究结果显示晚放疗优于早放疗。③没有证据支持在化疗全部结束以后才开始放射治疗。④对一些特殊的临床情况，如肿瘤巨大、合并肺功能损害和阻塞性肺不张，2 个周期化疗后进行放疗是合理的，这样易于明确病变范围，缩小照射体积，使患者能够耐受和完成放疗。

（五）放射治疗的剂量分割

由于应用常规放射治疗提高照射剂量的方法在 SCLC 的治疗中是不成功的，临床上转向对提高局部治疗强度的研究——改变剂量分割，以缩短治疗时间。加速超分割照射技术正适合应用于 SCLC，因其细胞增殖快，照射后细胞存活曲线的肩区不明显，因此理论上能够提高治疗效果。

有学者报道了每天 2 次照射，每次照射 1.5Gy，同时合并 EP 方案化疗的 Ⅱ 期临床研究结果，此后多家类似的临床研究报道（表 1-4）显示了较好的前景。2 年生存率 40％左右，毒性反应主要为骨髓抑制和食管炎，但可耐受，3 级粒细胞减少 70％～80％，3 级食管炎 35％～40％。

表 1-4 每天 2 次照射＋EP 化疗的 Ⅱ 期临床研究

剂量/Gy	分/次数	周期/放疗	病例数/例	2 年生存率/%	局部控制率/%
45	30	1C	23	56	91
45	30	1C	40	36	90
45	30	1C	31	60	91
45	30	1A	34	40	86
48	30	3C	29	47	83

在上述 Ⅱ 期临床研究的基础上，美国也开展了多中心 Ⅲ 期临床研究。419 例局限期 SCLC 随机分为加速超分割治疗组和常规分割治疗组，每天 2 次照射，每次 1.5Gy，总量 45Gy。两组均在治疗的第 1 天同时应用 EP 方案化疗，化疗共 4 个周期（表 1-5）。

表 1-5　加速超分割与常规分割治疗的结果

项目	1.8Gy，每天1次	1.5Gy，每天2次	P 值
病例数/例	206	211	—
中位生存期/月	19	23	—
2年生存率/%	41	47	—
5年生存率/%	16	26	0.04
无复发生存率/%	24	29	0.10
局部失败率/%	52	36	0.06
局部＋远处失败率/%	23	6	0.005
3级食管炎	11	27	<0.001

（六）脑预防照射（PCI）

脑部是 SCLC 常见的转移部位，发生率高达 50%。多药联合化疗和放射治疗的应用，使 SCLC 患者的长期生存率提高，但是脑转移的发生率也随之增加，文献报道，治疗后生存 5 年以上的 SCLC 病例中枢神经系统转移率高达 80%。

选择性 PCI 能够降低 SCLC 的脑转移率。有学者报道 PCI 组中枢神经系统复发率降低为 6%，而对照组为 22%，两者有显著差别。PCI 综合分析协作组对 SCLC 完全缓解病例，PCI 随机对照研究资料进行荟萃分析，结果显示，SCLC 完全缓解病例脑预防照射能够提高生存率和无病生存期（DFS）。PCI 组 3 年生存率提高了 5.4%（20.7% 和 15.3%）；与对照组比较，PCI 组死亡的相对危险性（RR）为 0.84（95% CI=0.73~0.97，P=0.01）；DFS 提高（RR=0.75，95% CI=0.65~0.86，P<0.001）；脑转移率降低（RR=0.46，95% CI=0.38~0.57，P<0.001）。对不同照射剂量分析显示，脑转移率随剂量增加而降低。PCI 给予的时间对脑转移的影响显示，PCI 给予越早越能降低脑转移率。

二、非小细胞肺癌的放射治疗

（一）早期非小细胞肺癌的放射治疗

1. 常规剂量分割放射治疗

在非小细胞肺癌（NSCLC）中，有 20%~30% 为早期肺癌（Ⅰ、Ⅱ期），术后 5 年生存率Ⅰ期约为 55%，Ⅱ期约为 33%。但是此类患者中有一部分采用非手术治疗，其原因：一是由于严重的内科并发症，多为心肺方面的，可能造成围术期的高风险；二是因为高龄，心肺功能储备不足；三是由于部分患者拒绝手术。对于上述不能手术的患者，放射治疗提供了更多的治疗机会。尽管随着放射治疗技术的改进，早期 NSCLC 的疗效有了一定的提高，但是，放射治疗的总剂量、靶区范围、分割剂量等问题尚未根本解决。

2. 放疗总剂量

对 NSCLC 的放射治疗剂量方面的研究，认为高剂量放疗能得到较好的疗效。有学者研究认为对于Ⅰ期NSCLC，剂量≥65Gy有更好的总生存率。Bradley等利用三维适形技术，研究了56例Ⅰ期NSCLC，常规分割方式，单因素和多因素分析均显示剂量≥70Gy有较高的生存率。由于研究的分割剂量、总剂量、分割方式，治疗时间都有所不同，所以Cheung等的研究结果更有说服力。他们应用生物等效剂量（BED）比较了6组研究例数>30例的早期NSCLC的局部控制率与BED的关系，结果显示BED和局部控制率呈正相关。

因此，尽管剂量上尚存争议，但大多数肿瘤学家推荐常规分割照射时，照射剂量应不低于60Gy。以治愈为目的的治疗，在常规剂量分割条件下，照射剂量应>65～70Gy，或在改变分割时给予相对应的生物等效剂量。利用三维适形放射治疗，在组织充分保护的情况下，剂量递增的实验还在进行。

3. 靶区范围

临床纵隔淋巴未受侵的早期NSCLC的放疗中，靶区范围的关键在于是否给予纵隔淋巴结预防性照射（ENI），这是临床上尚未解决的问题。

首先，ENI一直是肺癌常规治疗范围的一部分，在没有资料证明淋巴结区照射无效的情况下，临床应用中总是遵循经验的方法。另一方面，文献报道肺癌淋巴结转移率较高，这也是ENI的重要原因。Suzuki研究了389例临床分期为TA的NSCLC，患者已行肺大部切除及纵隔淋巴结清扫术，术后病理检查示淋巴结转移高达23%，若肿瘤>2cm或中至低分化或有胸膜侵犯，则淋巴结阳性的概率更高，这也是传统上给予淋巴结预防照射的依据。

其次，不做ENI，虽然在肺癌的常规放射治疗中，纵隔、同侧肺门淋巴结区域一直作为放射治疗的范围，但这种治疗的临床效果和价值没有文献报道：①因为放射治疗后X线片及CT上的改变，难以区分纤维化和复发；②放射治疗后原发病灶控制率低，医师不注重评价淋巴结的情况。另外，有学者认为纵隔淋巴结对放射治疗反应要比原发灶好。临床上不注意报道淋巴结的治疗结果，非手术肺癌放射治疗后失败原因分析时多数报道只关注了局部复发或区域复发。因此，在以往的临床资料中，很难评价肺癌选择性淋巴结照射意义。由于ENI临床价值的不确定性，在肺癌放射治疗时不做ENI，在正常组织耐受剂量范围内更容易实现提高靶区照射剂量，可以减少肺的损伤，另外还可以观察ENI的作用。

在临床放疗实践中，靶区的选择范围不是对所有病例都一成不变的，要结合患者的具体情况，体现治疗的个体化。因为，在判断是否采取ENI时，应根据具体病例淋巴结转移可能性的高低，还要考虑患者的情况，包括一般状况、肺功能、年龄等。综合上述因素，评估何种治疗方案患者可能获得最大的益处，从而决定治疗的选择。近年来PET在肺癌临床分期中的应用，提高了肺癌区域淋巴结转移和远处转移的诊断敏感性，对早期肺癌临床放疗中精确地确定靶区范围具有重要的参考价值。

4. 分割剂量的选择

100多年来的临床实践证明，分割放射治疗是行之有效的放射治疗基本原则。对放射治疗的时间、剂量分割等因素的合理调整，可提高晚反应组织的耐受量，增加肿瘤的放射生物效应，是放射治疗研究的一个重要方面。根据放射生物学近年的观点，在改变放射治疗分割方案的时候应该考虑以下因素。①分次剂量：晚反应组织损伤与分割剂量的大小密切关系，因此降低每次照射剂量就会提高晚反应组织对于放射线的耐受性。相反，增大每次照射剂量而总的治疗剂量不变就可能产生严重的后期并发症。②照射间隔时间：应使得靶区内晚反应组织在照射间隔的时间内完成亚致死性损伤的修复，以避免严重的并发症。一般认为两次照射的间隔时间至少6h，才可使得94%的细胞损伤得到修复。③总的治疗时间：虽然延长总的治疗时间可以减轻正常组织急性反应，但可能导致肿瘤控制率的降低。对于肿瘤倍增快、放疗后加速再群体化明显的肿瘤，为了克服肿瘤干细胞的增殖，放射治疗必须在尽可能短的时间内完成。

评价一个分割方案的优劣，应该看是否满足下述要求：①提高放疗疗效；②正常组织的放射操作减轻或不超过常规方案；③疗效与常规分割方案相同，但疗程明显缩短，并能提高设备利用率。从上述研究结果看，分割方案的改变在一定程度上提高了 NSCLC 的疗效，但上述研究多为回顾性分析，有待于未来大宗病例的随机分组研究。

5. 立体定向放射治疗

立体定向放射治疗（SRT）是利用立体定向装置、CT、磁共振和 X 射线减影等先进影像设备及三维重建技术确定病变和邻近重要器官的准确位置和范围，利用三维治疗计划系统确定 X 线的线束方向，精确计算出靶区与邻近重要器官间的剂量分布计划，使射线对病变实施"手术"式照射。SRT 与常规的外照射相比具有靶区小、单次剂量高、靶区定位和治疗立体定向参数要求特别精确、靶区与周边正常组织之间剂量变化梯度大、射线从三维空间分布汇聚于靶区等特点。

SRT 为早期 NSCLC 的治疗提供了一种新的治疗手段，初步的临床实验表明，SRT 是安全、可行的。SRT 在降低正常组织受照射剂量的同时增加了肿瘤剂量，提高了局部控制率，缩短了整个治疗时间，改善了生存率，同时还有一些未完全解决的问题，如呼吸运动的控制、靶区的确定、是否需要同时配合化疗等，还需要在今后的工作中不断完善和发展。

（二）局部晚期非小细胞肺癌的放射治疗

放射治疗在以往被认为是局部晚期 NSCLC 的标准治疗方法。放射治疗能够提高生存率并对大部分病例起到姑息治疗效果。放射治疗后患者的中位生存期为 9 个月，2 年生存率 $10\% \sim 15\%$，5 年生存率为 5%。临床研究显示化疗合并放射治疗能够提高生存率。放射治疗与化疗的综合治疗是目前局部晚期 NSCLC 的治疗策略，而同步放化疗已成为局部晚期 NSCLC 的临床治疗模式。

最早的同步化放疗研究是 EORTC 应用单药顺铂合并放疗。其目的是试图应用顺铂的放射增敏作用提高局部控制率。实验分 3 组：放疗＋顺铂 30mg/m^2，每周 1 次；放疗＋顺铂 6mg/m^2，每日 1 次；单纯放疗。结果显示，综合治疗组（前两组）局部控制率和生存率均优于单纯放疗组。日本的一组研究比较序贯化放疗和同步化放疗对 III 期 NSCLC 的作用，对化疗有效的病例，在放疗结束后再追加 1 周化疗。结果显示，5 年生存率同步放化疗组优于序贯组，分别为 15.8% 与 8.9%。中位生存期为 16.5 个月和 13.3 个月。1 年、3 年无局部复发生存率分别为 49.9%、33.9%。以上两个研究是同步化放疗序贯化放疗的比较，虽然证实同步化放疗能够提高局部控制率和生存率，然而，从肿瘤内科的角度认为，在同步放疗/化疗中仅仅接受两个周期的化疗作为全身治疗，治疗强度显然不足，因此，在同步化放疗前给予诱导化疗或在其后给予巩固化疗是否会得到更好的结果，尚在研究中。

三、肺癌的姑息性放射治疗

（一）适应证

为减轻近期症状，对于局部晚期肿瘤患者或远处转移灶极可能导致严重临床症状的病例，应行姑息放疗减症。

有学者调查，约75％临床医师认为放疗并不能治愈手术不能切除的局部晚期 NSCLC，仅能达到缓解症状及有限延长生存期的目的。

（二）照射技术

1. 胸部

胸部照射野仅包括产生症状的病灶。建议预期存活<6个月者照射总剂量（D_T）20Gy，5次，1周；预期存活6～12个月者 D_T 30Gy，10次，2周，或 D_T 45Gy，15次，3周；一般情况好，瘤体直径<10cm 者采用根治性放疗技术照射。缓解阻塞性肺炎症状可行腔内近距离照射，剂量参考点黏膜下 1.5cm，只照射1次，D_T 10～15Gy。

2. 脑

多发脑转移者，全脑照射 D_T 30Gy，10次，2周，或 D_T 45Gy，15次，3周；单发转移局部加量 D_T 12Gy，4次，1周；也可以不行全脑照射，单纯手术或者光子刀治疗。

3. 骨

骨转移照射野应包入整块受累骨，也可单纯照射局部。一般照射 D_T 30Gy，10次，2周，或 D_T 8Gy，1次。半身照射，一般照射 D_T 6～8Gy，1次。

（三）疗效

1. 症状及体征消失情况

某肿瘤医院报道放射治疗后咯血、胸痛、气短、发热及上腔静脉压迫综合征缓解情况。显示放射治疗对改善局部症状，消除上腔静脉压迫综合征有效。肺不张的复张率约23％，声嘶消失率约6％，两者症状缓解率均与症状出现时间长短有关。姑息性放疗对控制肺癌转移有效率为70％～90％，骨转移疼痛缓解率>80％。

2. 胸部病灶姑息性放疗疗效

有学者随机分组研究了152例Ⅲ～Ⅳ期病例，一组常规剂量分割照射 D_T 60Gy；另一组超分割姑息照射，每次 2Gy，每日 2 次，间隔 6h，D_T 32Gy，10 天；结果中位生存期（MST）在姑息组稍长，2年生存率同为9％。另一项随机分组研究发现姑息治疗230例 T_4 有轻微胸部症状的病例，分为即刻放疗或症状出现加重后再放疗甚至不行放疗，放疗剂量 D_T 8.5Gy，2次，1周，或10Gy，1次，结论是各组存活质量和时间无差异。加拿大学者随机分组比较了184例肺癌患者 D_T 20Gy，5次，1周姑息放疗方式和英国 D_T 10Gy，1次，2组疗效无差异。RTOG 随机研究报告照射 D_T 30Gy，10次，4周和 D_T 40Gy，10次，4周及 D_T 40Gy，20次，4周，3种治疗方式姑息效果无差异。回顾性与照射剂量>D_T 60Gy比，还是照射剂量高于 D_T 60Gy者预后好，但延长的生存时间无统计学差异。目前尚无高于 D_T 60Gy剂量与低剂量姑息比较的随机研究资料。

（刘师宏）

第五节 肺癌的化学治疗

一、小细胞肺癌的化疗

与 NSCLC 相比，SCLC 细胞的倍增时间明显短，生长比率明显高，更早发生全身广泛转移，虽对化疗和放疗均有高度的反应性，但易获得性耐药。SCLC 的治疗原则是以化疗为主，辅以手术和（或）放疗。SCLC 的全身化疗肯定能延长生存，改善症状，对初治的大多数患者可以缩小病灶，但单纯化疗很少能达到治愈，由于耐药问题通常缓解期不到 1 年，因而综合治疗是达到根治的关键。

SCLC 分期是由退伍军人医院肺癌研究组（VALG）制订的，把 SCLC 简单地分为局限期（LD）和广泛期（ED）。LD 期为病变局限于一侧胸腔伴有区域淋巴结转移，后者包括肺门、同侧和对侧纵隔、同侧和对侧锁骨上淋巴结，但不能有明显上腔静脉压迫、声带麻痹和胸腔积液，即所有病灶能安全地被一个放射野囊括。ED 指超出此范围的病变。

LD 期 SCLC 的治疗原则是首选化疗或放化疗同步治疗，酌情加用颅脑预防性放疗（PCI），酌情在化疗和放疗后手术切除受侵的肺叶以除去耐药的残存癌细胞，也可切除混合性肿瘤中其他类型的癌细胞。经有创检查明确为 $T_1N_0M_0$ 的 SCLC 患者也可进行手术治疗，术后辅以化疗。

ED 期 SCLC 的治疗原则是采用以化疗为基础的治疗，根据病情酌情加局部放疗，如骨、颅内、脊柱等处病变首选放疗以尽快解除压迫或症状。

复发 SCLC 的治疗原则是给予姑息性放疗或化疗以解除症状，如有可能尽可能参加临床试验，以便争取机会试用新药。

（一）小细胞肺癌的一线化疗

1. 吉西他滨二药方案

吉西他滨二药方案包括含铂和非铂方案共 5 个，其中以吉西他滨联合紫杉醇方案的 RR、MST 及一年生存率最低，为 24％、3.4 个月和 8％，其余 4 个方案为吉西他滨＋VP-16、吉西他滨＋卡铂，吉西他滨＋顺铂和吉西他滨＋卡铂，其结果尚令人满意，RR 在 42.5％～61％，MST 为 8.97～10.5 个月，1 年生存率为 27％～37％，TTP 在 3.7～5.8 个月。毒性反应主要为血液毒性，白细胞减少以吉西他滨＋VP-16 中最多占 50％，其余在 13％～39.1％。血小板减少毒性在 12.2％～41％，以吉西他滨联合铂类方案为高。贫血毒性在 8％～26％，也以吉西他滨联合铂类方案为高，在两个报告中的发生率分别为 26％ 和 13％。

2. 紫杉醇联合方案

在 SCLC 中的疗效紫杉醇和多种药物联合应用，包括紫杉醇＋顺铂或卡铂或再加 VP-16，结果二药方案的缓解率在 64％～98％，加顺铂或卡铂的结果相似。MST 在 9～16 个月。三药＋VP-16 的缓解率在 65％～98％，MST 10～17 个月，紫杉醇二药、三药的疗效没有差别。通过报告，VP-16＋卡铂方案联合紫杉醇的结果优于联合长春新碱，3年生存率高，分别为17％和9％，MST为12个月和11.7个月，中位无进展生存期为8.1个月和7.5个月。

3. 培美曲塞含铂方案

培美曲塞单药一线治疗SCLC的缓解率为16％～21％。联合含铂方案（DDP或CBP），结果提示RR分别为48％和43％，MST 7.9个月和10.8个月，1年生存率为29％和43％，治疗到进展时间（TTP）为4.9个月和4.3个月。

4. 非铂方案

非铂方案研究病例数相对较少，无大样本随机临床研究。盐酸拓扑替康$1mg/m^2$第1～5天静脉注射联合盐酸VP-16（E）$75mg/m^2$第8～10天，每28天1个周期共6个周期，共入组28例患者，化疗共103个周期，其RR为46.4％，PD 35.7％，TPP为16个周，MST为42.7个周，毒性反应发生率低，3～4度白细胞降低的发生率为2.6％，3～4度血小板降低的发生率为1.8％。与含铂方案相比，其主要特点为毒性反应较低。非铂方案与和含铂方案相比缓解率未见明显低下，但尚有待随机对照研究的证实。

5. 新型蒽环类药物联合方案

近年来，治疗SCLC的新型化疗药物中以氨柔比星最为突出。氨柔比星是合成的蒽环类抗生素，在日本被批准用于治疗SCLC。作为广泛期SCLC的一线治疗药物，日本的临床试验显示氨柔比星与顺铂联用的缓解率可以达到88％，中位生存期为13.6个月。

6. 新型的喜树碱类药物联合方案

贝洛替康是一种新型的喜树碱类似物，在Ⅱ期临床试验已显示了较好的活性，最近一项贝洛替康联合顺铂与EP方案对比的一线治疗广泛期SCLC的Ⅲ期临床试验正在亚洲开展。

（二）小细胞肺癌的二线化疗

在现行的放化疗模式下，90％～95％的SCLC患者一线治疗后可达到延长生存的目的，但大多数患者在或长或短的化疗暂停期后会复发，需要进行二线化疗，此时区分出患者对诱导化疗究竟是敏感还是耐药，对二线化疗方案的选择很重要，3个月内复发的一般认为是耐药，要另外选择无交叉耐药的药物。SCLC二线治疗虽较多，但有临床收益的结果少见，至今，所有化疗方案中并未发现反应率和生存受益有明显差异。其中最常见的是喜树碱类化疗药，该方案反应率和生存受益较安慰剂好，但与CAV方案相比毒性要强，CAV或CPT-11化疗都优于最佳支持治疗。TPT除了静脉使用外，口服用药也是一种选择。

1. 喜树碱类

含喜树碱类方案在SCLC二线治疗中的研究较多。有学者报道了单中心、前瞻性、非随机对照Ⅱ期临床研究，16例患者一线接受含铂类强烈化疗后耐药或复发，其中5例接受过DDP＋VCR＋ADM＋VP-16（CODE）诱导化疗，6例接受过EP方案化疗和胸腔同步放疗，中位停止化疗时间为7.3个月（1.9～15.1个月）。患者接受CPT-11每周$100mg/m^2$ 90分钟静脉滴注，其后根据不良反应情况调整剂量。7例对CPT-11有反应的患者中位TTP时间为58天，主要毒性为骨髓抑制、腹泻和肺毒性，提示CPT-11值得进一步研究。

2．紫杉类

紫杉醇已被证明在耐药的实体瘤中有效，如耐铂类的卵巢癌、耐蒽环类的乳腺癌，而且在 SCLC 的一线化疗中也被证实有一定疗效。

3．吉西他滨（GEM）

有学者报道了 GEM 在二线治疗耐药或复发的 SCLC 的Ⅱ期临床研究，方法是患者按对一线化疗的反应分为顽固性耐药组（$n=20$）和敏感组（$n=26$），中位年龄 60 岁，中位 PS 评分为 1。患者接受 GEM 1000mg/m^2，第 1、8、15 天，每 28 天重复，主要的 3～4 度血液学毒性为中性粒细胞减少（27％），血小板减少（27％）。主要的 3～4 度非血液学毒性为肺（9％）和神经毒性（14％），客观反映率 11.9％，其中 1 例（5.6％）在顽固性耐药组，4 例在敏感组（16.7％）。总中位生存期 7.1 个月，研究认为 GEM 二线治疗 SCLC 作用有限，但毒性较低，可考虑进一步做和其他化疗药或靶向药联合的研究。

（三）小细胞肺癌的辅助化疗

辅助化疗方案可选择 EP 或 CE 方案，均用 4～6 个周期。

（1）EP 方案

① DDP 60mg/m^2，第 1 天＋VP-16 120mg/m^2，第 1～3 天，每 21 天重复。

② DDP 80mg/m^2，第 1 天＋VP-16 100mg/m^2，第 1～3 天，每 21 天重复。

（2）CE 方案：CBP AUC 5～6，第 1 天＋VP-16 100mg/m^2，第 1～3 天，每 21 天重复。

二、非小细胞肺癌的化疗

（一）非小细胞肺癌应用化疗的理论基础

1．非小细胞肺癌在诊断时大部分已播散

腺癌、鳞癌和大细胞未分化癌，统称非小细胞肺癌（NSCLC），占所有肺癌的 75％～80％。首次诊断时，约 50％ NSCLC 患者临床检查发现胸外转移，还有 10％～15％属局部晚期肿瘤无法切除，剩下患者中一半以上发生手术后复发或远隔转移。这意味着 3/4 以上的 NSCLC 患者在病程的某一阶段适合全身化疗或联合化、放疗。在根治性切除 30 天内死亡的患者研究结果发现，在死亡时，13％有区域病变，20％有远处转移。

2．微转移

所谓微转移是指用常规临床病理学方法不能检出的恶性肿瘤转移。微转移的肿瘤细胞常以单个或微小细胞团的形式存在。在非小细胞肺癌中，恶性细胞区域和远处器官转移播散可能发生在原发肿瘤的早期。近几年，有几个研究组，应用免疫组化技术结合单克隆抗体对表面特殊蛋白的检查，已经证明单个肺癌细胞能播散到区域淋巴结和远处器官，如骨髓。

3．预后因素

非小细胞肺癌的预后因素对化疗疗效有重要影响，主要的预后因素有三个：体重、病期和功能状态，而这些与肿瘤的特征和肿瘤本身负荷有关。没有症状的患者疗效最高，当出现症状时，疗效下降。功能状态直接与疗效相关，即功能状态越低，疗效越低。功能状态与肿瘤负荷，即细胞数有关。肿瘤负荷高的患者，有效率也较低。文献资料提示，辅助化疗在

低肿瘤负荷时对非小细胞肺癌患者是有益的。

（二）化疗的一般原则

手术治疗Ⅰ、Ⅱ期的患者获得最好的效果。然而绝大部分患者既有远处转移（Ⅳ期）又有局部晚期。如果要治愈这些患者，全身治疗，即化疗是必须的。对Ⅳ期非小细胞肺癌患者，化疗为首选治疗。在这种情况下，延长生存期、改善临床症状是治疗的目的，但也有通过多学科治疗治愈者。

对ⅢA和ⅢB期非小细胞肺癌患者，采用手术或放射单一方式，仅有小部分可治愈。如果要达到5年治愈，需要多学科治疗。化疗是多学科治疗组成的一部分，治疗以根治为目的。希望化疗组成的综合治疗不仅是增加中数生存期，而且也增加长期治愈的百分比。治疗的策略是对那些完全切除的患者行辅助化疗和诱导化疗（新辅助化疗）或化放疗。理论上，辅助化疗和诱导化疗是改善全身隐匿的微小转移灶的控制，同时化放疗是增加放射疗效，从而增强局部区域病灶的控制。

Ⅰ、Ⅱ期癌切除术后，Ⅰ期患者的5年无病生存率为50％，Ⅱ期为35％，T_1N_0患者5年生存率为80％。治疗失败的原因多数为远处转移。合理的术后治疗，包括化疗可使病死率降至13％。对Ⅰ、Ⅱ期非小细胞肺癌患者如何进行术后辅助治疗，值得研究。微小转移灶检测阳性者，应视为辅助化疗的指征。

（三）有效的化疗药物

临床治疗非小细胞肺癌，单药应用有效的药物不少，近年有几种新的化疗药物问世，这些药物治疗肺癌显示了引人注目的效果。但是异环磷酰胺、长春新碱、顺铂及丝裂霉素C作为治疗肺癌最有意义的药物，依然是大多数联合化疗方案的核心。

1. 顺铂及其他铂类药物

尽管有些化疗药的单药反应率可高于顺铂，顺铂仍然是联合化疗中重要的药物组成。Ⅱ期临床研究中，不同剂量、不同方案中单独应用顺铂肿瘤反应率可达6％～32％（平均20％）。可以采用$120mg/m^2$大剂量一次给药或3～5天分次给药的用药方案，但是对最理想的药物剂量及给药方式还存在着争议。顺铂仅有轻微骨髓抑制，而且在体内与体外均与几种其他的化疗药有协同作用。为此，它成为大多数联合化疗方案核心成分。顺铂也可与放疗同时应用而无严重毒性。

其他的铂类化合物包括卡铂和异丙铂。这两种药物对初治患者的单药反应率均小于10％。尽管反应率仅为9％，但对Ⅳ期患者单独用卡铂化疗者生存期高于应用其联合方案者。尽管卡铂骨髓抑制更强，但卡铂的胃肠道毒性和肾毒性比顺铂小。

2. 异环磷酰胺

异环磷酰胺对NSCLC的疗效有限。其单药化疗的反应率小于15％，已很少用于联合化疗中。异环磷酰胺为烷化剂，其使用剂量明显高于环磷酰胺。不同剂量及不同化疗中，估计异环磷酰胺单药化疗反应率20％。对肺癌治疗时，异环磷酰胺$1.2～2.09/m^2$连续5天应用，其反应率并不比$4.0～5.0g/m^2$大剂量一次应用者高，尽管5天用药的方案中总剂量更大。但是一次性用药化疗的毒性不良反应较大。

3. 长春碱类

长春地辛和长春碱在肺癌Ⅱ期临床研究中，长春碱半合成衍生物长春地辛的反应略高于长春碱。长春瑞滨也是半合成长春碱类药物，与其他的长春碱类一样，通过抑制微管体的装配而起作用。其剂量限制毒性是粒细胞减少症，但神经毒性明显低于其他长春碱类。

4. 丝裂霉素 C

最大剂量丝裂霉素 C 单药化疗的反应率可达 15%～20%。大剂量丝裂霉素 C 可导致肺纤维化，蓄积性骨髓抑制，长期血小板减少，一小部分患者可有溶血-尿毒症综合征。加用类固醇可减轻肺毒性，减少用药剂量，延长治疗间隔时间，可避免骨髓毒性。

5. 表鬼臼毒素

表鬼臼毒素单药化疗对 NSCLC 作用很小，但是由于体内及体外均存在协同作用，它多与顺铂联合应用，当依托泊苷单药化疗时，几天内多次给药，优于相同总剂量单次应用时的疗效。因此，在大多数 NSCLC 化疗方案中多采取静脉给药 3～5 天。替尼泊苷与依托泊苷不同之处仅在于它也对 NSCLC 有效。替尼泊苷和顺铂联用的反应率与顺铂和依托泊苷联用的反应率似乎相同。替尼泊苷比依托泊苷的骨髓抑制更明显。

6. 紫杉烷类

紫杉醇（紫杉醇）是一种新型细胞毒性药物，从紫杉树皮中提取。通过诱发微管蛋白过度集聚，干扰正常细胞分裂活动来抗肿瘤。紫杉醇单药化疗反应率在 20% 以上，对其用法是 3 周一次 24h 持续静脉滴注，剂量达 250mg/m^2。剂量限制毒性包括粒细胞减少及周围神经病变。紫杉醇也可以更快地输入，3h 甚至 1h 内完成，反应率基本一致，但毒性变化很大。骨髓抑制减轻，但神经毒性及肌痛明显加重。

紫杉特尔是半合成紫杉醇，与紫杉醇作用机理相同，活性范围也与紫杉醇相似。对初治患者治疗的总体反应率为 18%～38%（平均 25%）。紫杉特尔的剂量限制毒性是骨髓抑制。Ⅱ 期临床研究中，对 60mg/m^2、75mg/m^2 及 100mg/m^2 的疗效进行了评价，但在此剂量范围内无明显的量-效反应关系。除骨髓抑制外其他毒副作用轻微，与紫杉醇一样，先用可的松可预防过敏反应。使用时间长，紫杉特尔可导致水肿及胸腔积液，但是应用可的松可减轻此毒性。

7. 吉西他滨

吉西他滨为阿糖胞苷同类物，对 NSCIC 作用明显。几项 Ⅱ 期研究对 600 多例患者进行了治疗反应评估，总体反应率 20% 以上。吉西他滨仅有轻到中度恶心、呕吐，即使用药剂量很大，4 级骨髓抑制也很少见。无脱发现象。通常每周 1 次，1000～1250mg/m^2，连续 3 周，休 1 周。最近总结吉西他滨的 Ⅱ 期临床研究表明，老年患者能够耐受且疗效显著，由于其毒性小，因而提倡将其作为对老年患者的选择药物之一。

8. 其他药物

单药化疗反应率小于 10% 的见他药物有 5-氟尿嘧啶（5-Fu）、甲氨蝶呤、阿霉素和表柔比星。大剂量表柔比星（135～150mg/m^2）反应率达 19%，但骨髓抑制更严重，心脏毒性更大，这样的剂量不适用于大多数联合化疗方案。

（四）手术联合化疗

1. 术前化疗

术前化疗属于新辅助化疗，即局部区域治疗前的化学治疗，是最早时间应用药治疗的特殊策略。

（1）术前化疗的优点：①使原发肿瘤缩小，降低临床分期，提高手术的切除率，减少功能缺损。②消灭微小转移灶，避免体内潜伏的微小转移灶在原发肿瘤切除后由于体内肿瘤量减少而增殖，使肿瘤细胞活力降低，在手术时不易播散。③可从切除的肿瘤标本中了解化疗的敏感性，通过评估最初治疗方案对原发肿瘤的疗效，为之后辅助用药提供指导。④术前化疗作为防止抗药的方法可能起着重要作用。在肿瘤中存在抗药的细胞，肿瘤负荷开始化疗，常常没有抗药现象出现，术前化疗消灭敏感的肿瘤细胞，然后手术切除包括不敏感的瘤细胞。

（2）术前化疗的效果：术前化疗开胸探查的结果有力地证明了联合化疗对非小细胞肺癌的效果。文献资料表明，术前化疗跟着手术作为边缘切除的ⅢA和ⅢB期非小细胞肺癌的方法是有其实际应用价值的。

① 术前单用化疗的效果：术前化疗的效果可以通过完全切除率、病理完全缓解率和生存期来评估。通过报道，术前用丝裂霉素、异环磷酰胺和顺铂联合化疗3周期后手术与单用手术治疗比较，2组术后放疗各50Gy。结果是两组的切除率分别为77%和90%，中位生存期分别为26个月和8个月，5年生存率，前组为13%，后组无存活5年者。有学者报告，术前用环磷酰胺、依托泊苷和顺铂联合化疗了3周期，跟着手术，术后放疗66Gy；另一组单用手术治疗，术后同样放疗66Gy；两组的切除率分别为39%和31%，中数生存期为64个月和11个月，5年生存率为40%和18%。两随机研究组的切除率没有差别，但生存期有明显的差异。表明术前化疗达到延长生存期的益处，似乎是最大可能归因于增强微小转移灶的控制。

② 术前化放疗的效果：理论上讲，术前化疗可使原发肿瘤和区域淋巴结的肿瘤缩小，提高切除率，并可清除隐伏的胸腔外病变。化放联合，可保留化疗的细胞毒作用与放射增敏作用。术前化放联合可达到比单用术前化疗较高的切除率。由于局部肿瘤切除控制的益处，从而转化为生存期的延长。

有学者进行了术前化放疗与单用术前化疗治疗Ⅲ期非小细胞肺癌的随机临床试验。术前化放组用顺铂$100mg/m^2$，于第1、29天静脉输注；5-氟尿嘧啶$30mg/（kg·d）$，于$1\sim4$天、$29\sim32$天持续静脉输注；第1天开始放疗，总量为30Gy。单用术前化疗组接受顺铂$100mg/m^2$，丝裂霉素$8mg/m^2$，第1、29、71天静脉输注，长春碱$4.5mg/m^2$，静脉输注，每2周一次，共6次，开始治疗第12周进行手术。有残留肿瘤者术后接受顺铂$30mg/m^2$，依托泊苷$100mg/m^2$化疗，每3周重复，共3次。结果术前化放组与术前化疗组的有效率分别为67%（32/48）和31%（15/48）。这一结果支持术前化放疗优于术前单用化疗。

（3）术前化疗、化放疗的不良反应及并发症：术前化疗、化放疗的主要不良反应是胃肠道反应和骨髓抑制、肺损伤、食管炎及白细胞下降所致感染败血症。文献报道，术前化疗所致威胁生命的并发症的发生率为$0\sim15\%$，术前化放疗为$3\%\sim15\%$。

白细胞下降是常见的毒性反应，因此并发的感染也是最常见的。这可采用支持治疗、集落刺激因子和抗生素防治。化疗中，丝裂霉素所致的肺毒性值得注意。丝裂霉素的肺毒性发生率为$3\%\sim12\%$，有时可致命。其损伤机制可能与血管上皮损伤有关。其临床特征为呼吸困难、干咳。肺损伤的并发症发生在化疗3周或丝裂霉素累积剂量78mg后。报道最多的是在丝裂霉素$10\sim12mg/m^2$与放射联合至40Gy或以上剂量的患者中发生。给予地塞米松$10\sim12mg$，可防止毒性发生。激素治疗丝裂霉素肺毒性有效且明显，可用大剂量激素治疗。

术前化疗或化放疗可引起组织坏死和组织纤维化，导致解剖层次的破坏，给随之进行的手术带来操作上的困难，但术后并发症并不多见。

（4）术前化疗的前景：术前化疗的作用，在边缘可切除的Ⅲ期非小细胞肺癌的治疗中已确认。术前化疗放疗治疗Ⅲ期非小细胞肺癌已经进行了试验，有鼓舞人心的结果。术前化放疗与术前单用化疗治疗Ⅲ期非小细胞肺癌的研究表明，术前化放疗中的放射作用使切除率和无复发生存率明显高于术前单用化疗。但仍需进一步研究。术前化疗，每天1次放射治疗和每天2次放射治疗非小细胞肺癌的研究结果很好，毒性能耐受。每天2次放射主要剂量限制器官是食道。术前化疗，每天1次放射和每天2次放射的混合方案、探索应用新的化疗药物、化放疗之间的关系是重要的新课题。要使Ⅲ期非小细胞肺癌的5年治愈率达到50%，仍需探索新的方案。有效的新药，去甲长春碱、紫杉醇、紫杉特尔、吉西他滨、依林特肯等在术前化疗新的研究方案中起着重要作用。

2. 术后化疗

术后辅助化疗是肺癌多学科治疗中值得探讨的方法之一。术后化疗的理由如下。

① 肺切除术是治疗肺癌的主要方法之一，但标准手术切除，按新的国际分期，术后5年生存率，ⅠA期61%，ⅠB期38%，ⅡA期34%，ⅡB期24%，ⅢA期13%，ⅢB期5%。手术失败的主要原因是局部切除不彻底，术前已有潜在的远处转移和多个播散微小转移灶。直接影响手术疗效的复发或转移与残存病灶和微转移灶相关。术后抗癌药的应用是控制、消灭残存和微小转移灶的重要手段。

② 肿瘤负荷与疗效：癌症化疗中最明确的论证表现之一是肿瘤负荷与药物可能治愈性两者之间呈负相关，即肿瘤越小，化疗效果越好。试验辅助化疗模型证明，如果原发肿瘤被手术切除，然后化疗，有可能治愈微小转移灶。肿块和可治愈性之间这种关系在许多恶性肿瘤中存在，有最少肿瘤负荷的患者有最多治愈的可能性。在肺癌患者中，手术切除肿块后，肿瘤负荷明显减少，此时给予化疗，成功的可能性大。

③ 术后化疗的效果：无淋巴结转移患者彻底切除后CAP化疗患者无癌生存率较高，5年生存率为67%，对照组仅为50%。切除不彻底的患者术后CAP方案加放疗的疗效优于单纯放疗者。不彻底的切除指显微镜检切缘阳性或取检的最远处的淋巴结有转移癌。

④ 术后化疗时机：非小细胞肺癌术后辅助化疗的时机和周期数均不一致。大多数作者报道，联合化疗在术后3~4周开始，有的化疗3周期，有的6周期。最适合的化疗方案和化疗周期数值得进一步研究。

（五）化疗联合放疗

1/3 NSCLC患者病变局限于胸部，但侵袭太广泛不能手术切除。对ⅢA和ⅢB局部晚期肿瘤的标准治疗是胸部放射，可使相当比例的患者肿瘤缩小。放疗通常可缓解症状，但是几乎没有人被治愈，5年生存率10%左右。

大多数Ⅲ期患者死于远处转移，这促进了包括化疗在内的多学科综合治疗的发展。这种治疗的目的在于根除微转移灶。除了全身作用外，化疗还有助于对肿瘤的局部控制。当与放疗联合应用时，化疗药可作为放射增敏剂，而对诱导化疗有反应、体积减小的肿瘤而言，放射更有效。

目前化放联合有三种治疗策略。

（1）同时应用：①同时连续应用，每天连续放疗直至达放疗总量。化疗可如常规，每

3~4周给予，连续或每天输注。在诱导治疗开始应用化疗和放疗，允许在最短的时间内给予最大强度的两种治疗。这种策略使交叉抗药的癌细胞的产生减到最低限度，因为两种治疗之间没有时间间隔。这能使微小转移灶早期得到治疗。最大缺点是毒性增加。②间歇同时应用，每3~4周间隔给予常规化疗，同时给予放疗。

（2）序贯治疗：按时分别给予足疗程化疗和足疗程放疗，可以先给足疗程化疗后给足疗程放疗或给足疗程放疗后给足疗程化疗。这种策略的主要优点之一是避免了两种治疗方法同时给予的过度毒性，对宿主的毒性减少。主要缺点之一是治疗强度减小。因此，在治疗期间，肿瘤细胞再增殖的可能性增加。还有，在放疗前给予足疗程化疗，就会增加耐化疗肿瘤细胞集结的可能性。

（3）交替治疗：这种策略是企图最大限度发挥同时和序贯给予治疗的优点，尽可能克服化放联合治疗的缺点。如常规化疗一样，每3~4周间隔给予化疗，放疗在化疗两疗程之间给予。目的是提供两种治疗的短暂的间隔，以便在诱导治疗开始时同时给予化疗和放疗而不降低每一种治疗的强度或剂量。这方案通过化放疗之间的短时间间隔减少毒性，最大限度减少对每一种治疗抗拒的肿瘤细胞聚结，并对微小转移灶提供早期化疗。

（滕　飞）

第六节　肺癌的靶向治疗

一、小细胞肺癌的靶向治疗

靶向治疗正在不断改写 NSCLC 的临床指南，令人失望的是 SCLC 的靶向治疗至今尚无突破，几乎所有针对 SCLC 重要的分子通路如血管内皮生长因子（VEGF）、基质金属蛋白酶（MMP）、c-Kit、Bcl-2 等靶向治疗均以失败告终，尽管如此，随着对 SCLC 生物学性质及发生发展分子机制的不断深入探索，新的靶向药物仍然层出不穷，为 SCLC 的治疗带来了新的希望。

（一）mTOR 抑制药

Temizolimus（CCI-779）可抑制肿瘤细胞增殖，以 87 例 ED-SCLC 诱导化疗后复发患者为研究对象，据剂量随机分为 25mg 和 250mg（每周剂量）两组，静脉注射 30min 每周 1次，直到进展，MST 分别为 16.5 个月和 22.9 个月，中位无进展生存期以 250mg 剂量组为好。

（二）沙利度胺

沙利度胺通过抑制血管生成、刺激免疫系统活性、抑制癌细胞对间质的黏附等作用抑制肿瘤的发生发展。有学者进行的 Ⅱ 期临床研究对广泛期 SCLC 一线化疗后接受沙利度胺200mg/d 口服治疗，结果提示中位生存期为 15.7 个月，一年生存率为 60%，结果令人鼓舞。但是，法国肿瘤协作组进行的一项 Ⅲ 期临床试验，119 例初治的广泛期 SCLC 患者入组，先接受 2 周期的化疗，92 例有效者被随机分为沙利度胺联合化疗组（49 例），化疗剂组

（43 例）。研究发现沙利度胺不良反应较大且两组的疾病进展时间无显著性差异。英国进行的另一项沙利度胺联合化疗的Ⅲ期临床研究，SCLC 患者随机分为试验组（EC 方案联合沙利度胺治疗组）和对照组（EC 方案组）。724 例入组，365 例试验组，359 例对照组。MST和 PFS 无显著差异。

（三）CD56 单抗

CD56 是神经细胞黏附分子家族成员之一，神经内分泌肿瘤常常表达 CD56。BB-10901是抗 CD56 的人源化单克隆抗体，与细胞毒化合物 DM-1 相连接后，当靶向表达 CD56 抗原肿瘤细胞时即释放 DM-1 发挥抗肿瘤作用，在Ⅰ期试验中显示药物耐受性良好，Ⅱ期临床试验中正在进行中。

（四）Src 激酶抑制药

Src 激酶为非受体酪氨酸激酶家族成员之一，调节多种信号包括细胞表面分子、生长因子、结合素类和 G 蛋白偶联受体，在 SCLC 和 NSCLC 的细胞株中均能检测到 c-Src 在内的多种激酶。在临床前的研究中靶向 c-Src 引起细胞增生的下降。最近一项 Src 激酶抑制药达沙替尼治疗敏感，而后复发的 SCLC Ⅱ期临床试验正在进行中。AZD0530 是 c-Src 和 c-Abl的双重抑制剂，广泛期 SCLC 经 4 周期标准化疗后应用 AZD0530 的Ⅱ期临床试验亦正在进行中。

（五）Bcl-2 抑制药

人类 SCLC 的 Bcl-2 表达＞80％，临床前的研究显示抑制 Bcl-2 能增加 SCLC 细胞株和异种移植瘤的化疗敏感性，但是 Bcl-2 反义寡核苷酸 Oblimersen 与化疗联合应用的临床试验未显示能够提高患者的缓解率和生存期，所以目前对于反义化合物是否能够真正的下调Bcl-2 尚存疑问。目前至少有 3 种的 Bcl-2 小分子抑制剂正在研究中，包括 Obatoclax、AT-101 和 ABT-263。

（六）Kit 酪氨酸激酶抑制药

ST1571 是一种对抗 Kit 的小分子酪氨酸激酶抑制药，该酶可结合干细胞因子到 Kit 受体。Kit（CD117）在 SCLC 株中表达率为 50％～70％，ST1571 的使用剂量为 600mg/d，共10 例初治和 9 例复发的 ED-SCLC 接受 ST1571 治疗，初治病例的中位疾病进展期为 23 天，复发病例为 43 天，但 19 例中仅 4 例 Kit 阳性，提示今后若选择 Kit 阳性 SCLC 接受 ST1571治疗可能会获得更好疗效。

（七）间质金属蛋白酶（MMP）抑制药

SCLC 中有 MMP3、MMP10 和 MMP14 表达增高者预后较差。一项Ⅲ期临床试验有532 例 SCLC 入组，其中 52％为 LD-SCLC，这部分患者经诱导化疗后 CR 达 33％，而后随机接受金属蛋白酶抑制药 Marimastat 或安慰剂治疗，但未见令人满意的结果，中位 TTP 分别为 4.3 个月和 4.4 个月，MST 也未见差异，分别为 9.3 个月和 9.7 个月，接受 Marimastat 治疗者中，18％的患者出现骨髓肌肉毒性，33％的患者因治疗毒性而减量，32％的患者因治疗毒性而中止用药。

（八）Hedgehog（Hh）通路抑制药

Hedgehog（Hh）通路是调控动物发育的一系列信号串联。Hh 信号在胚胎形成时期最活跃，然而在成体组织和器官的细胞中，Hh 通路的异常激活将会引起各种疾病和肿瘤。SCLC 过表达 SonicHh 配体，体内的 SCLC 肿瘤细胞可能通过 Hh 信号通路作为肿瘤干细胞存在。GDC-0449 是一种口服的 Hh 通路的合成抑制物，在 Ⅰ 期临床试验中已获得最大耐受剂量，Ⅱ 期临床试验正在计划中。

有资料表明有 3 项研究对化疗药物联合靶向药物进行了评价，分别为 Cediranib 联合 EP 方案，舒尼替尼联合 EP 方案及盐酸拓扑替康联合贝伐单抗，均为 Ⅰ 期及 Ⅱ 期临床研究，Cediranib 联合化疗显示出较好的抗肿瘤活性，耐受性良好，但后两项研究因毒性较大而不被推荐。

近年来，靶向治疗的突破性研究进展改变了晚期 NSCLC 化疗平台期的现状，基因分析使 NSCLC 靶向治疗的选择更加精准、有效，维持治疗的治疗模式在 NSCLC 的治疗中不断巩固、完善。NSCLC 治疗的进步也提示我们，SCLC 治疗是否也能从其分子机制着手不断开拓新靶点药物和新的治疗模式来突破治疗的瓶颈。与 NSCLC 的研究相比，在研的 SCLC 随机临床研究仍然较少，面对 SCLC 的治疗现状，我们应大力开展中国人群的 SCLC 的基础研究和临床试验，进一步探索 SCLC 治疗的新策略，以控制这种恶性疾病的发生和发展，改善临床结局。

二、非小细胞肺癌的靶向治疗

广义来讲，针对某一或某些作用靶点进行相应治疗均为靶向治疗，但现在提到的靶向治疗一般是指针对细胞分裂增殖和转移过程中各种不同分子信号通路上的关键分子或基因的治疗。寻找驱动基因（指对细胞功能至关重要的基因）异常（包括基因突变、扩增或异常表达）及其相应的靶向药物是肿瘤分子水平研究的重要途径，常用的是针对细胞信号通路，如表皮生长因子受体（EGFR）、血管内皮生长因子受体（VEGFR）或其他信号传导通路中的关键环节进行阻滞。

非小细胞肺癌（NSCLC）中分子生物学标志物的研究是肺癌研究的热点领域，随着利用分子学手段筛选治疗方法的深入探讨，NSCLC 的个体化治疗已达到了较高水平。同时分子靶向药物在 NSCLC 治疗中的疗效也引发了肿瘤工作者探索其在小细胞肺癌中（SCLC）治疗中的作用，但目前研究显示无论靶向治疗是单靶点、双靶点或多靶点或针对驱动基因，还是对 EGFR、EGFR 及其他信号传导通路的关键环节的阻滞以及采用联合化疗或化疗后维持治疗，均未获得阳性结果。

现有资料显示，在 NSCLC 预后和治疗有关的异常驱动基因中，EGFR 是被识别的第一个有效靶点。东亚（黄种人）NSCLC 患者的 EGFR 突变率明显高于白种人（30%～40% 和 10%），如中国患者中占 30%，日本为 25%～40%，韩国为 17.4%。

NSCLC 患者的棘皮动物微管蛋白样 4-间变性淋巴瘤激酶（EML4-ALK）融合突变是继 *EGFR* 基因突变之后发现的第二个有效靶点，其发生率也存在种族差异：亚裔患者 EML4-ALK 融合突变发生率为 2.3%～6.7%，意大利和西班牙患者的发生率为 7.5%，高加索患者最低，为 0.5%～1.4%。在患者的临床特征上，EML4-ALK 融合突变的发生率在非吸烟者为 20％，在腺癌较其他病理类型更多见。在我国，广东省肺癌研究所统计的数据显示，中国 NSCLC 患者中 EML4-ALK 融合突变的患者占 11％，进一步分析发现，EML4-ALK 融合突变的发生率在腺癌、非吸烟和无 EGFR 及 K-ras 突变的人群中分别为 16.13％、19.23％和 42.8％。

肺癌研究中一个很重要的分层因素为从不吸烟（吸烟总支数少于 100 支）或很少吸烟（每年吸烟总支数不超过 10 盒）和大量吸烟者（每年吸烟总支数超过 10 盒）相比较。研究发现，不吸烟和很少吸烟的肺癌患者在临床特征上与吸烟者有很大差别：不吸烟和很少吸烟的肺癌患者 70％是肺腺癌，在东亚占 30％，而在北美和欧洲国家占 10％；在性别差异上，女性多于男性。另外，从不吸烟的肺腺癌患者在分子水平上与吸烟者也明显不同，首先在 52 例东亚不吸烟肺腺癌患者中发现 90％左右的驱动基因突变局限在 EGFR、K-ras、HER2 (EGFR-2；HER2/neu) 和 ALK 四个基因上，而且它们是相互排他的，随后他们又检测了另外 202 例东亚不吸烟肺腺癌患者，发现驱动基因突变分布为 EGFR 突变 75.3％、HER2 突变 6％、K-ras 突变 2％、ALK 突变 5％、ROS1 融合基因 1％，但未再检测到 BRAF 突变。他们还发现有 EGFR 突变的患者较无 EGFR 突变者相对年老（58.3 岁和 54.3 岁），也就是 EGFR 突变多发生于年长者，未检测出任何驱动基因突变的患者较未检出者相对年轻（52.3 岁和 57.9 岁）。

吸烟患者和鳞癌患者的基因突变谱目前还不明确，因而还缺乏可靠的靶向治疗药物。与不吸烟患者不同的是，吸烟患者发生突变的驱动基因不是一个，而是复杂网络，这给其个体化治疗的研究造成了很大挑战。在鳞癌患者中，其盘菌素基因受体 2（DDR2）激酶基因中可检测到成纤维细胞生长因子受体 1（FGFR1）的基因扩增和突变。另外，还检测出存在 PIK3CA、SOX2 扩增及 EGFR 变异Ⅲ突变，这些基因异常已成为鳞癌正在研究的靶点或潜在的研究靶点。

（一）表皮生长因子受体酪氨酸激酶抑制药（EGFR-TKIs）

目前在临床上应用于晚期非小细胞肺癌治疗的表皮生长因子受体酪氨酸激酶抑制药（EGFR-TKIs）主要有吉非替尼和厄洛替尼。第二代表皮生长因子受体酪氨酸激酶抑制药阿法替尼也已经报美国食品药品监督管理局（FDA）进行审批。

吉非替尼的化学名为 4-(3-氯-4-氟苯氨基)，7-甲氧基-6-［3-(4-吗啉基)-丙氧基］苯并嘧啶。属于 1，3 二氮杂奈衍生物，是一种 EGFR 酪氨酸激酶抑制药。吉非替尼在细胞内与底物中的 ATP 竞争，抑制 EGFR 酪氨酸激酶磷酸化，从而阻断肿瘤细胞信号传导，抑制肿瘤细胞的生长、转移和血管生成，并促进肿瘤细胞凋亡，是一种新型的肿瘤靶向治疗药物。厄洛替尼是与吉非替尼类似的另外一种小分子 EGFR 酪氨酸激酶抑制药。厄洛替尼也属于口服的苯并嘧啶类小分子化合物。它的作用机制与吉非替尼相似，通过与 EGFR 胞质区高度保守的 ATP 结合位点竞争性结合，最终抑制 EGFR-TK 活性，从而阻断 EGFR 信号传递途径，达到治疗目的。

（二）抗表皮生长因子受体的单克隆抗体

西妥昔单抗（爱必妥）是一种与针对 EGFR 和其异二聚体的人鼠嵌合型 IgG1 单克隆抗体，它与 EGFR 的亲和力高于配体从而防止配体与 EGFR 结合。与现有的小分子 EGFR-TKI 作用机制的不同之处是该药物是与 EGFR 细胞外区结合后可阻断该受体介导的信号传导通路。此外，还会引起 EGFR 内吞与降解，并诱导抗体依赖性细胞介导的细胞毒作用（ADCC）杀伤表达 EGFR 的肿瘤细胞。

近年来西妥昔单抗与常规一线化疗联合用于 NSCLC 治疗也有多项Ⅱ～Ⅲ期随机对照研究报道，总体来看西妥昔单抗联合化疗可提高应答率、耐受性良好且有延长 OS 的可能。

（三）抗血管内皮生长因子抗体

贝伐珠单抗是一种重组单克隆抗体，它能阻断血管内皮生长因子（VEGF）。美国食品药品管理局（FDA）已批准贝伐珠单抗用于不能手术切除的、局部晚期、复发或转移的非鳞状细胞 NSCLC 患者。

（四）ALK/c-MET 抑制药克唑替尼在非小细胞肺癌中的作用

克唑替尼是 ALK 和 c-MET 基因或其变异体的双重阻断药。两项多中心单臂临床试验显示，对于 ALK 阳性的 NSCLC 患者，克唑替尼具有显著的治疗活性。此外，克唑替尼在 ROS1 融合基因阳性患者中也具有治疗作用。

（刘师宏）

第二章 恶性胸膜间皮瘤

第一节 恶性胸膜间皮瘤的诊断和分期

起源于胸膜或腹膜间皮的恶性肿瘤称恶性间皮瘤。恶性间皮瘤发病率非常低，但近年发病率有增加的趋势。男性发病比女性高，男：女＞3：1。高发年龄为40～60岁。

一、病因

（一）石棉

大约80%的恶性胸膜间皮瘤病例被认为与职业环境中接触各种石棉纤维有关。石棉可分为三大类：温石棉、青石棉和铁石棉。其致癌性的大小与石棉的物理性状和化学成分有关。青石棉的致癌能力是铁石棉的10倍，是温石棉的100倍。世界范围内使用的石棉大部分是温石棉（95%），只有少部分是铁石棉和青石棉（5%）。超过5%的石棉矿工患有间皮瘤，且大部分间皮瘤患者曾有石棉接触。石棉纤维被吸入人体，未能随纤毛运动排出，缓慢渗透入肺间质，沉积在肺部的下1/3处，再透入脏层胸膜。石棉致癌的机制已基本阐明，石棉暴露引起间皮细胞和巨噬细胞分泌肿瘤坏死因子-α（TNF-α），TNF-α引起核因子kappa B（NFκB）的活化。在间皮瘤细胞中NFκB途径的激活使细胞能在石棉引起的毒性损害和基因损伤中存活，这些受损细胞增殖转化为间皮瘤。石棉也可通过诱导活化蛋白-1（AP-1），促进细胞分裂，利于恶性细胞生长。AP-1的活化可加强猴空沧病毒40（SV40）的感染以及石棉接触对间皮瘤细胞的影响，动物实验表明石棉和SV40在间皮瘤的致癌作用上互相促进。首次接触石棉至恶性胸膜间皮瘤发病，一般需要20年，平均潜伏期32年。另外，20%的病例无明确的职业原因。据报道，恶性胸膜间皮瘤的患者80%为男性，有报道认为女性患者是由于间接暴露所致，例如接触从事石棉工作配偶的衣服、在石棉矿区生活等。在许多发展中国家，石棉应用仍然广泛，预示全球间皮瘤的发病率仍会持续上升。

（二）SV40

SV40 对恶性胸膜间皮瘤的致病作用仍存在争议。SV40 是一种恒河猴内源性的 DNA 肿瘤病毒，被认为通过感染脊髓灰质炎疫苗而传播给人类。近年来，在人类恶性胸膜间皮瘤标本中发现了 SV40 的同源基因序列。SV40 在动物实验中的确可以诱发出恶性胸膜间皮瘤，并有研究表明 SV40 和石棉在人的间皮细胞恶性转化过程中发挥协同作用。SV40 通过与肿瘤抑制基因和视网膜母细胞瘤蛋白（pRb）结合使其失活，诱导生长因子的释放，激活信号通路。SV40 能诱导端粒酶的功能并增加 Notch-1 的转录和活化，Notch-1 在间皮瘤细胞的转化和增殖中发挥了重要作用。现在 SV40 在恶性胸膜间皮瘤的病原学上受到很大关注并认为有可能据此研究出新的治疗方法。但是近期也有许多结果表明被 SV40 感染的脊髓灰质炎疫苗和恶性胸膜间皮瘤之间没有关系。

（三）其他因素

结核性胸膜瘢痕、慢性炎症、病毒感染、放射线、其他纤维（如沸石、毛沸石）也与恶性胸膜间皮瘤的发病有关。一般认为吸烟不会使恶性胸膜间皮瘤的发病率增加，但会使之恶化。另有研究显示恶性胸膜间皮瘤可能是一种常染色体显性家族遗传疾病。

二、临床表现

恶性胸膜间皮瘤早期症状不明显，从出现症状到确诊一般为 2～3 个月，但有 25% 出现症状后半年或更长时间才引起注意。恶性胸膜间皮瘤的发病危险因素主要取决于接触的石棉种类、接触时间的长短和强度、接触的起始和终止时间等。吸烟并不会增加石棉接触史者致病的危险性。对疑有恶性胸膜间皮瘤的患者应详细了解其职业史和环境居住史，这对疾病诊断非常重要。间皮瘤的右侧发病率高于左侧，可能由于右侧胸腔体积更大。

恶性胸膜间皮瘤的典型临床表现是持续性胸痛和呼吸困难。大约 60% 的患者出现非胸膜炎性胸痛，有助于与疾病侵犯胸壁而表现为胸痛的患者鉴别。50%～70% 的患者出现呼吸困难，80% 的患者同时出现呼吸困难和胸腔积液。有文献记录 95% 的恶性胸膜间皮瘤患者有胸腔积液，可见于任何期别，尤其是上皮型；右侧多于左侧，胸腔积液多为血性，少数为草黄色渗出液，可因富含透明质酸而呈黏稠状，抽尽后再生较快。较大的特点是胸痛不随着积液增加而减轻，一般的镇痛药难以缓解。对有石棉接触史且临床上除了胸腔积液和胸痛外无任何其他表现者，首先怀疑为胸膜间皮瘤。

恶性胸膜间皮瘤的特征是以局部侵犯为主，其症状取决于侵犯的部位，如上腔静脉阻塞、Horner 综合征、食管受压等。侵犯胸壁后病变范围扩大累及肋胸膜、胸膜内筋膜和横膈，会像"被子"一样包裹着肺脏，横膈和膈肌紧紧贴近形成所谓的"冰冻胸"，从而限制了胸廓的运动，导致呼吸困难。另一个特征是会沿着先前创伤性检查如胸腔镜检查的部位转移侵犯，有报道发生率在 2%～51%（平均为 19%）。尸检发现 54%～82% 有胸腔外的转移，但临床上常无任何症状，而且很少成为致死的原因。常见的腹腔转移为肝、肾上腺、肾脏。尸检还发现 44% 伴有肺门和纵隔淋巴结的转移；3% 出现颅内转移，多见于肉瘤型。

常见体征有胸腔积液体征，呼吸音低或支气管呼吸音，杵状指等。疾病晚期常见恶病质、胸腔收缩、对侧胸代偿性增大。超过 25% 的患者出现胸壁肿块，常位于胸腔穿刺术、胸廓切开术和胸腔镜检查的伤口。杵状指并非恶性胸膜间皮瘤的特征性表现，但若出现杵状指常提示合并有石棉肺所致的肺纤维化。胸腔外侵犯的体征不常见。

三、实验室检查

恶性胸膜间皮瘤患者有些非特异性的实验室检查异常，包括高丙种球蛋白血症、嗜酸性粒细胞增多和慢性贫血。还有患者出现同型半胱氨酸升高、维生素 B_{12} 减少及维生素 B_6 减少。60%～90%的患者最显著的实验室异常是血小板增多（大于 400×10^9/L），约15%的患者血小板超过 1000×10^9/L。

目前较多的用于诊断恶性胸膜间皮瘤的血清标志物有可溶性间皮相关蛋白（SMRP）和骨桥蛋白（OPN）。可溶性间皮相关蛋白为 40kDa 的糖蛋白，位于恶性胸膜间皮瘤、卵巢肿瘤和胰腺癌的细胞表面，与细胞黏附和细胞间的识别和信号传导有关。研究显示恶性胸膜间皮瘤患者血清中 SMRP 水平显著升高，并与病变范围的大小相关，其作为诊断恶性胸膜间皮瘤的敏感性为 83%，特异性为 95%。胸腔积液中的 SMRP 同样有早期诊断意义，SMRP 在检测上皮型和混合型恶性胸膜间皮瘤更有优势，可作为监测疗效的指标。血清骨桥蛋白水平升高也是诊断恶性胸膜间皮瘤的一个指标，其可以用于高危人群的筛查，但是其特异性不及 SMRP。血清骨桥蛋白升高水平可以将恶性胸膜间皮瘤患者与石棉接触者区别出来。

四、影像学检查

恶性胸膜间皮瘤的影像学基本特征：患侧胸膜广泛性增厚，伴有增强结节及胸腔积液者占 60%；胸膜收缩、胸廓塌陷占 25%；胸壁、纵隔、心包等处转移占 10%；胸膜钙化占 5%。

X线胸片及B超是发现胸膜病变最基本的检查方法。X线特异性表现有：①胸膜结节性增厚，一般厚度为 5～15mm，有时可达 25mm。也可因胸腔积液掩盖病灶而显示不清。②肺裂胸膜增厚。③光滑、有小裂叶的胸膜肿块，可位于胸膜腔和肺裂。④患侧胸腔容量减少，纵隔移位，如果有胸腔积液，可以抵消这一表现。但 X 线检查敏感性及特异性均较低。B超是胸腔积液首选的基本检查方法。在鉴别液性和非液性病变、微量积液和胸膜增厚时，B超检查较 CT 有优势，并可动态观察病变随呼吸运动的变化。

CT 是恶性胸膜间皮瘤检查中应用最广泛的技术。CT 不仅可以看到胸腔积液、胸膜增厚和胸膜肿块等非特异性改变，还可以提供胸膜表面、膈肌和纵隔淋巴结的病变情况，特异性为 88%～100%，敏感性为 36%～56%，同时 CT 还可引导穿刺，但是在区分良性弥散性胸膜增厚和恶性胸膜间皮瘤上有一定的局限性。20%间皮瘤患者表现有钙化的胸膜斑，易被误诊为良性疾病。胸膜不规则增厚、胸膜多发强化结节、大量胸腔积液，这三者是恶性胸膜间皮瘤的特征性表现。恶性胸膜间皮瘤病变侧胸膜收缩，容易导致纵隔向患侧移位。同时若伴有大量胸腔积液，可抵消这一作用，使纵隔在中线位置或仍稍偏向患侧。这也是恶性胸膜间皮瘤大量胸腔积液与其他疾病引起的胸腔积液不同之处。

MRI 在我国还不作为恶性胸膜间皮瘤的常规检查，但它对软组织的分辨率高，更便于观察胸膜厚度和胸腔积液。MRI 联合分割技术计算肿瘤体积和肺容积，能更准确地反映疗效。近来有研究表明，MRI 在诊断恶性胸膜间皮瘤方面的准确性要优于 CT。同时，MRI

能鉴别积液的性质，一般非出血性的积液 T_1 加权像多表现为低信号；而结核性胸膜炎、创伤等引起的积液内含较多蛋白质和细胞成分，T_1 加权像通常表现中至高信号。T_2 加权像上胸腔积液均为很高的信号。

正电子发射计算机断层显像技术（PET-CT）是诊断恶性胸膜间皮瘤的有效手段，在术前分期、评估治疗效果及治疗后监测病情方面要优于传统的影像学检查。有文献报道，PET-CT 在诊断的特异性、敏感性和分期方面，要优于 PET、MRI 和 CT。恶性胸膜间皮瘤的标准化吸收值（SUV）要高于良性胸膜病变。SUV 值大于 10 的患者与 SUV 值小于 10 的患者相比，中位生存期明显缩短。化疗后脱氧葡萄糖（FDG）摄取量降低的患者，肿瘤无进展生存时间较长。将 SUV 值 2.2 作为良恶性胸膜病变的分界值，能取得最好的准确性和敏感性。

在恶性胸膜间皮瘤的影像学诊断中可以提出下列优化组合作为临床使用时的参考：X 线检查应用广泛，是发现胸部病变最基础的检查方法；CT 目前仍是必不可少的主要检查手段；B 超可用于 CT 检查之后，特别适合于胸腔积液的患者做胸腔穿刺，抽取胸腔积液，寻找病理学根据；而 MRI、PET 及放射性核素检查是对恶性胸膜间皮瘤 TNM 分期、预后和疗效评价的重要补充，有许多临床研究已证明它们的重要价值，值得推广。

五、诊断

（一）病理分型

原发和转移性胸膜间皮瘤在临床症状、影像学表现和大体特征上可以十分相似，但治疗和预后有很大不同。因此，准确的病理诊断很重要。临床上胸膜间皮瘤主要分为局限型和弥漫型，前者通常有包膜包被，呈局限性生长，有良、恶性之分；弥漫型比局限型常见，在临床上大多数恶性胸膜间皮瘤指此种类型。恶性胸膜间皮瘤的大体特征：无数小结节沿着胸膜表面生长，相互融合，增厚的胸膜最终像皮革样包裹肺组织。增厚的胸膜以肺下部和横膈面最显著，一般不累及肺实质。恶性胸膜间皮瘤大体表现有所不同，某些有突出的肿块，但肿瘤沿着胸膜表面生长是诊断恶性胸膜间皮瘤的必备条件。有些患者，肿瘤可以广泛侵犯胸壁和肺组织。恶性胸膜间皮瘤也可发生局部或远处转移。尸检时可发现，胸膜间皮瘤可通过血行转移到肺、肝、肾上腺、骨、脑与肾脏，也可通过横膈播散到腹膜。大体标本有时难以鉴别良、恶性胸膜间皮瘤。

恶性胸膜间皮瘤需从两方面进行鉴别：首先，需鉴别恶性胸膜间皮瘤与转移性肿瘤或其他胸膜原发肿瘤；其次，需与间皮细胞反应性增生或胸膜纤维化相鉴别。间皮瘤细胞如有明确浸润肺组织或胸壁是恶性间皮瘤的特征，同时细胞有明显的恶性特征，如异常的有丝分裂、异型细胞核、明显的瘤结节等有助于诊断恶性。

恶性胸膜间皮瘤分为：①上皮型，最多见，约占全部恶性胸膜间皮瘤的 60%，预后较好。②肉瘤型，占 7%～12%，预后最差。③促结缔组织增生性，最少见，仅占 2%。④混合型，约占 30%。上皮型和肉瘤型又可以进一步细分为多个亚型。上皮型肿瘤细胞主要为多角形、立方形或椭圆形，最常见的亚型为管状乳头状、腺瘤样和实性片状变形，少见的为小细胞、透明细胞、蜕膜样和多形性变型。上皮型需与反应性上皮增生进行仔细鉴别，大多数上皮样间皮瘤细胞异型性较小，偶可有明显异型。肉瘤型肿瘤细胞主要为梭形。肉瘤型与纤维性胸膜炎相似。肉瘤型间皮瘤细胞常见明显异型性，类似恶性纤维组织细胞瘤，生长方式与纤维肉瘤非常相似。有文献根据形态学变型命名为平滑肌样、软骨样和骨样变型。促结缔组织增生性间皮瘤以被致密胶原组织分隔的不典型梭形细胞排列成席纹状或"无结构"的结构为特征的间皮瘤，这种生长方式至少占肿瘤的50%，其他区域可为典型的肉瘤型间皮瘤成分。混合型间皮瘤，由上皮型和肉瘤型两种成分混合而成，每种成分至少超过肿瘤的10%。恶性间皮瘤常有多种组织类型，当所取的标本较大时，易诊断为混合型。

（二）临床分期

恶性胸膜间皮瘤 AJCC TNM 分期。

T 分期

T_x：原发肿瘤无法评估。

T_0：无原发肿瘤证据。

T_1：肿瘤局限于同侧的壁层胸膜、有或没有纵隔或横膈胸膜侵犯。

T_{1a}：没有侵及脏层胸膜。

T_{1b}：侵及脏层胸膜。

T_2：肿瘤侵及任意一处同侧胸膜（胸膜顶、纵隔、横膈和脏层胸膜），并至少具备下列一项特征：①侵及膈肌。②侵及脏层胸膜下肺实质。

T_3：局部晚期肿瘤，有潜在切除可能。侵及所有同侧胸膜（胸膜顶、纵隔、横膈和脏层胸膜），至少具备下列一项特征：①侵及胸内筋膜。②侵及纵隔脂肪。③侵及胸壁软组织的单个、可完整切除的病灶。④非透壁性心包浸润。

T_4：不可切除的局部晚期肿瘤。侵及所有同侧胸膜（胸膜顶、纵隔、横膈和脏层胸膜），至少具备下列一项特征：①胸壁弥漫型浸润或多个病灶，有或没有肋骨破坏。②直接经膈肌侵入腹腔。③直接侵及对侧胸膜。④直接侵及纵隔器官。⑤直接侵及纵隔脊柱。⑥穿透心包的内表面，有或没有心包积液或侵犯心肌。

N 分期

N_x：淋巴结转移情况无法评估。

N_0：无区域淋巴结转移。

N_1：转移至同侧支气管肺或肺门淋巴结。

N_2：转移至同侧纵隔或隆突下淋巴结，包括同侧的内乳和隔旁淋巴结。

N_3：转移至对侧纵隔、对侧内乳、同侧或对侧锁骨上淋巴结。

M 分期

M_0：无远处转移。

M_1：远处转移。

临床分期

Ⅰ期：$T_1N_0M_0$。

ⅠA 期：$T_{1a}N_0M_0$。

ⅠB 期：$T_{1b}N_0M_0$。

Ⅱ期：$T_2N_0M_0$。

Ⅲ期：$T_{1\sim2}N_{1\sim2}M_0$，$T_3N_{0\sim2}M_0$。

Ⅳ期：$T_4N_{0\sim3}M_0$，$T_{1\sim4}N_3M_{1a}$，$T_{1\sim4}N_{0\sim3}M_1$。

（三）病理诊断

恶性胸膜间皮瘤的诊断需要依靠细胞或者病理学检查，包括穿刺活检和开胸或胸腔镜下活检。胸腔积液细胞学检查比较简便，但往往不能取得确定的病理诊断，由于标本量太少，难以做确诊所需的免疫组化。病理学检查是诊断的金标准。胸腔镜活检不仅能窥视整个胸腔，直接观察病变大小、分布以及周围脏器的侵犯情况，还可以获取足够标本，进而有利于诊断和分期，且操作相对简单、创伤小、依从性好，因此是目前诊断恶性胸膜间皮瘤的最佳方法。

恶性胸膜间皮瘤的形态常不典型，难以与转移瘤鉴别，因此常需行免疫组化以确诊。恶性间皮瘤细胞角蛋白 pankeratin、角蛋白 CK5/6、钙网膜蛋白和 WT-1 常为阳性，上皮细胞标志免疫染色 CEA、CD15、Ber-EP4、Moc-31、TTF-1、B72.3 等常为阴性。上皮型间皮瘤细胞角蛋白和钙网膜蛋白染色阳性，并且有 3 个上皮细胞标志免疫染色阴性则可以确诊。但往往需要行免疫组化，因为有些肿瘤细胞钙网膜蛋白染色也呈阳性或上皮细胞标志染色呈阴性。在免疫组化难以诊断的部分病例，可以行电镜检查。电镜下，上皮型间皮瘤细胞典型的长而有分支的微绒毛，与绒毛短且无分支的其他肿瘤形成对比，可帮助确诊。

混合型间皮瘤需与多种转移瘤及混合型滑膜肉瘤相鉴别。肉瘤型间皮瘤钙网膜蛋白可呈阴性、弱阳性或部分阳性，一些上皮细胞标志染色部分阳性或广泛阳性。细胞角蛋白在上皮型间皮瘤的上皮及纤维组织均呈阳性，而在肉瘤型间皮瘤中仅上皮组织呈阳性。电镜下见到长分支的微绒毛（上皮型）或浓密的短绒毛（肉瘤型）对于鉴别诊断十分有帮助。滑膜肉瘤与间皮瘤行免疫组化检查往往不能明确诊断，若发现 X 和 18 号染色体易位可帮助诊断为滑膜肉瘤。肉瘤型间皮瘤在形态上与其他原发或转移性胸膜肉瘤难以鉴别。细胞角蛋白广泛阳性有助于确诊肉瘤型间皮瘤。有部分研究表明肉瘤型间皮瘤中钙网膜蛋白和 WT-1 呈阳性。

肺腺癌的发病率高，恶性胸膜间皮瘤常需与肺腺癌鉴别。NCCN 指南中建议应用 4 种标志物进行鉴别，胸膜间皮瘤 2 种呈阳性，2 种为阴性。腺癌 CEA、Ber-EP4 和 MOC31 染色阳性，而间皮瘤阴性。胸膜间皮瘤对 WT-1、钙结合蛋白、D2-40 和细胞角蛋白染色敏感，呈特异性表达。将有助于鉴别的一组免疫化学标志物进行对比，帮助诊断。

（四）基因诊断

目前恶性胸膜间皮瘤的分子病因学尚不完全明确，但检测恶性胸膜间皮瘤基因的损伤、抑癌基因和癌基因的变异，对患者有诊断和预后价值。部分恶性胸膜间皮瘤患者检测到 $p16INK4a$ 基因纯合性缺失、NF2 等位基因缺失。研究显示，血清血小板源性生长因子（PDGF）增高水平与恶性胸膜间皮瘤生存时间短相关，表皮生长因子（EGFR）家族及其受体在其发生过程中有协同作用。

（五）鉴别诊断

恶性胸膜间皮瘤临床表现缺乏典型特征，主要表现为胸痛、呼吸困难和胸腔积液。鉴别诊断可考虑以下方面：①转移瘤是最常见的累及胸膜的恶性肿瘤，常见病理类型为腺癌，肺癌（约占 40%）、乳腺癌（20%）和淋巴瘤（10%）来源的最常见。转移瘤与恶性胸膜间皮瘤的鉴别较为困难，两者均可表现为胸膜弥散性结节样增厚。但转移瘤的胸膜增厚较少超过1cm，恶性胸膜间皮瘤纵隔胸膜增厚明显，转移瘤的纵隔胸膜往往增厚不明显。若转移瘤同时伴有大量胸腔积液，易有纵隔移位。②渗出性胸腔积液可分为三大类，感染性、血性与肿瘤性。前两者与间皮瘤的诊断可依据病史及临床表现进行判断。若恶性肿瘤患者出现胸腔积液可能为肿瘤直接侵犯胸膜，有时可见到胸膜增厚；也可是肺门或纵隔内的淋巴管受阻或淋巴回流受阻，这种积液胸膜增厚罕见。

（滕　燕）

第二节　恶性胸膜间皮瘤的治疗

一、手术治疗

手术是目前唯一可能获得根治性疗效的手段。但恶性胸膜间皮瘤常呈弥散性生长并易于复发，外科治疗的效果往往不尽如人意，仅极少数较局限的病例可彻底切除。手术的目的是切除肿瘤、缓解呼吸困难、增加辅助治疗措施的疗效。外科治疗可分为姑息性和相对根治性两大类手术方法。姑息性手术治疗主要有胸腔置管引流术和胸膜固定术。恶性胸膜间皮瘤相对根治性的手术方式主要有两种：胸膜外全肺切除术（EPP）和胸膜切除术/剥除术（P/D）。胸膜外全肺切除术与胸膜切除术/剥除术相比局部复发率较低，但远处复发率较高。

恶性胸膜间皮瘤患者往往因为全身情况较差或肿瘤已属晚期而不宜施行根治性手术，这种情况下应首选施行姑息性治疗为宜。患者施行胸穿后胸腔积液反复出现或增长极快，则需彻底的胸腔引流，可于适当部位置入多孔胸腔引流管，使患侧肺完全复张。胸膜固定术是使用化学制剂造成无菌性粘连性胸膜炎，继而产生胸膜表面的永久性粘连，使胸膜腔消失。这种方法对原发疾病不会产生影响，但可缓解症状。进行胸膜固定术前，首先应尽量排尽胸腔积液以免黏合剂被稀释并保持胸膜表面的密切接触。化学制剂包括博来霉素、氮芥、多柔比星、氟尿嘧啶及顺铂等，但滑石粉目前仍是最有效的胸膜黏合剂。

胸膜外全肺切除术（EPP）用于治疗结核性脓胸。有学者首先将该术式用于治疗恶性胸膜间皮瘤。某项研究报道了胸膜外全肺切除术后高达31%的围术期病死率，中位生存期才10个月。后来人们逐渐认识到，胸膜外全肺切除术和胸膜切除术/剥除术都应与其他治疗方法联合才能达到延长生存期的目的。胸膜外全肺切除术作为根治性手术，需要切除的范围较广，一般需整块切除壁层胸膜、肺组织、心包膜、半侧膈膜、纵隔胸膜并行纵隔淋巴结清扫，重建膈肌。该手术能够完整切除肿瘤、清扫纵隔淋巴结，手术切除半侧肺组织后通常联合半侧胸腔全量照射控制局部复发，从而提高局部治疗的效果。近年来，由于手术技术及围术期的护理等方面的改进，恶性胸膜间皮瘤患者施行胸膜外全肺切除术手术后的状况有所改善。另外，胸膜外全肺切除术联合全身化疗、胸腔化疗、放疗和光动力治疗等也取得了一定的成功。有资料表明在一篇Meta分析中报道，行胸膜外全肺切除术后的患者，中位生存期为9.4～27.5个月，大多数为12～20个月。但较多研究计算生存期是以确诊时间或首次化疗时间为起点，而不是以手术时间为起点。1年生存率、2年生存率及5年生存率分别为36%～83%、5%～59%、0～24%，中位无疾病生存期为7～9个月。围术期病死率为0～11.8%，围术期并发症发生率为12.5%～48%。最常见的并发症为房性心律不齐、呼吸衰竭、呼吸系统感染、肺栓塞和心肌梗死。

胸膜切除术/剥除术需开胸切除从肺尖到膈肌范围的脏层胸膜、侧壁胸膜及心包胸膜。和胸膜外全肺切除术相比而言，该术式因保留肺组织，对生理功能的影响明显减轻，患者易于耐受，但大部分患者术后出现局部复发。胸膜切除术/剥除术不是一种根治性手术，对不能耐受胸膜外全肺切除术患者可行胸膜切除术/剥除术治疗，该术式仅能清除部分肿瘤，但能有效防止胸腔积液复发。胸膜切除术/剥除术手术后肺组织仍存在，因此不建议联合放射治疗。

近年使用电视胸腔镜手术（VATS）切除恶性胸膜间皮瘤，能较好地改善症状和延长生存时间。

总之，就目前的研究现状看，治疗上皮型、局限型及纵隔淋巴结阴性的恶性胸膜间皮瘤患者仍首选胸膜外全肺切除术并综合治疗，对不能忍受胸膜外全肺切除术但能进行 R_0 或 R_1 切除的患者，应行胸膜切除术/剥除术合并术中纵隔淋巴结切除术为主的综合治疗。姑息性（$>R_1$）胸膜切除术/剥除术在治疗恶性胸膜间皮瘤中产生的作用很有限。

二、放射治疗

（一）放疗的适应证和禁忌证

（1）对放疗敏感，但疗效差的原因在于胸膜的特殊结构和在胸膜弥漫生长，不易避开肺组织、纵隔器官和肝脏。

（2）放射治疗适应证：胸膜外全肺切除术或胸膜切除术后辅助放疗、胸膜外全肺切除术或胸膜切除术后残留病灶放疗、姑息治疗（疼痛、骨转移、脑转移）。

（3）禁忌证：一般情况差，不能耐受放射治疗。合并有其他严重并发症。

（二）放疗新技术应用

（1）三维适形放疗和 IMRT 的剂量学优势，对术后放疗带来一定程度的突破。

（2）旋转容积调强技术，克服一些常规放疗不能克服的困难，能够给予更高的肿瘤剂量和更少的正常组织照射，提高疗效。

（3）下胸壁活动度较大，行 4D-CT 定位、图像引导下放射治疗，提高肿瘤放射剂量，增加肿瘤控制，同时保护肺组织。

（三）放疗定位

CT 定位：患者取仰卧位，个体化头枕，双手臂举过头顶，采用胸膜热塑面罩固定，3mm 层厚平扫＋增强 CT 扫描，范围为环甲膜至肝脏下缘水平。

（四）放疗靶区范围

1. 原发肿瘤 GTV 的勾画

综合手术、CT/MRI 影像学、PET-CT 资料确定肿瘤的侵犯范围，包括肉眼肿瘤的范围。术后放疗应包括外科夹（肉眼残留的指示）。

2. 原发肿瘤 CTV 的勾画

术后辅助放疗应包括整个胸膜表面、外科夹及任何可能残留的部位。

3. PTV

应考虑靶区位移和日常摆位误差。

（五）剂量及分割模式

放疗推荐剂量如表 2-1 所示。

表 2-1　恶性胸膜间皮瘤放疗推荐剂量

治疗类型		总剂量	单次剂量	治疗时间
EPP 术后	切缘阴性	50～54Gy	1.8～2.0Gy	5～6 周
	镜下-肉眼切缘阳性	54～60Gy	1.8～2.0Gy	6～7 周
姑息性	结节复发所致的胸壁疼痛	20～40Gy 或 30Gy	≥4Gy 或 3Gy	1～2 周或 2 周
	脑或骨多发转移	30Gy	3Gy	2 周
胸膜切除术/剥脱术后	切缘阴性	45～50.4Gy	1.8～2.0Gy	5～6 周
	镜下-肉眼切缘阳性	50～54Gy	1.8～2.0Gy	5～6 周

（六）危及器官限值

危及器官限量如表 2-2 所示。

表 2-2　恶性胸膜间皮瘤危及器官限量

脊髓	$D_{max} < 45Gy$
肺	$MLD < 8.5Gy$
	$V_{20} \leqslant 30\%$
	$V_{30} \leqslant 15\%$
	$V_5 \leqslant 50\%$
心脏	$V_{30} \leqslant 40\%$
	平均剂量 $< 26Gy$

（七）放疗并发症及处理

1. 放射性食管炎

按分级适当使用少量激素和抗生素治疗。

2. 放射性肺损伤

按分级选择观察，对症治疗，使用抗生素、糖皮质激素，吸氧等。

3. 心脏损伤

急性心包炎首选激素治疗，心律失常使用抗心律失常药物，持续 ST-T 改变的患者采取保养心肌的措施。

三、化学治疗

恶性胸膜间皮瘤对化疗不敏感。但对于多数患者，全身化疗是唯一的治疗方案。因为恶性胸膜间皮瘤诊断时大部分是病变广泛较为晚期的患者，即使Ⅱ期肿瘤往往已侵及纵隔、横膈肌肉，常与脏层胸膜融合甚至侵及肺实质，局部治疗难以达到目的。过去，由于能入组临床试验的恶性胸膜间皮瘤患者较少，难以评估疗效，化疗的作用难以确认。但近20年以来，随着恶性胸膜间皮瘤发病率和诊断的精确性的提高，一些较大型的特异性临床试验得以开展。一些间接证据表明，确诊后立即化疗能使患者获益：首先，初诊患者一般身体状态较好，PS评分是影响预后的重要因素；其次，随着肿瘤增大，对化疗的敏感性降低。

（一）一线治疗方案

多个单药和联合化疗方案用于治疗恶性胸膜间皮瘤，有效率为0～45%。研究结果表明，顺铂是最有效的单药，卡铂有相似的疗效且毒性更低。同时发现铂类药物无剂量依赖性，高剂量顺铂并不提高缓解率或生存期。长春瑞滨是单药化疗有效率有报道达24%，中位生存期为10.6个月。吉西他滨单药化疗的有效率为0～31%。过去，一般认为蒽环类药物，尤其是多柔比星被认为恶性胸膜间皮瘤治疗的有效药物，但是足够样本量的临床试验证明这类药物有效率低（为11%）。

联合化疗的有效率要优于单药化疗。含铂类化疗方案的有效率要高于不含铂类的方案（24%和8%）。顺铂联合阿霉素与其他旧方案相比是有效率最高的联合化疗方案（28.5%，$P<0.001$），但中位生存期改善不明显（10个月和8.1个月）。顺铂联合长春瑞滨使中位生存期得到提高（16.9个月），无疾病生存期为7.2个月，有效率为29.9%。多个Ⅱ期临床试验评价吉西他滨联合顺铂治疗局部晚期恶性胸膜间皮瘤的疗效，有效率为12%～48%，中位生存期为9.4～13个月。

培美曲塞是一种抗叶酸制剂，通过破坏细胞内叶酸依赖性的正常代谢，抑制细胞复制，从而抑制肿瘤细胞的生长。体外研究显示，培美曲塞能够抑制胸苷酸合成酶、二氢叶酸还原酶和甘氨酰胺核苷酸甲酰转移酶的活性，这些酶都是合成叶酸所必需的酶。参与胸腺嘧啶核苷酸和嘌呤核苷酸的生物再合成过程。间皮瘤细胞有一种特殊的叶酸载体，这种载体能与培美曲塞特异性的高度亲和，从而干扰间皮瘤细胞的代谢。有学者发表了 Vogelzang 等报道的比较培美曲塞联合顺铂与顺铂单药治疗效果的Ⅲ期、随机临床试验。该试验中培美曲塞的剂量为每21天 $500mg/m^2$，顺铂的剂量均为每21天 $75mg/m^2$。结果显示培美曲塞联合顺铂的两药方案要明显优于顺铂单药方案。联合方案治疗组患者的中位生存期为12.1个月，治疗有效率为41.3%；顺铂单药治疗组患者的中位生存期为9.3个月，有效率为16.7%。同时培美曲塞联合顺铂治疗组患者的疾病进展时间、肺功能和生活质量方面均优于对照组。在使用培美曲塞治疗前7天内给予维生素 B_{12} 1mg 肌内注射，每9周1次，同时每天口服叶酸 350～400μg，可减少培美曲塞的毒性。该项研究使顺铂联合培美曲塞被 FDA 批准用于恶性胸膜间皮瘤的一线治疗。

雷替曲塞是单纯的胸苷酸合成酶特异性抑制药，联合顺铂也可治疗恶性胸膜间皮瘤。雷替曲塞联合顺铂治疗的患者疗效和疾病相关症状（疼痛和呼吸困难）有了明显改善，毒副作用没有明显增加。雷替曲塞联合奥沙利铂提示有一定的疗效。

因此，不能切除病灶，且 PS 状态较好的恶性胸膜间皮瘤患者，顺铂联合培美曲塞或雷替曲塞治疗 4～6 个疗程，是标准的治疗方案。一线方案化疗后肿瘤缩小或稳定的患者，治疗 6 个疗程后建议停止化疗、定期复查，不推荐用化疗或靶向药物维持。化疗后疾病进展、出现 3～4 度毒性反应或达到累积剂量毒性的，应停止化疗。

在 2 个 II 期临床试验中证实，卡铂与顺铂的疗效相似，但毒副作用更低。老年患者选用卡铂治疗，除了血液学毒性较严重外，治疗效果并无区别。但卡铂的疗效仍需进一步的大型临床试验或 Meta 分析来证实。

胸腔内化疗目前还缺少令人信服的临床试验。但现有的数据表明，胸腔化疗有效率不高且毒性较大，并不推荐临床应用。

（二）二线治疗方案

疾病进展后，换用二线化疗方案仍能使患者获益。一项回顾性研究表明，42％的恶性胸膜间皮瘤患者接受二线化疗。但有关恶性胸膜间皮瘤二线治疗的临床研究，目前仅有 6 个 II 期临床试验，没有特殊化疗方案被推荐用于二线化疗。已有的 II 期临床试验未能证实多柔比星、多柔比星联合环磷酰胺、奥沙利铂联合雷替曲塞或 ZD0473（顺铂类似物）的疗效。培美曲塞单药、培美曲塞联合卡铂及顺铂、伊立替康联合丝裂霉素 C 可能会有疗效。长春新碱也可作为二线治疗的选择。在近期一项试验中，长春新碱治疗 63 例患者取得了 16％的有效率，中位生存期为 9.6 个月。根据数据显示，在一线治疗后能取得较长时间症状缓解和病灶缩小的患者，复发后可以尝试使用与一线相同的治疗方案。

Ranpirnase 在临床试验中也取得了令人满意的治疗效果。Ranpirnase 是从美洲豹蛙中提取的自然蛋白，能特异性作用于肿瘤细胞的 tRNA，抑制细胞周期中 G_1 的蛋白质合成，促进细胞凋亡，抑制细胞分裂增殖。同时不良反应较少，仅有高血压、肾功能异常（蛋白尿、氮质血症）、疲乏和轻度水肿。Ranpirnase 治疗上皮性恶性胸膜间皮瘤，中位生存期为 9.6 个月，1 年及 2 年生存率分别为 42％和 23.4％。有 III 期临床试验比较 Ranpirnase 和多柔比星的疗效，证实 Ranpirnase 至少与多柔比星的疗效相当，对某些亚组的患者 Ranpirnase 疗效可能更好。比较多柔比星单药与多柔比星联合 Ranpirnase 化疗的 III 期临床试验正在进行。

二线治疗方案的选择需根据患者以往接受治疗情况和预后因子综合考虑，仍需大型的前瞻性临床研究证实二线治疗的疗效。

总体上，恶性胸膜间皮瘤的化疗效果仍不能令人满意，患者预后很差。因此，近来专注于研究与恶性胸膜间皮瘤发生和进展有关的特异性和抑制性分子通路，如酪氨酸激酶受体抑制药、遗传学调节器等。今后的研究方向应是化疗药与靶向药物的联合治疗，以及抗血管生成药的临床应用。抗血管生成药与化疗药有协调作用，在恶性胸膜间皮瘤患者体内试验可观察到顺铂联合贝伐珠单抗能减少肿瘤血管生长，抑制肿瘤细胞增殖。

四、分子靶向治疗

虽然目前对恶性胸膜间皮瘤的生物学特点了解相对较少，但很多研究对包括血管生成、信号转导以及细胞受体等在内的许多因素进行了探索，以期望找到恶性胸膜间皮瘤治疗的新靶点，其中研究较多的是血管内皮生长因子（VEGF）信号传导途径和表皮生长因子受体（EGFR）。VEGF 是一种自分泌生长因子，为最具特征的促血管生成因子，能与内皮细胞上的受体结合，产生级联放大信号从而刺激血管生成，在恶性胸膜间皮瘤的侵袭性生长和转移中起重要的作用，所以可以考虑通过抑制 VEGF 活性来治疗恶性胸膜间皮瘤。另外一种有可能的治疗方法是把 VEGF 的抑制药和现在的细胞毒药物联用，目前在研究的抗 VEGF 活性的药物主要有 SU5416、Thalidomide、PTK787/ZK222584、Bevacizumab 等。但目前报道的有关 Bevacizumab 的Ⅱ期临床试验，并未取得较好的疗效。血清 VEGF 基线水平较高的患者，无疾病生存时间和总生存时间较短。

EGFR 是另外一个引起关注的与血管生成有关的受体，恶性胸膜间皮瘤经常过度表达 EGFR，有 68％的恶性胸膜间皮瘤石蜡包埋切片报告发现其表达。但有研究结果表明恶性胸膜间皮瘤中 EGFR 的表达和无复发生存期无关。在一些Ⅱ期临床试验中，EGFR 抑制药（吉非替尼和厄洛替尼）与血小板源性生长因子受体（PDGFR）抑制药（伊马替尼）对恶性胸膜间皮瘤无效。但在细胞培养中，吉非替尼能抑制恶性胸膜间皮瘤细胞的生长，厄洛替尼能诱导肉瘤型细胞的凋亡。体内或体外试验表明，伊马替尼能通过抑制 PI3K/AKT 通路引起细胞凋亡，并能增强恶性胸膜间皮瘤对吉西他滨或培美曲塞的敏感性。

恶性胸膜间皮瘤的预后不佳，常规治疗（如手术、放疗、化疗）的疗效均无法令人满意，所以一直在寻求更多有效的治疗方法，如基因治疗、免疫治疗、光动力治疗等。但由于恶性胸膜间皮瘤的例数较少，许多新治疗的临床疗效未得到验证，临床价值有待开发。

（滕　燕）

第三章　乳腺癌

第一节　乳腺癌概述

一、流行病学

乳腺癌是最常见的女性肿瘤，男性发病率极低。乳腺癌的发病率随着年龄的增长而增高，中国乳腺癌年龄发病率最高在 50～54 岁。西方人乳腺癌发病率最高，亚洲人相对较低。中国的城市发病率比农村高，可能与结婚晚、生育少、肥胖率高及高脂肪低纤维饮食习惯有关。

乳腺癌发病与基因、环境和社会经济等多种因素有关。明确的高危因素有高龄、BRCA1/2 基因突变、有阳性乳腺癌个人史或家族史、青春发育时乳腺辐射、月经初潮早（<12 岁）、绝经晚（>55 岁）、第一胎生育晚（>30 岁）或生育次数少、绝经后激素替代治疗、高脂肪饮食、乳腺活检病理为不典型导管增生史等。其中，BRCA1/2 基因突变的女性有 70%～80%发生乳腺癌风险，并有很高的发生卵巢癌风险。5%～10%的乳腺癌患者有 BRCA1/2 基因突变。

乳腺癌的预防包括改善生活方式、选择高危妇女行药物预防和双侧乳腺手术切除等。临床研究显示，他莫昔芬、雷洛昔芬、阿那曲唑和依西美坦均可以有效地降低高危女性的乳腺癌发病风险。在选择使用药物预防时，需要考虑药物的不良反应以及乳腺癌预防的经济效益比。

二、病因

（一）家族史与乳腺癌相关基因

乳腺癌可有家族集聚的特征，即同一家系有 3 个以上亲属患乳腺癌，同时有乳腺癌和卵巢癌家族史，有双侧和（或）早期乳腺癌的家族史。家族集聚性的乳腺癌可分为两种形成机制：一种是由于多种基因改变而导致，另一种是由于某一单一基因突变而发生遗传性乳腺癌。已知的乳腺癌相关基因有 $p53$、$BRCA-1$ 和 $BRCA-2$ 等，这些基因的突变被认为与遗传性乳腺癌有关。

（二）生殖因素

妇女的乳腺在青春期受卵巢激素的作用发育成熟，而乳腺细胞受每月体内激素水平的周期性变化以及妊娠期体内激素水平的升高而发生生理性的增殖改变。这种细胞增殖分裂的形式于妇女绝经时终止。乳腺癌的发生与上述的多种生殖因素有着密切的关系。

1. 初潮年龄

初潮年龄小的妇女患乳腺癌的概率大。初潮年龄推迟 1 岁，患乳腺癌的危险度可减少 20%。

2. 停经年龄

目前已证实，停经晚是乳腺癌的危险因素之一。停经每推迟 1 年，则患乳腺癌的概率增加 3%。

3. 月经周期

月经周期较长，无论是否规则，都会降低乳腺癌的危险性。

4. 第一胎足月妊娠年龄

未育妇女患乳腺癌的危险性比生育过的妇女大，而第一胎正常妊娠年龄相对越小，一生中患乳腺癌的概率也越小。

5. 产次

高产次的妇女患乳腺癌的概率小，而两次足月妊娠间隔时间越短，一生中患乳腺癌的危险性越小。

6. 哺乳史

未哺乳妇女易患乳腺癌，其假说亦符合乳腺的生理与乳腺癌的发生学。已有数项研究显示长时间母乳喂养在降低乳腺癌的危险性上具有统计学意义。

（三）性激素

种种迹象表明性激素在乳腺癌的发生中扮演了重要的角色。

1. 内源性和外源性雌激素

前瞻性研究证实内源性雌激素与绝经前妇女乳腺癌危险性的相关性。另外，绝经后的乳腺癌患者体内总雌激素水平比同龄健康女性高。绝经后妇女采用激素替代疗法已被证实会增加患乳腺癌的机会。

2. 雄激素

雄激素增加乳腺癌的危险性，因雄激素可以直接促进乳腺癌细胞的增殖和间接转化为雌激素而发挥作用。

3. 催乳素

大量研究提示催乳素对乳腺癌的发生有促进作用。

4. 其他激素

雌三醇和孕酮对乳腺有保护作用。血清胰岛素样生长因子-1（IGF-1）及其主要的结合蛋白 IGFBP-3 的水平与乳腺癌的发病呈正相关。

（四）营养饮食

1. 脂肪与高热量饮食

大量流行病学研究证实体重的增加与乳腺癌有关，尤其是绝经后。近年也有资料显示少年时期高热量饮食使生长发育加速，月经提前，从而导致中年以后体重增加，最终增加乳腺癌的发生率。

2. 乙醇

有学者报道每日饮酒 3 次以上的妇女患乳腺癌的危险性增加。另有报道称每日饮酒 2 次者体内雌激素水平上升。

3. 纤维素

纤维素对乳腺癌和结直肠癌的发生都有抑制作用，少食蔬菜的妇女患乳腺癌的危险性轻度增加。

4. 微量营养素

如下维生素 A 类物质对乳腺细胞有保护作用。

（五）其他环境因素

1. 电离辐射

接受过放射线治疗的妇女乳腺癌的发病率增高。暴露于放射线的年龄越小，则危险性越大。

2. 药物

某些化疗药物在治疗肿瘤的同时，本身也有致癌作用，如烷化剂可诱导多种实体瘤的发生。另外，多种治疗高血压的药物如利血平、酚噻唑、甲基多巴和三环类药物有增加催乳素分泌的作用，因而可能增加乳腺癌的危险性。到目前为止，至少有 50 项研究表明口服避孕药几乎不增加妇女患乳腺癌的危险性。

3. 体育锻炼

40 岁以前适当运动可以减少乳腺癌的危险性。

4. 职业

许多研究显示从事美容业、药物制造等职业的妇女乳腺癌的危险性升高。

（六）其他系统的疾病

一些疾病会增加乳腺癌的危险性，最有代表性的就是 2 型糖尿病。由于胰岛素是人类乳腺癌细胞的生长因子之一，因此，2 型糖尿病的高胰岛素血症可直接促进乳腺癌的发生。

（房慧颖）

第二节 乳腺癌的诊断和分期

一、临床表现

早期乳腺癌往往不具备典型的症状和体征，不容易引起重视，通常是由体检或筛查发现并诊断。具有典型临床表现的乳腺癌通常已经不属于早期，典型的临床表现包括以下几个方面。

（一）乳房肿块

多为单发、质硬、边缘欠规则、活动欠佳，大多数为无痛性肿块，仅少数伴有不同程度的隐痛或刺痛；乳房肿块为乳腺癌最常见的症状，约 90% 的患者是以该症状前来就诊的。随着肿瘤知识的普及，防癌普查的开展，这一比例或许还会增加。若乳房出现肿块，应对以下几个方面加以了解。

1. 部位

以乳头为中心，做一十字交叉，可将乳房分为内上、外上、内下、外下及中央（乳晕部）5 个区。而乳腺癌以外上多见，其次是内上，内下、外下较少见。

2. 数目

乳腺癌以单侧乳房的单发肿块为多见，单侧多发肿块及原发双侧乳腺癌临床上并不多见。

3. 大小

早期乳腺癌的肿块一般较小，有时与小叶增生或一些良性病变不易区分。但即使很小的肿块有时也会累及乳腺悬韧带，而引起局部皮肤的凹陷或乳头回缩等症状，较易早期发现。

4. 形态和边界

乳腺癌绝大多数呈浸润性生长，边界欠清。有的可呈扁平状，表面不光滑，有结节感。但需注意的是，肿块越小，上述征象越不明显，而且少数特殊类型的乳腺癌可因浸润较轻，呈膨胀性生长，表现为光滑、活动、边界清楚，与良性肿瘤不易区别。

5. 活动度

肿块较小时，活动度较大，但这种活动是肿块与其周围组织一起活动。若肿瘤侵犯胸大肌筋膜，则活动度减弱；肿瘤进一步累及胸大肌，则活动消失。让患者双手叉腰挺胸使胸肌收缩，可见两侧乳腺明显不对称。晚期乳腺癌可侵及胸壁，则完全固定，肿瘤周围淋巴结受侵，皮肤水肿可以呈橘皮状，称"橘皮征"，肿瘤周围皮下出现结节称"卫星结节"。

（二）乳头溢液

部分乳腺癌患者有鲜红或暗红色的乳头溢液，有时会产生清水性溢液，无色透明，偶有黏性，溢出后不留痕迹。患者在无意中可发现乳房肿块，多位于内上限或外上限，无痛，渐大。晚期病变部位出现橘皮样皮肤改变及卫星结节。腋窝淋巴结肿大、质硬，随病程进展彼此融合成团。

（三）皮肤改变

乳头皮肤出现典型的"酒窝征""橘皮征""皮肤卫星结节"等改变。酒窝征是指乳腺癌侵犯腺体与皮肤之间的韧带使之萎缩，可出现皮肤凹陷，这也是早期乳腺癌表现。若乳腺癌细胞阻塞了淋巴管，造成皮肤水肿，毛囊处凹陷，皮肤呈橘皮样改变，这就是橘皮征，是晚期乳腺癌的表现。另外，乳腺肿瘤引起皮肤的改变，与肿瘤的部位、深浅和侵犯程度有关，通常有以下几种表现。

（1）皮肤粘连。

（2）皮肤浅表静脉曲张。

（3）皮肤发红。

（4）皮肤水肿。

此外，晚期乳腺癌尚可直接侵犯皮肤引起溃疡，若并发细菌感染，气味难闻。癌细胞若浸润到皮内并生长，可在主病灶的周围皮肤形成散在的硬质结节，即"皮肤卫星结节"。

（四）乳头异常

乳头异常包括乳头回缩、抬高、糜烂、破溃等；乳头扁平、回缩、凹陷，直至完全缩入乳晕下，看不见乳头。有时整个乳房抬高，两侧乳头不在同一水平面上。乳腺癌患者若有乳头异常改变，通常表现为乳头糜烂或乳头回缩。

（五）腋窝淋巴结肿大

同侧腋窝出现肿大淋巴结，质硬、散在、可推动，随着病情发展，淋巴结可逐渐融合，并在皮肤和周围组织粘连、固定，晚期可在锁骨上和对侧腋窝摸到转移的淋巴结。乳腺癌逐步发展，可侵及淋巴管，向其局部淋巴引流区转移。其中，最常见的淋巴转移部位是同侧腋窝淋巴结。淋巴结常由小逐步增大，淋巴结数目由少逐步增多，起初，肿大的淋巴结可以推动，最后相互融合，固定。肿大的淋巴结如果侵犯、压迫腋静脉常可使同侧上肢水肿。如侵及臂丛神经时引起肩部酸痛。

乳腺癌可向同侧腋窝淋巴结转移，还可通过前胸壁和内乳淋巴网的相互交通，向对侧腋窝淋巴结转移，发生率在5%左右。此外，晚期乳腺癌尚可有同侧锁骨上淋巴结转移，甚至对侧锁骨上淋巴结转移。

（六）乳房疼痛

肿瘤伴有炎症时可以有胀痛或压痛。晚期肿瘤若侵及神经或腋淋巴结肿大压迫或侵犯臂丛神经时可有肩部胀痛。

（七）乳晕异常

炎性乳腺癌时局部皮肤呈炎症样表现，颜色由淡红到深红，开始时比较局限，不久即扩大到大部分乳腺皮肤，同时伴有皮肤水肿、增厚、粗糙、表面温度升高。

二、诊断与鉴别诊断

根据病史、体检及必要的检查，临床上诊断典型的乳腺癌并不困难。但对于那些临床表现不典型的早期病例，要及早发现，就要求临床医师了解乳腺癌的特点及其临床表现的多样性，根据临床表现，选择恰当的检查手段，才能及早做出诊断与鉴别诊断。

（一）常见类型乳腺癌的诊断

1. 采集病史，发现高危和可疑患者

对于一个就诊的患者，采集病史是首要的步骤。医师在采集病史时，要耐心倾听、详细了解患者首发症状的时间、症状有何变化、经过何种检查和治疗。以乳房肿块为首发症状为例，应了解发现肿块的时间，初发时的大小，生长速度，是否伴有疼痛及其与月经的关系，是否伴有发热和皮肤红肿，肿块大小是否随着月经周期而变化，有无腋下和锁骨上区肿块；如果有，应了解其发现时间、大小及其变化。是否有妊娠或哺乳情况。对乳房肿块是否做过影像检查和病理检查，是否做过治疗及治疗后反应。对上述症状要注意结合患者的年龄进行分析。

另外，还要了解患者的既往史、月经、生育及其哺乳史，个人生活史及家族史。

2. 临床体格检查

乳腺手法检查是诊断乳腺疾病的重要手段，不少乳腺癌患者即通过有经验的医师临床检查获得初步诊断，得到了早期治疗，获得了良好治疗效果。有经验的医师手法检查诊断的准确性有时甚至胜过某些特殊检查，因此应重视乳腺手法检查。

通过临床体格检查发现有以下情况者应嘱患者注意每月自查，定期（3~6个月）复查，以便通过动态观察发现早期癌症。

（1）乳房局部增厚，特别是中心略硬，但乳腺照片和彩超未发现乳腺癌征象者。

（2）乳头、乳晕湿疹，常规治疗不奏效者。

（3）乳房内某部位有恒定的压痛。

（4）乳头溢液，特别是单侧单孔溢液者，即使乳管造影和溢液细胞学检查为阴性，也要定期复查细胞学。

（5）影像学检查发现可疑的微小病灶，如乳腺彩超发现小结节，尤其是边界不清楚、形态不规则的小结节或钼靶照片发现少量细小钙化点，而患者不愿意做侵袭性检查或手术。

综合分析病史及体检资料，对于症状体征较典型者，诊断不难。但是有些情况容易被医师忽视而导致误诊或漏诊。主要有以下三个方面：一是年龄在35岁以下，尤其是30岁以下者，易误诊为良性病变；二是某些特殊类型乳腺癌和临床表现不典型的早期乳腺癌，如湿疹样乳腺癌和炎性乳腺癌，非专科医师易误诊；三是无临床症状和体征的早期乳腺癌，容易被漏诊。因此，对临床表现不典型的早期乳腺癌或某些特殊类型乳腺癌，以及对有乳腺癌高危因素或有可疑体征的患者，应进行进一步的检查，以及时确诊。

3. 影像学检查

（1）乳腺 X 线片：对中年以上患者是较好的检查方法，在乳腺良、恶性病变的鉴别诊断和乳腺癌早期诊断方面，目前还没有其他方法能完全取代。其优点是影像清晰、直观，能

发现无任何临床表现的早期乳腺癌。对乳腺癌的确诊率可达80%～90%。有钼靶和干板摄片两种方法。

X线平片有以下特征时，要考虑为乳腺癌。

① 肿块影：乳腺癌的肿块影多表现为不规则或呈分叶状，无明显界限，中心密度高，有的边缘有短的毛刺，外突而呈星状表现，或有僵直的索状带向外周延伸，或肿块周围结构紊乱变形，或伴有砂粒样钙化，或见有增粗扭曲的血管影，或可见到邻近皮肤增厚、凹陷或乳头凹陷。不过也有部分乳腺癌肿块表现边界清楚而周围无浸润改变。有学者曾遇到过几例患者，体检发现肿块边界欠清，活动差，但X线片表现为良性肿块影，手术后病理证实为癌。

② 钙化影：有部分患者临床上扪不到肿块，X线片上也可能没有肿块影，而单纯表现为簇状细砂粒样钙化影或伴有斑片状密度稍高影像，多见于导管内癌。有资料显示，细砂粒样钙化密度大于5个/cm^2，大小不一，密度不均，形态怪异多变，动态观察数目增多时，多为乳腺癌。如大于15个/cm^{2}即可临床诊断。

（2）乳腺导管造影：适用于乳头血性、浆液性及水样溢液。乳腺导管可因癌肿的浸润、梗阻、破坏而显示管壁僵硬，局部狭窄，不规则破坏，导管中断，或充盈缺损，或本应呈树枝状分枝的导管树整体走向扭曲异常。此检查禁用于碘过敏者及乳头乳晕区感染者。

（3）超声检查：因其简便、经济、无创，尤其是高频彩超可以发现小于5mm直径的肿块，受到医师及患者的欢迎，已成为乳腺检查的主要手段。并且对无体征的肿块可以在彩超引导下进行定位穿刺活检或Mammotome切除活检。但在显示微小钙化灶方面不如钼靶照片。乳腺癌的典型彩超表现为非均质的弱回声团块，边界不规则，锯齿状或多形性，呈"蟹足"样，内部回声不均，可见点状强回声，一般其周围可伴有强回声带，后部有不同程度的衰减，肿块纵横径比＞1，可见肿块内部或周边血流较丰富，正常乳腺结构被破坏，肿块处皮肤增厚等。

（4）乳管镜检查：乳管镜检查是唯一可直视下诊断乳头溢液原因的检查方法，它直接、安全、有效、准确性较高，是乳头溢液疾病诊断及治疗的新方法。乳管镜在诊断乳腺癌，主要是导管内癌方面具有早期诊断、定位病灶及冲洗液细胞学检查等多方面应用价值。乳管镜下乳腺癌具有如下特征：新生物呈红色或黄色，基底宽，不活动，表面不光滑，不规则，可伴有出血，管壁呈斑片样或不规则隆起、变硬。

（5）CT检查：X线计算机断层摄影术（CT）作为一种先进的影像技术，能清晰显示乳腺的解剖结构，CT平扫和增强扫描能显示病灶的各种征象，能提高诊断准确率。在某些情况下优于其他方法，尤其对致密型乳腺中乳腺癌术前检查具有很大价值。乳腺癌的主要CT表现与钼靶片相似，表现为不规则肿块或结节状影，有分叶和放射状毛刺或表现为腺体结构扭曲，密度高于周围正常腺体组织，局部皮肤受累或脂肪间隙变形、消失；强化后肿瘤组织增强明显，CT值平均升高45Hu以上；可显示肿块内的细小钙化灶；可显示腋窝等部位转移淋巴结，尤其是可以显示有无乳内淋巴结转移；肿块侵犯胸壁时后间隙消失。虽然CT扫描在某些方面有一定优势，但价格昂贵，增强扫描需要静脉注射造影剂，且其对乳腺癌的诊断正确率不一定高于彩色多普勒超声和数字钼靶片。因此，CT不宜作为乳腺病变的常规检查方法。

（6）磁共振检查：磁共振（MRI）是一种新的影像诊断技术，对乳腺癌的诊断有其独到之处。乳腺癌的MRI表现与钼靶片相似，表现为不规则肿块或结节状影，有分叶和放射状毛刺，与周围结构分界不清，内部不均匀，边缘强化明显。有时可见肿块与乳头之间存在不规则条索状强化影。MRI 可发现早期病灶，并对多病灶、对胸壁有无侵犯、对乳内淋巴结和腋下淋巴结的显示有明显优势。磁共振动态增强扫描可判断肿瘤血供情况，对肿瘤良性、恶性的诊断提供重要依据。但对细小钙化灶不敏感，对安装了心脏起搏器的患者不能采用MRI 检查。MRI 检查过程复杂，价格贵，目前国内还未作为常规检查。

（7）电脑近红外线扫描检查：检查无痛，对良、恶性病变鉴别诊断灵敏度高，动态观察更有助于确诊。适用于乳腺肿块的鉴别诊断及大面积人群普查筛选乳腺癌，但其假阳性高，临床应用不多。影像学特征：在显示器里可见到由浅到深灰甚至黑色、多个灰度中心的阴影，其可大于实际肿块，边界不清，形状不规则，同时其周边伴有异常的血管影，粗大、扭曲、中断，呈放射状、条束状、鼠尾状或蝌蚪状。

4. 生化检查

乳腺癌患者某些血清生化指标可有升高，检测这些指标对乳腺癌的诊断有一定意义。主要有癌胚抗原（CEA）、CA15-3、CA12-5 等指标。动态观察对发现乳腺癌术后的早期复发有帮助。

5. 病理检查

（1）乳头溢液细胞学检查：用于单乳乳头溢液者。乳头溢液细胞学诊断经济方便，其准确率 40%～70%，假阳性率一般小于 4%。

（2）皮肤破溃区刮片细胞学诊断：对乳头乳晕有湿疹样病变者可直接进行涂片或刮片检查，有助于诊断早期湿疹样乳腺癌。

（3）针吸细胞学检查：对乳腺癌的确诊率高，假阳性率小于 1%，方法可靠，一旦针吸细胞学检查发现癌细胞即可确诊。但阴性不能排除乳腺癌。对性质不定的乳腺肿块，均可做针吸活检，仔细操作不会影响患者预后。

（4）空心针穿刺活检：是组织病理学诊断，准确可靠，无假阳性，但阴性不能排除癌。可配合进行免疫组化检查，如检查雌、孕激素受体和癌基因。一般用于术前和新辅助治疗前的定性诊断。可在超声引导下进行。

（5）切除活检：对临床怀疑乳腺癌可能性大者一般采取术中冰冻活检。一旦明确诊断，则一次性行根治性手术。对疑诊为乳腺良性肿瘤者，可在门诊切除肿瘤，若病理诊断为恶性时尽快入院行根治性手术。

（6）乳腺 X 线立体定位下切除活检：用于临床触不到肿块，但 X 线片上显示的钙化区疑为恶性病灶者，在 X 线下用金属丝定位以保证切取的准确性。将切除组织送冰冻活检或石蜡切片检查，一旦发现恶性细胞即可确诊。这对早期乳腺癌的诊断和治疗具有重要意义。

（7）乳管内镜咬取活检：对于乳头溢液的患者，乳管内镜能够直观地发现乳管内的病变，并能够咬取组织活检，对早期乳腺癌的诊断有重要价值。但因乳管内镜直径限制，获取标本量有限，往往仅能做细胞学检查，病理诊断难度较大。

（二）特殊类型乳腺癌的诊断

1. 早期乳腺癌

临床上肿瘤直径小于 0.5cm 或扪不到肿瘤，无乳腺外转移表现的为早期乳腺癌。由于肿块小，不易被发现，往往易被漏诊，这应引起临床医师的重视，特别是对乳腺癌高危人群，应通过触诊、钼靶照片、彩超甚至 CT 或 MRI 检查，发现可疑病灶后可在超声监控下进行空心针穿刺活检或在 X 线或超声立体定位钢丝标记下切除活检。伴有溢液者，做涂片细胞学检查及亚甲蓝指示切除活检，一旦病检发现癌细胞，可做出诊断。

2. 隐性乳腺癌

乳房未发现肿块，而以转移灶如腋窝淋巴结或其他远处转移灶为表现的乳腺癌即是隐性乳腺癌。患者多在无意中发现腋淋巴结长大或其他乳房外包块，其中以腋窝淋巴结长大占多数，一般不痛，较硬，边界可清楚也可不清，活动度可好、可差。对这类患者，应仔细检查乳腺情况，做钼靶照片，有条件者可做 CT 或 MRI 检查，以发现乳房病灶或做淋巴结活检（最好是术中冰冻活检），但有时一般的病理切片活检难以区别到底是乳腺癌转移而来或是其他部位肿瘤转移来的，这就需要做电镜超微结构分析或免疫组织化学检查。

3. 炎性乳腺癌

炎性乳腺癌是乳腺癌中预后最差的一种，可发生于任何年龄，但以妊娠及哺乳期常见。表现为乳房皮肤充血，发红、发热，整个乳房增大、变硬，犹如急性炎症，但患者没有全身感染中毒症状，乳腺常无明显的局部肿块，发展迅速，转移早，常侵及对侧乳腺。医师面对这种患者，一定要想到炎性乳腺癌，但要与乳腺炎鉴别。彩超检查对诊断有一定的参考价值，可通过空心针穿刺活检，确定诊断。

4. 湿疹样乳腺癌

湿疹样乳腺癌主要表现为乳头瘙痒、皲裂和糜烂，乳晕区慢性湿疹样改变，皮肤发红、糜烂、潮湿或覆盖黄褐色鳞屑样痂皮，病变皮肤发硬，边界清楚，有时乳头可内陷或完全损坏。根据临床表现及细胞学检查，不难诊断，关键是有上述临床表现时要想到湿疹样乳腺癌的可能性，特别是经久不愈的乳头湿疹要做印片检查或活检。

（三）鉴别诊断

临床上需要与乳腺癌进行鉴别的疾病主要有以下几种。

1. 乳腺囊性增生症

本病好发于 40 岁前后女性。多为双侧，有很多患者伴有不同程度的疼痛，并可影响肩、背部，经前明显，乳腺癌患者一般无疼痛。部分患者可伴有乳头溢液，乳腺囊性增生症多为双侧多孔的浆液性溢液，而乳腺癌多为单孔溢液。触诊时乳腺囊性增生症可扪及乳房腺体局限增厚或整个乳房散乱结节感，多以外上部较明显，质地较韧，有时可在多结节基础上扪及较大的囊肿，扪不到分界清楚的肿块；而乳腺癌多可扪及边界不清、质硬、活动差的肿块，并且有时有皮肤及乳头的改变。乳腺囊性增生症 X 线片表现，乳腺部分散在斑片状或全部为密度增高影，密度不均，边缘模糊，形似云团或棉花样，有时可见大小不一的圆形或椭圆形致密影，密度均匀，边界光滑，乳腺囊性增生症彩超无实质占位表现；而乳腺癌的 X 线片和彩超可有特殊的征象。但对高危人群且临床可疑者以及局限性腺病者，仍须做针吸活检或切除活检。

2. 浆细胞性乳腺炎

浆细胞性乳腺炎又称乳腺导管扩张症。好发于 30 岁左右女性及绝经前后，多数患者有授乳困难或发生急性乳腺炎历史，临床表现酷似乳腺癌。术前常被误诊。临床表现：乳房肿块硬、边界不清、活动差，可有乳头及皮肤凹陷，并且可伴有腋淋巴结肿大，X线及彩超均可呈恶性样表现。因此，临床上难以与乳腺癌区别。但浆细胞性乳腺炎很多患者有急性炎症样改变，可有疼痛，经抗炎症治疗，临床症状可略有好转，但不能完全控制，并且其肿大的淋巴结可缩小，而乳腺癌一般不痛，其包块及腋窝淋巴结随病程将逐渐长大。穿刺活检即可明确诊断。

3. 乳腺结核

乳腺结核表现为乳房局部肿块，质硬，边界不清，可穿破皮肤形成窦道或溃疡，腋窝淋巴结肿大。乳腺X线片也可表现为似乳腺癌样改变，并且约5%可合并乳腺癌。多见于中青年女性，常继发于肺、颈淋巴结及肋骨的结核病变，可有全身结核中毒症状，抗结核治疗后病灶及腋淋巴结缩小。而乳腺癌多发生于中老年，无全身结核中毒症状，抗结核治疗无效。确诊困难者仍须针吸活检或切除活检。

4. 脂肪坏死

脂肪坏死好发于中老年，以乳房肿块为主要表现，肿块硬，边界不清，活动差，可伴皮肤发红并与皮肤粘连，少数可有触痛，乳腺X线片也可表现为乳腺癌样改变，部分患者临床表现酷似乳腺癌。但脂肪坏死部分患者可有乳腺外伤的历史，乳腺肿块较长时间无变化或有缩小；而乳腺癌多逐渐长大。确诊靠针吸活检或切除活检。

5. 积乳囊肿

积乳囊肿好发于30岁左右或哺乳期妇女。表现为乳腺肿块，合并感染者可有疼痛，触诊可扪及界清、光滑、活动的包块，如合并感染则边界不清。X线片可见界清、密度均匀的肿块影。彩超显示囊性占位，壁光滑，诊断并不困难。穿刺抽得乳汁即确诊。

6. 乳腺纤维腺瘤

乳腺纤维腺瘤好发于18~25岁女性，表现为乳房肿块，呈圆形或椭圆形，有时有分叶状，边界清楚，表面光滑，质坚韧，活动好，生长较慢。彩超显示实性占位，边界清楚，回声均匀。这需要与界限清楚的乳腺癌鉴别。不过乳腺癌肿块有时虽然界限较清楚，但是其活动度差，质地坚硬，生长较快，并且可以有腋窝淋巴结肿大。要确诊仍须针吸活检或切除活检。

7. 急性乳腺炎

急性乳腺炎好发于哺乳期妇女，表现为乳房胀痛，压痛性肿块，界不清，活动差，皮肤发红水肿，腋淋巴结长大，需要与炎性乳腺癌鉴别。但急性乳腺炎同时伴有全身感染中毒表现，脓肿形成时可扪及波动感，外周血白细胞增高，彩超检查可发现液性占位，边界不规则，穿刺抽出脓液。而乳腺癌无全身感染中毒表现，疼痛无或不明显，针吸活检可明确诊断。

8. 腋窝淋巴结肿大

与隐性乳腺癌较难区别，如为炎性肿块如腋淋巴结核，可伴有全身症状，局部可有压痛。如为其他部位恶性肿瘤的转移，可有原发病灶的相应表现。确诊须靠病理检查或特殊的免疫组织化学检查。

9. 乳房湿疹

乳房湿疹常为双侧，也可为单侧，表现为乳房皮肤红斑，脱屑糜烂，结痂或皮肤肥厚、皲裂，但病变较软，不形成溃疡，进展快。应与湿疹样乳腺癌鉴别。乳房湿疹不侵犯乳头，外用氟轻松等皮质激素，效果好。但对经久不愈者应做刮片细胞学检查，如发现 Paget 细胞即为湿疹样乳腺癌的特征。

10. 导管内乳头状瘤

导管内乳头状瘤临床以乳头单孔溢液为主要表现，偶可于乳晕周围伴肿块，应与乳头状癌及管内癌鉴别，可借助造影、涂片细胞学检查或内镜检查帮助诊断，确诊靠亚甲蓝指示下切除活检。

三、分期

乳腺癌的 TNM 分期如下。

（一）原发肿瘤（T）

T_x：原发肿瘤无法评估。

T_0：无原发肿瘤的证据。

T_{is}：原位癌（包括导管原位癌及不伴有肿块的乳头 Paget 病）。

T_1：肿瘤最大直径≤20mm。

T_{1mi}：肿瘤最大直径≤1mm。

T_{1a}：肿瘤最大直径＞1mm，但≤5mm。

T_{1b}：肿瘤最大直径＞5mm，但≤10mm。

T_{1c}：肿瘤最大直径＞10mm，但≤20mm。

T_2：肿瘤最大直径＞20mm，但≤50mm。

T_3：肿瘤最大直径＞50mm。

T_4：肿瘤不论大小，侵犯胸壁和（或）皮肤。

T_{4a}：肿瘤侵犯胸壁（不包括胸肌）。

T_{4b}：皮肤溃疡和（或）卫星结节和（或）水肿（包括橘皮症），但未达到炎性癌标准。

T_{4c}：T_{4a}＋T_{4b}。

T_{4d}：炎性乳腺癌。

（二）区域淋巴结（N）

1. 临床分期

cN_x：区域淋巴结无法评价。

cN_0：无区域淋巴结转移。

cN_1：转移至同侧腋窝Ⅰ～Ⅱ站的活动性淋巴结。

cN_2：转移至同侧腋窝Ⅰ～Ⅱ站的固定或相互融合的淋巴结，或无同侧腋窝转移的临床证据但临床发现同侧内乳链淋巴结转移。

cN_{2a}：转移至同侧腋窝Ⅰ～Ⅱ站固定或相互融合的淋巴结。

cN_{2b}：无同侧腋窝转移的临床证据但临床发现同侧内乳链淋巴结转移。

cN_3：转移至同侧锁骨下（腋窝Ⅲ站）区域伴或不伴腋窝Ⅰ～Ⅱ站淋巴结转移，或临床发现同侧内乳链淋巴结转移伴腋窝Ⅰ～Ⅱ站淋巴结转移或转移至同侧锁骨上区域。

cN$_{3a}$：转移至同侧锁骨下（腋窝Ⅲ站）区域伴或不伴腋窝Ⅰ～Ⅱ站淋巴结转移。

cN$_{3b}$：转移至同侧内乳链及腋窝Ⅰ～Ⅱ站。

cN$_{3c}$：转移至同侧锁骨上区域。

2. 病理（pN）分期

pN$_x$：区域淋巴结无法评价。

pN$_0$：无组织学区域淋巴结转移。

pN$_0$（i+）：组织学检查（包括免疫组织化学检查）区域淋巴结转移簇直径≤0.2mm。

pN$_0$（mol+）：分子水平（RT-PCR）检查有区域淋巴结转移，但组织学检查无区域淋巴结转移。

注：pN分期基于腋窝淋巴结清扫或前哨淋巴结活检。如仅行前哨淋巴结活检，而未行随后的腋窝清扫术，则将前哨淋巴结标示为（sn），如 pN$_0$（i+）（sn）。

pN$_1$：微小转移或腋窝淋巴结1～3枚转移和（或）前哨淋巴结活检确认临床未发现的内乳淋巴结转移。

pN$_{1mi}$：微小转移［范围>0.2mm和（或）>200个细胞，但≤2mm］。

pN$_{1a}$：腋窝淋巴结1～3枚转移，至少1个转移灶>2mm。

pN$_{1b}$：前哨淋巴结活检确认临床未发现的内乳淋巴结微转移或宏转移。

pN$_{1c}$：腋窝淋巴结1～3枚转移及前哨淋巴结活检确认临床未发现的内乳淋巴结微转移或宏转移。

pN$_2$：腋窝淋巴结4～9枚转移或确认临床发现的同侧内乳淋巴结转移但无腋窝转移。

pN$_{2a}$：腋窝淋巴结4～9枚转移，至少1个转移灶>2mm。

pN$_{2b}$：确认临床发现的同侧内乳链淋巴结转移，但无腋窝转移。

pN$_3$：腋窝淋巴结≥10枚转移或同侧锁骨下（腋窝Ⅲ站）淋巴结转移或确认临床发现的同侧内乳链淋巴结转移伴腋窝Ⅰ～Ⅱ站淋巴结≥1枚转移，腋窝Ⅰ～Ⅱ站淋巴结>3枚转移伴前哨淋巴结活检确认临床未发现的内乳淋巴结微转移或宏转移或同侧锁骨上淋巴结转移。

pN$_{3a}$：腋窝淋巴结≥10枚转移（至少1个转移灶>2mm）或同侧锁骨下（腋窝Ⅲ站）淋巴结转移。

pN$_{3b}$：确认临床发现的同侧内链乳淋巴结转移伴腋窝Ⅰ～Ⅱ站淋巴结≥1枚转移或腋窝Ⅰ～Ⅱ站淋巴结>3枚转移伴前哨淋巴结活检确认临床未发现的内乳淋巴结微转移或宏转移。

pN$_{3c}$：同侧锁骨上淋巴结转移。

（三）远处转移（M）

M$_0$：无远处转移的临床及影像学证据。

cM$_0$（i+）：无远处转移的临床及影像学证据，但分子生物学或组织学检查发现外周血、骨髓或非区域性淋巴结中肿瘤细胞，标本≤0.2mm，且患者无转移症状及表现。

M$_1$：临床及影像学手段发现远处转移和（或）组织学确诊病灶>0.2mm。

（四）临床分期

乳腺癌临床分期见表3-1。

表 3-1　乳腺癌临床分期

分期	T	N	M
0 期	Tis	N_0	M_0
ⅠA 期	T_1[①]	N_0	M_0
ⅠB 期	$T_{0\sim1}$[①]	$N_1 mi$	M_0
ⅡA 期	$T_{0\sim1}$[①]	N_1[②]	M_0
	T_2	N_0	M_0
ⅡB 期	T_2	N_1	M_0
	T_3	N_0	M_0
ⅢA 期	$T_{0\sim2}$[①]	N_2	M_0
	T_3	$N_{1\sim2}$	M_0
ⅢB 期	T_4	$N_{0\sim2}$	M_0
ⅢC 期	任何 T	N_3	M_0
Ⅳ 期	任何 T	任何 N	M_1

①T_1 中包括 T_{1mi}；②不包括 N_{1mi}。M_0 中包括 M_0（i+）。

（房慧颖）

第三节　乳腺癌的手术治疗

一、乳腺癌根治术

（一）概述

乳腺癌根治切除术是标准的乳腺癌根治术，该手术是切除全部乳房及其周围脂肪组织，同时切除胸大、小肌，清除腋窝及锁骨下淋巴结和脂肪组织。手术包括整体乳房、胸大肌、腋窝及锁骨下淋巴结的整块切除，切口可采取纵行或横行、梭形切口，但皮肤的切除范围距肿瘤边缘一般不低于 3cm，手术范围上至锁骨，下至腹直肌上段，外至背阔肌前缘，内至胸骨旁或中线，这一治疗由乳腺的生理解剖基础所确定。

切除的所有组织应做到整块切除，以防手术中癌组织扩散。作为乳腺癌的基本手术方式，在任何需要廓清腋窝淋巴结的术式中，若想确切进行廓清，都需掌握乳腺癌根治术的手术要领。

（二）适应证

乳腺癌临床Ⅱ期，肿瘤位置较深，侵犯胸大肌筋膜或胸大肌以及临床Ⅲ期的患者。腋下可以触及多发肿大淋巴结或融合的肿大淋巴结。

（三）术前准备

（1）临床诊断为乳腺癌，术前检查无手术和麻醉禁忌证。

（2）剃除乳房和腋窝部毛发。

（3）术前必须有双乳 X 线钼靶射片和（或）B 超检查。

（4）术前正确估计病变累及范围、临床分期。

（5）手术当天禁食。

（6）对乳腺肿块术前行细针穿刺细胞学检查或空心针活检未能肯定性质，则应在根治术前将肿块切除，行快速冷冻切片病理检查。

（7）确定为乳腺癌患者，应重新消毒铺巾，准备器械行根治术。

（四）麻醉

行全身麻醉或高位硬膜外麻醉。

（五）手术体位

仰卧位，患侧上肢外展90°，肩胛部垫高。将手术台略向健侧倾斜，以便腋窝部廓清有良好的暴露。健侧上肢用以测量血压。

手术野消毒，应包括两侧锁骨上区、整个乳房、前胸壁、上腹部近脐处以及患侧的腋窝和上臂到肘关节。铺消毒巾和无菌大单，应暴露出患侧乳房。患侧上肢，自上臂中部至手部用无菌巾包裹，放在无菌托台上。

（六）手术步骤

1. 切口

根据肿瘤在乳房的位置，选择 Halsted-Meyer 纵梭形切口或 Stewart 横梭形切口，皮肤切口距肿瘤边缘 3cm 以上，如肿瘤与皮肤有粘连或皮肤有水肿时，皮肤切除范围更广一些。

2. 游离皮瓣

在切皮前，可用肾上腺素盐水（每250mL 生理盐水中加肾上腺素0.5mg）做局部皮下浸润。切开皮肤后，用蚊式止血钳或组织钳每隔2cm 将皮肤真皮夹住，以做牵引皮瓣之用。手术者目视皮肤的外面，用锐刀刺入皮肤和皮下脂肪之间做皮瓣游离，在肿瘤周围4～5cm 范围内，分离皮瓣宜在皮肤与浅筋膜之间进行，仅留薄层脂肪，毛细血管网留在皮瓣侧，超过此范围后，皮瓣可逐渐变厚。游离皮瓣范围，上到锁骨，内侧到中线，外侧到背阔肌前缘，下到肋弓及腹直肌上部。用电刀游离皮瓣者，其要求和范围同上。

3. 切断胸大肌

首先游离出乳腺边缘，显露出胸筋膜等。在锁骨下方露出胸大肌横行纤维，保留锁骨下横行纤维1～2cm，分离出胸大肌纤维，术者用左手示指深入胸大肌纤维的后方，向肱骨游离，在尽量靠近肱骨部直至胸大肌止点处，用刀切断胸大肌之纤维和筋膜。

4. 切断胸小肌

切开胸大肌深面的喙锁胸筋膜，暴露胸小肌，将胸小肌内、外两缘游离，并与深部组织分开，术者左手示指钩住胸小肌，直达肩胛骨之喙突，将胸小肌附着处切断。胸大肌、小肌切断后向下内方牵拉，即暴露出锁骨下的血管和臂丛。

5. 分离锁骨下血管及腋窝

自臂丛下方起，将血管周围的疏松组织自上而下地分离，并切断结扎走向胸壁动、静脉及神经。肩胛下血管和胸背神经是腋窝外界的标志，一般情况下，应保留此血管和神经。锁骨下血管下行的分支切断结扎后，进一步分离胸壁表面，胸长神经自内上向外下走行，一般情况下应予保留。清除锁骨下和腋窝脂肪和淋巴组织时，除保留肩胛下动、静脉，胸长神经和胸背神经外，尽量保留第 2、3 肋间穿出的肋间臂神经。但当腋窝淋巴结有明显转移时，该神经亦可切断。

6. 标本整块切除

腋部分离结束后，助手将标本自胸壁提起，将乳房、腋窝脂肪和淋巴结，胸大、小肌自胸壁的起始部切断，标本整块切除。

7. 冲洗切口

用大量生理盐水冲洗切口或用灭菌蒸馏水冲洗切口，由于蒸馏水的低渗作用，有可能破坏脱落细胞的细胞膜，从而减少肿瘤细胞在手术区的种植及复发机会。

8. 缝合切口

缝合皮肤时，张力不可过大，如皮肤缺损较多，应行中厚皮片移植。

9. 引流

为防止术后皮下积液，在腋下和伤口外侧以及内侧放多孔负压引流管。

（七）术后处理

1. 一般处理

手术完毕，检查切口对合情况，并用吸引器抽吸引流管，吸净渗液和皮瓣之下空气，使皮瓣贴敷于胸壁。

2. 伤口加压包扎

要适度，锁骨下和腋窝下放大小适中的纱布团块压迫，以促进皮瓣和胸壁愈合，减少皮瓣下积液，胸带包扎。回病房后观察患者一般情况，测量血压、脉搏，并注意患侧手臂血供情况和活动能力。

3. 饮食

手术后当日禁食，术后第 1 天可进水和流质饮食，3 天后可进普通饮食。

4. 引流管护理

引流管自始至终应保持通畅，详细记载引流量和引流液的变化。引流液每日清晨倒 1 次，注意负压引流器保持无菌。一般术后 3 天仅有血清样液体引出，如果引流液每日不超过 15mL，可考虑拔管。

5. 患侧上肢护理

术后 48h 内患侧肩关节轻度内收，约 45°制动，48h 后开始逐渐练习上肢活动，肩关节可保持近 90°。术后勿在患侧上肢输液，以免引起静脉炎，致上肢水肿加重。

6. 观察切口皮瓣血运

切口皮肤发生坏死时，一般不宜过早剪除坏死组织，以减少感染机会，可用碘酒棉球擦拭保持干燥。近切口边缘的小部分皮肤坏死，可能在切口愈合后自行脱落。范围较大的Ⅲ度皮肤坏死，待坏死界限明确后，可以切痂植皮。长期不愈的创面也需植皮处理。

7. 拆线

拆线一般在根治术后2周进行，由于剥离皮瓣范围大，血供不良，切口愈合常较慢。宜先做间断拆线，视切口愈合情况择日完全拆线。

二、乳腺癌扩大根治术

（一）概述

乳腺癌的淋巴转移途径最主要的是转移到腋下淋巴结、锁骨下淋巴结，继而转移到锁骨上淋巴结，但是也有相当一部分乳腺癌可以直接转移到胸骨旁的内乳淋巴结，再至锁骨上淋巴结。发生内乳淋巴结转移的概率与原发肿瘤的部位、疾病分期密切相关，一般以内乳和中央区的肿瘤发生内乳淋巴结转移的机会较大，肿瘤越大，发生该区淋巴结转移的可能性也越大。该手术的主要目的是在乳腺癌根治术的基础上清除内乳淋巴结，故而称为乳腺癌扩大根治术。

乳腺癌扩大根治术一般分为2种方式。

1. 胸膜外扩大根治术（Margotini手术）

在胸膜外切除内乳淋巴结。

2. 胸膜内扩大根治术（Urbon手术）

连同局部相应的壁胸膜在内一并切除内乳淋巴结。

乳腺癌扩大根治术有胸膜内扩大根治术、胸膜外扩大根治术。通常我们所说的扩大根治术指胸膜外扩大根治术，即在清除腋窝淋巴结的同时，切除第2～4肋软骨，切除胸廓内动、静脉及其周围的淋巴结（胸骨旁淋巴结）。这一手术治疗基础也是由乳腺的解剖所决定的。

由于乳腺癌扩大根治术能够清除可能发生转移的内乳淋巴结，曾经广泛应用于临床分期Ⅱ、Ⅲ期的乳腺癌患者，对于内乳区肿瘤的患者曾显示出一定的生存优势。由于近年来随着对乳腺癌生物学行为认识的深入，早期诊断、放射治疗和化学药物治疗的进步以及手术方式的选择更加趋于个体化、人性化等，乳腺癌的手术呈缩小趋势，乳腺癌扩大根治术的应用逐渐减少。但是，该手术清除内乳淋巴结较放射治疗的效果肯定确切。了解内乳淋巴结转移状态也是有助于判断分期、预后和指导选择辅助治疗的依据之一，所以乳腺癌扩大根治术仍具有一定的临床价值。

（二）适应证与禁忌证

（1）临床分期为Ⅱ与Ⅲ期、原发肿瘤位于中央区和内乳区的乳腺癌患者，尤其是适用于影像学检查如MRI、CT、B超发现内乳淋巴结明显肿大者。实际为适合乳腺癌根治术的中央区和内乳区的患者，均可考虑选择乳腺癌扩大根治术。

（2）该手术创伤较大，需要气管插管全麻，年龄较大、一般状况差、有心肺等重要脏器并发症的患者，因其手术耐受力较差，该手术视为相对禁忌。

（三）术前准备

（1）一般准备同乳腺癌根治术。

（2）心肺功能检查、胸部 X 线检查，以明确患者手术耐受力。

（3）就目前乳腺癌手术方式的选择而言，对于年轻的乳腺癌患者，原发肿瘤位于中央区或内乳区，临床Ⅱ、Ⅲ期，建议选择胸部 MRI 或 CT 检查，用以明确内乳淋巴结有无肿大，证实确有肿大的淋巴结时再考虑乳腺癌扩大根治术为宜。

（四）麻醉

行气管插管全身麻醉。

（五）手术步骤

1.胸膜外扩大根治术

（1）体位与切口：同乳腺癌根治术。

（2）游离皮瓣：方法同乳腺癌根治术，内侧一般要超过胸骨边缘。

（3）显露内乳血管：在完成常规腋窝淋巴结脂肪组织清除、将整个标本掀向内侧时，不切断胸大肌的起点，在第 1 肋间胸骨旁 1.0cm 附近切断肋间肌，于胸骨内筋膜下面解剖出内乳血管，即胸廓内动、静脉，予以结扎离断；同法一般在第 4 肋间解剖显露内乳血管结扎离断。

手术中要注意：①切开肋间肌时要分层渐进，操作轻柔，避免用力过猛，防止损伤胸膜；②离断前最好先穿线结扎后再切断之，近心端双重结扎为宜；③第 4 肋间处有胸横肌，要注意在其浅面进行分离显露内乳血管；④由于第 4 肋间间隙窄小，也可以先切断第 4 肋软骨外侧端，向内牵拉，便于分离显露胸廓内动、静脉。

（4）分离胸膜和离断肋软骨：自第 1 肋间向下、第 4 肋间向上，用手指轻轻将胸膜推开，用手术刀或电刀距离胸骨旁 3～4cm 切断第 2～4 肋软骨外端，向内掀起折断肋软骨的内侧端，操作中更要注意保护胸膜；然后于胸大肌的胸骨起点部用电刀切断，至连同肋软骨、内乳血管与淋巴结在内整块标本移除。

（5）关于胸膜损伤：胸膜很薄，稍有不慎即易损伤，在分离时应注意保留胸膜外的一层胸横肌，如此不易发生胸膜损伤。如果伤及胸膜，应及时告知麻醉师，并予以修补，破口较小者可以利用周围的胸横肌修补，此时操作要更轻柔，以免加重损伤；破口较大者无法修补时，可应用双面聚丙烯补片将胸壁缺损处完整修补，修补最后缝针固定时，应让麻醉师配合使肺膨胀，挤出胸腔的积气。缝合伤口前冲洗时，可用少量生理盐水或蒸馏水来检测该区有无气泡溢出。

2.胸膜内扩大根治术

（1）该手术与胸膜外扩大根治术的不同之处在于要切除相应部位的壁胸膜，胸腔与外界相通，需要考虑胸壁缺陷的修补问题，一般有两种途径：一是选择自体的阔筋膜进行修补，则需要在根治性手术开始之前，先切取大腿阔筋膜（12～15）cm×（8～10）cm 备用；二是选择人工合成材料如双面聚丙烯补片进行修补。

（2）该手术与胸膜外扩大根治术的第二个不同之处是在切断肋骨外侧端后，需要纵行切除约 1cm 宽、相应长度的胸骨边缘，连同所属的胸膜、内乳血管与淋巴结和整个乳房标本一并移除。

（3）胸壁修补材料：现在临床上所应用的双层聚丙烯补片等具有一定张力，可塑性、理化性质相对稳定，无毒性，无致癌作用等优点，尤其不增加手术创伤，已完全可以替代自体筋膜。修补时注意先行壁胸膜外翻缝合固定于胸壁，再用筋膜或补片修补胸壁缺损，四周行双排单结缝合固定。

（4）胸腔闭式引流：虽然该手术确实造成胸腔开放，但并没有在胸腔操作，胸腔内没有明显创伤，局部修补得当，手术野渗出少、胸腔内也可以不安置闭式引流。

（六）术后处理

1. 观察病情

注意呼吸情况，给予吸氧，观察有无呼吸急促、口唇发绀、皮下气肿、血气胸以及血氧饱和度等情况，发现问题，及时处理，必要时安置胸腔闭式引流。

2. 一般处理

同乳腺癌根治术，但更需要注意在手术完毕时，用负压吸引器抽吸胸壁引流管，吸净渗液和皮瓣之下空气，并保持手术后的引流。

三、乳腺癌改良根治术

该类手术是切除患侧全部乳腺组织包括胸大肌筋膜，保留胸大肌、胸小肌或切除胸小肌保留胸大肌，同时廓清同侧腋淋巴结。这种手术既能达到根治术的治疗效果，又能保持患侧上肢的良好功能，并减轻术后胸部毁坏程度。目前改良根治术主要适用于Ⅰ期、Ⅱ期和Ⅲa期的乳腺癌，其围术期的处理、手术麻醉、体位和切口选择均同根治术。

改良根治术保留胸肌功能，必须完整保留胸肌的神经，否则将引起胸肌萎缩，失去保留胸肌的意义。有学者对支配胸肌的胸前神经做了详细的描述，也称为功能性的改良根治术。熟悉胸大肌、胸小肌的神经支配和腋淋巴结的部位，是做好该类手术的关键。

胸大肌、胸小肌的神经支配在一般外科学中很少提及，大体解剖学通常提供的仅仅是一个概要。支配胸大肌、胸小肌的神经，发源于臂丛。神经根出椎间孔后形成三个干，上、中干前股合成外侧束，下干前股独成内侧束，三干后股组成后束。胸前神经根据臂丛起始部位的不同分为：从内侧束发出者叫胸内侧神经，主要支配胸小肌和胸大肌下半部；从外侧束发出者叫胸外侧神经，支配胸大肌上半部。这样的命名方法则与实际位置和支配部位相反，很易混淆。Darvan 对胸大肌、胸小肌及其神经支配，与腋窝淋巴结的关系做了详细的解剖学研究。他把胸前神经按实际位置与支配胸大肌的部位来命名，位于内侧者叫胸内侧神经，位于外侧者叫胸外侧神经（恰与解剖学的命名相反）。胸内侧神经分 2～4 支，随胸肩峰血管分支伴行进入胸大肌，支配胸大肌胸骨部分，在其行程中与锁骨下群淋巴结关系密切。这个神经比胸外侧神经粗大，神经分布于肌肉的数量大，术中损失，可致胸大肌明显萎缩。胸外侧神经起于胸小肌后面，常下降为一个单支绕过胸小肌外缘，也可分为 2～3 支，1 支绕过胸小肌，1～2 支穿过胸小肌，支配胸小肌和胸大肌下 1/3 的肌肉，在其行程中与中央群淋巴结关系密切。术中损伤可致胸大肌部分萎缩。

目前改良根治术术式较多，说明不同术式有不同的优缺点，临床上不断地予以改进，现分别介绍如下。

（一）保留胸大肌、胸小肌的改良根治术（Auchincloss 手术）

该手术也称改良根治术Ⅰ式，主要适用于Ⅰ期、Ⅱ期临床无明显腋窝淋巴结转移者，该术式一方面保持手术的根治性，另一方面保留了胸肌的功能和胸部外形，是目前应用最多的术式。

该手术的皮肤切口及皮瓣分离原则同根治术。先行全乳房切除（胸大肌筋膜一并切除），用电刀切开锁骨下脂肪组织，暴露出胸大肌锁骨下的横行肌纤维，再沿胸骨外缘由上向下切离脂肪组织，显露出乳房的边缘，结扎切断胸廓内动、静脉于各肋软骨间发出至乳房的穿支，从乳房的内上开始将乳房连同胸大肌筋膜一并切除。下方在肋骨弓附近切离腹直肌筋膜后，由此再向上方进行剥离。至此，乳房的上方、内侧、下方的胸大肌筋膜已经被切离，将乳房向外上方牵拉，继续切离侧方的胸大肌筋膜，到达胸大肌外缘。在最外侧，胸大肌筋膜没有切离，从背阔肌外缘开始向内侧，剥离前锯肌筋膜，进入腋窝。背阔肌筋膜在靠近上肢的部分，不要过多地剥离，剥离过多，易切断肋间臂神经的末梢侧，就不能保留该神经了。将整个乳房组织翻转向外，翻转至胸外侧达胸大肌的外缘，游离胸大肌的外侧缘，用拉钩提起胸大肌，继续向胸大肌里面切离，注意胸大肌上部的神经、血管予以保留。相当于腋静脉的走行切开胸筋膜深层，向上向内提拉胸大肌，显露胸小肌，注意保留胸肩峰血管的胸肌支及其伴随的神经，保护胸小肌外缘第 2、3 肋间穿出的肋间臂神经。清除胸肌间淋巴结，可以单独取出送病理检查或解剖至腋窝部。游离胸小肌，将胸小肌下方和胸壁的附着少切离一部分，使胸小肌适当松弛，将胸大肌、胸小肌用拉钩向内、上牵拉，显露出腋静脉，清扫腋窝淋巴结，其方法如同根治术，但一般仅能清除第Ⅰ、Ⅱ水平的淋巴结，保留肩胛下血管及胸背神经和胸长神经，最后将腋窝淋巴结和脂肪组织连同乳腺行整块切除。该术式是在保留胸大肌、胸小肌的情况下完成腋窝淋巴结清除术，这种术式损伤胸前神经的机会小，但锁骨下淋巴结清除受限制为其不足。

（二）保留胸大肌、切除胸小肌的改良根治术（Patey 手术）

该手术也称改良根治术Ⅱ式。手术切口和皮瓣游离同前术式，将乳房游离至胸大肌外缘后，显露出整个胸大肌，切断胸大肌第 4～6 肋的附着点并翻向上方，用肌肉拉钩拉持以扩大手术野。显露出胸小肌，清理胸小肌内、外缘，示指伸入胸小肌的后方肩胛骨喙突部切断胸小肌附着点，保留胸前神经，将胸小肌切除，有时胸前神经穿过胸小肌，需分离劈开肌纤维后切除。以下步骤基本同根治术，将乳房、胸小肌及腋窝淋巴组织整块切除，胸大肌复位缝合。该术式清除腋窝淋巴结无困难，但切除胸小肌可能会损伤胸外侧神经或其分支，可造成胸大肌纤维部分性萎缩。

另一种保留胸大肌、切除胸小肌的术式，是胸大肌不切断翻转；患者体位和手术切口均同根治术，术侧上肢全部消毒并用无菌巾包裹，置于无菌手术区内，使该侧上肢能按术中需要随时变换位置以松弛皮肤和胸大肌，有利于切除胸小肌及清除腋窝淋巴结的术野显露。

切口选择和游离皮瓣同根治术，切除乳房组织由内向外，将乳房组织从胸大肌表面分离，当乳房组织分离至胸大肌外缘时，助手将翻起的乳房向外拉紧，用拉钩将胸大肌外缘向内相对牵拉，沿胸大肌外缘与乳房组织分界处纵向切割，这样胸大肌渐向内翻，其后方与胸小肌间的脂肪、淋巴组织（Rotter 淋巴结）即整块切归到乳房组织一方，此时胸小肌即可显露。接着将患者已消毒的、置于手术无菌区的患侧上肢，屈肘屈肩向健侧轻轻转动，则胸大肌可松弛，将胸大肌向内拉开，则整个腋窝、胸大肌后方所属神经满意显露。此时胸小肌也完全显露，即可看到胸小肌内缘中上 1/3 交点向后向前发出的胸肩峰血管神经束胸肌支，其中可有分支穿出胸小肌达胸大肌内上，即胸肌神经内侧支。于胸小肌外切开喙锁胸筋膜，将胸小肌从喙突止点切断向下翻转，尚可发现胸肌神经外侧支，可以从胸小肌内穿出，分别支配胸大肌。切断胸小肌时，为保护其中穿支，常需将胸小肌劈开，从神经间拉出，切开喙锁胸筋膜，切除胸小肌后，锁骨下血管、腋血管全程显露，清除腋窝淋巴结同根治术。

（三）劈开胸大肌的改良根治术（Kodama 手术）

该手术也称改良根治术Ⅲ式，参照其他改良根治术游离乳腺组织，向外侧翻转，显露整个胸大肌，于锁骨下胸大肌间沟下方 1～2cm 处分离胸大肌横行肌纤维，保留其中纵行的胸肩峰动静脉胸肌支和胸内侧神经，廓清胸小肌前面组织，剥离胸小肌内、外侧缘，将保留的胸肩峰动静脉和胸内侧神经牵向内侧，以手指分离胸小肌并向外牵拉，沿腋静脉由内向外清扫锁骨下淋巴结区域，缝扎标记线后单独送检，按 Halsted 根治术要求清扫腋窝淋巴结脂肪组织，如此将腋窝第Ⅰ、Ⅱ、Ⅲ水平的淋巴结清除，连同乳腺组织整块切除。

该术式主要适应证和 Halsted 根治术类似，即没有侵犯胸肌的Ⅲ期乳腺癌患者。该手术既保留了胸大肌、胸小肌，又达到了根治术清扫腋淋巴结的要求，需要注意的是在劈开胸大肌和分离胸小肌时不可损失胸肩峰血管和胸前神经，以免造成出血或胸肌的功能障碍。

（四）保留乳头的改良根治术

该手术是在 Auchincloss 改良根治术的基础上，实施保留乳头的改良根治术，实际上应该称保留乳头乳晕复合体的手术。该手术尽量保持了患者的形态美观，同时还利于一期或二期的乳房再造成形，提高患者的生活质量。

手术适应证：①癌肿直径≤2cm；②癌肿距乳晕边缘的最短距离≥3cm；③乳头无凹陷；④皮肤无浸润、溃疡、水肿等表现，癌肿未侵及胸肌；⑤乳头无异常分泌物；⑥乳房 X 线片，癌肿块与乳头之间无异常阴影相连；⑦同侧腋窝未触及肿大淋巴结或触及淋巴结，但临床判断是非转移性淋巴结。

手术方法：保留乳头的乳腺癌根治术，除了切口选择，皮瓣游离及乳头保留上与 Auchincloss 手术不同外，其淋巴结廓清方法、要求及神经保留等方面完全相同。

根据肿瘤位置选择一个或两个皮肤切口。肿瘤位于乳房外上或外下象限者，仅取一个乳房外侧沿胸大肌外缘的弧形纵切口，在肿瘤表面演变为梭形切口。肿瘤位于内上或内下象限者，取一个外侧纵弧形切口外，另外在乳房内上或内下象限肿瘤表面取一个横梭形切口。依肿瘤位置的深浅决定切口距肿瘤边缘的距离。

皮瓣游离范围要求上缘达锁骨下缘，内至胸骨旁，下达肋骨弓，外至背阔肌前缘。皮瓣近肿瘤处及乳晕处要薄，远离肿瘤处皮瓣要求逐渐增厚，距切缘 3cm 以上之皮瓣厚度可逐渐增至 10mm，以保证术后血运良好。一般乳头组织仅保留约 7mm 厚度，乳晕下要求仅保留"乳晕下肌肉组织"，厚度约 5mm（乳头正下方取乳腺表面相应部位组织块送快速病理检查，以决定是否有癌残留）。

必要时还可以放假体，假体置于皮瓣下方或胸大肌、胸小肌之间，可使患者术后双侧"乳房"对称，美容效果较好。身体较瘦、乳房较小的患者，不应用假体，亦可获得良好的美容效果。皮肤缝合后，纱布覆盖切口，不加压包扎，腋下放引流管负压吸引。

该手术的适应证和保留乳房的乳腺癌切除术相类似，但有其本身的优点：①行全乳房切除，因此，可以解决乳房的多发癌灶问题；②行全乳房切除，保留乳头乳晕的相应乳腺组织，病理证实无残留癌，不会增加局部复发的机会；③因选择早期病例，一般情况下术后不需追加放射治疗；④如行假体植入，其乳房外形良好。

四、保留乳房的乳腺癌切除术

（一）保乳治疗的必要条件

（1）医疗单位应该具备相关的技术和设备条件以及外科、病理科、影像诊断科、放疗科和内科的密切合作（上述各科也可分布在不同的医疗单位）。

（2）患者在充分了解乳腺切除治疗与保乳治疗的特点和区别之后，了解保乳术后可能的局部复发风险，本人具有明确的保乳意愿。

（3）患者客观上有条件接受保乳手术后的放疗以及相关的影像学随访，如乳腺 X 线、B 超或 MRI 检查等（必须充分考虑患者的经济条件、居住地的就医条件及全身健康状况等）。

（二）适应证

（1）经组织学证实为乳腺癌的女性患者。

（2）临床 I 期、II 期的早期单发乳腺癌患者。

（3）肿瘤的最大直径不超过 3cm 者。

（4）患者有保乳意愿且无保乳禁忌证。

（5）乳房有适当的体积，肿瘤与乳房体积比例适当，术后能够保持良好的乳房外形的早期乳腺癌患者。

（6）III 期患者（炎性乳腺癌除外），经术前化疗或内分泌治疗降期后，达到保乳手术标准时也可以慎重考虑。

（三）绝对禁忌证

（1）妊娠期间放疗者。

（2）患者拒绝保乳手术。

（3）病变广泛或确认为多中心病灶，广泛或弥漫分布的可疑恶性微钙化灶，且难以达到切缘阴性或理想外形者。

（4）肿瘤经局部广泛切除后切缘阳性，再次切除后病理切缘仍为阳性者。

（5）炎性乳腺癌患者。

（四）相对禁忌证

（1）活动性结缔组织病，尤其硬皮病和系统性红斑狼疮或胶原血管疾病者，对放疗耐受性差。

（2）同侧乳房既往接受过乳腺或胸壁放疗者，需获知放疗剂量及放疗野范围者。

（3）肿瘤直径大于 5cm 者。

（4）靠近或侵犯乳头（如乳头 Paget 病）者。

（5）影像学提示多中心病灶。

（6）已知乳腺癌遗传易感性强（如 *BRCA*1 突变），保乳后同侧乳房复发风险增加的患者。

（五）保乳治疗前的谈话

（1）经大样本临床试验证实（超过 1 万名患者），早期乳腺癌患者接受保留乳房治疗和全乳切除治疗后生存率以及发生远处转移的概率相似。

（2）保留乳房治疗包括保留乳房手术和术后的全乳放疗，其中保留乳房手术包括肿瘤的局部广泛切除及腋窝淋巴结清扫或前哨淋巴结活检。

（3）术后全身性辅助治疗基本上与乳房切除术相同，但因需配合全乳放疗，可能需要增加相关治疗的费用和时间。

（4）同样病期的乳腺癌，保留乳房治疗和乳房切除治疗后均有一定的局部复发率，前者 5 年局部复发率为 2%～3%（含第二原发乳腺癌），后者约 1%，不同亚型和年龄的患者有不同的复发和再发乳腺癌的风险。保乳治疗患者一旦出现患侧乳房复发仍可接受补充全乳切除术，并仍可获得较好疗效。

（5）保留乳房治疗可能会影响原乳房的外形，影响程度因肿块的大小和位置而异。

（6）虽然术前已选择保乳手术，但医师手术时有可能根据具体情况更改为全乳切除术（例如术中或术后病理报告切缘阳性，当再次扩大切除已经达不到美容效果的要求或再次切除切缘仍为阳性时）。术后石蜡病理如切缘为阳性则可能需要二次手术。

（7）有乳腺癌家族史或乳腺癌遗传易感（如 *BRCA*1、*BRCA*2 或其他基因突变）者，有相对高的同侧乳腺复发或对侧乳腺癌风险。

（六）保乳手术

1. 术前准备

（1）乳房的影像学评估，包括双侧乳腺 X 线和乳房超声（对绝经前、致密型乳腺者，在有条件的中心，可考虑行双侧乳房 MRI 检查）。

（2）签署知情同意书。

（3）推荐在术前行病灶的组织穿刺活检，有利于与患者讨论术式的选择及手术切除的范围。空心针活检前应与活检医师密切协商沟通，选取合适的穿刺点，以确保术中肿瘤和穿刺针道的完整切除。没有确诊时，患者可能心存侥幸，不能正确、严肃地考虑保乳和前哨的优缺点。容易在术后表现出对手术方式和复发风险的不信任。

（4）体检不能触及病灶者应在手术前行 X 线、MRI 或超声下病灶定位，也可采用活检放置定位标记。

（5）麻醉宜采用全身麻醉或硬膜外麻醉。

（6）其余术前准备同乳腺肿瘤常规手术。

2. 手术操作

（1）切口的选择：切口设计应同时考虑既要有利于手术解剖，又要获得较理想的乳腺形体效果。按美国乳腺与肠道外科辅助治疗研究组（NSABP）推荐的肿瘤切除与腋窝淋巴结清扫分别做切口。肿瘤位于乳头上方者做弧形切口，肿瘤位于乳头下方者做放射状切口，腋窝解剖另做切口。保乳手术切除原发灶的切缘检测非常重要，术后局部复发与手术切缘不净关系密切。保乳手术要求镜下切缘阴性。意大利米兰保乳共识会议上大多数放射肿瘤学专家认为，浸润性导管癌安全切缘至少 $1\sim2mm$；导管原位癌（DCIS）安全切缘从 1mm 到 10mm，<1mm 应视为切缘不足。保乳手术由乳房手术和腋窝淋巴结手术两部分组成。遵循恶性肿瘤的无瘤观念应首先进行腋窝部位手术，再进行乳房手术，术前已确定腋窝淋巴结转移患者除外。

美国 NSABP 推荐乳腺癌保乳手术肿瘤切除的切口设计以乳头为中心将乳房分为上、下两部分，肿瘤位于乳头上方行平行于乳晕的弧形切口，肿瘤位于乳头两侧行沿乳头的水平切口，肿瘤位于乳头下方行以乳头为中心的放射状切口；腋窝解剖的切口设计为平行于腋褶线且位其下方 2cm 的弧形切口，前端不超过胸大肌外侧缘，后端不超过背阔肌前缘，长 $5\sim6cm$。有的医院对位于外上象限的肿瘤采用斜向腋窝的单一切口，既切除肿瘤又清扫腋窝淋巴结，但术后乳腺形体效果不如两切口为佳。若未行前哨淋巴结活检，腋窝淋巴结清扫范围应包括第 I、II 水平的所有淋巴结，即从背阔肌前缘至胸小肌内侧缘。

若肿瘤位于乳腺尾部，可采用一个切口。切口方向与大小可根据肿瘤部位及保证术后美容效果来选择弧形或放射状切口。肿瘤表面表皮可不切除或切除小片。如果肿瘤侵犯乳房悬（Cooper）韧带，需要考虑切除凹陷皮肤。

乳房原发病灶切除范围：乳房原发灶切除范围包括肿瘤、肿瘤周围一定范围（如 $1\sim2cm$）的乳腺组织以及肿瘤深部的胸肌筋膜。活检穿刺针道、活检残腔以及活检切口皮肤瘢痕应包括切除范围内。

原发灶标本切缘标记：对切除标本进行上、下、内、外、表面及基底等方向的标记。钙化灶活检时，应对术中切除的标本行钼靶摄片，以明确病灶是否被完全切除及病灶和各切缘的位置关系。

标本切缘的评估及处理：对标本各切缘进行评估（如切缘染色或术中快速冰冻切片及印片细胞学检查），术后需要石蜡病理切片检验。若术中或术后病理报告切缘阳性，则需扩大局部切除范围以达到切缘阴性。虽然对再切除的次数没有严格限制，但当再次扩大切除已经达不到美容效果的要求或再次切除切缘仍为阳性时建议改行全乳切除。

病灶残腔的处理：乳房手术残腔止血、清洗，推荐放置 $4\sim6$ 枚钛夹，作为放疗瘤床加量照射的定位标记（术前告知患者）。逐层缝合皮下组织和皮肤。

（2）腋窝淋巴结清扫：腋窝淋巴结清扫是保乳手术的组成部分，因切口小，解剖范围广，手术操作应精细，为避免损伤血管、神经，应先显露腋静脉。

具体方法：平行于腋褶线且位其下方做弧形切口，长 $5\sim6cm$。皮肤切开后牵开皮缘剥离两侧皮瓣，内侧皮瓣剥离至胸大肌外侧缘，外侧皮瓣剥离至背阔肌前缘。沿胸大肌外侧缘向上方解剖，可见到腋静脉前方的锁胸筋膜，用镊子提起剪刀剪开锁胸筋膜后即可显露腋静脉。腋静脉有几支大的血管分支，如胸肩峰血管的胸肌支和胸外侧血管，切断后丝线结扎。沿腋静脉由此向内侧扩大解剖范围，用拉钩向内侧拉开胸大肌，清扫位于胸大、小肌之间的 Rotter 淋巴结。再进一步向内上方拉开胸小肌，显露和清扫胸小肌后侧组淋巴结，即第 II 水平淋巴结。在胸壁前锯肌外侧 $0.5\sim1cm$ 处可发现胸长神经，加以保护。再沿腋静脉向外侧解剖，显露并保护肩胛下血管及胸背神经，在胸小肌外侧缘至背阔肌前缘之间的淋巴结，原乳腺外侧组、中央组、肩胛下组及腋静脉淋巴结，即第 1 水平淋巴结，Rotter 淋巴结亦归本组。肋间臂神经即第 2 肋间神经的外侧皮支，为腋静脉下方，横穿腋窝淋巴脂肪组织，到达上臂内侧与内侧皮神经会合，尽量保留该神经。此时将腋静脉前、后及下方，肩胛下肌前方的所有脂肪结缔组织及第Ⅰ、Ⅱ水平的所有淋巴结全部清扫。标本切除后应仔细检查创面，认真止血，并用蒸馏水或生理盐水冲洗手术野。用蒸馏水冲洗的目的是想利用它的低张作用，来破坏脱落的肿瘤细胞的细胞膜，减少肿瘤种植。为避免术后积液，于腋窝部位放置一根多孔引流管，戳口引出接负压球吸引。此时可以缝合切口，亦可在完成乳腺病灶切除后一并缝合。切口可一层缝合亦可两层缝合。两层缝合可先用可吸收线行深部真皮间断缝合，使皮瓣靠拢，再用 3-0 或 4-0 可吸收线或尼龙线连续皮内缝合，以防水自粘类敷料覆盖，外敷无菌纱布。若不影响下面的病灶切除，亦可通过旋转托手板适当收回外展上肢，增加对腋窝手术区的压力，减少手术创面的渗出。

（3）原发病灶的切除：乳腺肿瘤切除术按设计好的切口切开皮肤，为扩大切除范围需潜行剥离皮瓣，剥离范围由切除范围决定。若肿瘤边界清楚，至少切除肿瘤周围 1cm 的正常组织；若肿瘤边界不甚清楚，应适当扩大切除范围。由皮下、腺体直至胸肌筋膜，连同肿瘤表面的皮肤一并切除。若肿瘤边缘不整齐，可疑部位切缘应进行术中冰冻，切缘镜下阳性，还应补切；若多次冰冻阳性，应放弃保乳手术。肿瘤标本离体后应立即对切缘的位置进行标记，如在肿瘤标本上方系 1 根丝线而内侧系 2 根丝线，相对应的即为下方及外侧，基底若能明显辨认，则不必标记，目的是方便术后病理科医师了解标本的方位，并对四周切缘及基底进行病理学检查。

如肿瘤切除范围小，可直接缝合皮肤（皮内缝合），不放引流管，残腔由血清和纤维蛋白渗出充填，保持原病灶区轮廓。如肿瘤切除范围较大，彻底止血后应将残腔四周的腺体拉拢缝合，若缝合以后原"瘤床"部位不能位于缝合切口的正下方，则应在腺体拉拢缝合前，在残腔四周留置标记再拉拢缝合，有利于术后放疗科医师确定推量照射的靶区范围。如手术医师术中采取留置标记的方法定位瘤床，术前应告知患者及家属，并签署知情同意书。皮肤切口可行一层（皮内缝合）或两层缝合，防水自粘类敷料覆盖。连同腋窝部切口可用胸带加压包扎，腋窝部位引流管接负压吸引。

（房慧颖）

第四节　乳腺癌的放射治疗

一、乳腺癌保乳术后的放射治疗

随着人们对乳腺癌生物学特性的进一步研究，乳腺癌早期诊断技术的不断发展，临床医师对乳腺癌综合治疗的合理运用，患者和家属对治疗效果、生存质量、美容效果等要求的进一步提高，保乳手术越来越受到关注。国内外大量临床试验和长期随访显示，早期乳腺癌保乳手术加术后放射治疗，无论在局部控制率还是在长期生存率上均与改良根治术或根治术相同，术后美容效果和生活质量方面明显优于改良根治术。

研究发现，无论是腋窝淋巴结阴性或阳性的患者，术后的乳腺放疗均可降低约 2/3 的局部复发率，提高了保留乳腺的成功率。而且，每避免 4 例局部复发，其中有 1 例患者就可能获得长期生存。

目前保乳术后放疗的综合治疗模式已成为早期乳腺癌的标准治疗方法之一，是发达国家治疗乳腺癌的主流手术。

（一）保乳术后放疗适应证和禁忌证

1. 适应证

保乳术后放疗可以显著降低同侧乳腺的肿瘤复发率，所有保乳手术患者，包括各种类型的浸润性癌、原位癌早期浸润和导管原位癌的患者，无论腋窝淋巴结阴性或者阳性，均应给予术后放疗。

2. 禁忌证

同侧乳房既往接受过乳腺或胸壁放疗者；病变广泛或确认为多中心病灶且难以达到切缘阴性或理想外形；肿瘤经局部广泛切除后切缘阳性，再次切除后仍不能保证病理切缘阴性者；患者拒绝行保留乳房手术；妊娠期妇女。

（二）照射野范围和剂量分割

1. 全乳腺照射

全乳腺放射治疗加局部瘤床加量照射是早期乳腺癌保乳术后放射治疗中应用广泛、疗效肯定和放射治疗并发症无显著增加的放射治疗模式。其理论依据是全乳腺放射治疗可消灭乳腺内其他部位多中心潜在的亚临床病灶，而局部瘤床加量可最大限度控制保乳术后局部瘤床可能存在的术后残留亚临床病灶。乳腺癌保乳术后复发，术后无论有没有行放射治疗，患者复发位置多在瘤床周围。临床上，如手术切缘阴性，瘤床补量照射剂量为 10～16Gy；如手术切缘阳性，瘤床补量照射剂量为 15～20Gy，常规分割。导管内癌是否需要瘤床补量照射目前无随机研究证据，如手术切缘阴性的低危患者，可考虑不做瘤床补量照射。

2. 部分乳腺照射

保乳术后患者的复发类型显示乳腺复发病灶绝大多数（80％左右）位于手术切口周围。部分乳腺照射需要照射瘤床和瘤床外 1～2cm 的区域。部分乳腺照射可以采用加速大分割的照射方式，即加速部分乳腺照射（APBI），是一种在一周内完成乳腺放射治疗的方法。这种治疗方法基于放射生物学模型进行大剂量分割照射治疗，其中需要确保乳腺肿瘤手术部位及周围位置的残存癌细胞得到足够的治疗。在单病灶的乳腺肿瘤患者中，病灶非原发区域发生肿瘤的概率非常低，所以应用放射治疗对病灶所在象限进行局部治疗是更合理的选择。

与传统乳腺放疗方式采用的 6 周全乳连续照射（WBRT）相比，APBI 治疗方式能够在保持同样的肿瘤控制率并且不会产生更多不良反应的情况下，显著减少乳房组织接受不必要的照射。APBI 现在引起了越来越广泛的关注，主要有两个原因：一个是越来越多的人意识到全乳连续照射并不是乳腺放疗的唯一方法；另外一个原因是全乳连续照射治疗需要耗费更多的人力、时间等资源，而 APBI 则大大缩短放疗时间，避免了与化疗的时间冲突。在实施 APBI 时，必须严格掌握患者选择标准。

根据现有的临床结果，ASTRO 共识建议对于下列患者可以考虑部分乳腺照射：年龄≥60 岁、无 *BRCA*1/2 基因突变、原发肿瘤最大直径 2cm、切缘阴性至少 2mm、病变单中心、无脉管瘤栓、ER 阳性、病理为浸润性导管癌或其他良好类别、病理不是浸润性小叶癌、EIC 阴性、腋窝淋巴结阴性、未接受新辅助治疗。对于上述患者，部分乳腺癌照射可能取得与全乳腺照射相同的疗效。但在临床广泛应用之前，需要Ⅲ期随机临床研究的长期随访证据。部分乳腺照射剂量可采用每次 3.4Gy，每日 2 次，总量 34Gy，10 次，5 天；或每次 3.8Gy，每日 2 次，总量 38Gy，10 次，5 天。

在没有随机临床资料证实部分乳腺照射优于或等同于全乳腺照射的情况下，对部分乳腺照射的病例选择和技术应该慎重，并且应在治疗之前告知患者部分乳腺照射的利弊。严格选择患者是非常重要的，保乳术前的 MRI 筛查可以检出部分不适合保乳的患者，这样可以避免瘤床外有多发癌灶的患者接受不恰当的部分乳腺照射。特别是与西方女性相比，中国妇女的乳房通常偏小，许多患者在行乳腺肿瘤扩大切除术后，部分乳腺照射靶区占全乳腺的体积比过高，降低了技术上的获益。目前部分乳腺癌照射只适用于临床试验，尚未成为标准治疗手段。

3. 区域淋巴结照射

未做腋窝淋巴结清扫及前哨淋巴结活检的患者照射范围除乳腺外应包括胸壁、同侧腋窝及锁骨上淋巴结引流区。腋窝淋巴结清扫的患者，若淋巴结无转移或转移数<4 个，可以只照射乳腺，否则，应照射乳腺、胸壁、锁骨上和腋顶淋巴结。腋窝前哨淋巴结活检阳性但未做腋窝清扫、腋窝淋巴结清扫不彻底、腋窝淋巴结阳性且有广泛的淋巴结包膜外侵犯，需考虑包括全腋窝照射。

内乳淋巴结是否照射目前尚无一致的意见。虽然乳腺癌扩大根治术资料显示，肿瘤位于内象限/中央区和腋窝淋巴结转移的患者内乳淋巴结转移率较高，但未做内乳淋巴结照射的患者内乳淋巴结复发率大幅降低。而且随机临床研究也显示乳腺癌扩大根治术和根治术、做和不做内乳放疗患者的内乳淋巴结复发率、总生存率均无显著差别。加上内乳淋巴结照射会增加心脏的照射剂量，可能会增加远期缺血性心脏病的发生率。目前，对于无明确内乳淋巴结受侵的临床患者行内乳区放疗需慎重考虑。

（三）乳腺癌保乳术后放疗技术

乳腺癌放疗时，应注意靶区内剂量分布均匀、尽可能地减少对正常组织如心、肺和对侧乳腺的照射、避免在照射野邻接处发生重叠或遗漏。

1. 全乳腺照射

（1）两侧对穿切线野加楔形板

① 定位：患者仰卧于乳腺托架上，调整床板高度，胸壁走行于模拟定位机床面平行，患侧上臂外展 90°。模拟机透视下首先把不透光的线（如铅丝）贴在估计的照射野的上、下界和内、外切线野的后界上，上界在锁骨头下缘，下界在乳房皱襞下 2cm，内切野的后界在体中线，外切野的后界在腋中线，切线野的前界开放，并确保在乳房皮缘外 1.5～2cm。

需要照射锁骨上下淋巴结时，乳腺切线野和锁骨上下野可以采用上下半野的照射技术，即把两个照射野的中心放在两个照射野的上下交界处。锁骨上淋巴结及腋顶淋巴结可单用一个前野照射，机架角向健侧偏 15°，以保护气管、食管及脊髓。照射野的上界达环状软骨水平，下界在锁骨头下缘水平，内界应充分包括位于胸锁乳突肌锁骨头附着处深部的淋巴结，外界在肱骨头内侧。

②治疗计划的制订：临床靶区（CTV）为整个乳腺。通过计划系统优化楔形板角度，给予照射剂量为50Gy，常规剂量分割。因乳腺腺体距皮肤较近，故在制订计划时务必注意剂量分布尽量均匀，热点尽量远离皮肤，以保持患侧乳腺的美观。

（2）三维适形放疗（3D-CRT）：这是一种更为精确的放疗技术，用三维影像方法界定照射的靶区体积。通过在CT模拟图像上勾画靶区、多个方向给照射野，完成针对靶区、避开正常组织的放疗计划，然后实施治疗。和常规放疗相比，可以增加肿瘤剂量而减少正常组织受量，从而保证乳腺治疗后有较好的美容效果及较少放疗并发症。

（3）调强放射治疗（IMRT）：虽然与常规切线野放疗相比，3D-CRT能增加肿瘤剂量并减少正常组织受量，但当靶区形状复杂或瘤体与正常的敏感组织接近甚至相互包绕时，常规的3D-CRT就没有办法发挥优势了。而调强放疗借助于多叶光栅和三维放射治疗计划系统实现照射野形状的适形、高剂量区剂量分布的适形和照射靶区内剂量强度分布的均匀，可以在改善乳腺靶区内剂量均匀性的同时进一步减少肺脏和心脏的照射容积和照射剂量，并能够实现乳腺、瘤床及区域淋巴结的一体化照射，如同时补量照射（SIB）等，避免了常规和三维适形放射治疗技术中可能存在的照射野交界处或靶区内的剂量冷、热点。

SIB调强放疗是指全乳调强放疗的同时实现瘤床加量调强放疗；象限调强放疗则放弃全乳照射而仅以瘤床作为靶区进行调强放疗。

（4）定位步骤

①定位：患者仰卧于置有乳腺固定托架的专用CT模拟定位机上，乳腺靶区充分暴露，胸壁与床面平行。患者位置固定好后，应用激光定位灯标记体表，放置插记物标记扫描范围及切口位置，在扫描时训练患者平静呼吸（有条件的单位可使用呼吸门控和自主呼吸控制系统），将CT图像通过网络系统传输至治疗计划系统。由有经验的医师在治疗计划系统上确定靶区范围，并勾画重要器官和结构（包括肺组织、心脏、大血管等）；局部瘤床以电子线补量；需预防照射锁骨上区者可单独设野。

②治疗计划的制定：早期乳腺癌保乳术后放射治疗最关键的环节是靶区的确定，它决定放射治疗计划设计和实施的准确性，因此，这对放疗医师在解剖及影像方面提出了更高的要求。

③靶区勾画：全乳靶区定义为完整的乳腺组织、瘤床、胸肌淋巴结区及乳房下胸壁淋巴结引流区。在行CT扫描前首先在体表标记肉眼可见和手触摸可及的乳房外轮廓，勾画靶区时预设的窗宽为500HU，窗位为0HU，然后根据个体进行调整，使乳腺组织与周围脂肪组织对比显示良好。CTV边界主要以CT肉眼可辨的乳腺腺体为主，同时参考体外的标记，勾画差异性主要是在老年女性中较常见，因为绝经期后和绝经前期的妇女乳腺组织逐渐萎缩，在CT图像上密度较低，与周围脂肪组织分界不清。受腋窝淋巴结清扫术后瘢痕纤维化的影响，CT图像上乳腺腋尾腺体边界与脂肪和纤维化组织难以分辨。可由放射治疗医师和放射诊断医师共同讨论确定以提高勾画CTV的准确性。对于低危患者来说，CTV可以适当地减少远离瘤床的薄层腺体组织，以减少正常组织的照射。

a.CTV的勾画：上界为胸锁关节或上接锁骨上/下野的下界；下界为参考临床腺体或乳房皱褶下1～2cm；前界为皮下5mm（这点很重要，保持乳房皮肤与一定深度皮下组织不受过量照射而保证美容结果，避免因射线建成效应造成的低剂量区，影响全乳CTV剂量均匀性的评估）；后界为胸肌及肋骨的前方；内界为不超过患者胸肋关节。

b.PTV 的定义与勾画范围：即 CTV 向头脚方向、乳腺内侧向胸骨方向、外侧向腋窝方向各放 1～2cm。胸壁内侧向肺部方向外方 0.5cm。皮肤方向不外放。外扩之后依据患者实际情况进行个体化调整。

④ 瘤床：毫无质疑瘤床补量可降低局部复发危险，而且文献显示瘤床补量，尤其对年龄<45 岁、腋窝淋巴结阳性、切缘距肿瘤较近的患者受益更大。准确定位瘤床范围是瘤床加量的关键点和难点之一。

CT 上瘤床的定义是术腔，目前还没有哪种方法能较准确客观地确认瘤床靶区 CTV。其勾画受主观性的影响较大，常见的方法有以下 3 种。

a.手术切口的确定法：根据手术瘢痕来确定瘤床准确性较差，有文献报道超过 50% 的患者根据手术瘢痕确定的靶区范围与实际的术腔范围不符合，而且对深度及边界估计不足。

b.根据术后渗出的血清肿来确定：血清肿的范围会随时间的推移逐渐缩小，并且术后 4 周，血清肿的边界与四周也不易区分，随着时间推移，化疗结束时绝大部分患者的血清肿已吸收，因此这也很大程度上限制了其在临床中的广泛使用。

c.根据术中放置的银夹确定：这是目前瘤床补量确定照射靶区的金标准。术中对在术腔的浅侧、深侧、内外侧和头尾侧行银夹标记，共 6 枚，勾画时首先确定好最上、下层，内、外侧和前、后侧，参照各点位置逐层勾画。如果层面图像缺少银夹可借用上下层的影像进行勾画。这种勾画的方式主观修整的成分较强，不同人之间勾画的差异性也较大。

勾画 CTV 主要以 CT 图像上银夹为主要依据，同时参考手术瘢痕、术腔血清肿、术区紊乱的腺体结构等因素，这样勾画的 CTV 会相对更准确。

（5）照射方式：常用的瘤床补量方式为电子线、组织间插植和 X 线体外照射。应用电子线时，可根据手术瘢痕、透视/CT 或 B 超所示瘤床手术改变和周围置放的金属标记来确定照射范围和照射深度，能量多选择为 9～12MeV。手术瘤床放置金属标记的患者，可在模拟透视下，包全手术瘢痕和金属标记外放 1～1.5cm。未放置金属标记的患者，直接在患者体表上勾画，手术瘢痕外放 2～3cm。电子线照射的优势在于照射技术简便，正常组织如心肺受照射剂量低。

组织间插植为有创性，需要有经验的医师操作。X 线穿透力强，会增加正常组织如心肺的照射剂量，随着电子线的广泛应用，X 线使用渐少，仅用于肿瘤位置深在而不适合电子线治疗者或担心使用电子线照射会引起严重晚期皮肤反应如毛细血管扩张的小瘤床患者。

2.部分乳腺照射

（1）组织间插植：组织间插植是一种多管的近距离放疗。在瘤床和外放 1～2cm 的区域进行一到数排的置管，操作可以在术中或术后进行。然后根据治疗计划进行近距离放疗。放疗可以采用低剂量率（LDR）或高剂量率（HDR）照射。低剂量率照射的处方剂量多为 45～50Gy，4～5 天；高剂量率照射多为 32Gy，8 次，4 天，或 34Gy，10 次，5 天，每日 2 次。随访时间长的部分乳腺照射的临床研究，均采用组织间插植近距离放疗，结果显示适当选择患者，放疗不良反应小，局部复发率 1%～4.4%。但是，组织间插植操作和治疗计划复杂，需要正规的培训和很长的学习过程，很难广泛应用。

Mammo Site 是美国食品药品管理局批准的单管球囊近距离放疗装置，也称为腔内放疗。乳腺肿瘤区段切除术时在切口闭合前或手术后在 B 超引导下，通过小的手术瘢痕切口或侧切口，把球囊置于手术残腔内。手术后置入球囊的优点是有明确的病例诊断，降低因病理原因不适合做 Mammo Site 而导致的球囊再移除。做治疗计划时，向球囊内注入生理盐水，使球囊的外形与手术残腔相适合。处方剂量给在球囊表面外 1cm 处，多为 34Gy，10次，5天，高剂量率照射。治疗时可采用放射源单点驻留或多点驻留。

（2）外照射：保乳术后部分乳腺外照射是利用适形或调强，对术中放置银夹的患者行放射治疗。优点是在取得病理诊断后进行放疗，可以确保手术切缘阴性。缺点是瘤床在手术后随时间的延长可能在 CT 模拟图像上显示不清，影响靶区的确定。处方剂量一般为 95％的 PTV 38.5Gy，10次，5天。用三维适形体外放疗技术进行部分乳腺照射结果显示局部复发率低。但在更多研究结果出来之前，目前并不主张将该技术作为临床常规使用。

（3）术中放疗：术中放疗可以把放疗时间进一步降为 1 天。术中放疗可以用来对乳腺瘤床进行补量照射，术中放疗剂量递增，可以用于全乳腺照射。根据放射性种类，术中放疗可分为电子线和软 X 线两种。术中放疗的优势是放疗开始早、治疗时间短，不会影响全身治疗的时机；治疗靶区精确，可以避开正常组织。缺点是放疗时手术切缘的信息不充分，有些患者可能因手术切缘阳性需要再切除或全乳腺切除。

二、乳腺癌远处转移的放射治疗

转移性乳腺癌即 Ⅳ 期乳腺癌，是指出现了远隔部位转移的晚期乳腺癌。远处转移中 20％为多个器官受累，单个器官转移的患者中，骨转移占 50％，其次是肺、胸膜、肝、脑等，因此治疗的目的主要是缓解症状、减轻患者痛苦、改善生活质量。

目前，晚期乳腺癌的治疗以内分泌治疗及化学治疗为主，但对某些特殊部位的转移，如骨转移和脑转移仍以放射治疗为首选的治疗手段，其他部位的转移有时也需做放射治疗。姑息性放射治疗时必须个别对待，即根据患者的一般情况、病理类型、疾病范围、估计寿命的长短和以前治疗情况等因素来决定治疗方案。例如，对一个经过治疗后有一个长的无复发期间后出现的一个部位的孤立病灶的患者，应给予长疗程、高剂量（如肿瘤量每 4～5 周 4000～5000cGy）的放射治疗；相反，对仅有一个短的无复发期间后出现的多部位或同一部位多个转移灶的患者，只需给予低剂量、高分次量的短疗程放射治疗；对估计寿命极短不足 3 个月的，甚至可采用一个肿瘤量 1500cGy 左右或 2 日连续给予 1500cGy 的量，可以达到快速有效的症状缓解，但它是暂时的。

（一）脑转移

脑转移的肿瘤原发部位以肺、乳腺、黑色素瘤、消化道肿瘤及肾癌最为常见。

1. 手术治疗

对孤立性的转移，尤其对较大的，内有出血、坏死或囊性变的，又位于可行手术切除部位的，一般情况好，原发灶已被控制又无明显全身其他转移灶者可行手术摘除术。一般认为，术后放射治疗可以提高疗效。对高颅压者，可行手术减压。

2. 激素治疗

地塞米松可以明显减轻脑水肿和神经系统症状，同时它能预防大剂量脑放射治疗后迟缓发生的放射性脑病，有人认为，大剂量激素对肺和乳腺癌的脑转移有直接的抑制作用。一般用地塞米松 10～20mg/d 静脉注射，症状缓解或放射治疗后逐渐减量。

3. 放射治疗

大部分脑转移患者使用放射治疗，一般给予全脑二野对穿放射治疗，肿瘤量每3～4周3000～4000cGy，对单发的转移灶再缩解局部追加肿瘤量每1.5～2周1500～2000cGy，放射治疗期间一般均同时使用激素及利尿剂。放射治疗有效率为77%～83%。50%～60%患者可恢复一定的生活自理能力。

放射治疗的不良反应如下。

（1）近期反应：①脑水肿、高颅压、头痛、呕吐，常在肿瘤量达1500～2000cGy时发生；②发热，可能是高颅压致自主神经系统调节障碍有关；③秃发。

（2）远期反应：脑坏死，一般在肿瘤量4000cGy以下时，脑坏死可以忽略不计；肿瘤量达6000cGy，疗程后6个月有程度较轻的坏死；达到8000cGy以上时可产生广泛严重的脑坏死，其病理基础是进行性血管狭窄、闭塞和广泛-脑屏障损害。

4. 化学治疗

在脑转移治疗中不重要，因为很多化学治疗药物很难通过血-脑屏障。能通过血-脑屏障的药物有夫莫司汀（BCNU）、氯己基环己亚硝脲（CCNU）、甲基苄肼（PCN）等。脑转移后一半以上死于脑的广泛转移，故手术或放射治疗后给予全身有效的化学治疗，可以提高疗效。

（二）骨转移

乳腺癌骨转移在复发转移性乳腺癌的病程中发生率较高。乳腺癌远处转移中，首发为骨转移者占27%～50%。骨痛、骨损伤、骨相关事件（SERs）及生活质量降低是乳腺癌骨转移的常见并发症。骨转移后常见症状是骨痛，自发性病理性骨折和由于骨破坏塌陷或骨外广泛扩散而导致的神经系统症状。乳腺癌骨转移是一种全身性疾病，可以选择的治疗手段包括：①化学治疗、内分泌治疗、分子靶向治疗等；②双磷酸盐治疗；③手术治疗；④放射治疗；⑤镇痛及其他支持治疗。医师应根据患者的具体病情制订个体化的综合治疗方案。

1. 手术治疗

外科治疗的目的是提高患者的生活质量，最大限度地解决癌症骨转移患者肿瘤压迫神经的问题，并可减轻疼痛、恢复肢体功能，从而改善患者的生活质量。手术治疗乳腺癌骨转移的方法包括：骨损伤固定术、置换术和神经松解术。骨损伤固定术可考虑选择性地用于病理性骨折或骨髓压迫、预期生存时间＞4周的乳腺癌骨转移患者。预防性固定术可选择性地用于股骨转移灶直径＞2.5cm、胫骨转移、骨皮质破坏＞50%或预期生存＞4周的乳腺癌骨转移患者。

2. 药物治疗

化学治疗、内分泌治疗、分子靶向治疗作为复发转移性乳腺癌的基本治疗，治疗原则可参照中国版乳腺癌临床实践指南（cNCCN）。对乳腺癌的骨转移，激素治疗可以缓解疼痛，全身化学治疗也可以减轻骨转移疼痛。

双磷酸盐类可预防和治疗SREs。其是焦磷酸盐分子的稳定类似物。破骨细胞聚集于矿化骨基质后，通过酶的水解作用而导致骨重吸收，而双磷酸盐恰恰可以抑制破骨细胞介导的骨重吸收作用，还可以抑制破骨细胞的成熟，并且抑制成熟破骨细胞的功能和破骨细胞在骨质吸收部位的聚集，同时抑制肿瘤细胞扩散、浸润和黏附于骨基质。临床明确有骨转移的乳腺癌患者，应首先考虑给予双磷酸盐作为基础治疗。

3. 放射治疗

放射治疗乳腺癌骨转移的主要作用是缓解骨疼痛和降低病理性骨折的危险。骨转移的放射治疗止痛作用又快又好，同时也有延长生存期的作用。放射治疗包括体外照射和放射性核素治疗两类。

针对骨转移局部病灶的体外照射是骨转移姑息放射治疗的首选放射治疗方法。对骨扫描阳性，但无症状的部位或已做外科修复术又伴有全身广泛转移而药物治疗失败者，不需给予放射治疗；对估计寿命长者，即使骨破坏是局限的，也应给予整骨的放射治疗，而且宜给予长疗程小剂量的放射治疗，如放射治疗量每4～5周4000～5000cGy，每周20～25次；对估计寿命短者的止痛性放射治疗，给予每2周3000cGy或每周1500cGy或每1～2周2000cGy。也可使用单次肿瘤量800～1000cGy，可得到有效的止痛作用。

当广泛有症状的骨转移发生在肋骨、肩胛骨、颈胸椎及颅骨时可采取前后野上半身放射治疗（下界达髂嵴、第4腰椎下缘水平）。因野内包括肺及上腹部，故放射治疗前及放射治疗中应给予利尿、激素及止吐药等，同时眼和唾液腺应挡铅。上半身放射治疗一般为单次治疗，给予肿瘤吸收剂量600～800cGy，速率为15cGy/min。

当骨转移广泛累及腰椎、骨盆及下肢时，可行下半身放射治疗，单次治疗给予800～1000cGy。

半身放射治疗可产生与局部放射治疗同样的效果，要注意骨髓抑制问题。

在临床实践中，局部放射治疗1～2次后，疼痛反而加剧，这可能是由于放射治疗后组织充血水肿造成的，以后逐渐缓解。如放射治疗期间有明显疼痛加剧，应警惕病灶恶化或放射治疗后野外的肿瘤生长或病理性骨折等问题的发生。

放射性核素治疗对缓解全身性广泛骨转移疼痛有一定疗效，但考虑骨髓抑制发生率高，而且恢复较慢（约需12周），可能会影响化学治疗的进行。因此临床上使用放射性核素治疗前应充分考虑选择合适的病例和恰当的治疗时机。

（三）脑膜转移

临床上软脑膜转移是不常见的，乳腺癌是最常见的原发灶，其他有肺癌、胃癌及黑色素瘤，随着应用有效化学治疗而生存期延长，淋巴瘤及白血病等的发病率也随之增加。

临床上表现为脑、脑神经、脊神经根多灶的神经系统症状和体征，头痛最常见，其后有痴呆、意识障碍、恶心、呕吐、视盘水肿等高颅压表现，还有视力或听力减退、颅神经麻痹。应给予全脑、全脊髓的治疗。放射治疗有肿瘤累及的区域，一般主张全脑放射治疗的同时鞘内注入MTX。放射治疗剂量应根据组织学类型而定，一般肿瘤量每2～4周2000～4000cGy，鞘内注射MTX，每次10mg，每周2次，但应注意严重骨髓抑制的发生。有的放射治疗学专家主张，对于估计寿命大于1年的病例，当鞘内药物治疗后，脑脊液内恶性细胞已消失时，才考虑给予全脑放射治疗。如有脊膜受侵时才给予全脊髓放射治疗，每10次2000cGy。

（四）眶后区域的转移

眶后区域的转移常见的肿瘤是乳腺癌和肺癌，通常表现为眼球突出、复视，视力一般不受影响。脉络膜转移常与肺转移并存，最常见原发灶是乳腺癌；双侧脉络膜发生率达20%～40%，并常继发视网膜剥离出现急剧的视力障碍。

放射治疗一般采用单颞侧野4cm×4cm，野前缘在外眦外，避免照射前房、角膜及晶状体，向后5°角，可保护健侧眼，剂量一般给予肿瘤量每2～3周3000cGy。如果颅底有转移，设计野应包括眼眶和颅底，如双侧脉络膜受侵，可两侧野对穿照射。

（五）肺、肝转移

对肺、肝转移灶为单个或多个但局限于一叶内，一般情况上讲，又无明显其他远处转移征象的，可考虑以手术治疗为主的治疗，目前大多以化学治疗为主，一般不做放射治疗，只存在个别情况下可用小野照射多发转移灶中的部分病灶或照射单个病灶以缓解症状。

（房慧颖）

第四章　心脏肿瘤

第一节　心脏肿瘤的概述

  心脏肿瘤是一种相对少见的疾病，尸检病理报道发病率为 0.002%～0.03%。既往由于临床表现不典型且很难及时诊断，大部分在尸检时才被发现，近年随着心脏超声等辅助检查方法的普遍应用，临床诊断机会明显增加，治疗效果也有所改善。

  正常生理条件下，心脏对恶性组织增生具有一定抵抗性，导致原发于心脏部位的肿瘤不仅整体发病率低，而且良性居多，恶性比例低，但是邻近或远隔部位的恶性肿瘤，亦可以继发转移到心脏。据尸检统计，原发性心脏肿瘤每 2000～4000 人发生 1 例，继发性心脏肿瘤则可见于 20% 晚期癌症转移患者。心脏肿瘤主要临床表现包括：疼痛、心包积液或压塞、心脏快速增大、心脏杂音、心电图改变、房性或室性心律失常、房室传导阻滞等。如心脏外恶性肿瘤患者出现心脏方面症状与体征，需警惕肿瘤继发侵害心脏。

一、原发性心脏肿瘤的病理学分类

  根据病因及病理学特征，原发性心脏肿瘤可分为心脏黏液瘤、非黏液瘤原发性良性心脏肿瘤、原发性恶性心脏肿瘤。国内外资料显示，良性肿瘤占心脏肿瘤的 75%～90%，良性肿瘤中黏液瘤最常见，约占 50%，其次为横纹肌瘤、纤维瘤、脂肪瘤、乳头状纤维弹力瘤、畸胎瘤等；恶性肿瘤较少见，约 95% 为肉瘤，包括未分化肉瘤、横纹肌肉瘤、纤维肉瘤、血管肉瘤等，5% 为淋巴瘤。

（一）非黏液瘤原发性良性心脏肿瘤

1. 横纹肌瘤

横纹肌瘤是一种心肌细胞错构瘤，是胎儿、婴儿和儿童期最常见的心脏肿瘤。其肿瘤细胞大于邻近心肌细胞，呈圆形或多角形，细胞浆稀疏，有空泡，富含糖原，细胞核位于中央或偏心，有细丝连接胞核与胞膜，呈现典型的蜘蛛状。肿瘤通常为多发，大小几毫米至几厘米，呈分叶状，表面光滑，多局限于心壁内，累及室间隔和心室肌，也可部分突入腔内。30%～50%患者合并结节性硬化症，后者是一种常染色体显性遗传疾病，特点为广泛分布于脑、心、肾、皮肤及其他重要脏器错构瘤样组织增生。

临床表现包括：心肌梗死、心律失常、房室传导阻滞、心包积液、心室预激甚至猝死。个别患者可表现为低氧发作，需与法洛四联症相鉴别，可通过心导管造影、心电图、MRI等得到证实。因其活动度小，且具有部分或完全自然消退的特点，若体积较小不妨碍血流，可长期随访而不急于手术；若体积较大，出现心室流出道梗阻和药物难以控制的心律失常，则需手术切除。合并结节性硬化症者可在儿童期出现抽搐、精神行为发育障碍等影响预后。

2. 纤维瘤

纤维瘤主要由成纤维细胞和胶原构成。瘤体近似圆形，多为纤维化、坚实的黄白色团块，剖面呈螺环纹状，与邻近心肌边界清楚，易于剥离，但镜检下肿瘤细胞与邻近心肌细胞混合呈浸润状，伴局灶性钙化或囊性退行性变。可见于各年龄段，但多发生在儿童期，常为孤立性结节，生长缓慢，体积较大，直径通常为1～9cm，常见部位如室间隔、左室前侧壁或后壁、右室壁等。近1/3的患者可能由于累及传导系统，导致心律失常或左室流出道梗阻而发生猝死。心脏超声可清晰描绘心室壁内纤维瘤，心电图可表现出特征性的电轴左偏。已报道完全或部分切除肿瘤后可能有极好的长期存活率，但若无临床症状也可长期随访。

3. 乳头状纤维弹性瘤

乳头状纤维弹性瘤也称乳头状瘤或乳头状纤维瘤，是一种少见的良性肿瘤，常发生在>60岁老年人，没有明显的性别差异。常累及主动脉瓣和二尖瓣，其次是三尖瓣和肺动脉瓣。这些肿瘤较小，直径通常在0.5～2cm，形似海葵，常为多发的乳头分叶状，借一短蒂附着于心室内膜。因质地较脆，且表面易形成血栓，可引起脑、眼部栓塞，若使冠状动脉开口或大分支闭塞，可致心绞痛、心肌梗死甚至猝死。应用心脏超声等手段提高了对乳头状纤维弹性瘤的阳性检出率，但需注意与瓣膜赘生物相鉴别。因为有致大脑、冠状动脉栓塞的风险，即使对小的乳头状纤维弹性瘤，也推荐早期外科切除。

4. 脂肪瘤

脂肪瘤可发生在心脏各处，直径为1～15cm。心内膜下的脂肪瘤体通常较小，而心外膜下的脂肪瘤体可以很大，压迫冠状动脉引起心绞痛；心包内的脂肪瘤引起心包积液，可被误认为是心包囊肿，表现为无症状的心脏或纵隔增大；心肌内脂肪瘤有包膜，一般较小；偶见瘤体起源于二尖瓣或三尖瓣，应与二尖瓣囊肿或二尖瓣淋巴管瘤相鉴别；个别病例表现为心脏多发大小不一豆样脂肪瘤，导致全心功能损害。MRI检查可见位于心包腔的脂肪瘤低回声，而心腔内的脂肪瘤则为均质强回声。

房间隔的脂肪瘤样肥大是一种良性病变，特征为团块状脂肪聚集在房间隔上，直径为2～8cm，可膨胀进入心房腔或上腔静脉口，可能伴有临床上无法解释的室上性心律失常、传导阻滞、心包积液反复发作和猝死。本病是由于脂肪组织无包膜增生所引起，与年龄增长、肥胖有关，易被误诊为脂肪瘤。心脏超声提示房间隔增厚呈双叶片状，CT和MRI有助于组织学诊断。

5. 畸胎瘤

心脏畸胎瘤内含内胚层、中胚层及外胚层组织成分，常为多叶囊肿夹杂实质区域，囊肿由不同组织细胞覆盖，实质区域为黏液样基质伴多种不同组织。大部分畸胎瘤位于心包内、心脏基底大血管根部，少数完全在心肌内。约 2/3 心包内畸胎瘤患者为女性，可导致心脏压塞，甚至心脏移位或压迫气道。

6. 血管瘤

血管瘤占心脏良性肿瘤的 5%～10%，多见于男性，通常为累及心外膜或心包的弥散性组织增生。经常无临床症状，在尸检时被发现，也可引起心律失常或血流梗阻，冠状动脉造影时可产生特征性肿瘤潮红现象。对无症状者可长期随访，对有症状者应进行手术切除，但完整肿瘤切除通常是不现实的，心脏移植可作为治疗选择之一。

7. 房室结囊性瘤

房室结囊性瘤可能起源于间皮或内胚层，几乎总是良性。发病年龄可从新生儿到 90 岁，女性占绝大多数。虽然囊性瘤结构可超过 3cm，但除术中发现外，活体不易被诊断。患者常表现为不完全或完全性房室传导阻滞，可死于完全性房室传导阻滞或心室颤动。心电图除显示房室传导阻滞外，窄 QRS 综合波也常见，电生理检测提示希氏束近端阻滞。这些患者可维持多年的稳定期，电起搏有助于维持足够的心率，但即使诊断性电生理研究，也可能诱发心电不稳定性和猝死。因此对所有不明原因的猝死，特别是儿童和年轻人，应警惕房室结囊性瘤的可能。

8. 副神经节瘤

副神经节瘤（嗜铬细胞瘤和化学受体瘤）可在心腔内或心腔上的任何部位被发现，但多见于迷走神经分布集中的心脏基底部。通过 [131]I-间碘苄胍核素扫描，提高对纵隔区域肿瘤的检出率和定位率；MRI 检查能进一步定位心脏副神经节瘤，提供引导外科切除肿瘤的详细信息。由于这些肿瘤含有大量血管、相互粘连，很难切除，外科治疗需考虑心脏移植。

9. 其他

室间隔右侧可以是极少数先天性良性甲状腺病生长的位置，易致右心室流出道阻塞，应采取完全手术切除。

（二）原发性恶性心脏肿瘤

原发性恶性心脏肿瘤多见于儿童，可源自任何心脏组织，形态学特点包括：基底宽，形态不规则，通常无蒂；呈浸润性生长，可侵入心肌、心腔或向心外膜渗透；可对周边组织造成压迫和阻塞；经常累及多个腔室，侵袭范围较大，与正常组织分界不清，可直接毁坏瓣膜。临床症状包括突发心力衰竭；快速积聚出血性心包积液，常伴心脏压塞；阻塞心腔或心瓣膜，导致周围栓塞以及各种心律失常或传导阻滞。若有心包内渗液，可能在抽吸液中找到肿瘤细胞。

1. 血管肉瘤

血管肉瘤是最常见的心脏恶性肿瘤，多发生在右心系统，特别是右心房，男性常见，因密集的血管网可产生连续性杂音。1/4 患者部分瘤体在腔内，进展期可完全侵袭心房壁，将整个心腔填满，并侵袭邻近结构，临床表现包括瓣膜或腔静脉梗阻、特征性右心衰竭表现和有血性液体的心脏压塞。已有右心房血管肉瘤引起心脏破裂的报道。心房血管肉瘤可呈现极不一致的组织学类型，与卡波西（Kaposi）肉瘤有重叠。超声心动图、血管造影、CT 或 MRI 等有助诊断。冠状动脉造影可显示肿瘤区血管分布。虽然肿瘤切除、放疗和化疗可部分缓解或减轻症状，但因病情迅速进展和广泛转移常使外科治疗难以实施。

2. 横纹肌肉瘤

横纹肌肉瘤是第二常见的原发性心脏肉瘤，男性多发。心房、心室的发生率相当，半数患者出现至少一个瓣膜的显著性阻塞。一般预后很差，如果没有外科切除，大部分患者在确诊后第 9~12 个月死亡，完整手术切除加上辅助化疗可能延长生存。

3. 未分化肉瘤

未分化肉瘤被认为是未分化或不可分类的肉瘤，以前被称为恶性纤维组织细胞瘤，没有特殊的组织学类型。常呈分叶状，发生在左心房，固定或有蒂，直径可达 10cm，有时被误诊为黏液瘤。与血管肉瘤很早发生转移不同，其转移发生较晚，可表现为急性心力衰竭、低血压、外周水肿等。

4. 淋巴瘤

临床可见累及心脏或心包的原发性心脏淋巴瘤，也可见大多数肿瘤组织位于心脏部位的非霍奇金淋巴瘤。心脏淋巴瘤在具有正常免疫功能人群中少见，常见于免疫缺陷者，例如艾滋病患者。常表现为难以控制的心力衰竭，病情进展迅速。确诊需源于心包积液的细胞学检查或超声引导下经静脉或经胸廓活检。

二、原发性心脏肿瘤临床征象的基本特点

原发性心脏肿瘤的临床征象，取决于肿瘤所在部位和大小，而非肿瘤的病理及细胞学特征。早期常无症状，进展期可有很多非特异性症状：①阻塞血流及干扰瓣膜功能；②局部侵犯引起心律失常或心包积液；③由肿瘤碎片或周围血栓引起大脑、冠状动脉、视网膜栓塞；④全身症状，如呼吸困难、晕厥、胸痛、胸闷、憋气、发热、体重减轻等。不同部位心脏肿瘤临床征象见表 4-1。

表 4-1　不同部位心脏肿瘤临床征象

心腔内肿瘤	心包内肿瘤	心肌肿瘤
腔内阻塞	心包炎，疼痛	心律失常（室性或房性心律），心电图改变
瓣膜损伤	心包积液	胸片心脏扩大
栓塞表现：外周组织、脑、冠状动脉	心脏压塞	心脏传导阻滞
全身症状：发热、乏力、体重减轻、肌肉关节痛	缩窄性心包炎、胸片心脏扩大、心律失常（主要房性心律）	充血性心力衰竭、心绞痛、心肌梗死

（一）心腔内肿瘤

心腔内肿瘤主要累及心脏瓣膜，引起瓣膜功能失常（阻塞及反流）、栓塞和发热、不适、

关节痛等全身症状。黏液瘤多见于 30～60 岁妇女，常为孤立性病变，最多见于左心房内，附着在房间隔上；舒张期瘤体进入二尖瓣口，阻碍血流由左心房进入左心室，从而产生肿瘤扑落音，宛如开放性拍击音，而舒张期隆隆样杂音与风湿性二尖瓣狭窄杂音相似。乳头状纤维弹性瘤常因系统栓塞、冠状动脉栓塞在心脏超声检查时被发现。血管肉瘤男多于女，好发于心包和右心房，可引起流出道梗阻及充血性右心衰竭。

（二）心包内肿瘤

心包内肿瘤一般在压迫心腔时才显现症状，通常由于积液致压塞，偶可造成缩窄。原发性心包肿瘤少见，常见为畸胎瘤、纤维瘤、血管瘤、脂肪瘤以及恶性间皮瘤、肉瘤等。因肿瘤继发侵害心脏，常采取接触蔓延和直接扩散方式，故转移瘤是最常见的心包肿瘤。超声引导下心包穿刺抽液、微创心包切开术、手术引流和部分心包切除术等，常能起到较好的近中期效果。

（三）心肌肿瘤

位于心肌内的心脏肿瘤最少见，可无自觉症状，亦可引起心律失常或向心腔突出而引起梗阻。脂肪瘤是有包囊的心脏原发良性肿瘤，临床常无症状。各种肉瘤对心脏侵害甚广，并向心腔突出，蔓延进入心包腔，进展迅速。

三、继发性心脏肿瘤临床征象的特殊性

继发性心脏肿瘤（转移瘤）发病率比原发性心脏肿瘤高得多。几乎所有类型的肿瘤都可发生心脏转移，多见于 50 岁以上者，无性别差异。典型的转移瘤是通过血源播散到达心脏，其次为淋巴播散或直接侵入。支气管肺癌和乳腺癌易通过淋巴传播。纵隔肿瘤转移心脏亦主要通过纵隔淋巴管。继发性肿瘤常累及心包、心肌、心内膜、瓣膜和冠状动脉。对于一些无法解释的心脏症状，如心脏扩大、心律失常或心力衰竭，需警惕心脏转移瘤的可能。

（一）心包受累

心包积液和心脏压塞可能是恶性肿瘤累及心脏最早的表现。首先表现为胸痛，吸气时加重，伴心包摩擦音。心包内积液常常（却非总是）血性；X 线表现为进行性心脏扩大；有心脏压塞的症状和体征，出现颈静脉压增高、脉压减低以及奇脉；心电图出现 QRS 电压降低，甚至电交替；心脏超声能明确心包积液的程度和范围，观察右心房、右心室的舒张期塌陷，有无下腔静脉过度充盈、随吸气改变的心脏多普勒流速变化和吸气反应迟钝。大量心包积液和肿瘤一起包裹心脏，可导致持续的心脏压塞，甚至在心包穿刺放液术后也不缓解。外科引流术时可行心包镜检查并在可疑区域活检。

（二）心肌受累

心房扑动和心房颤动是最常见表现，可能提示对常规治疗不敏感。室性期前收缩、严重室性心律失常提示肿瘤浸润到心肌，并可出现传导紊乱和完全性房室传导阻滞。肿瘤累及心肌广泛或引起心脏淋巴系统阻塞，可致充血性心力衰竭。使用某些化疗药物也可引起心肌损

伤和心力衰竭，放疗和化疗联合应用可协同加重心肌损伤。非特异性 ST 段和 T 波改变是最主要心电图异常，提示肿瘤侵入心肌。

（三）冠状动脉受累

恶性肿瘤直接累及冠状动脉、瘤栓堵塞冠状动脉、肿瘤压迫外周冠状动脉、接受纵隔放疗患者发生冠状动脉纤维化和加速的冠状动脉粥样硬化形成，都可引起心绞痛或心肌梗死。当肿瘤侵入大块心肌或大量心包积液时，还可出现心肌梗死型心电图表现。

（四）腔内肿瘤症状

肾细胞癌、肝细胞癌和子宫平滑肌瘤等肿瘤扩散，可沿着下腔静脉进入右心房，表现为类似腔内阻塞的肿块。平滑肌肉瘤则可能原发在腔静脉（常为下腔静脉），直接扩散进入心腔。腔内的转移灶或扩展的心肌肿瘤，可进行性影响心功能或导致瓣膜阻塞，有时伴不明原因的发热。腔内肿块引起的右心房和三尖瓣阻塞，极像肿瘤侵入。

此外，临床可能遇到一些有关继发性心脏肿瘤的特殊问题。

1. 白血病

大多数急性白血病患者，尸检发现有心脏浸润，大多伴有心包受累。慢性淋巴细胞白血病，可引起心肌浸润以及二尖瓣功能不全、充血性心力衰竭。心脏破裂可以是急性髓细胞性白血病的早期表现。白血病可致大量心包积液（常为血性）和心脏压塞，必要时给予心包穿刺放液、化疗等处理，对反复心脏压塞患者应予心包腔减压。急性白血病可并发感染性心内膜炎，且常为真菌性感染，若累及瓣膜需进行瓣膜置换术。

2. 恶性淋巴瘤

霍奇金淋巴瘤和非霍奇金淋巴瘤均可发生心脏或心包转移，通过淋巴、血源性播散和胸内直接扩散，首先累及心包脏层，心脏受累可直接引起死亡。

3. 艾滋病相关性肿瘤

Kaposi 肉瘤累及心脏可能是原发的，也可能是大范围扩散过程的一部分。一般经心包脏层，进而累及心肌。有致命性心脏压塞报道，但临床心功能不全少见。恶性淋巴瘤在艾滋病和其他免疫抑制者中发生率较高，可弥散性浸润或局部结节累及心脏各层。约 50% 患者可能无症状。超声心动图能显示心包积液、肿块大小及位置和室壁运动异常。经静脉活检有助诊断。

4. 类癌性心脏病

肿瘤产生的类癌综合征大多数来源于胃肠道，也可来源于支气管、胆管、胰腺和睾丸。这些类癌含有高浓度 5-羟色胺（5-HT）和 5-羟吲哚乙酸（5-HIAA），进入血液循环可引起全身效应，表现为皮肤发红、肠蠕动活跃、支气管收缩、水肿和心脏损害。类癌性心脏病，一般在出现心脏杂音和右心衰竭体征，特别是颈静脉压升高伴吸气增高 V 波（三尖瓣反流的特征）时才能被临床认识。心脏超声显示右心室容量过度负荷，右侧心瓣膜异常，三尖瓣典型性增厚且固定在半开放位置，三尖瓣显著狭窄时可能出现三尖瓣穿窿；半数患者可见肺动脉瓣异常，反流比狭窄多见；偶见左侧心瓣膜受累，二尖瓣多于主动脉瓣。

类癌性心脏病的诊断，有赖于类癌综合征的全身性反应以及临床识别出特征性的右心衰竭表现。尿中排泄 5-HIAA 显著升高，色氨酸大量转移到这一代谢途径，可导致严重的低蛋白血症和烟酰胺缺乏（糙皮病）。某些类癌综合征的表现，可能被 α-肾上腺素能阻滞剂、血清胺阻断药、生长抑素类似物等阻断。对类癌性心脏病，出现血流动力学症状时，建议行三尖瓣置换和肺动脉瓣切开术，必要时行右室流出道扩大术。

（韩　娜）

第二节　心脏肿瘤的诊断

一、心脏肿瘤的影像学诊断方法

心脏肿瘤临床表现多样，包括胸痛、晕厥、充血性心力衰竭、瓣膜狭窄或关闭不全、心律失常、传导障碍、心内分流、缩窄性心包炎、血性心包积液或心脏压塞等，容易与心脏其他疾病相混淆，诊断较为困难。因为心电图和 X 线表现特异性不强，目前心脏肿瘤的辅助检查通常依赖心脏超声、计算机断层扫描（CT）、磁共振成像（MRI）等影像学方法。在考虑外科治疗前，必须结合临床表现和影像学诊断，以明确肿瘤性质、部位、大小、数目及其对血流动力学的影响。

心脏超声作为一种无创性检查，为胎儿、婴幼儿和老年体弱患者提供了一个安全、有效的诊断方法。不仅对肿瘤形态、位置、范围、特征（单个或多个，心肌内或心腔内，实质或囊性）等有准确的描述，还可对肿瘤造成的血流梗阻程度和心功能状况做出评估。经胸心脏超声（TTE）和经食管心脏超声（TEE）诊断敏感率分别为 93.3% 和 96.8%。TTE 能够评估肿瘤的大小、形态、附着点和活动度，术中 TEE 可以进一步确定肿瘤的解剖位置，尤其累及心房或大静脉时，并帮助评价瓣膜的狭窄及关闭不全程度，指导静脉插管位置。对那些不能切除和需要化疗前进行组织学分析的患者，TEE 引导下可以对右侧心腔肿瘤进行活检，帮助明确诊断。

无创性 CT 和 MRI 检查是对心脏超声的有效补充，对于巨大肿瘤、界限不清以及侵及多个心腔的肿瘤，能够在术前提供更详细的解剖资料。MRI 具有软组织对比度好、视野宽广等特点，结合造影增强显像可以进一步区别肿瘤组织和正常心肌，并利用序列显像观察肿瘤的移动和对血流的影响，对肿瘤进行组织学分析，在诊断及评价原发和继发性心脏肿瘤时价值突出。CT 空间分辨力优于 MRI，且检查时间短，可通过了解脂肪含量及钙化等诊断肿瘤类型。

此外，心导管造影能了解冠状动脉是否受肿瘤压迫和是否合并其他心脏畸形，且可联合心导管活检术作出组织学诊断，缺点是有一定创伤性和费用较高；心包穿刺放液术不仅迅速缓解心脏压塞症状，而且有助于细胞学诊断；正电子发射型计算机断层显像（PET）对确定继发性心脏肿瘤的转移范围有很大意义；放射性核素骨扫描对判断肿瘤性质及有无远处骨转移有参考价值。

二、鉴别诊断

原发性的心脏肿瘤应该与栓塞现象、瓣膜疾病、心力衰竭和心律失常鉴别。在某种程度上，感染性心内膜炎与心脏肿瘤几乎无法辨别，特别是黏液瘤表现为全身性症状时。其他考虑的诊断包括心房或心室栓塞、内分泌紊乱（特别是甲状腺疾病）、风湿性疾病（如红斑狼疮和系统性血管炎）。

（一）栓塞

肿瘤破裂或其表面栓塞形成是常见的临床事件。黏液瘤因其易碎和长在腔内的特性成为栓塞的最主要来源。许多小栓塞的临床表现可类似于小血管炎或心内膜炎。大的栓塞可以引起卒中、内脏器官梗死以及外周缺血。肿瘤栓子应该与其他栓塞鉴别。因此，病理科医师应该仔细检查病理切片。

（二）阻塞

心脏肿瘤引起的瓣膜阻塞产生的症状类似于瓣膜性心脏病。由于心房的肿瘤更常见，房室瓣膜阻塞类似于二尖瓣和三尖瓣狭窄。心房肿瘤的常见症状为阵发性症状的出现且特异性的发生在特别的体位并与临床表现不相称。瓣膜病却无此表现。

（三）心律失常

心脏肿瘤，尤其是壁内肿瘤可引起各类心律失常。具体性质视肿瘤位置而有所不同。位于心房或附着于心房的肿瘤，如黏液瘤、肉瘤可产生各种室上性心律失常。位于房室结的肿瘤，如血管瘤、间皮瘤可能会引起房室传导阻滞。位于心室肌的肿瘤，如横纹肌瘤、纤维瘤可引起室性心律失常。心脏猝死是一个危险，但这种表现在心脏肿瘤患者中不多见。

三、心脏肿瘤的病因学探讨

心脏肿瘤相对罕见，发病机制不尽相同，相关研究有限。实验发现，许多心脏肉瘤表现出基因重组易位，可产生新型嵌合基因，编码多种融合蛋白质。因此，一些新的分子生物学治疗手段，如反义寡核苷酸技术、病毒载体基因治疗、小分子融合蛋白阻断剂以及针对心脏肉瘤的抗血管生成治疗等正在研究中，有望提供新的治疗手段。

乳头状纤维弹性瘤是第二大心脏良性肿瘤，好发于瓣膜心内膜面，周围覆以内皮细胞和疏松结缔组织。目前普遍认为它可能来源于巨大兰伯氏赘生物、错构瘤、血栓或者由于心内膜感染或手术创伤而形成的炎症病灶。基于在这些患者瘤体中发现大量活跃的树突状细胞和巨细胞病毒，有学者认为，该肿瘤形成可能类似一种慢性病毒性心内膜炎过程。学者通过对12例乳头状纤维弹性瘤病例分析后，提出胸部放疗和开放式心脏手术可能是促进该肿瘤病理生理进展的潜在因素。近年通过对纤维蛋白、透明质酸、弹性纤维组织化学分析发现，该肿瘤发生还可能与组织血栓形成有关。

脂肪瘤是另一种相对常见的心脏良性肿瘤，由成熟的脂肪细胞组成，起源于心外膜，而后逐渐形成心包的一部分。

心脏横纹肌肉瘤是一种起源于间叶细胞的恶性软组织肉瘤，早期即表现出典型的恶性病理特点和转移行为。

（韩　娜）

第三节　心脏肿瘤的治疗及预后

随着心脏外科的进步，几乎所有原发性心脏肿瘤可得到有效治疗，预后亦较以往明显改善（表 4-2）。

表 4-2　心脏肿瘤分类

肿瘤分类	例数/例	百分比	男：女	部位	手术方式	预后
良性肿瘤	96	94.1%				
黏液瘤	88	86.3%	35：53	左心房（83 例） 右心房（2 例） 右心室（3 例）	完全切除	早期死亡 1 例
平滑肌瘤	3	2.9%	0：3	下腔静脉至右心房	完全切除 2 例，部分切除 1 例	无复发
纤维瘤	1	1.0%	1：0	右心房	完全切除	无复发
脂肪瘤	2	2.0%	2：0	心包	完全切除	无复发
畸胎瘤	1	1.0%	1：0	心包	完全切除	无复发
血管瘤	1	1.0%	1：0	心包	完全切除	无复发
恶性肿瘤	6	5.9%				
血管肉瘤	2	2.0%	2：0	上腔静脉、右心房及房间隔（1例）右心房及右心室（1例）	完全切除 1 例，部分切除 1 例	早期症状复发，死亡 2 例
横纹肌肉瘤	2	2.0%	2：0	右心室	部分切除	早期症状复发，死亡 2 例
恶性间皮瘤	2	2.0%	1：1	肺动脉	部分切除	1 例症状复发，1 例症状缓解

一、手术原则

良性肿瘤以及无转移征象、可切除的原发性恶性心脏肿瘤，均有明确的手术指征；对于无法完全切除的肿瘤，若合并明显症状，可以进行姑息性切除；对于有明显栓塞可能或堵塞瓣膜开口的患者，需要急诊手术。术前应考虑：①肿瘤位置和心脏传导系统、瓣膜及冠状动脉的关系；②数量及分布情况对心脏功能的影响；③病理性质与周边组织的界面情况。除心包肿瘤外，均需体外循环辅助。对单个、体积不大、与周边正常心肌组织有分界面，与传导系统、瓣膜结构没有关联者，应全部摘除，体积太大则考虑部分切除；对多个且分散，估计切除后对心功能影响较大者，考虑选择性部分切除；肿瘤巨大或广泛累及心肌，症状明显，心功能极差者，可考虑心脏移植。心房肿瘤一般经心房切口，右心室肿瘤经三尖瓣或右心室及肺动脉切口，左心室肿瘤经主动脉、二尖瓣或左心室切口，注意手术径路对心功能影响。

二、手术治疗

对于良性及局部化的肿瘤，外科原则是完整地切除肿瘤组织，并包含足够多的边缘组织（尤其侧面及深部）。对周围组织有广泛侵入的原发及继发性肿瘤，应尽可能切除，若无法完全切除且进展很快者，可以进行姑息性切除。对于病程短、进展快、术前难以确诊的心脏恶性肿瘤，手术目的在于消除肿瘤相关临床症状、防止栓塞和提取肿瘤组织做病理检查。婴幼儿横纹肌瘤有自发消退可能，一般不需外科手术，如果必须手术，应在保留周围组织前提下切除肿瘤。心室纤维瘤是进展很快且需要完整切除的肿瘤，如果瘤体巨大则考虑心脏移植。

心脏黏液瘤和非黏液性良性肿瘤均在全麻、低温、体外循环灌注冷心脏停搏液下进行手术。上、下腔静脉或股静脉插管引流，常规胸骨正中切口，主动脉插灌注管，切开右心房或右心室摘除右心房、右心室肿瘤；切开右心房及房间隔摘除左心房肿瘤；经二尖瓣口、左心室尖或升主动脉切口摘除左心室肿瘤。手术中应尽量避免肿瘤组织破碎及脱落，以免产生瘤栓。为防止原位复发，将有瘤蒂者蒂周围 1cm 宽的心内膜或心肌切除。房间隔组织切除后，缺损较大者应用自体心包片或补片修复。如果瘤蒂与房室瓣邻近，必须切除一部分瓣叶，而瓣膜成形不满意时则做瓣膜置换术。切除附着在左心房顶或侧壁的肿瘤，要防止切穿房壁，必要时心包补片修补。术中还需注意体外循环机回收血不宜再回输。

恶性肿瘤手术较复杂，一般在全麻体外循环下行肿瘤切除或大部分切除术，肿瘤广泛浸润转移者仅行活检术；肿瘤若侵及三尖瓣尽可能完整切除，同期行三尖瓣成形术或置换术；若侵犯肺动脉瓣，应用同种肺动脉瓣管道行肺动脉根部置换术。对于一些显露不好、复杂的心脏肿瘤，有学者提出应用自体心脏移植方法，将心脏取出来，仔细切除肿瘤和修复心脏后，将心脏重新移植入原位，但现阶段对于恶性肿瘤心脏移植的手术效果仍存在争议。

三、放疗及化疗

只有对完整切除或低度恶性的心脏肿瘤，放疗及化疗才能有助提高心脏肿瘤疗效。心脏是对放射线很敏感的器官，可耐受剂量 20～40Gy，超过此剂量则增加心包、心肌和瓣膜损伤的危险性。对于那些不能完全切除的心脏恶性肿瘤，可采用放疗做姑息性治疗，但对改善症状和提高患者生存率效果有限，故放疗应慎重，剂量也需严格要求。全身性化疗，可从心包内给予氟尿嘧啶、放射性金（氮芥）和四环素等，适用于恶性心包积液患者。

四、预后

心脏良性肿瘤只要能够完整切除，预后良好。原发性心脏肉瘤复发率较高，仅在早期诊断且无转移时，手术切除有一定效果。心脏恶性肿瘤的外科治疗仅仅是姑息性手术，国外文献报道肉瘤病例平均生存时间在 3～12 个月，与国内某心血管病医院统计恶性肿瘤治疗结果相近。对心脏淋巴瘤积极进行治疗，患者可以生存 5 年，但如果不进行治疗，生存期不足 1 个月。血管肉瘤预后也很差，即使手术和放、化疗，也仅能生存 6～9 个月。恶性肿瘤无转移患者尽早实施心脏移植可能产生较好效果。

（韩　娜）

第五章 胃癌及胃肠道间质瘤

第一节　胃癌

胃癌是指原发于胃的上皮源性恶性肿瘤。我国是胃癌的发病大国，胃癌发病率和病死率均排第三位，全年新发胃癌病例占全球40％左右。在全国，早期胃癌占比很低，仅约20％，虽然近年来随着胃镜检查的普及，早期胃癌所占比例有逐年增加的趋势，但各地差异仍较大。由于进展期胃癌在我国居多，因此胃癌的总体5年生存率不足50％。胃癌治疗的总体策略是以外科为主的综合治疗。

一、流行病学特征及病因

（一）流行病学特征

胃癌是世界上，也是我国最常见的恶性肿瘤之一。据报道，在世界范围内胃癌在所有恶性肿瘤中发病率居第5位，病死率居第4位。

（二）病因

1. 饮食因素

膳食在胃癌发生过程中扮演着重要角色，盐腌、烟熏食品被认为是胃癌发病的危险因素。高盐食物可破坏胃黏膜完整性，表现为黏膜变性坏死及糜烂灶形成，长期高盐饮食可使胃黏膜上皮呈现不同程度的异型增生，乃至癌变。烟熏食物中含有3，4-苯并芘，具有很强的致癌作用。新鲜蔬菜、水果则具有保护作用，蔬菜、水果中含有大量重要的维生素及香豆素类、黄酮类、异黄酮类等复合物，其具体抗癌机制并不十分明确。

2.环境因素

从对日本移民的研究中发现，夏威夷的日本移民第 1 代胃癌发病率与日本本土居民相似，第 2 代即有明显下降，而至第 3 代已接近当地的胃癌发病率，提示环境因素与胃癌发病有关。

3.微生物因素

（1）幽门螺杆菌：流行病学调查表明，胃癌发病率与当地胃幽门螺杆菌（Hp）感染率呈正相关。目前认为 Hp 感染是胃癌的致病因素，在胃癌发病过程中发挥重要作用。Meta 分析显示，Hp 感染患者发生胃癌的比数比 OR 值为 1.92。研究发现感染 Hp 可使胃黏膜产生急性、慢性炎症，黏膜上皮损伤，细胞增殖增加；又可使胃液中氨浓度增高，中和胃酸，便于细菌生长，并促使硝酸盐降解为亚硝酸盐及亚硝胺而致癌。因此，Hp 感染可能协同导致胃癌。

（2）其他微生物因素：研究证实真菌所产生的毒素是强烈的致癌物，也与胃癌的发生有关。我国胃癌高发区居民常食霉变食物，在胃液中可检出杂色曲菌、黄色曲菌等真菌。此外，真菌本身也可合成亚硝胺，从而起到间接致癌作用。

（3）遗传因素：A 型血者胃癌发病率比其他血型人群高，也有研究发现胃癌发病有家族聚集倾向，这均提示胃癌发病可能与遗传因素相关。

（4）肥胖：是贲门癌的一项重要危险因素，肥胖能加剧胃食管反流，导致巴雷特（Barrett）食管——一种胃食管连接处的癌前病变。

（5）基因改变：胃癌发生和发展是多阶段、多步骤的过程，出现了一系列基因改变，包括原癌基因激活、抑癌基因失活、细胞间黏附减弱、新生血管形成以及微卫星不稳定性等。

（三）癌前状态和癌前病变

1.癌前状态

（1）胃溃疡：胃溃疡虽可癌变，但恶变率不高。溃疡周围的黏膜上皮在反复炎性刺激和修复过程中，再生上皮易受致癌因素的作用而发生恶变。

（2）胃息肉：多发性息肉的癌变率高于单发性息肉，腺瘤性息肉高于增生性息肉。息肉直径大于 2cm、基底范围大、无蒂者，易于癌变，应积极予以手术切除。

（3）慢性萎缩性胃炎：与胃癌发生密切相关。由于壁细胞萎缩而致胃酸分泌量减少，患者常有胃溃疡、胃酸低下或缺乏胃内亚硝胺类化合物的合成，增加了胃内致癌物的浓度。慢性萎缩性胃炎的患者胃排空时间延长，增加了胃黏膜与致癌物的接触时间。

（4）残胃：常见于胃大部切除胃空肠吻合术后残胃黏膜发生慢性炎性病变，术后 5～10 年有残胃癌发生的可能，但以术后 20～25 年发生者最多。

2.癌前病变

（1）胃黏膜不典型增生：大部分良性、慢性胃病患者的胃黏膜上皮可以产生异型性增生，是主要的癌前病变，分轻、中、重三级，重度异型性增生易与分化较高的早期癌混淆。有 75%～80%重度异型性增生者可能发展成胃癌。

（2）肠上皮化生：好发于胃窦部，并可逐渐向移行带及体部小弯侧扩展。分为完全性肠上皮化生（Ⅰ型）和不完全性肠上皮化生（Ⅱ型）两种类型。完全性肠上皮化生胃黏膜变成几乎与小肠上皮一样的形态；不完全性肠上皮化生即杯状细胞间有分泌黏液的柱状细胞，但缺乏吸收细胞。有研究显示肠上皮化生发生胃癌的危险度为 6.4。

二、病理分期

（一）胃癌的大体分型

1. 早期胃癌推荐巴黎分型

（1）隆起型：又可分为有蒂隆起型和无蒂隆起型。

（2）浅表型：又可分为表浅隆起型、表浅平坦型和表浅凹陷型。同时具有表浅隆起和表浅凹陷的病灶根据表浅隆起/表浅凹陷的比例分为表浅凹陷＋表浅隆起型和表浅隆起＋表浅凹陷型。

（3）凹陷（溃疡）型：凹陷和表浅凹陷结合的病灶，根据凹陷/表浅凹陷的比例分为表浅凹陷＋凹陷型和凹陷＋表浅凹陷型。

2. 进展期胃癌

进展期胃癌是指肿瘤浸润超过黏膜下层，并可进一步浸润至浆膜层，此时肿瘤可发生直接浸润性扩散，且多伴有淋巴、腹膜和（或）血行转移，故也称中、晚期胃癌。进展期胃癌的分期主要根据肿瘤在黏膜面的形态和胃壁内浸润方式确定。

（1）Borrmann Ⅰ型（结节蕈伞型/结节隆起型）：肿瘤主要向腔内生长，隆起呈结节、息肉状，表面可有溃疡，溃疡较浅，切面界限较清楚。该型病变局限，浸润倾向不大，转移发生较晚。

（2）Borrmann Ⅱ型（局限溃疡型）：溃疡较深，边缘隆起，肿瘤较局限，周围浸润不明显。

（3）Borrmann Ⅲ型（浸润溃疡型）：溃疡基底较大，边缘呈坡状，周围及深部浸润明显，切面界限不清。

（4）Borrmann Ⅳ型（弥漫浸润型）：肿瘤组织在胃壁内呈弥漫浸润性生长，主要是在黏膜下层、肌层及浆膜下浸润。临床上常称之为"革囊胃"或"皮革胃"。

（二）组织学分型

胃癌分为腺癌、乳头状腺癌、管状腺癌、黏液腺癌、低黏附性癌（包括印戒细胞癌及其他变异型）、混合性腺癌、腺鳞癌、髓样癌、肝样腺癌、鳞状细胞癌、未分化癌、小细胞癌等。

不同的组织学类型具有不同的生物学表现，其与肿瘤的预后、发病年龄、转移方式有密切的关系，在肿瘤诊治中具有重要意义。

（三）胃癌的浸润和转移

1. 直接浸润

直接浸润是指肿瘤细胞沿组织间隙向四周扩散。其向上可浸润至食管下段，向下可浸润至幽门下、十二指肠上段；向外可浸出浆膜，继而侵犯邻近器官，如肝、胆、胰、脾、横结肠、肠系膜、腹膜等，是肿瘤切除困难和切除不能的主要原因。

2. 淋巴道转移

文献报道早期胃癌淋巴转移率为 3.3%～33%，进展期胃癌的淋巴转移率为 56%～77%。胃癌的远处淋巴转移有沿胸导管的锁骨上淋巴转移和少数左腋下淋巴转移，以及沿圆韧带淋巴管的脐部转移。

3. 血道转移

胃癌最常见的血道转移部位是肝，主要通过门静脉转移，其次是肺，少数可转移到胰腺、骨、脑等部位。

4. 腹腔种植转移

腹腔种植转移是指胃癌细胞浸润浆膜后脱落至腹膜腔，形成种植性转移。种植性病灶可以分布在腹腔的任何器官表面。腹膜转移在临床上体检时可发现腹壁增厚、变韧、紧张度增加，盆底的种植转移可通过肛指检查发现盆底的种植结节。

（四）分期

胃癌的分期是胃癌诊治计划设计的重要基础。2016 年 10 月，UICC 及 AJCC 颁布了第 8 版胃癌 TNM 分期系统，分期如下。

T 分期

T_x：原发肿瘤无法评估。

T_0：无原发肿瘤证据。

T_{is}：原位癌，上皮内肿瘤，未侵犯黏膜固有层，高度不典型增生。

T_1：肿瘤侵犯固有层、黏膜层或黏膜下层。

T_{1a}：肿瘤侵犯黏膜固有层或黏膜肌层。

T_{1b}：肿瘤侵犯黏膜下层。

T_2：肿瘤侵犯固有肌层[1]。

T_3：肿瘤穿透浆膜下结缔组织，而尚未侵犯脏腹膜或邻近结构[2][3]。

T_4：肿瘤侵犯浆膜层（脏腹膜）或邻近结构[2][3]。

T_{4a}：肿瘤穿透浆膜层（脏腹膜）。

T_{4b}：肿瘤侵犯邻近组织结构。

N 分期

N_x：区域淋巴结无法评估。

N_0：区域淋巴无转移。

N_1：区域淋巴转移 1～2 个。

N_2：区域淋巴转移 3～6 个。

N_3：区域淋巴转移 7 个及以上。

N_{3a}：区域淋巴转移 7～15 个。

N_{3b}：区域淋巴转移 16 个及以上。

M 分期

M_0：无远处转移。

M_1：存在远处转移。

（远处转移包括腹腔种植、腹腔细胞学检测阳性及非持续性延伸的大网膜肿瘤）

注：① 肿瘤可以穿透固有肌层达胃肠韧带、肝胃韧带或大小网膜，但没有穿透覆盖这些结构的脏层腹膜。在这种情况下，原发肿瘤的分期为 T_3。如果穿透覆盖胃韧带或网膜的脏层腹膜，则应被分为 T_4 期。

② 胃的邻近结构包括脾、横结肠、肝脏、膈肌、胰腺、腹壁肾上腺、肾脏、小肠以及后腹膜。

③ 经胃壁内扩展至十二指肠或食管的肿瘤不考虑为侵犯邻近结构，而是应用任何这些部位的最大浸润深度进行分期。

三、临床表现

（一）症状

1.早期胃癌

患者常无特异症状，随着病情进展变化可出现类似胃炎、胃溃疡的症状，主要有：①上腹部饱胀不适或隐痛，以饭后为重；②食欲减退、嗳气、反酸、恶心、呕吐、黑便等。

2.进展期胃癌

除上腹部饱胀、隐痛、食欲减退、嗳气、反酸等症状外，常出现：①体重减轻、贫血、乏力。②胃部疼痛，如疼痛持续加剧且向腰背部放射，则提示可能存在胰腺和腹腔神经丛受侵。胃癌一旦穿孔，可出现剧烈腹痛的胃穿孔症状。③恶心、呕吐，常为肿瘤引起梗阻或胃肠功能紊乱所致。贲门部癌可出现进行性加重的吞咽困难及反流症状，胃窦部癌若引起幽门梗阻则导致大量呕吐宿食。④出血和黑便，肿瘤侵犯血管，可引起消化道出血。小量出血时仅有大便潜血阳性，出血量大时可变为呕血及黑便。⑤其他症状，如腹泻（因胃酸缺乏、胃排空加快）、转移灶症状等。

3.晚期胃癌

患者可出现严重消瘦、贫血、水肿、发热、黄疸和恶病质。

（二）体征

一般胃癌尤其是早期胃癌，常无明显体征，进展期乃至晚期胃癌患者可出现下列体征：①上腹部深压痛，有时伴有轻度肌抵抗感，常是体检可获得的唯一体征；②上腹部肿块，位于幽门窦或胃体的进展期胃癌，有时可扪及上腹部肿块；女性患者下腹部扪及肿块时，应考虑 Krukenberg 瘤可能；③胃肠梗阻，幽门梗阻时可有胃型及震水音，小肠或系膜转移使肠腔狭窄可导致部分或完全性肠梗阻；④腹水征，有腹膜转移时可出现血性腹水；⑤锁骨上淋巴结肿大；⑥直肠前窝肿物；⑦脐部肿块。其中，锁骨上淋巴结肿大、腹水征、下腹部盆腔包块、脐部肿物、直肠前窝种植结节及肠梗阻表现，均为提示胃癌晚期的重要体征。

四、诊断

（一）病史

胃癌早期诊断困难，因此仅占胃癌住院患者的 20% 左右。当出现以下表现时，须警惕胃癌诊断的可能。

（1）原因不明的上腹部饱胀不适或隐痛。

（2）原因不明的食欲减退、嗳气、反酸等。

（3）原因不明的呕吐、黑便或大便隐血阳性。

（4）有长期胃病史，近期症状加重或既往无胃病史，短期出现胃部症状。

（5）有胃溃疡、息肉、萎缩性胃炎者，应有计划地随访。多年胃良性疾病做胃大部切除、近期出现消化道症状者。

（二）诊断标准及内容

1.定性诊断

采用胃镜检查进行病变部位活检及病理检查等方法，明确是否为肿瘤、肿瘤的分化程度以及特殊分子表达情况等与胃癌自身性质和生物行学特点密切相关的属性与特征。

2.分期诊断

胃癌的严重程度可集中体现在是否存在局部浸润深度、淋巴转移程度以及远处转移3个方面。

（三）影像学检查

1.X线气钡双重对比造影

X线检查是胃癌主要的检查方法，具有无创、价廉、高效的特点，可以获得80％的诊断准确率，但对早期胃癌的诊断率较低，当数字胃肠X线检查与低张双重造影相结合时，则可以检出大多数早期胃癌病灶。

2.CT检查

CT检查是一种常用的胃癌检查方法，是胃癌临床分期的首选手段，我国多层螺旋CT广泛普及，推荐胸、腹、盆腔联合大范围扫描。不推荐CT作为胃癌初诊的首选诊断方法，但在胃癌临床分期诊断中推荐CT为首选影像方法。

3.MRI

推荐对CT对比剂过敏者或其他影像学检查怀疑转移者使用，尤其适用于临床疑有胃癌伴肝转移者。

4.PET-CT

PET-CT可用于辅助胃癌的术前分期，但由于对分化差的胃癌敏感性不高以及检查费用较高等原因不做常规推荐。

5.肿瘤标志物

常规推荐CA72-4、CEA和CA199。CA125对于腹膜转移、甲胎蛋白（AFP）对于特殊病例类型的胃癌具有一定的诊断和预后价值。

6.胃镜

胃镜检查是确诊胃癌的必要检查手段（重要检查方式），可确定肿瘤位置，获得组织标本以行病理检查。

7.超声内镜（EUS）

EUS被认为是胃肠道肿瘤局部分期最精确的方法，可动态观察肿瘤与邻近脏器的关系，推荐在医疗水平较高的医院或中心开展。

(四) 细胞和病理学检查

1. 脱落细胞学检查

胃脱落细胞学检查是一种简单、有效的定性检查方法。由于脱落细胞学检查有一定的漏诊、误诊率，在临床上多以病理活检确诊。

2. 胃黏膜活组织检查

胃黏膜的活检主要通过胃镜检查进行。胃组织活检的诊断正确率较高，误诊主要由于没活检到肿瘤组织或胃活检所取组织较小、较浅表，无法鉴别诊断。

五、鉴别诊断

尽管胃癌的症状无特异性，但只要及时使用胃镜检查，诊断多不困难。无痛胃镜的广泛应用，使胃镜更容易被接受，因其他原因就诊的患者被胃镜偶然发现的也非个别现象。真正需要与胃癌鉴别诊断的，都是一些特别的临床情况。

(一) 高级别上皮内瘤变

高级别上皮内瘤变有可能是癌前病变，但更可能是癌，甚至是浸润癌或已有远处转移。有学者认为，胃镜活检病理诊断高级别上皮内瘤变时 90% 已是浸润癌，此时需要再次活检，不遵医嘱的患者至少要行 X 线钡餐检查。

(二) 食管失弛缓症

食道失弛缓症常表现为进食哽噎，X 线钡餐可见食管下段狭窄但管壁光滑，钡剂通过贲门受阻呈鸟嘴征，近端食管管腔扩张，一般不会误诊。但如果食管失弛缓症与胃癌同时存在，有可能被漏诊。

(三) 胃巨大黏膜皱襞症

胃巨大黏膜皱襞症定义为：内镜下胃黏膜皱襞显著增宽、迂曲，其间凹沟加深，皱襞可呈结节样或息肉样隆起，注气后不能变平；标准钡餐检查见胃黏膜皱襞粗大、迂曲，其宽度在胃体部小弯侧及胃窦部>5mm，在大弯侧>10mm，胃小沟增宽、增深且>1mm。良性胃巨大黏膜皱襞症多见于慢性胃炎、巨大胃黏膜肥厚症及自身免疫性疾病胃的局部表现等。胃癌尤其是皮革胃也可以表现为胃黏膜皱襞肥大、粗糙，但同时可有不规则浅溃疡、胃壁僵硬、蠕动消失、胃腔缩小明显等表现。需要注意鉴别，尤其是胃镜活检病理阴性时。

(四) 胃恶性淋巴瘤及胃肠间质瘤

误诊主要发生在未取到病理组织、取材不佳、身体条件不允许胃镜检查或肿瘤分化差病理类型难定时。

(五) 肝型胃癌

可以表现为明显 AFP 升高，如患者无消化道症状易忽视胃镜检查，此时如果有肝脏占位，很容易被认为是原发性肝癌。如果无肝脏占位，又很容易被引导到各部位生殖细胞肿瘤的检查上。

（六）其他

巨大的腹腔肿瘤如果介于肝和胃胰之间，准确定位有困难，病理活检有可能失败或有病理但类型难定，都应考虑胃镜等检查以排除胃的恶性肿瘤。

六、治疗

（一）手术治疗

早期胃癌的淋巴结转移率低，当病灶局限于黏膜内时内镜治疗也可取得理想的效果。内镜黏膜切除术（EMR）的适应证包括：分化中等或良好的腺癌和（或）乳头状腺癌，病灶局限于黏膜内，凹陷型病灶直径≤1cm或隆起型病灶直径≤2cm，无淋巴脉管侵犯。后有学者建议将EMR适应证扩大为：肿瘤组织分化良好或中等，病灶直径≤30mm，无溃疡，并且无淋巴脉管和黏膜下浸润证据。

但EMR对＞2cm的病灶有时难以整块切除，影响了病理诊断的准确率和治疗效果。内镜黏膜下剥离术（ESD）是在EMR基础上发展而来的一种技术，在侵犯黏膜层和部分侵犯黏膜下层的早期胃癌中应用逐渐增多，可以将较大病灶整块切除，其适应证包括：①任何大小的分化型黏膜内癌且无溃疡形成者；②分化型黏膜内癌如伴溃疡形成，则病变直径应＜3cm；③病变直径＜2cm且无溃疡形成的未分化型黏膜内癌；④直径＜3cm、无溃疡形成、无脉管浸润的分化型黏膜下微小癌。ESD最大的优点在于提高了术后病理诊断的准确率，从而保证了早期胃癌内镜治疗的安全性和疗效，但是对操作技术及设备要求高，同时由于创面大，包括穿孔、瘢痕狭窄在内的并发症风险也显著提高，目前推荐在有经验的医疗中心开展探索。

传统的根治性手术仍是治疗胃癌的主要手段，应彻底切除原发灶并清除区域转移淋巴结。根据日本胃癌指南，对于病灶位于贲门、胃底和胃体上部者可选择近端胃大部切除术；对于胃窦癌和部分早期局限性胃体癌可行远端胃大部切除术，其疗效与全胃切除术疗效相当，但并发症显著减少；凡肿瘤浸润范围达两个分区、皮革胃或有胃周围远隔淋巴结转移者，如贲门癌幽门上淋巴结转移、胃窦癌贲门旁淋巴结转移，需要全胃切除。胃癌的淋巴结清扫范围也与病期早晚及原发灶的部位有关，早期胃癌原则上行 D_1 根治术，但如病灶直径 ＞2cm且临床疑有淋巴结转移时应改行 D_2 根治术；进展期胃癌都应行 D_2 根治术。但西方国家学者对进展期胃癌是否应行 D_2 根治术有不同观点，DGCG研究认为 D_2 根治术相比于 D_1 根治术并不能提高5年生存率，且手术并发症和围手术期病死率都明显升高；日本学者认为上述差异可能与手术医师的经验有关；随后意大利的IGCSG研究也得出了和日本既往研究相似的结果，即 D_2 根治术安全且可提高进展期胃癌患者5年生存率。至于进一步扩大淋巴结清扫范围，即 D_3 根治术是否能带来生存获益尚不明确，需要更深入的临床研究。根治性手术禁忌证为：局部浸润广泛，无法完整切除；已有远处转移的确切证据；存在心、肺、肝、肾等重要脏器功能明显缺陷，严重的低蛋白血症、贫血、营养不良等情况，无法耐受手术者。

姑息性手术以解除症状、提高生活质量为目的，适用于有远处转移或肿瘤侵犯重要脏器无法切除而同时合并出血、穿孔、梗阻等情况者。胃癌的肝转移灶局限于 1 个肝叶内、无远处淋巴结转移和其他脏器转移、无腹膜种植，胃癌原发灶可行根治性切除时，对于全身情况良好能耐受手术者，可选择根治性胃切除联合肝切除术。

（二）放疗

1. 治疗原则

（1）可切除胃癌的新辅助治疗：对临床诊断为 $cT_{3\sim4a}N+M_0$，cⅢ期的食管胃结合部腺癌，推荐行术前放疗或术前同步放化疗，放化疗后 6～10 周手术。

对 $cT_{4b}NanyM_0$，cⅣA 期但无不可切除因素的胃癌或新辅助治疗后疾病进展或新辅助治疗后仍无法达到 R_0 切除者，应进行 MDT 讨论后决定后续治疗方案，其中可考虑进行术前放疗或同步放化疗。

放疗剂量：CTV（45～50.4）Gy/（25～28）f，身体情况可耐受者同期氟尿嘧啶类、铂类或紫杉类化疗。

（2）可切除胃癌的辅助治疗：根治术后诊断为 $pT_{2\sim4}NanyM_0$，未达到 D_2 切除者或 R_1、R_2 切除者，应进行术后放化疗。D_2 根治术后 R_0 切除诊断为 $pTanyN+M_0$，如淋巴结转移数目较多或比例较高，也建议进行术后放化疗。

术后放疗的时间建议在术后 6 个月以内完成，R_1、R_2 切除患者建议尽早开始接受术后放疗，推荐采取化疗-放化疗-化疗的夹心模式进行。

放疗剂量：CTV（45～50.4）Gy/（25～28）f，对于 R_1、R_2 切除的患者在正常组织能够耐受的剂量范围内局部加量到 55～60Gy，同期氟尿嘧啶类化疗，如卡培他滨或替吉奥。

（3）局部潜在可切除胃癌的治疗：对于局部 T 分期较晚或其他不易切除的 PS 为 0～1 分的胃癌患者，经多学科讨论后可行同步放化疗作为转化治疗。放化疗后 6～10 周重新分期评价，如可能的话行手术切除。

放疗剂量：CTV（45～50.4）Gy/（25～28）f，同期氟尿嘧啶类、铂类或紫杉类为基础的化疗。可适当采取原发灶局部加量的方式或酌情 IORT 加量（10～20Gy）。

（4）局部区域复发的胃癌：首选手术，不可切除者，行术前同步放化疗，并争取手术切除；如无手术可能，推荐根治放化疗。

放疗剂量：术前放疗 CTV（45～50.4）Gy/（25～28）f，根治放疗 GTV（55～60）Gy/（25～30）f，联合氟尿嘧啶类、铂类或紫杉类为基础的化疗。

（5）Ⅳ期胃癌：对于初治Ⅳ期胃癌，应进行 *HER*2 及微卫星不稳定性状态等检测决定内科系统治疗的方式。全身病情控制相对稳定，且患者存在进食困难、局部梗阻风险、出血等相关情况时，可考虑原发灶姑息减症放疗联合系统治疗。对于肝、肺转移灶，经选择后可行局部 3D-CRT、IMRT 或 SBRT 放疗。

（6）胃癌的单纯放射治疗：单独放疗主要应用于拒绝或身体条件不允许手术的患者和晚期手术不能切除的患者，放疗的目的是根治或姑息。

通常以根治为目的放疗给（55～60）Gy/（25～30）f；以抑制肿瘤生长为目的放疗给（45～50.4）Gy/（25～28）f。如可能应联合氟尿嘧啶类、铂类或紫杉类为基础的化疗。

（7）同步放化疗给药方案

① 1A 类证据

a.卡铂＋紫杉醇：卡铂药时曲线下面积（AUC）＝2，紫杉醇 50mg/m²，每 7 天重复。

b.放疗＋5-FU/LV：5-FU 400mg/（m²·d）静脉推注＋LV 20mg/（m²·d）静脉推注，连用 4 天，每 21 天重复。

c.顺铂＋5-FU：顺铂 75mg/m² 分两天，5-FU 输注方法同上，每 21 天重复。

d.顺铂＋卡培他滨：顺铂 75mg/m² 分两天，每 21 天重复，联合卡培他滨 825mg/m²，2 次/日，每周 5 天。

e.顺铂＋替吉奥：顺铂 75mg/m² 分两天，每 21 天重复，联合替吉奥 40～60mg，2 次/日（根据体表面积计算），每周 5 天。

② 2B 类证据

a.奥沙利铂＋5-FU：奥沙利铂 130mg/m²，5-FU 输注方法同上，每 21 天重复。

b.紫杉醇＋5-FU：紫杉醇 135mg/m²，5-FU 输注方法同上，每 21 天重复。

c.紫杉醇＋卡培他滨：紫杉醇 135mg/m²，每 21 天重复，联合卡培他滨 825mg/m²，2 次/日，每周 5 天。

d.紫杉醇＋替吉奥：紫杉醇 135mg/m²，每 21 天重复，联合替吉奥 40～60mg，2 次/日（根据体表面积计算），每周 5 天。

e.卡培他滨：放疗期间卡培他滨 825mg/m²，2 次/日，每周 5 天。

f.替吉奥：放疗期间替吉奥 40～60mg，2 次/日（根据体表面积计算），每周 5 天。

鼓励开展放疗同期应用新的化疗和（或）靶向药物进入临床试验。

2. 放射治疗技术

建议使用 3D-CRT 或 IMRT。

（1）靶区定义

① GTV 靶区（新辅助治疗或根治治疗时）：影像学上确定的大体病灶，包括原发灶及转移淋巴结。

② CTV 靶区：GTV＋高危复发区及区域淋巴引流区。

a.原发肿瘤高危复发区主要包括残胃、吻合口、瘤床。其中残胃不作为常规照射，吻合口和瘤床应根据临床、病理等提示有无高危因素选择照射。

b.区域淋巴引流区根据原发灶的部位包括其胃周淋巴引流区域及其对应的第二站淋巴引流区域，因腹膜后淋巴引流区是复发转移的常见部位，在我们的临床实践中，对新辅助、根治和辅助治疗的患者均包括 16a 组，对部分肿瘤负荷较大且体力状况较好的患者酌情考虑包括 16b1±16b2 组。

对不可切除复发转移病灶者：CTV 为 GTV 外放 0.5～2cm。

③ PTV 靶区：CTV 外放 0.5～1cm 或根据各单位经验决定。

（2）危及器官（OARs）剂量限制：危及器官包括小肠、肝、肾、肺、心脏、脊髓。

小肠剂量限制：绝对容积剂量限制 $V_{15} < 120cc$，$V_{45} < 65cc$。

肝：$V_{30} \leqslant 33\%$，平均剂量 $< 25Gy$。

单肾：$V_{20} \leqslant 33\%$，平均剂量 $< 18Gy$。

双肺：$V_{20} \leqslant 30\%$，平均剂量 $\leqslant 20Gy$。

心脏：$V_{20}\leqslant30\%$（尽可能接近20%），平均剂量$<30Gy$。

脊髓：最大点剂量$\leqslant45Gy$。

（3）CT定位

① 定位前准备新辅助或根治性放疗患者，定位前空腹4h以上，定位前口服液体以充盈正常胃壁（有助于勾画靶区及减少正常胃组织受照射的体积）。如为辅助放疗患者，根据患者术后饮食饮水恢复情况，可采取空腹或空腹后酌情充盈，定位前即刻口服200～300mL饮用水。也有单位采用空腹定位，可根据各单位临床经验进行。

② 体位固定调强放疗为仰卧位，热塑膜体膜固定。

③ CT模拟定位在体表大致确定中心，以层厚0.5cm进行扫描，静脉增强对比，扫描范围为气管分叉至L_4椎体下缘。

④ 以后每次治疗时，均嘱患者于治疗前4h空腹，治疗前即刻喝同样体积的水，尽量使治疗时的胃充盈程度与定位时相似。

3. 放疗的不良反应及处理

（1）每周复查血常规，必要时复查肝肾功能，根据结果给予提升白细胞数量等辅助治疗。注意血清铁、钙，尤其术后患者，必要时给予维生素B_{12}治疗。

（2）密切观察病情，针对急性毒性反应，给予必要的治疗，如止吐、抑酸和止泻药物，避免可治疗的不良反应造成治疗中断和剂量缩减。

（3）监测体重及能量摄入，如果热量摄入不足（<1500千卡/日），则应考虑给予肠内（首选）和（或）肠外营养支持治疗，必要时可以考虑留置十二指肠营养管进行管饲。对于同步放化疗的患者，治疗中和治疗后早期恢复，营养支持更加重要。

4. 疗效评估与随访

（1）治疗评估

① 疗效评估

a. 对转移或复发肿瘤，肿瘤大小变化采用WHO实体瘤评价标准，分为CR、PR、SD、PD。

b. 对新辅助治疗后的评估目前通常采用放疗前及手术前临床分期与术后病理分期的对比来判断肿瘤是否降期。

② 毒副反应评价：采用RTOG的放射损伤急、慢性反应分级标准。

（2）随访

① 项目：胃肠肿瘤标志物、胸腹盆CT。PET-CT、MRI检查不作为常规，仅推荐用于临床怀疑复发或肿瘤标志物持续升高但影像学检查为阴性时。

② 间隔：前2年每3个月1次，3～5年每6个月1次，5年后每年1次。

③ 术后1年内行胃镜检查，每次胃镜检查行病理活检若发现有高级别不典型增生或者胃癌复发证据，则需在1年内复查。建议患者每年进行1次胃镜检查。

（三）新辅助化疗

胃癌新辅助化疗，又称术前化疗，主要目的在于缩小肿瘤，提高手术切除率，改善治疗效果。新辅助化疗的方案主要来自晚期胃癌化疗的经验，早期多以5-FU及DDP为主，如FAM、EAP、ECF、ELF、FAMTX等，上述化疗方案新推出时疗效虽然较好，但常常难以重复。近年来在胃癌化疗领域有较多发展，如 5-FU 的持续灌注、化疗增敏剂的使用、新型药物的出现、与放疗的结合等，为胃癌新辅助化疗提供了新的希望。

1. 胃癌新辅助化疗原则

胃癌新辅助化疗是在术前进行的化疗，期望通过化疗使肿瘤缩小，利于外科完整切除。所用化疗药物必然要选择对胃癌有较好疗效的药物，中晚期胃癌患者治疗的经验是必不可少的。而借鉴晚期胃癌治疗经验的同时，还要掌握几个原则：①不要一味追求化疗的有效而延误手术切除的时机，新辅助化疗的目的是为手术创造条件。②胃癌化疗药物是个动态选择的过程，目前没有金标准，多选择晚期化疗有效的药物。③胃癌新辅助化疗的适应证仍然以局部进展期的胃癌患者较为合适，出现远处脏器转移和腹腔广泛转移的患者即便肿瘤缩小也很难进行根治性手术，而病变较早的患者则容易因为化疗无效而失去最好的手术机会，因此需要个体化判断。一般的胃癌新辅助化疗的临床试验多纳入经病理证实的进展期胃癌患者，有客观可测量的病灶便于评价效果，患者的其他脏器功能可以耐受化疗，并且要获得患者的充分知情同意。

2. 胃癌术前分期

胃癌新辅助化疗效果的评价是和胃癌治疗前后分期的准确判断密不可分的。目前国际通用的胃癌分期 UICC/AJCC 的 TNM 分期系统是以病理结果为基础的，在胃癌新辅助化疗中使用受到很大限制。无论超声、CT 还是 EUS 都无法准确地检测出淋巴结的数目，更无法确定有无转移，所以目前的分期主要是通过肿瘤侵犯深度的改变、肿大淋巴结缩小的程度来判断治疗有无效果，随着 EUS、CT、PET-CT、磁共振（MRI）及腹腔镜等诊断性检查手段使临床分期有了很大的改进。

体表超声能较清晰地显示胃壁的五个层次，表现为三条强回声线和两条弱回声线相间排列。因此根据肿瘤占据胃壁回声的范围和深度可以确定肿瘤浸润的深度。EUS 可用于评估肿瘤浸润深度，其对肿瘤 T 分期和 N 分期判断的准确度分别达到 6%～92% 和 50%～95%。经腹超声对于胃癌浸润深度的判断不如超声内镜，但在对胃癌淋巴结转移的判断方面经腹超声显然要比内镜超声有优势，EUS 探测深度较浅，传感器的可视度有限，因此 EUS 用于评估远处淋巴结转移的准确度并不满意。而经腹超声的探测范围较广泛，定位相对准确。超声判断淋巴结是否转移的依据主要是淋巴结的大小、形状和回声特点。将超声内镜和经腹超声有机地结合起来，可以有效地提高胃癌患者的治疗前分期。

CT 判断胃周淋巴结的转移与否主要依据其大小、密度等。周围脂肪较多和血管走行容易判断的淋巴结容易显示。一般来讲，随淋巴结直径增加，转移率明显升高。当增大淋巴结为蚕食状、囊状、周边高密度中心低密度、相对高密度及花斑状或呈串珠状排列、对血管产生压迫和肿块状增大者需考虑为转移。CT 扫描对肿瘤 T 分期的准确度已达到 43%～82%。弥漫性和黏液性病变在胃癌中常见，但由于其对示踪剂的浓聚水平较低，导致 PET-CT 的检出率较低。在区域淋巴结受累的检测中，尽管 PET-CT 的敏感性显著低于 CT（分别为56% 和 78%），但在术前分期方面，PET-CT（68%）的精确度高于 CT（53%）或 PET（47%）。

有关胃癌腹膜种植的术前诊断一直较为困难。随着微创外科的逐渐发展，腹腔镜应用逐渐增多，使腹腔镜探查结合腹腔游离肿瘤细胞的检测成为一种可行的手段。腹腔镜能够发现其他影像学检查无法发现的转移灶。腹腔镜探查的局限性在于仅能进行二维评估，对肝转移及胃周淋巴结转移的评估作用有限，而且是有创性诊断手段。NCCN 指南不同机构对使用腹腔镜分期的适应证仍存在差异，在某些 NCCN 指南机构中，腹腔镜分期用于身体状况良好并且肿瘤潜在可切除的患者，尤其是考虑使用同期放化疗或手术时。对于身体状况较差的患者，在考虑放化疗联合时也可考虑使用腹腔镜分期。

3. 新辅助化疗的疗效

一般认为，新辅助化疗的有效率为 31%～70%，切除率相差较大（40%～100%），中位生存期 15～52 个月。

常用于胃癌新辅助化疗的药物还有紫杉醇、多西紫杉醇、伊立替康和 S-1，均显示了良好的抗肿瘤活性。紫杉醇治疗胃癌单药有效率在 20% 以上，联合使用氟尿嘧啶、亚叶酸钙、顺铂等药物可进一步提高疗效，最高可达 70%，且毒性反应可耐受，常规应用抗过敏药物后，最为常见的毒性反应是骨髓抑制和脱发等。奥沙利铂联合用药治疗晚期胃癌的有效率为 42.5%～64%，主要毒性反应是周围神经损害。使用多西紫杉醇治疗胃癌的报告比紫杉醇还早，其有效率在 17.5%～24%，剂量由 60～100mg/m^2 不等，不同用药间隔和剂量有效率相差不多，但其严重的骨髓毒性大大限制了其临床应用，主要是 3/4 度的中性粒细胞减少，出现粒细胞减少性发热的患者较多。伊立替康治疗晚期胃癌单药有效率为 14%～23%，联合用药的有效率为 42.5%～64%，其主要的毒性反应为延迟性腹泻，其次为骨髓抑制。

（王　玲）

第二节　胃肠道间质瘤

一、诊断

（一）临床表现

胃肠道间质瘤（GIST）没有特异性临床表现，不少患者是由于其他原因被偶然发现的。如有症状则取决于肿瘤部位、大小和生长方式，最常见的症状是腹部隐痛不适，其次是腹部包块、胃肠道出血和不明原因的贫血，病程可短至数天长至数年。发生于食管者可出现吞咽困难，位于小肠者偶可表现为肠梗阻，位于结、直肠者可表现为便血、排便困难，侵及膀胱和（或）膀胱直肠凹时可出现尿频、排尿不畅和坠胀感。其他症状有食欲缺乏、体重下降或增加、腹腔积液、黄疸等。个别患者出现长期腹泻，有学者曾观察到 1 例长达 400 天的水样腹泻。20%～30% 的 GIST 患者就医时已有转移，常见的远处转移部位是肝脏，锁骨上淋巴结转移少见，肺、脑及骨转移更是罕见。

GIST 尽管常有腹腔和（或）肝内巨大肿块，明显疼痛却不常见，更多表现为腹部不适或进食后腹部饱胀，少数患者可能主诉有腹部隐痛。伊马替尼等治疗有效者，上述症状会很快消除，以后即使治疗失败时也很少有中重度疼痛，因此应注意麻醉性止痛药的过度使用。

（二）影像学诊断

影像学检查用于 GIST 患者的诊断、初始分期、再分期、疗效的监测及随访可能的复发。检查项目包括腹腔/盆腔增强 CT 和（或）MRI、胸部影像学检查、内镜超声、内镜（如果既往未检查）。对于已被活检证实的 GIST，应进行腹部增强 CT 检查，了解肿物的特点、大小和有无转移。PET 扫描能帮助鉴别肿瘤与坏死或瘢痕组织、恶性与良性组织、肿瘤复发与良性改变。PET 较 CT 更具优势，因为 PET 上的代谢改变要早于 CT 上的解剖改变。但是，PET 并不能替代 CT。PET 可用来确定 CT 或 MRI 上的可疑病灶，亦可用于伴有复杂远处转移、拟手术患者的评估。临床并无证据表明 PET 能提供较增强 CT 更多的信息，但在 CT 检查过敏及腹膜转移方面有优势。MRI/增强 MRI 在肝转移方面能给出更好的解剖学定位。很多影像中心还配备 PET-CT 联合扫描仪，能同时进行肿瘤解剖和功能的评价。如果准备用 PET 扫描监测治疗效果，应该在治疗前就进行 PET 检查。

在 GIST 靶向治疗效果的评估上，有学者提出的结合强化 CT 值变化率的 CHOI 标准显著优于传统的 RECIST 标准。CHOI 标准已在既往未接受靶向治疗患者的单中心研究中得到证实，然而尚未获得广泛共识，也没有在接受过多个靶向治疗的患者中获得证据，并且该标准在专业机构以外的易用性亦尚未可知。EORTC 已提出了基于 PET 检查的肿瘤代谢反应评估标准，分为代谢完全缓解、代谢部分缓解、代谢稳定及代谢进展。由于传统 CT 增强扫描和 PET-CT 检查之间存在 95% 的相关性，故 CT 增强扫描仍应作为 GIST 患者疗效评估的常规检查。

1. CT 诊断

CT 扫描是目前诊断 GIST 的首选方法，具有检查速度快、密度分辨率高等优势。低度恶性 GIST 在 CT 上多表现为突向腔内生长的软组织肿块，直径多＜5cm，形态规则，多呈圆形或类圆形，边界清楚，中心坏死少见，CT 增强多呈均匀强化；高度恶性 GIST 的 CT 表现大多数为腔外肿块，通常体积较大（＞5cm），形态不规则，多呈分叶状，密度不均匀，中心坏死出血及囊变较多，增强扫描多呈不均匀强化，大部分边缘模糊，与邻近脏器分界不清。近年来广泛应用的多层螺旋 CT（MSCT）由于具有更高的密度分辨率及更好的组织对比度、横断面图像辅以多平面重组（MPR）可清晰显示胃肠道管腔、管壁及周围组织结构的形态，对 GIST 的定位、定性和分期有重要作用，同时可以观察周围及远处脏器有无转移。CT 还可以显示细小钙化，增强扫描可以更好地显示肿瘤内部密度变化，因而对肿瘤的定性准确度高。

概括来讲，多层螺旋 CT 检查具有以下诊断价值：①可清楚显示肿块的大小、形态、范围、边缘轮廓及生长方式等；②可清楚显示肿瘤和邻近器官、组织推移、挤压或粘连、侵犯情况；③可清楚显示肿瘤内部情况，是否有坏死、囊变、出血及钙化等改变；④对部分肿瘤三维重组可清楚显示其供血动脉及与邻近血管的关系；⑤可提示远处器官组织的转移情况。通过对上述肿瘤特征的分析可初步判断的良恶性，有利于指导临床制订治疗方案及对预后的评价。

2. MRI 诊断

MRI 能较好地反映 GIST 的组织病理学特点，该肿瘤信号多不均匀，T_1WI 呈低信号；T_2WI 呈高信号为主的混杂信号；伴陈旧性出血时表现为短 T_1、长 T_2 信号，在病理上对应于肿瘤实质的出血、坏死和囊变。MRI 组织对比度好，多方位成像和化学位移正、反相位成像有助于判断肿瘤原发灶与邻近器官、大血管的关系。尤其对直肠 GIST 的诊断 MRI 优于 CT，MRI 通过三维成像，直观反映病变与周围脏器的关系，对病灶定位和范围及囊性部分的诊断均优于 CT。但由于直肠间质瘤发病率低，影像科医师对其 MRI 表现尚缺乏充分的认识，一定程度上限制了其临床应用，目前主要作为 CT 的补充方式及有 CT 禁忌证患者的首选方式。磁共振扩散加权成像（DW-MRI）是一种无创的功能性成像方法，能够提供并量化活体的水分子运动状况，提示组织空间组成和病理生理状态下组织水分交换的功能状态。一般恶性肿瘤细胞繁殖旺盛，细胞密度较高，细胞外容积减少；同时，细胞生物膜的限制和大分子物质如蛋白质对水分子的吸附作用也增强，这些因素综合作用阻止了恶性肿瘤内水分子的有效运动，限制了扩散，因而在 DWI 上呈高信号，相应 ADC 值减低。与 CT 相比，MRI 图像质量虽然会受到呼吸运动、胃肠道蠕动及气体等影响，且对钙化的显示不直观，但 MRI 对软组织的分辨率极高，且具有多方位成像及功能成像优势，使其对 GIST 的诊断及侵袭危险度评估更具优势。

3. 内镜超声（EUS）诊断

常规内镜往往只能对黏膜处的隆起或溃疡病变定位，定性诊断只能依靠活检。病变大多位于黏膜下，常规内镜对于黏膜下病变的来源深度无法了解。另外，病变表面覆盖正常黏膜，活检若无法准确取材则易造成漏诊。而 EUS 很好地结合了体表超声和常规内镜的优点，可以将超声探头深入到消化道腔内进行扫描，减少了干扰，并采用高频探头，图像分辨力更高，有利于发现小的病灶，极大地提高了间质瘤的诊断准确率。除此之外，EUS 还可显示出肿瘤的囊实性、体积、边界、周围淋巴结及回声特点，且最大特点是能够清晰显示消化道管壁的 5 个层次，能分辨消化道管壁与邻近组织器官之间的关系，清楚辨别肿瘤的起源层。可以依据超声影像测量肿块的大小、有无坏死、判断有无肝脏转移和腹腔内种植、有无腹水、有助于区别良恶性；还可以与其他常见的位于黏膜下层肿瘤如脂肪瘤、异位胰腺鉴别。更重要的是，可在超声的引导下行肿瘤的穿刺活检，在有条件的单位还可开展内镜或双镜下的手术治疗。常规内镜下早期 GIST 可表现为球形或半球形隆起，表面光滑，色泽正常，基底宽，可有黏膜皱襞；肿瘤位于黏膜下，质硬可推动，表面黏膜可滑动。进展期肿瘤可浸润胃肠腔内壁，表现为肠壁充血，其上多个细小颗粒状突起伴不同程度的糜烂出血。在 EUS 下胃间质瘤多起源于胃壁固有肌层，肿瘤呈低回声，肿瘤较大时内部回声不均匀，可有点片状高回声、强回声、不规则回声或囊状无回声区以及边界不规则等改变。

4. PET-CT 诊断

PET-CT 扫描将分子影像学与形态影像学紧密结合，是目前评估分子靶向药物治疗 GIST 疗效最敏感的手段，具有重要的价值，有条件者应该积极应用。研究表明 FDG 与 GIST 具有很高的亲和力，虽然确切机制尚不清楚，但认为与 Kit 蛋白过度表达直接相关。PET 有助于明确 GIST 的腹腔内转移，能清楚显示大网膜上直径<1cm 的转移灶。但 PET 也有一定的局限性，主要为：①影响 FDG 摄取率的因素多，如患者检查时的血糖水平、感染、炎症等均能导致摄取率增高，造成假阳性；②在探测技术方面如截取图片的时间、患者准备、衰减校正及 FDG 剂量等均未达成共识，各个中心间无法进行横向比较；③静态 FDG 摄取无法鉴别良恶性病变；④评价标准尚未达成共识；⑤价格昂贵，尚未能取代 CT 作为疗效评价的首选检查，也未明确地写入国际指南，暂不作为常规手段。

（三）病理诊断

1. 基本诊断

在组织学上，依据细胞形态可将 GIST 分为 3 大类：梭形细胞型（70%），上皮样细胞型（20%）和梭形细胞/上皮样细胞混合型（10%）。免疫组化检测 CD117 阳性率约 95%，DOG-1 阳性率 98%，CD34 阳性率 70%，α-SMA 阳性率 40%，S-100 蛋白阳性率 5% 以及 Desmin 阳性率 2%。诊断思路和标准：①对于组织学形态符合 GIST，同时 CD117 阳性的病例，可以做出 GIST 的诊断。②对于组织学形态符合 GIST，但是 CD117 阴性和 DOG-1 阳性的肿瘤，可以做出 GIST 的诊断。③组织学形态符合 GIST，CD117 和 DOG-1 均为阴性的肿瘤，应交由专业的分子生物学实验室检测是否存在 c-Kit 或 PDGFRA 基因的突变，以协助明确 GIST 的诊断。如果存在该基因的突变，则可做出 GIST 的诊断。④对于组织学形态符合 GIST，但 CD117 和 DOG-1 均为阴性，并且无 c-Kit 或 PDGFRA 基因突变的病例，如果能够排除平滑肌肿瘤、神经源性肿瘤等其他肿瘤，可以做出 GIST 可能的诊断。

2. 基因检测

应在符合资质的实验室进行基因检测，采用聚合酶链式反应（PCR）扩增，直接测序的方法。其适用范围：①所有初次诊断的复发和转移性 GIST，拟行分子靶向治疗；②原发可切除 GIST 手术后，中—高度复发风险，拟行伊马替尼辅助治疗；③对疑难病例应进行 c-Kit 或 PDGFRA 突变分析，以明确 GIST 的诊断；④鉴别 NF1 型 GIST、完全性或不完全性 Carney's 三联症、家族性 GIST 以及儿童 GIST；⑤鉴别同时性和异时性多原发 GIST。检测基因突变的位点，至少应包括 c-Kit 基因的第 11、9、13 和 17 号外显子以及 PDGFRA 基因的第 12 和 18 号外显子。

3. 原发性 GIST 切除术后危险度评估

由于 GIST 目前没有确定的良恶性划分标准，国际间一直以恶性危险度作为 GIST 恶性倾向的划分。对于局限性 GIST 危险度的评估，应该包括原发肿瘤的部位、肿瘤的大小、核分裂象以及是否发生破裂等。原发性 GIST 切除术后危险度分级见表 5-1。

表 5-1　原发性 GIST 切除术后危险度分级（NIH）

危险度分级	肿瘤大小/cm	核分裂数（每 50 个高倍视野）	肿瘤原发部位
极低	<2.0	≤5	任何
低	2.1～5.0	≤5	任何
中等	2.1～5.0	>5	胃
	<5.0	6～10	任何
	5.1～10	≤5	胃
高	任何	任何	肿瘤破裂
	>10	任何	任何
	任何	>10	任何
	>5	>5	任何
	2.1～5.0	>5	非胃原发
	5.1～10	≤5	非胃原发

（四）鉴别诊断

1. 平滑肌源性肿瘤

平滑肌瘤最常见于食管，也可见于结、直肠，起源于黏膜肌层，常呈息肉状突入腔内。瘤细胞稀疏、分散，核小，胞质呈深嗜伊红色，细胞边界不清，瘤细胞呈平行的条束状、漩涡状或不规则状排列，也可呈栅栏状或波浪状排列。免疫组化以弥漫强阳性表达 α 平滑肌肌动蛋白（α-SMA）和结合蛋白（Desmin）为特征，部分病例可能会弱阳性或散在性表达 CD117 和 DOG1，不足以诊断为 GIST，特别是 Desmin 呈弥漫强阳性表达的病例。若核有异性形和核分裂象多见，则要考虑为恶性平滑肌肉瘤。

2. 神经源性肿瘤（胃肠道型神经鞘瘤）

很少见，好发于中老年人，一般<5cm，均发生于消化道的固有肌层，无真正包膜，细胞呈长梭形，核两端尖，可呈栅栏状排列。也可呈丛状神经鞘瘤形态，如细胞丰富，异形性明显，核分裂象多见则为恶性。免疫表型：瘤细胞 S-100（＋）、GFAP（＋），而 CD117（－）、CD34（－/＋）、SMA（－）和 DES（－）。

3. 血管周上皮样细胞瘤

血管周上皮样细胞瘤可发生于胃肠道，瘤细胞呈圆形、多边形或梭形，胞质透亮，常呈巢状排列，周围有小血管围绕，与上皮样 GIST 相似。抗黑色素瘤特异性单抗（HMB45）、CD117 阳性，而 GIST 中 HMB45 阴性。

4. 肌纤维母细胞性肿瘤

常发生于儿童，且同时累及腹腔内不同部位，梭形细胞间有大量淋巴细胞和浆细胞浸润。瘤细胞 CD117 及 CD34（－）、SMA（＋）、ALK-1（＋/－）。

5. 恶性黑色素瘤

可在肠道内形成息肉样黏膜病变或透壁性肿块，形态变异较大，瘤细胞常呈双相分化。与 GIST 混合型鉴别：该肿瘤细胞核仁突出，免疫组化 S-100 及 HMB45 阳性可确诊。

6. 伴梭形细胞分化的肉瘤样癌及癌肉瘤

细胞形态可为梭形或上皮样，形态多样化，但瘤细胞 CK、EMA 阳性可以排除。

7. 胃肠道血管球瘤

瘤细胞表达 Actins 和Ⅳ型胶原，不表达 CD34。

8. 与原发于肠壁和侵及肠壁的腹腔肿瘤鉴别

如恶性纤维组织细胞瘤，偶可原发于肠壁，瘤细胞梭形，有典型的 Storiform 结构，CD68、AA-T 阳性有助于诊断；间皮肉瘤可有双相分化，呈梭形和上皮样型，上皮样区域往往呈腺样，Mec、Vimentin 阳性；部分病例 CK、EMA 阳性，但不表达 CD117、CD34；腹腔韧带样瘤：瘤细胞稀少、间质大量胶原、瘤组织可在肌壁间穿插，核分裂象难见，免疫表型可做出排除性诊断。

二、分期

胃肠道间质瘤 TNM 分期见表 5-2。

表 5-2　胃肠道间质瘤的 TNM 分期

原发瘤（T）

Tx	原发瘤无法评估
T_0	无原发瘤证据
T_1	肿瘤最大直径≤2cm
T_2	肿瘤最大直径＞2cm，而≤5cm
T_3	肿瘤最大直径＞5cm 而≤10cm
T_4	肿瘤最大直径＞10cm

区域淋巴结（N）

Nx	区域淋巴结无法评估[1]
N_0	无区域淋巴结转移
N_1	有区域淋巴结转移

远处转移（M）

M_0	无远处转移
M_1	有远处转移

组织病理分级（G）	取决于核分裂象的多少
Gx	组织学分级无法评估
低核分裂指数（G1）	核分裂象计数≤5/50HPF[2]
高核分裂指数（G2）	核分裂象计数＞5/50HPF

分期组

胃 GIST[3]

分期	T	N	M	核分裂指数
ⅠA 期	T_1，T_2	N_0	M_0	低
ⅠB 期	T_3	N_0	M_0	低
Ⅱ 期	T_1，T_2	N_0	M_0	高
	T_4	N_0	M_0	低
ⅢA 期	T_3	N_0	M_0	高
ⅢB 期	T_4	N_0	M_0	高
Ⅳ 期	任何 T	N_1	M_0	任何
	任何 T	任何 N	M_1	任何

小肠 GIST[3]				
分期	T	N	M	核分裂指数
Ⅰ期	T_1，T_2	N_0	M_0	低
Ⅱ期	T_3	N_0	M_0	低
ⅢA期	T_1	N_0	M_0	高
	T_4	N_0	M_0	低
ⅢB期	T_2，T_3，T_4	N_0	M_0	高
Ⅳ期	任何 T	N_1	M_0	任何
	任何 T	任何 N	M_1	任何

① GISTs 很少发生区域淋巴结转移，如果临床或病理未对淋巴结状况进行评估应视为 N_0，而非 Nx 或 pNX。

② 高倍视野，50 个 HPF 的总面积约 $5mm^2$。

③ 胃 GIST 的分期标准也适用于网膜原发孤立性 GIST，小肠 GIST 的分期标准也适用于食管、结肠、直肠、肠系膜和腹膜 GIST。

三、治疗

（一）外科治疗原则

1. 活检原则

GIST 质软且脆，是否需要活检应该根据病变的程度和临床医师怀疑为其他疾病的可能性来决定。如果肿瘤容易切除而且不需要术前治疗，则不需要活检。但是，如果肿瘤不可切除或需要术前治疗时，则应该进行活检。由于活检可能导致瘤内出血，增加肿瘤播散的风险，故内镜超声（EUS）活检要优于经皮穿刺活检。对于直肠和盆腔肿物，如需术前活检，推荐经直肠前壁穿刺活检。要明确 GIST 诊断，EUS 介导的细针活检（FNA）需要获得足够多的组织。经皮穿刺活检适用于证实远传转移灶。另外，不推荐常规进行术中冰冻活检，除非手术中怀疑 GIST 有周围淋巴结转移或不能排除其他恶性肿瘤。

2. 手术指征

（1）对于肿瘤最大径线＞2cm 的局限性 GIST，原则上可行手术切除；而不能切除的局限性 GIST 或临界可切除，但切除风险较大或严重影响脏器功能者，宜先行术前药物治疗，待肿瘤缩小后再行手术。

（2）对于肿瘤最大径线≤2cm 的可疑局限性 GIST，有症状者应进行手术。位于胃的无症状 GIST，一旦确诊后，应根据其表现确定超声内镜风险分级（不良因素为边界不规整、溃疡、强回声和异质性）。如合并不良因素，应考虑切除；如无不良因素，可定期复查超声内镜（6～12 个月）。位于直肠的 GIST，由于恶性程度较高，且肿瘤一旦增大，保留肛门功能的手术难度相应增大，倾向于及早手术切除。

（3）复发或转移性 GIST，分以下几种情况区别对待：①未经分子靶向药物治疗，但估计能完全切除且手术风险不大，可推荐药物治疗或考虑手术切除全部病灶。②分子靶向药物治疗有效，且肿瘤维持稳定的复发或转移性 GIST，估计在所有复发转移病灶均可切除的情况下，建议考虑手术切除全部病灶。③局限性进展的复发转移性 GIST，鉴于分子靶向药物治疗后总体控制比较满意，常常只有单个或少数几个病灶进展，可以考虑谨慎选择全身情况良好的患者行手术切除。术中将进展病灶切除，并尽可能切除更多的转移灶，完成较为满意的减瘤手术。④分子靶向药物治疗下广泛性进展的复发转移性 GIST，原则上不考虑手术治疗。⑤姑息减瘤手术只限于患者能耐受手术并预计手术能改善患者生活质量的情况。

（4）急诊手术适应证：在 GIST 引起完全性肠梗阻、消化道穿孔、非手术治疗无效的消化道大出血以及肿瘤自发破裂引起腹腔大出血时，须行急诊手术。

3. 手术原则

手术是局部或潜在可切除 GIST 的首选治疗；而对于转移性 GIST，推荐的初始治疗为伊马替尼治疗。对于局部进展或不可切除 GIST，建议先进行术前伊马替尼等系统性治疗。如果患者术后仍存在转移、复发病灶，只要患者耐受，应继续口服伊马替尼治疗。

GIST 易碎，所以手术中应尽量避免肿瘤破裂。手术的目标是要做到整块切除，保证假包膜的完整（R_0 切除）。彻底切除后，应该对术后标本进行仔细的病理检查以明确诊断。只要能达到病理切缘阴性，可以选择部分切除或楔形切除。因为 GIST 淋巴结转移的发生率很低，所以通常不需要行淋巴结清扫。手术应尽量减少并发症，避免进行复杂的多脏器联合切除。再手术不是镜下切缘阳性的适应证。如果为了保证切缘阴性，必须行腹膜切除，应考虑术前伊马替尼治疗。如果外科医师认为手术可能很复杂，应该先进行多学科讨论，决定是否采用术前伊马替尼治疗。如果 GIST 位于直肠或食管胃结合部，首先考虑进行保留括约肌或食管的手术。如果为了达到阴性切缘，需要腹会阴联合切除，则应该考虑术前伊马替尼治疗。

腹腔镜手术在 GIST 中应用得越来越广泛。目前虽然缺乏前瞻性的试验证据，但是已经有不少小样本回顾性分析证明，腹腔镜或腹腔镜辅助肿瘤切除不仅可行性良好，而且能降低复发率，缩短住院时间，减少并发症。对某些解剖部位（如胃前壁、空肠、回肠）的 GIST，可以考虑腹腔镜手术。腹腔镜手术也应该遵循整块切除的手术原则。切除的标本应该用塑料包好后再从腹腔取出，以防止肿瘤在切口处溢出和种植。其他解剖部位的 GIST 也可以考虑腹腔镜手术，如直肠的微小 GIST，但是这方面的资料还非常有限。

4. 不同部位 GIST 的手术特点

（1）胃 GIST 手术：一般采取局部切除、楔形切除、胃次全切除或全胃切除，切缘 1～2cm、满足 R_0 切除要求即可。近端胃切除术适用于 GIST 切除缝合后可能造成贲门狭窄者。多病灶、巨大的 GIST 或同时伴发胃癌时可以采取全胃切除，否则应尽量避免全胃切除术。单灶性病变，估计需全胃切除者可先行术前药物治疗；联合脏器切除应该在保障手术安全和充分考虑脏器功能的前提下，争取达到 R_0 切除。胃的 GIST 很少发生淋巴结转移，一般不常规进行淋巴结清扫。

（2）小肠 GIST 手术：对于直径 2～3cm 的位于小肠的 GIST，如包膜完整、无出血坏死者可适当减少切缘距离。空肠间质瘤相对较小，切除后行小肠端端吻合即可，有时肿瘤与肠系膜血管成为一体，以空肠上段为多见，无法切除者，可药物治疗后再考虑二次手术。10％～15％的病例出现淋巴结转移，要酌情掌握所属淋巴结清扫范围。小肠 GIST 可有淋巴结转移，宜酌情清扫周围淋巴结。

（3）十二指肠和直肠 GIST 手术：应根据原发肿瘤的大小、部位、肿瘤与周围脏器的粘连程度以及有无瘤体破裂等情况综合考虑，决定手术方式。十二指肠的 GIST，可行胰十二指肠切除术、局部切除及肠壁修补、十二指肠第 3、4 段及近端部分空肠切除、胃大部切除等。直肠 GIST 手术方式一般分为局部切除、直肠前切除和直肠腹会阴联合根治术。近年来，由于分子靶向药物的使用，腹会阴根治术日益减少，推荐适应证为：①药物治疗后肿瘤未见缩小；②肿瘤巨大，位于肛门 5cm 以下，且与直肠壁无法分离；③复发的病例，在经过一线、二线药物治疗后，未见明显改善影响排便功能者。

（4）胃肠外 GIST 手术：目前认为，胃肠外 GIST 对于常规的放疗和化疗均不敏感，外科手术仍为首选的治疗方式，手术治疗的彻底性与疾病预后密切相关，推荐行病灶的整块完整切除。在部分患者中，肿瘤可与周围组织广泛粘连或播散，有时也可采用活检术或姑息性手术，以达到明确诊断或减瘤而缓解症状的目的。

（5）GIST 内镜下治疗原则：由于 GIST 起源于黏膜下，生长方式多样，内镜下恐难行根治性切除，且并发症高，不常规推荐。有文献报道，内镜黏膜下剥离术（ESD）可一次性完整切除直径＞2cm 以上的病灶，切除深度包括黏膜全层、黏膜肌层及大部分黏膜下层，较高的整块切除率能减少病灶残留及复发。建议有条件的单位可行研究性治疗，必要时行内镜-腹腔镜联合的双镜手术。

（二）分子靶向药物治疗

1. 术前治疗

（1）术前治疗的适应证：①术前估计难以达到 R_0 切除；②肿瘤体积巨大（＞10cm），术中易出血、破裂，可能造成医源性播散；③特殊部位的肿瘤（如胃食管结合部、十二指肠、低位直肠等），手术易损害重要脏器的功能；④肿瘤虽可以切除，但估计手术风险较大，术后复发率、病死率较高；⑤估计需要进行多脏器联合切除手术。

（2）术前治疗时间、治疗剂量及手术时机选择在药物治疗期间，应定期（每 3 个月）评估治疗效果，因为部分患者会很快进展至无法切除。如出现出血和（或）明显症状，应该尽早手术。在进行术前伊马替尼治疗前，建议先进行基础的 CT 和（或）MRI 检查。因为最佳治疗时间还不明确，所以术前伊马替尼应该用至效果最大时（定义为连续 2 次 CT 检查无好转）。但是不一定必须等到效果最大时再手术，如果肿瘤无进展且可切除，也可考虑手术。一般认为给予伊马替尼术前治疗 6 个月左右施行手术比较适宜。过度延长术前治疗时间可能会导致继发性耐药。术前治疗时，推荐伊马替尼的初始剂量为 400mg/d。如果 CT 确定肿瘤进展，则应该中断伊马替尼治疗，尽早手术；不能手术者，可以按照复发转移患者采用二线治疗。

（3）术前停药时间及术后治疗时间：建议术前停药 1 周左右，待患者的基本情况达到要求，即可考虑进行手术。术后，原则上只要患者胃肠道功能恢复且能耐受药物治疗，应尽快进行药物治疗。对于 R_0 切除者，术后药物维持时间可以参考辅助治疗的标准；对于姑息性切除或转移、复发患者（无论是否达到 R_0 切除），术后治疗与复发转移未手术的 GIST 患者相似。

2. 术后辅助治疗

（1）辅助治疗的适应证：目前推荐有中、高危复发风险患者作为辅助治疗的适合人群。

复发的危险因素由肿瘤的有丝分裂率、大小和部位决定。如果患者接受术前伊马替尼治疗，术后只要患者能够耐受口服用药，就应该尽早继续伊马替尼治疗。如果手术后发现有较大残留病灶，可考虑再次手术切除，手术后不管切缘如何，都应该继续伊马替尼治疗。如果患者未接受术前治疗，可于手术后开始伊马替尼治疗。

（2）辅助治疗剂量和时限：目前推荐伊马替尼辅助治疗的剂量为 400mg/d。治疗时限：对于中危患者，应至少给予伊马替尼辅助治疗 1 年；高危患者，辅助治疗时间为 3 年。

3. 不可切除、转移或复发 GIST 的治疗

（1）伊马替尼一线治疗：进展期、不可切除或转移性 GIST 大多对伊马替尼反应良好，能获得很大的临床受益。对于不可切除、切除后可能造成严重功能障碍或已发生广泛转移者，建议先予伊马替尼治疗。初始推荐剂量为 400mg/d。B2222 试验结果表明，伊马替尼治疗转移复发 GIST 的客观疗效高，并且能够明显地改善患者的中位总生存期。在 EORTC62005 研究中，c-Kit 外显子 9 突变患者的初始治疗，应用伊马替尼 800mg/d 与 400mg/d 比较获得了更长的无进展生存期，推荐初始治疗给予高剂量伊马替尼。鉴于国内临床实践中多数患者无法耐受伊马替尼 800mg/d 治疗，因此对于 c-Kit 外显子 9 突变的 GIST 患者，初始治疗可以给予伊马替尼 600mg/d。伊马替尼治疗后 3 个月内进行影像学检查，以判断肿瘤是否能够手术切除，部分患者还可以更早就进行检查。如果肿瘤无进展，经外科会诊后可考虑手术切除。有几项研究评价了减瘤手术在改善进展期 GIST 生存方面的作用，但是，没有明确的数据证实手术能改善 TKI 治疗患者（转移灶可切除）的预后，目前正在开展这方面的前瞻性研究。

如果不能手术，伊马替尼治疗应该持续至肿瘤进展。如果病情稳定，可维持原剂量，不用增加剂量。突然中断治疗会出现耀斑现象，导致疾病的快速进展，这也说明，虽然经伊马替尼治疗后肿瘤进展，其中仍有部分肿瘤细胞对伊马替尼敏感。法国肉瘤学组的一项 III 期试验也表明，对于伊马替尼用药后病情稳定或有效的进展期 GIST，如果突然停药，会出现显著的肿瘤进展加速。

如果手术后复发，应该按照不可切除或转移性肿瘤来处理，因为复发代表肿瘤发生了局部区域转移或浸润，与远处转移者的预后相同。

（2）伊马替尼标准剂量失败后的治疗选择

① 局限性进展：疾病进展的定义是出现了新发病灶或者是肿瘤体积增大。可以用 CT 或 MRI 来评定，如果仍然不能明确可以进行 PET 检查。在增加药物剂量前，应充分考虑肿瘤的临床和影像学变化，包括病灶的 CT 密度。在增加药物剂量和更换药物前还应该评估患者对伊马替尼的依从性。对于伊马替尼治疗期间，部分病灶出现进展，而其他病灶仍然稳定甚至部分缓解的局限性进展 GIST，在手术可以完整切除局灶进展病灶的情况下，建议实施手术治疗，术后可继续原剂量伊马替尼或增加剂量治疗。未能获得完整切除时，后续治疗应遵从 GIST 广泛性进展的处理原则。对于部分无法实施手术的 GIST 肝转移患者，动脉栓塞与射频消融治疗也可以考虑作为辅助治疗方式，少见的骨转移患者还可以考虑姑息性放疗；而不宜接受局部治疗的局灶性进展患者或者虽然已经广泛转移但一般状况良好者（0～2分），可以选择继续原剂量伊马替尼治疗、增加药物剂量或改用舒尼替尼治疗。如果大部分的病灶控制稳定，不建议改用舒尼替尼治疗。

② 广泛性进展：对于应用标准剂量的伊马替尼治疗后出现广泛进展者不建议采取手术，建议增加伊马替尼剂量或换用舒尼替尼治疗。EORTC62005 和 S0033 研究均显示，对于广

泛进展的 GIST 患者，增加伊马替尼剂量到 800mg/d，有 1/3 的患者可以再次临床获益。我国 GIST 患者对 600mg/d 伊马替尼的耐受性较好，与国外报道 800mg/d 剂量的疗效相似，因此推荐国人 GIST 患者优先增量为 600mg/d。A6181004 研究显示，对于伊马替尼治疗进展或不能耐受的患者，应用舒尼替尼二线治疗仍然有效，能够改善疾病进展时间和总生存时间。舒尼替尼的用药剂量和方式尚缺乏随机对照研究的证据，37.5mg/d 连续服用与 50mg/d（4/2）方案均可选择。

（3）伊马替尼与舒尼替尼治疗失败后的维持治疗：伊马替尼和舒尼替尼治疗后仍病情进展的患者，可选择的治疗方式很有限。二代 TKIs（如索拉菲尼、达沙替尼、尼洛替尼等）对伊马替尼及舒尼替尼耐药的 GIST 仍有一定的效果。在一项多中心的 Ⅱ 期临床试验中，研究对象为经伊马替尼和舒尼替尼治疗后仍病情进展的 GIST 患者（KIT 阳性，不可切除），接受索拉菲尼治疗者中有一半左右病情稳定。中位 PFS 为 5.3 个月，1 年生存率为 62%。对于伊马替尼和舒尼替尼耐药的患者，可以选择索拉菲尼、达沙替尼或尼洛替尼治疗（SARC-E）。

4. 药物疗效的评估

（1）原发性耐药与继发性耐药的定义：原发性耐药的定义为接受伊马替尼一线治疗 3～6 个月之内发生肿瘤进展。如采用 Choi 标准评估，推荐观察时间为 3 个月。继发性耐药的定义为初始接受伊马替尼或舒尼替尼治疗获得肿瘤缓解或稳定后，随着治疗时间的延长再次出现肿瘤进展。

（2）改良的 Choi 疗效评估标准：GIST 靶向治疗有效者的组织成分改变较早，常以坏死、出血、囊变及黏液变为主要表现，有时体积缩小可以不明显甚至增大。以往采用的细胞毒药物疗效评价标准 REGIST 标准，仅考虑体积变化因素，存在明显的缺陷。有学者结合长径和 CT 的 Hu 值提出新的标准，一些研究表明其评效能力优于 REGIST 标准。对于治疗早期肿瘤体积缩小不明显甚或增大者，应补充测量 CT 的 Hu 值，参照 Choi 标准进行评价，具体见表 5-3。

表 5-3　GIST 靶向治疗 Choi 疗效评价标准

疗效	定义
CR	全部病灶消失，无新发病灶
PR	CT 测量肿瘤长径缩小≥10% 和（或）肿瘤密度（Hu）减小≥15%；无新发病灶无不可测病灶的明显进展
SD	不符合 CR、PR 或 PD 标准 无肿瘤进展引起的症状恶化
PD	肿瘤长径增大≥10%，且密度变化不符合 PR 标准；出现新发病灶；新的瘤内结节或已有瘤内结节体积增大

（三）新靶点药物

1. 伊马替尼

伊马替尼是一种选择性的受体酪氨酸激酶抑制剂，通过阻断 *c-kit* 的 ATP 结合位点，阻断磷酸基团的转移，使得酪氨酸激酶不能发挥催化活性，干扰其信号转导过程从而发挥抗肿瘤作用。该药主要用于 CD117 阳性的 GIST，CD117 阴性者也可试用。

对于不能手术、局部复发和（或）转移的 GIST，伊马替尼能使大部分患者临床获益，中位无进展生存期延长至 20～24 个月，生存 5 年以上的也不鲜见。本药的标准剂量是 400mg，1 次/d。对 c-kit 第 9 外显子突变的患者剂量为 800mg/d，可获得较高的缓解率，但国内推荐剂量通常为 600mg/d。本药起效较为迅速（中位时间为 6 天），在有明显肿瘤负荷的患者，最能被患者感知的症状改善有：腹胀、排便困难缓解，恢复正常进食，体力增加直至正常工作、生活。

伊马替尼的用药时间随治疗目标不同而异。术前治疗：用药后的最佳手术时机应该选择在达到最大治疗反应或疾病可能进展前，但该标准在实践中较难把握，目前多推荐服药后 6～12 个月进行手术。术前是否要停药及停药多长时间并无可靠证据，有人认为手术当天停药也可接受，也有人认为术前 2 周停药。术后多长时间可恢复用药没有定论，有人建议术后 2 周左右即可恢复药物治疗。术后辅助治疗：不推荐用于低危患者，中危患者至少 1 年，高危患者为 2～3 年。野生型 GIST 辅助治疗缺少足够的数据支持。有研究表明，外显子 11 突变 GIST 辅助治疗可望获益，外显子 9 突变、野生型 GIST 无复发生存率未获改善，但未成为共识。复发或转移后的治疗：最佳持续治疗时间尚未明确，目前的建议是，如患者伊马替尼治疗有效，应持续用药，直至疾病进展或因毒性反应不能耐受。治疗后进展及耐药：可提高剂量至 600mg/d，如病情稳定或有效，持续用药。耐药可分为原发性和继发性，前者表现为在治疗的最初 6 个月内肿瘤进展，占 10%～14%，这类患者往往是野生型或 c-kit 9 外显子突变或 PDGFRA 基因的 D842V 突变；继发耐药为治疗有效 6 个月后出现肿瘤进展，占 50%～62.6%，通常出现在 c-kit 外显子 11 突变患者。耐药的机制可能与 c-kit 或 PDG-FRA 基因的二次突变、c-kit 基因扩增、c-kit 蛋白的超表达或其他类型酪氨酸激酶被激活有关。

伊马替尼治疗 GIST 有效时可能不表现为肿瘤体积缩小，而是肿瘤坏死、囊性变。因此不适合用实体瘤疗效评价标准评价。Choi 等结合肿瘤长径和 CT 的 Hu 值提出新的疗效评价标准，见表 5-4。

表 5-4　新靶点药物治疗 GIST 的疗效评价

疗效	定义
完全缓解（CR）	1. 所有可测量病灶和不可测量病灶消失
	2. 无新病灶
部分缓解（PR）	1. CT 提示所有可测量病灶最长径之和缩小 10% 或肿瘤密度（Hu）下降 15%
	2. 无新病灶
	3. 非可测病灶无明显进展
疾病稳定（SD）	1. 不符合 CR、PR 或 PD
	2. 肿瘤相关症状无加重
疾病进展（PD）	1. CT 提示可测量病灶最长径之和增加 10%，并且 Hu 改变不符合 PR 标准
	2. 出现新病灶
	3. 瘤内新生结节或已存在的瘤内结节体积增加

伊马替尼治疗 GIST 时不良反应明显轻于治疗慢性髓细胞性白血病。常见不良事件有水肿、恶心、腹泻、中性粒细胞减少、肌肉痉挛、疲乏和皮疹等，但通常不会严重到永久停药。偶尔需要中断用药的副反应为严重皮疹，对症处理后仍能从 100mg 起逐步增加剂量。其他在药物说明书中没有提及的不良反应有皮肤及毛发脱色素、记忆力下降和语言迟缓、需要拔甲的甲沟炎。可以观察到局灶性瘀点瘀斑，但罕见药物相关性血小板减少和贫血。与细胞毒药物明显不同的是，长期服药者不良反应发生率及严重程度大多并不增加，即没有剂量累积毒性。

2. 舒尼替尼

舒尼替尼是一种多靶点抑制剂，具有抗肿瘤血管生成和抗肿瘤增殖的活性，能选择性抑制酪氨酸激酶受体、血管内皮生长因子受体、PDGFR，也抑制干细胞生长因子受体、fma 样酪氨酸激酶、集落刺激因子等。本药用于伊马替尼治疗失败或不能耐受的患者，有约 50％的患者可望从中获得较长时间的控制，对外显子 9 突变的疗效优于外显子 11 突变。推荐剂量 37.5mg/d，连续服用。也可以 50mg/d，连用 4 周，休息 2 周，每 6 周为 1 周期，但不良反应可能大于 37.5mg/d 连续服用。舒尼替尼可连续用至病情再次进展。其主要不良反应包括手足皮肤反应、口腔黏膜炎、牙痛、乏力、粒细胞减少、血小板减少、高血压以及甲状腺功能减退等；多数毒副作用通过支持对症治疗或暂时停药可以获得缓解，但是少数严重者需要停用。

3. 瑞格非尼

160mg 口服，每天 1 次，连续 21 天，28 天为 1 疗程。在伊马替尼和（或）舒尼替尼治疗失败的患者中，与安慰剂组相比可延长平均无进展生存 3.9 个月。

四、预后及随访

预后与手术能否完全切除密切相关，不完全切除的 5 年生存率＜10％，完整切除的 5 年生存率为 50％左右，已有转移或不能手术的患者，如不加治疗中位生存期 10～20 个月。仅存在肝转移者与同时存在其他部位转移者相比，总生存更具优势。肿瘤大小、部位和核分裂数也是重要的预后因素。

GIST 的复发转移基本上发生在腹腔，故推荐腹腔、盆腔 CT 或 MRI 扫描作为常规随访项目：术后中、高危患者每 3 个月 1 次，持续 3 年，然后每 6 个月 1 次，直至满 5 年；低危患者应每 6 个月 1 次，持续 5 年；极低危患者通常不需要常规随访。不可切除或转移复发者，每 3 个月随访 1 次，可酌情适当增加随访次数。GIST 极少肺转移，每年 1 次胸部 X 线检查即可。肿瘤标志物对本病的监测没有帮助，超声一般不用作 GIST 的随访。

接受其他新靶点药物治疗的患者，应针对相应不良反应定期或酌情检查。

（郑子玲）

第六章　原发性肝癌

第一节　原发性肝癌的概述

一、流行病学

原发性肝癌（PHC）是临床上最常见的恶性肿瘤之一，全球发病率逐年增长。高发于非洲东南部和东南亚地区及太平洋诸岛国，发病有相对明显的地区性。全世界每年新发病人数已超过 90 万例，居恶性肿瘤发生的第 6 位，死亡人数每年超过 80 万。

在我国，原发性肝癌多发生于东南沿海一带，地理分布：东南地区高于西北地区，沿海地区高于内陆。目前我国 PHC 在肿瘤相关死亡中仅次于肺癌，位居第二。高发年龄 40～50岁，男性女性之比 2：1～4：1，多见于中年男性，高发地区年龄逐渐年轻化，男性比例逐步增高。

二、病因学

就全球而言，不同地区肝癌的致病因素不尽相同。在我国，不同地区肝癌的危险因素也不完全相同。总体而言，我国肝癌的主要致病因素有病毒性肝炎（主要是乙型和丙型）、食物黄曲霉毒素污染以及农村饮水污染。另外，近年来发现肥胖、糖尿病在肝癌的病因学研究中占有一席之地。其他还包括吸烟、饮酒、遗传等因素。

（一）肝炎病毒

据文献报道，在已知的肝炎病毒中，除甲型、戊型肝炎病毒外，均与肝癌有关，但研究较多且意见较一致的是乙型肝炎病毒（HBV）及丙型肝炎病毒（HCV）。HBV 感染多见于我国、东南亚及非洲地区，而 HCV 感染多见于发达国家，如美国、日本、意大利、西班牙和法国等。

1. HBV 感染

HBV 感染与肝癌发生的密切关系已被许多研究证实。国际癌症研究总局已经将 HBV 归类于人类致癌物。慢性 HBV 感染与人类（尤其是 HBV 流行地区）80％的肝癌有关，同时也是引起肝硬化的一大原因。肝癌的发生与 HBV 在染色体上的整合及整合后的染色体重排有关。HBV 在染色体上的整合是随机的，整合于染色体上的 HBV DNA 不完整，病毒基因组多有一定程度的缺失，可能导致癌细胞核内 HBV DNA 杂交信号减弱。病毒基因的整合多发生在癌变前期，在慢性肝病漫长的病程中不断有病毒基因的整合发生，其中 HBV DNA 的 4 个开放编码阅读框中的 HBx 片断是诱发肝癌的重要因子。HBx 片断通过抑制受损 DNA 的修复、反式激活多种癌基因和原癌基因、抑制细胞的凋亡等多种机制，促进肝癌的发生。同时，它对 $p53$ 的转录激活有重要影响，能抑制 $p53$ 与特异 DNA 序列的结合及其转录活性。此外，慢性乙型肝炎可引起肝纤维化，引起肝细胞生长的失控；且在炎性肝组织中存在的单核细胞可在局部产生活性氧，这种活性氧可以促进肝癌的发生。标志 HBV 持续活跃感染的 HBsAg、HBcAb、HBeAg 持续阳性的肝炎患者，发生肝癌的概率更高，尤其是有肝炎家族史的患肝癌的概率是无肝炎家族史的 4 倍，提示肝癌发生有一定的肝炎家族聚集性。普遍接种乙型肝炎疫苗后肝癌发病率下降的事实从反面表明乙型肝炎病毒感染是重要的肝癌致病因素之一。

2. HCV 感染

HCV 属于黄病毒科，是一单链 RNA 病毒，可引起急、慢性病毒性肝炎，可发展成肝纤维化、肝硬化，甚至是肝癌。在发达国家肝癌患者血清中 HCV 流行率多数超过 50％。我国进行的全国 HCV 血清流行病学调查显示，普通人群抗-HCV 阳性率为 3.2％，全国约有 4000 万人感染 HCV。静脉注射和血液制品的应用是 HCV 主要传播途径，血液透析也是 HCV 的传播途径。对于高病毒血症或合并人类免疫缺陷病毒（HIV）感染的妇女，母婴垂直传播的比例增大。虽然 HCV 致癌的机制模式目前仍不十分清楚，但肝硬化是发生肝癌的最主要危险因素。在 HCV RNA 阳性的肝癌的癌组织中检测到 HCV RNA 的表达。经过对 HCV RNA 的基因型分析，认为Ⅰb 型可引起相对严重的肝病，是慢性丙型肝炎患者发展为肝癌的高危因素。这可能有两方面因素：Ⅰb 型 HCV 可能具有特殊的致肝细胞病变因素，其次是Ⅰb 型比非Ⅰb 型病毒在体内存在时间长，因长期感染而导致肝硬化和肝癌。另有研究表明，HCV 致癌机制可能与 HCV 直接细胞毒作用和宿主介导的免疫损伤有关，反复再生的肝细胞则可能不断积累细胞基因的突变，最终发生恶性转化。HCV 的 C 蛋白、NS3 结构区通过调控相关基因的表达和参与信号传导调控，破坏细胞增殖的动态平衡，导致细胞癌变；NS5B 蛋白质可通过破坏抑制肿瘤发展控制细胞增殖的细胞蛋白质（视网膜母细胞瘤），促进肝细胞增殖，最终可导致癌症。有效的抗丙型肝炎病毒治疗能够降低肝细胞癌的发生率，一项系统综述表明，对于以利巴韦林为基础治疗的丙型肝炎患者，持续血清病毒学反应的患者肝细胞癌的发生风险下降（风险比为 0.25）。对于 HBV 与 HCV 合并感染者，发生肝癌的危险性进一步增加，因为二者在发生过程中具有协同作用，患者将更易发展为慢性肝炎及肝硬化。做好乙型肝炎及丙型肝炎的防治工作，对控制肝癌的发生有重要意义。

（二）黄曲霉毒素

黄曲霉毒素有 10 多种，与肝癌有关的黄曲霉毒素 B1（AFB1）是最常见的一种。AFB1

是导致人类食品污染的最常见原因。AFB1 是剧毒物质，其致癌强度比二甲基亚硝胺高 75 倍，可诱发所有动物发生肝癌。大量流行病学调查及实验室研究均证明，肝癌发病与摄入黄曲霉毒素量呈等级相关，HBV 与黄曲霉毒素具有协同致癌作用。目前黄曲霉毒素被认为与抑癌基因 $p53$ 的突变密切相关。在黄曲霉毒素高暴露区的肝癌患者体内均能检测到 $p53$ 基因突变，并主要发生在 $249\sim254$ 位密码子上。cDNA 微阵列技术研究 AFB1 诱发鼠肝癌形成过程中的基因变化，进一步证实了 AFB1 的致癌性涉及基因水平的变化。另外研究表明，黄曲霉毒素在体内第一阶段的代谢酶产物与其致癌作用密切相关。这些亲电子的代谢产物可以与 DNA、RNA 及蛋白质结合并造成其损害。第一阶段的代谢产物在经过第二阶段代谢酶，特别是谷胱甘肽硫转移酶（GST）的解毒代谢后，形成不同的终末代谢产物排出体外。一组资料显示，实验对象所有 4 个 GST 基因都表现为野生型时，其体内 GST 代谢酶的活性较高，可降低实验对象的黄曲霉毒素暴露水平。而当实验对象的 GST 基因型为杂合子或突变纯合子时，GST 代谢酶活性相对较低，从而导致该实验对象的黄曲霉毒素暴露较高水平。

（三）饮用水污染

近年来，由于生活及工业性污染日趋严重，水体富营养化的程度加重，水体的生态结构与功能发生变化，导致藻类的异常繁殖，特别是沟塘水中富含蓝绿藻。苏德隆教授用高效液相色谱法和液相色谱-质谱法证实了蓝绿藻中微囊藻毒素的存在，并证明微囊藻毒素是一种强烈的促肝癌物质。微囊藻毒素具体促癌机制：①抑制蛋白磷酸酯酶，调节与细胞凋亡相关的癌基因和抑癌基因表达，使细胞失控性增长，DNA 复制错误及诱发或自发的突变频率增加；②增强致癌物的遗传损伤效应，可使细胞发生永久性、不可逆性改变，形成恶性转化细胞；③诱使相关细胞因子生成和活性氧类水平升高，致 DNA 氧化损伤、突变。

（四）饮酒和吸烟

饮酒在肝癌的发生中主要起辅助作用。饮酒通过以下 3 种途径诱发肝癌：①乙醇引起肝硬化，然后引起肝癌；②乙醇本身作为一种促癌因素与其他因素一起共同引起肝癌；③酒精性肝病的进展与其他肝癌危险因素有关，如 HBV 及 HCV 等。

吸烟导致肝癌的风险随吸烟量的增加而增加。烟草中除含有多环芳烃外，还含有亚硝胺、尼古丁和可卡因等致癌物质，它们均可由 CYP2E1 代谢而活化。

乙醇能够诱导 CYP2E1，从而增强烟草的致癌作用。因而在肝癌的发生与发展中，吸烟与饮酒可能具有协同作用。

（五）性激素

性激素与肝癌的关系极为密切。一方面，肝是性激素的主要代谢器官；另一方面，性激素能影响或改变肝许多功能。人类长期服用含雄激素的口服避孕药可诱发肝肿瘤，长期使用雄激素制剂作替代疗法的患者发生肝癌的危险性增加，雄激素在治疗性功能紊乱、血液系统疾病时可诱发肝良、恶性肿瘤。提示性激素与肝肿瘤的发生、发展有某种内在联系。在大鼠肝肿瘤模型中，切除睾丸可抑制肿瘤生长，补充睾酮则促进肿瘤生长。性激素对靶细胞的作用必须通过受体介导。对正常肝组织及肝良、恶性肿瘤雌激素受体（ER）及雄激素受体（AR）的研究表明，哺乳动物肝内存在 ER 和 AR，其含量比性激素靶器官（如乳腺、前列腺）低，而且受垂体、性腺和年龄的影响。各研究机构报道的人类肝癌 AR 水平存在一定差异，但 AR 在肝癌的分布与动物诱癌过程中 AR 的变化趋势相一致，即通常慢性肝病时肝细胞 AR 含量升高，肝癌的 AR 表达较周围肝硬化、非肝硬化组织及正常肝组织明显增高。而且，体外研究表明，肝癌对雄激素的摄入量与 AR 浓度呈正相关，提示 AR 浓度高的肝癌对雄激素的敏感性增加。此外，雌激素受体 α 基因多态性与肝癌有关，X 等位基因、TA13 等位基因可能是其危险因素，而 P 等位基因、TA15 等位基因可能是其保护因素。

(六) 遗传因素

国内多项恶性肿瘤发病和死亡登记资料及临床流行病学调查结果表明，包括肝癌在内，多种恶性肿瘤都表现有癌家族聚集现象，表现在一个家族中有多个成员患一种或几种解剖部位类似的癌；且家属关系愈密切，患病率愈高，其本质就是遗传因素与肝癌之间存在密切的相关性。目前研究的遗传易感指标有：①GST 基因多态性，可影响机体代谢环境致癌物的功能。②细胞色素 P4501A 基因多态性，它可造成致癌物在体内大量聚积，使得致癌物结合到 $p53$ 基因上的机会大大增加，从而造成 $p53$ 基因的突变。③乙醛脱氢酶 2 基因多态性，它可影响乙醇的代谢，体内乙醛浓度升高可导致肝细胞癌变危险性的增加。④单核苷酸多态性（SNP），作为第 3 代遗传标记，充分反映了个体间的遗传差异。但是原癌基因、抑癌基因、毒物代谢酶基因、DNA 修复基因和其他肝癌相关基因等各类基因之间存在协同效应，并且肝癌的发生是几种基因同时改变的结果，某种基因型频率的改变只能代表该单倍型个体的肝癌易感程度，同时遗传因素在肝细胞癌中发生作用会受到慢性肝炎病毒感染的家族聚集性的影响。

(七) 寄生虫、幽门螺杆菌感染

人感染肝吸虫主要是通过吞食带囊蚴的鱼虾所致。一方面，肝吸虫对肝内胆管的刺激及其分泌物的毒性作用，导致肝内胆管上皮细胞增生，而长期慢性炎症的刺激会导致上皮发生癌变；另一方面，肝内虫卵形成的肉芽肿导致纤维化，如未经有效治疗可最终发展为肝硬化，继而发展为肝癌。通过对 15 周岁以上有或无日本血吸虫病史人群中肝癌死亡病例的资料进行了回顾性定群研究，结果发现，无论男女，有日本血吸虫病史人群的肝癌病死率显著高于无日本血吸虫病史人群，有晚期日本血吸虫病史人群的肝癌病死率更高，提示日本血吸虫病可能也是肝癌发生的危险因素之一。幽门螺杆菌是寄生于胃内致胃癌的重要病因之一，在原发性肝癌的组织标本中也检测到其 16S RNA 的存在，幽门螺杆菌在肝硬化及肝癌的血清 IgG 中逐渐升高，且血清 AFP 阳性的患者比阴性患者检出率高，幽门螺杆菌感染对原发性肝癌的发生有明显的促进作用。但是幽门螺杆菌致感染与肝癌的发病机制目前还未明确。

(八) 非酒精性脂肪变性肝炎 (NASH)

近年的研究表明，肥胖、2 型糖尿病和非酒精性脂肪变性肝炎与肝癌的发生发展有关。由于肥胖、2 型糖尿病会导致肝脏脂肪浸润，进而导致 NASH，人们已经开始深入研究 NASH 的致癌潜能。美国学者报道，NASH 肝硬化患者的肝细胞癌发生危险较高，多因素回归分析显示，年龄大和酒精饮用量是 NASH 相关肝硬化患者发生肝细胞癌的独立影响因素，与非饮酒者相比，规律饮酒者的肝细胞癌发生危险更高（风险比为 3.6）。

总之，单一因素导致肝细胞癌发生的可能性不大，肝细胞癌的发生可能是多个致病因素参与、多阶段、多步骤的过程，而且各因素之间可能存在复杂的相互作用。遗传因素可能不是主要的病因，而环境因素和肝细胞癌的发生更为密切，尤其是慢性肝炎病毒的感染。

（沈　能）

第二节　原发性肝癌的诊断与分期

一、临床表现

（一）早期症状

原发性肝癌缺乏特征性的早期表现，大多数患者在普查或体检时发现。早期可无任何不适，部分患者表现为肝区不适、乏力、食欲减退和消瘦，症状明显后，病程多属晚期。

（二）典型症状和体征

1. 症状

（1）肝区疼痛：多数患者以此为首发症状，为常见和最主要症状，多呈持续性胀痛或钝痛。由于肿瘤增长快速，肝包膜不断扩展，被牵拉引起疼痛。疾病晚期时疼痛加剧，当病变侵犯膈肌，疼痛可牵涉右肩背部，可因呼吸、咳嗽而增强，有时类似胆绞痛。当肝表面的癌结节破裂，坏死的癌组织及血液流入腹腔时，可突然引起右上腹剧痛，从肝区开始迅速蔓延至全腹，产生急腹症的表现。如出血量大，则引起昏厥和休克。

（2）消化道症状：有食欲缺乏、营养不良、腹胀等症状，早期不明显。

（3）发热：常见持续性低热或中度不规则发热，由肿瘤细胞或肝组织坏死后产生和释放致热物质作用于体温调节中枢而引起。

（4）全身症状：有进行性消瘦、乏力等，晚期可有贫血、黄疸、腹水、下肢水肿、皮下出血及恶病质等。少数肝癌患者由于肿瘤本身代谢异常，进而影响宿主机体而致内分泌或代谢异常，可有特殊的全身表现，称为伴癌综合征，以自发性低血糖、红细胞增多症较常见，其他罕见的有高血钙、高血脂、类癌综合征等。

2. 体征

（1）肝肿大和肝区肿块：为中、晚期肝癌最常见的体征。肝大呈进行性，质地坚硬、表面凹凸不平、有大小不等的结节或巨块、边缘钝而不整齐，常有不同程度的压痛。肝癌突出于右肋弓下或剑突下时，上腹可呈现局部隆起或饱满。如肿瘤位于膈面，则主要表现为膈抬高，肝浊音界上升，而肝下缘可不大。位于肋弓下的癌结节最易被触及，有时因患者自己发现而就诊。

（2）黄疸：一般在晚期出现，可因肝细胞损害而引起，或由于癌肿压迫或侵犯肝门附近的胆管、癌组织和血块脱落导致胆管梗阻，进而出现黄疸。

（3）肝硬化征象：肝癌伴有肝硬化门静脉高压者可有脾大、腹水、静脉侧支循环形成等表现。腹水很快增多，一般为漏出液。血性腹水多因癌侵犯肝包膜或向腹腔内破溃而引起，偶因腹膜转移癌所致。

（三）转移性症状和体征

如发生肺、骨、胸腔等处转移，可产生相应症状和体征。腹腔转移以右侧多见，可有胸腔积液征。骨髓或脊柱转移，可有局部压痛或神经受压症状。颅内转移瘤可有神经定位体征。

二、诊断

（一）实验室检查

1. 甲胎蛋白（AFP）

现已广泛用于肝细胞肝癌的普查、诊断、判断治疗效果及预测病情复发，是目前公认的简便而确诊率高的原发性肝癌定性诊断方法。肝细胞肝癌 AFP 阳性率为 $70\%\sim90\%$。在排除妊娠、肝炎和生殖腺胚胎瘤的基础上，AFP 检查诊断肝细胞肝癌的标准是：①AFP＞$500\mu g/L$ 持续 4 周；②AFP 由低浓度逐渐升高不降；③AFP 在 $200\mu g/L$ 以上的中等水平持续 8 周。

2. 血清酶学及其他肿瘤标志物检查

肝癌患者血清中谷氨酰转肽酶、碱性磷酸酶、乳酸脱氢酶同工酶等高于正常，但缺乏特异性，属于辅助性检查。

（二）影像学检查

1. 超声显像（B 超）

B 超可显示 $2\sim3cm$ 或更小的病变，能显示肿瘤的大小、形态、所在部位以及肝静脉或门静脉有无癌栓，可反复检查，诊断正确率达 $93\%\sim95\%$，是目前肝癌定位检查中首选的方法。彩色多普勒血流显像（CDFI）可测量进出肿瘤的血液流量，判断病灶的血供情况，有助于鉴别病变的良、恶性。

2. CT 和 MRI 检查

CT 显示肝内实质性肿物，分辨率高，可显示 1cm 左右的肿瘤，阳性率在 90% 以上。螺旋 CT 增强可显示早期肿瘤，如结合肝动脉造影（CTHA），对 1cm 以下肿瘤的检出率可达 80% 以上。经动脉门静脉造影（CTAP）是经肝动脉注入造影剂后门静脉显影时所做的 CT 扫描，可发现仅 0.3cm 的小肝癌。MRI 无电离辐射，无须造影剂即可三维成像，在肝癌诊断方面优于 CT。

3. 肝血管造影

选择性腹腔动脉和肝动脉造影能显示直径在 1cm 以上的癌结节，阳性率达 87%，结合 AFP 检测的阳性结果，常用于诊断小肝癌。该检查有一定的创伤性，一般在 B 超、CT 或 MRI 检查后无法明确诊断时进行，多在结合肝动脉栓塞化疗时使用。数字减影血管造影（DSA）可清楚显示直径大于 1.5cm 的小肝癌。

4. 放射性核素显像

应用趋肿瘤的放射性核素^{67}Ga（镓）、^{169}Yb（镱）或核素标记的肝癌特异性单克隆抗体有助于肿瘤的导向诊断。单光子发射型计算机断层成像（SPECT）扫描，易于检出小病灶。正电子发射断层成像（PET）可显示肝癌组织的代谢情况。

5. 肝穿刺活检

在超声、CT、核素、腹腔镜等技术引导下用特制活检针穿刺癌结节，吸取癌组织检查后可获病理诊断。

（三）剖腹探查

疑为肝癌的病例，经上述检查仍不能证实，如患者情况许可，应进行剖腹探查以争取早期诊断和手术治疗。

三、鉴别诊断

（一）AFP 阳性鉴别诊断

甲胎蛋白（AFP）是胎儿肝细胞产生的一种特殊蛋白——糖蛋白，它是胎儿血清的正常成分，主要由人的肝和卵黄囊（胎儿具有的）产生的一种胚胎性蛋白，只有胎儿才有，当胎儿出生后不久血中就检查不出或者含量很低。AFP>400μg/L 除原发性肝癌外，尚可见于妊娠、新生儿、生殖腺胚胎瘤、急慢性肝炎、肝硬化、肝内胆管结石、胃癌及胰腺癌肝转移、前列腺癌等，因此，在鉴别诊断中应该注意性别、年龄、地区、病史、体征及相应检查资料综合分析。

1. 妊娠

妊娠期可以有 AFP 增高，但一般不超过 400μg/L，妊娠 16 周以后浓度逐渐降低，分娩后 1 个月即恢复正常。如分娩后 AFP 仍持续保持高水平，应结合酶学、影像学等进一步检查确定。

2. 生殖腺胚胎瘤

因其为胚胎源性肿瘤，多含卵黄囊成分，故 AFP 增高，结合妇科或男科体检和影像学检查，基本上可以肯定或排除来源于睾丸或卵巢的肿瘤。

3. 胃癌、胰腺癌伴肝转移

有肝转移的胃癌常见 AFP 升高，个别可>400μg/L，如肝内未发现占位性病变，应注意胃肠道检查。如肝内存在大小相似多个占位性病变则提示转移性肝癌，可以通过检测 AFP 异质体、CEA 及影像学检查加以判别，内镜结合病理学诊断，可以确定肿瘤的原发灶来源。另外，肝病背景资料也是辅助诊断的重要参考依据。

4. 良性肝病

慢性活动性肝炎、肝硬化伴活动性肝炎常见 AFP 升高，多在 400μg/L 以下。鉴别多不困难，即有明显肝功能障碍而无肝内占位病灶。对鉴别有困难者可结合超声与 CT 等影像学检查以进一步确诊。如动态观察 AFP 与 ALT，曲线相随者为肝病，分离者为肝癌。AFP

异质体有助于鉴别。有些患者需要长达数月甚或更长才能弄清，需要耐心随访。

5. 前列腺癌

多见于老年男性，常无肝病病史，体检和影像学检查可以发现前列腺肿大，酸性磷酸酶和 CEA 水平常增高，前列腺液及前列腺穿刺细胞学检查可以确诊。

（二）AFP 阴性鉴别诊断

AFP 阴性肝癌占总数的 30%～40%。近年随着影像诊断的发展，该比例有增高的趋势。需与 AFP 阴性肝癌鉴别的疾病甚多，现选择主要的概述。

1. 继发性肝癌

①常可以发现原发病灶。常有原发癌史，常见原发癌为结直肠癌、胃癌，胰腺癌亦多见，再次为肺癌和乳腺癌，鼻咽癌、甲状腺癌等也可见肝转移。②多数无肝硬化背景，癌结节多较硬而肝较软。③多数 HBV 标志物为阴性。多无肝病背景，如 HBV 及 HCV 均阴性，应多考虑继发性肝癌。④部分来源于消化系统的肿瘤 CEA 及 CA19-9 等肿瘤学指标可升高。⑤影像学各种显像常示肝内有大小相仿、散在的多发占位，且多无肝硬化表现。彩超示肿瘤动脉血供常不如原发性肝癌多。动态增强 CT 典型表现为"牛眼征"，即病灶中心为低密度，边缘强化，最外层密度又低于肝实质，而延迟扫描病灶一般都是低密度。⑥^{99m}Tc-PMT 扫描为阴性。PET-CT 检查对肝转移肿瘤有很高的诊断价值，多表现为高摄取值，尤其是大肠癌肝转移瘤阳性发现率更高。肝表面的转移灶大体上表现为"有脐凹的结节"，组织学表现取决于原发肿瘤。

2. 肝脓肿

肝脓肿多有发热，肝区叩痛。如超声显像为液平，不难鉴别；尚未液化者颇难鉴别，HBV 或 HCV 多阴性，超声显像示边界不清，无声晕；必要时可行穿刺。①近期有感染病史；②无慢性肝病史；③有畏寒高热、肝区疼痛或叩击痛临床表现；④影像学检查可见病灶内液平，典型 CT 平扫呈低密度占位，周围出现不同密度的环形带，增强后液化区 CT 值不变，周围环均有不同程度的强化，环征比平扫更清晰，多房脓肿显示房内单个或多个分隔，常有强化；⑤肝动脉造影无肿瘤血管及染色。

3. 肝囊肿

肝囊肿一般无症状及肝病背景。超声检查呈液性暗区，已能诊断，必要时可加做 CT 增强扫描，造影剂始终不进入病灶是其特点。①病程长，病情进展缓慢；②常无肝病背景；③一般情况良好；④超声检查可见囊性结构和液平。

4. 肝血管瘤

肝海绵状血管瘤是最常见需与 AFP 阴性肝癌鉴别的疾病。肝海绵状血管瘤一般无症状，肝脏质软，无肝病背景。直径＜2cm 的血管瘤在超声检查时呈高回声，而小肝癌多呈低回声。直径＞2cm 的血管瘤应做 CT 增强扫描。如见造影剂从病灶周边向中心填充并滞留者，可诊断为血管瘤。MRI 对血管瘤灵敏度很高，有其特征性表现。在 T_1 加权图像中表现为低或等信号，T_2 加权则为均匀的高亮信号，即所谓的"亮灯征"。病理特征：肉眼可见紫红色结节，多可压缩，切面呈海绵状，富含血液，稍大者中央可见纤维瘢痕。镜下可见大小不等的血管腔，腔内有血栓。血管缺乏结缔组织支持。极少伴有肝硬化。肝血管瘤表现特点：①病程长，进展缓慢；②常无慢性肝病史；③一般情况良好；④女性较多见；⑤^{99m}Tc-RBC核素扫描呈"热"区；⑥影像学检查无包膜，注入造影剂后自周边开始增强；⑦肝功能及酶谱学检查正常。

5. 局灶结节性增生 (FNH)

FNH为增生的肝实质构成的良性病变，其中纤维瘢痕含血管和放射状间隔。多无肝病背景，但彩超常可见动脉血流，螺旋CT增强后动脉相可见明显填充，延迟期病灶中心区不规则强化，甚至呈放射状。MRI检查病灶呈等或略高信号。中心瘢痕高信号是其特征，多无类圆形包膜征象。FNH颇难与小肝癌鉴别，如无法确诊，仍宜手术。

6. 肝腺瘤

女性多见，常无肝病背景，有口服避孕药史。各种定位诊断方法均难与肝癌区别，但如^{99m}Tc-PMT延迟扫描呈强阳性显像，则有较特异的诊断价值。因肝腺瘤细胞较接近正常肝细胞，能摄取PMT，但无正常排出道，故延迟相时呈强阳性显像，其程度大于分化好的肝癌。肝腺瘤属于良性肝肿瘤，但可反复发生，肿瘤由2～3个细胞厚度的肝小梁组成，与正常肝细胞大小形态一致，但瘤细胞内糖原明显增加，有丝分裂少。

7. 肝肉瘤

多无肝病背景。各种显像多呈较均匀的实质占位，但仍颇难与肝癌鉴别。

8. 肝脂肪瘤

少见，多无肝病背景。超声显像酷似囊肿，但后方无增强。

9. 肝硬化结节

大的肝硬化结节与小肝癌鉴别最困难。整个肝质地对判断有一定帮助。MRI检查能显示肝癌的假包膜及纤维间隔，对鉴别有较大价值。腹腔镜检查能判断位于肝表面的良恶性结节。近年来注意到在肝硬化的腺瘤样增生结节中常已隐匿有小肝癌结节，故最好争取做病理检查以资鉴别。

10. 炎性假瘤

炎性假瘤为类似肿瘤的单发或多发的炎性病变，多无肝病背景，多无症状与体征。超声显像有时呈分叶状、无声晕，彩超多无动脉血流。增强扫描动脉期无强化，部分病灶在静脉期及延迟期可见边缘轻度强化及附壁小结节样强化。由于临床难以确诊，故仍主张手术。炎性假瘤的病灶内含有纤维组织和大量的炎性细胞，主要是浆细胞和散在的巨噬细胞，常见血管炎，不伴有肝硬化。

11. 肝棘球蚴病

肝棘球蚴病又称肝包虫病，属自然疫源性疾病，人作为中间宿主而受害。流行于牧区，发病与密切接触犬类有关。一般无症状及肝病背景。触诊时包块硬韧，叩有震颤即"包虫囊震颤"是特征性表现。超声检查呈现多囊性液性暗区，仔细观察可见有子囊孕于母囊中的现象。CT检查囊肿壁可见钙化，呈壳状或环状，厚薄可以不规则。棘球蚴抗原（Casoni试验）皮试阳性。

四、临床分期

肝细胞肝癌采用 AJCC TNM 分期（2017 年第八版）。

（一）T：原发灶

T_x：原发灶无法评估。

T_0：未发现原发灶。

T_1：单发病灶≤2cm 或者单发病灶＞2cm 但无血管受侵。

T_{1a}：单发病灶≤2cm。

T_{1b}：单发病灶＞2cm 但无血管受侵。

T_2：单发病灶＞2cm，且侵犯血管或者多发病灶，均≤5cm。

T_3：多发病灶，至少一个病灶＞5cm。

T_4：单发或者多发病灶，无论肿瘤大小，侵犯门静脉或者肝静脉分支（包括门脉左右支、肝静脉左中右三支）；原发灶直接侵犯邻近器官（不包括胆囊）或者穿透脏腹膜。

（二）N：区域淋巴结

N_x：区域淋巴结无法评估。

N_0：无区域淋巴结转移。

N_1：有区域淋巴结转移。

（三）M：远处转移

M_0：无远处转移。

M_1：有远处转移。

（四）AJCC 临床分期

AJCC 临床分期见表 6-1

表 6-1　AJCC 临床分期

分期	T	N	M
ⅠA 期	T_{1a}	N_0	M_0
ⅠB 期	T_{1b}	N_0	M_0
Ⅱ 期	T_2	N_0	M_0
ⅢA 期	T_3	N_0	M_0
ⅢB 期	T_4	N_0	M_0
ⅣA 期	$T_{1\sim4}$	N_1	M_0
ⅣB 期	$T_{1\sim4}$	$N_{0\sim1}$	M_1

（沈　能）

第三节　原发性肝癌的治疗

一、手术治疗

早期手术切除是目前根治原发性肝癌的最佳治疗手段。

（一）手术适应证

（1）诊断明确，估计病变局限于一叶或半肝者，未侵及肝门区或下腔静脉。ⅠA期、ⅠB期和ⅡA期肝癌是手术切除的首选适应证。

（2）肝功能代偿良好，凝血酶原时间不低于正常的50%，无明显黄疸、下肢浮肿、腹水或远处转移者。

（3）心、肺和肾功能良好，能耐受手术者。

（二）手术方式

1. 肝切除术

肝切除术包括根治性切除和姑息性切除。根据病变累及范围可做肝叶切除、半肝切除、三叶切除、肝部分切除、肝段叶切除等。

2. 肝移植

肝移植的出现完全改变了肝细胞肝癌的治疗策略。同种异体肝移植术近年来成为我国治疗原发性肝癌的一种方法。

二、放疗

原发性肝癌对放疗敏感，不能行根治性治疗的原发性肝癌需要包括放疗在内的多模式综合治疗。对于局限于肝内的肝癌患者，三维适形放疗（3DCRT）和调强适形放疗（IMRT）结合介入治疗的3年生存率可达25%～30%。

（一）肝癌放疗的指征

肿瘤局限，因肝功能不佳不能进行手术切除或肿瘤位于重要解剖结构，在技术上无法切除或拒绝手术。要求一般情况好，Karnofsky评分≥70分；手术后有残留癌灶者，需处理肝局部肿瘤，否则会产生一些并发症，如胆管梗阻，门静脉、肝静脉以及下腔静脉癌栓，对胆管梗阻的患者可先进行引流，缓解黄疸，再进行放疗。远处转移灶的治疗，如淋巴结转移、肾上腺转移以及骨转移，放疗可缩小转移灶，减轻患者的症状，改善生活质量，肺或脑转移的放疗也有效果。肝癌放疗的禁忌证，即为肝功能为Child-Pugh C的患者，不宜接受放疗。只要不是禁忌证，对于不能行根治性治疗的肝癌患者都应考虑包括放疗在内的综合治疗。

（二）放疗的并发症

放疗的并发症主要表现为早反应与晚反应两种。早反应一般发生在放疗中及结束后 6 个月内，晚反应一般发生在放疗结束 6 个月后。早反应最常见的是胃肠道不适，如厌食、恶心、呕吐、腹泻和胃十二指肠溃疡；恶心、呕吐、腹泻常出现在放疗期间的后期，轻者口服甲氧氯普胺（胃复安），较重者可以应用昂丹司琼类药物，很少出现腹泻，但均不中断放疗。放射性溃疡可用 H_2-受体阻滞药或质子泵抑制药以缓解症状。放疗对肝的毒性表现为部分患者出现转氨酶升高，通常发生在放疗结束后，一般不高于正常值上限的 2 倍。放疗后白细胞下降，尤其是放疗前白细胞、血小板在正常值以下，放疗后下降可能更加明显。对于肿瘤位于膈下的肝癌，放疗后常会出现放射性肺炎或胸腔积液，这些患者常无症状，无须特殊处理。晚发反应主要有放射野内的肝萎缩、纤维化以及大血管受到放疗后出现的静脉狭窄。胆管系统并发症少见。

放疗严重的并发症为放射性肝炎，是放射性肝病（RILD）最为严重的时期，也就是肝功能失代偿期。放射性肝炎的表现：发生时间通常为放疗后 4～8 周；临床症状为疲乏、体重增加、腹围增大（腹水）、有时出现右上腹不适。体征多为腹水、肝大。实验室检查显示，谷草转氨酶（AST），谷丙转氨酶（ALT）升高，胆红素不升高，碱性磷酸酶上升 3～10 倍。Lawrence 定义的放射性肝炎诊断标准：①典型的放射性肝炎，碱性磷酸酶升高＞2 倍，无黄疸，排除肿瘤进展导致腹水、肝大；②非典型放射性肝炎，转氨酶超过正常最高值或治疗前水平的 5 倍。放射性肝炎必须与药物性肝炎、介入引起的肝损伤、病毒性肝炎发作、梗阻性黄疸和肝内肿瘤进展等鉴别。放射性肝炎的治疗，目前还没有一种共同的方案，一部分医师建议给予抗凝药和激素治疗，但大部分医师还是倾向于保守治疗，施以利尿药。如果病情不重，大部分患者接受治疗后 1～2 个月，症状缓解。少部分患者发展为黄疸，腹水进行性增多，需要腹腔穿刺放腹水、利尿及抗凝治疗，此时患者病死率相当高。放射性肝炎是否需要保肝药物治疗，目前还没有这方面的临床资料，从理论上说，保肝治疗对患者有益。

（三）立体定向适形放疗

立体定向适形放疗又称光子刀，由三维治疗计划系统、立体定向体架、体位固定装置、电脑驱动多叶光栅、螺旋 CT 及直线加速器等成套设备组成。主要特点是利用三维技术使放射剂量与肿瘤靶区高度一致，周围正常组织得以保护，大大减少了正常组织的放射损伤，因而能够增加靶区的照射剂量以提高对肿瘤的控制率，并为加大分次剂量以缩短疗程奠定了基础。治疗的不良反应很少，绝大部分患者均能耐受。

三、肝癌的分子靶向治疗

（一）表皮生长因子受体抑制药

作用于表皮生长因子受体（EGFR）的靶向药物目前主要包括大分子的单克隆抗体（如西妥昔单抗、尼妥珠单抗）和小分子的化合物（如吉非替尼、厄罗替尼）。临床上试用吉非替尼治疗肝癌的初步结果不佳，还需再观察。厄罗替尼对肝癌有一定的治疗作用，其单药或联合其他药物治疗肝癌均值得进一步研究。

（二）抗血管生成制剂

贝伐单抗联合化疗也是目前晚期肝癌的治疗热点。有学者应用 GEMOX-B 方案治疗晚期肝癌的Ⅱ期临床研究共纳入 33 例患者，其中 30 例可评估疗效，有效率为 20%，另外 27% 的患者 SD，中位生存期为 9.6 个月，中位 PFS 期为 5.3 个月，3 个月和 6 个月的 PFS 率分别为 70% 与 48%。

（三）基因靶向治疗药物

基因靶向治疗的探索目前主要处于实验研究阶段并已取得显著进展。有研究表明，针对表皮生长因子受体（EGFR）的非病毒型基因导入系统可靶向性地与 EGFR 结合从而将目的基因转导入肿瘤细胞，在高转移入肝细胞癌（HCC）裸鼠模型中显著抑制肝癌的生长，而肿瘤肝内播散及腹壁、腹腔淋巴结、肺转移均明显减少，表明 EGFR 介导的基因治疗有望在预防复发转移方面发挥作用。肿瘤基因-病毒治疗利用肿瘤增殖病毒在肿瘤细胞中的特异性增殖，高效表达抗肿瘤基因，其疗效明显优于单一的肿瘤增殖病毒治疗或传统的肿瘤基因治疗。利用甲胎蛋白（AFP）启动子结合隔离子等基因转录调控元件，构建特异性针对表达 AFP 原发性肝癌细胞的溶瘤腺病毒载体，在体外细胞及动物体内肿瘤模型中均可特异性靶向杀伤肝癌细胞。利用基因重组技术构建入端粒酶逆转录酶启动子控制腺病毒 EIA 基因表达并携带内皮抑素基因的基因-病毒系统，能在端粒酶阳性的肝癌细胞中特异性增殖并高效表达内皮抑素基因，对肝癌生长具有很强的抑制作用。

（四）索拉非尼引领肝细胞癌分子靶向治疗

近年来，尤为瞩目的进展是索拉非尼（多吉美）对肝细胞癌（HCC）的靶向治疗。索拉非尼是一种多激酶抑制药，一方面通过抑制 RAF-1 激酶和 B-RAF 激酶，从而抑制胞外信号调节激酶（ERK）的磷酸化进而抑制整个 MAPK 通路信号的传导，可达到抑制肿瘤细胞增殖作用的目的；另一方面还可抑制细胞表面 VEGFR-2、VEGFR-3、PDGFR-β、FLT-3 和 c-KIT 受体的自身磷酸化，因而影响 T 游酪氨酸激酶活性，从而抑制肿瘤新生血管生成。所以，索拉非尼具有双重抑制 MAPK 信号传导通路的作用。

索拉非尼治疗晚期 HCC 患者的Ⅱ期临床试验表明，35% 的患者疾病稳定达 4 个月，中位总生存时间（OS）为 9.7 个月。其中磷酸化 ERK（β-ERK）免疫染色阳性（提示 Ras 信号传导通路活化）患者的 TTP 为 178 天，而染色阴性者为 46 天。在欧美国家进行的国际多中心随机双盲安慰剂对照Ⅲ期临床试验表明，索拉非尼治疗组与安慰剂组的中位 OS 分别为 10.7 个月和 7.9 个月（$P<0.001$），中位 TTP 分别为 5.5 个月和 2.8 个月（$P<0.001$）。其后在以我国为主的亚太地区进行的同样的多中心随机双盲对照Ⅲ期临床试验证实，索拉非尼治疗组与安慰剂组的中位 OS 分别为 6.5 个月和 4.3 个月（$P=0.014$），中位 TTP 分别为 2.8 个月和 1.4 个月（$P<0.001$）。这两项大规模多中心临床研究的患者病情不同（与欧美患者比较，亚太地区患者多为乙型肝炎病毒感染、肿瘤多为多结节、病期更晚、肺转移更多），但二者取得基本一致的临床结果：索拉非尼治疗欧美和亚太地区晚期 HCC 患者的中位 OS 分别延长 44% 和 47%，TTP 分别延长 74% 和 73%，风险比（HR）相似（OS 的 HR 分别为 0.69 和 0.68，TTP 的 HR 分别为 0.58 和 0.57），严重不良反应的发生率也相似，主要为腹泻、手足皮肤反应、脱发等，且大多安全耐受。两项研究及其亚组分析比较显示，

索拉非尼在不同人种、地域、肝病背景、病期及不同程度血管浸润和远处转移的 HCC 患者中均能取得相似疗效。索拉非尼是循证医学证实可延长 HCC 患者生存期的首个全身治疗药物。目前正在进一步探索索拉非尼与其他抗肿瘤治疗的联合应用，包括与化疗药物或其他分子靶向药物联合治疗晚期 HCC，与肝动脉化疗栓塞联合治疗中期 HCC，以及根治性治疗（肝切除术或局部消融术）后辅助治疗预防复发等途径。

四、免疫治疗

非特异性免疫治疗包括细胞因子治疗和免疫活性细胞过继性输注治疗；特异性免疫治疗主要有肿瘤疫苗治疗和单克隆抗体治疗。

（一）细胞因子

常用于肝癌治疗的细胞因子有白介素 2-(IL-2)、干扰素（IFN）、肿瘤坏死因子（TNF）等，目前细胞因子的临床应用主要包括：IFN 治疗乙型肝炎、丙型肝炎 6 个月以上，不仅已收到了乙型肝炎、丙型肝炎的治疗疗效，并且使合并肝硬化者癌变率显著下降；IL-2、IFN、TNF 采用局部肿瘤注射，可直接杀伤癌细胞；IL-2、IFN 与化疗药物及细胞因子或淋巴因子激活或诱导的杀伤细胞（CIK 细胞、LAK 和肿瘤浸润细胞 TIL）合用，有增效作用；IL-2、TFN 临床肝动脉局部灌注疗效较为明显，PHC 切除术后肝动脉、门静脉局部灌注，可望降低肝癌术后局部复发率；乙型肝炎相关性 HCC 患者根治性切除术后长期应用 INF 辅助治疗，有一定的延长生存期和降低复发率并具有抗病毒的疗效；一般认为，适当应用胸腺肽 α1 和白介素-2（IL-2）可以增强免疫功能，有辅助抗病毒和抗肿瘤作用，有助于降低术后复发和改善生活质量等，已显示出一定的应用前景。联合应用多种细胞因子及与其他抗肿瘤治疗方法相结合也是值得研究的课题。

（二）细胞免疫

目前应用于肝癌的过继性免疫治疗的免疫活性细胞主要包括：淋巴因子激活的杀伤细胞（LAK）、肿瘤浸润细胞（TIL）、细胞因子诱导的杀伤细胞（CIK）和特异性杀伤性 T 淋巴细胞（CTL），临床应用表明与细胞因子或淋巴因子有协同作用，可应用于局部晚期肝癌患者，有姑息性治疗及降低术后局部复发率的作用。

CIK 治疗对于清除残留癌细胞、降低抗肿瘤治疗的不良反应、改善患者生活质量有较好的疗效。

（三）肿瘤疫苗

树突细胞（DC）是人体内最有潜力的抗原呈递细胞，能激活 T 细胞对抗原刺激的反应，目前临床上常用的 AFP 致敏的 DC 疫苗能诱导出 AFP 特异性细胞毒性 T 细胞（CTL），对表达 AFP 的肝癌细胞有特异性杀伤作用；HBsAg 基因脂质体介导传染的 DC 细胞疫苗，能诱导乙型肝炎表面抗原特异性 CTL，对表达 HBsAg 的肝癌细胞产生较强的杀伤作用。DC 疫苗有望成为肝癌有效的免疫治疗手段，但仍处在临床实验阶段。

（四）单克隆抗体

肿瘤抗原的单克隆抗体可以特异性识别肿瘤细胞，并且能作为载体将效应分子如放射性核素、化学药物等选择性地携带到肿瘤局部达到最大的杀伤作用，具有高效、低毒的特点。目前肿瘤治疗中常用的单克隆抗体载体有：抗 AFP 抗体、抗铁蛋白抗体、抗人肝癌抗体等，多与放射性核素交联，做组织动脉灌注治疗。

抗人肝癌单抗：^{131}I 美妥昔单抗的靶点为肝癌细胞上的糖蛋白，对肝癌细胞具有较强的亲和力。可引导 ^{131}I 发射高能 β 粒子杀灭癌细胞，该药被国家食品药品管理局（SFDA）批准上市，成为国内第 1 个治疗肝癌的单克隆导向核素药物，有临床试验数据表明：临床有效率为 27.4％，临床控制率为 86.3％，不可手术切除局部晚期肝癌动脉治疗的 2 年生存率近42％；而 ^{131}I-A-FP 抗体、^{131}I 铁蛋白抗体国内试验证实具有一定的疗效，但试验例数较少，目前未被列入常规推荐范围。

（沈　能）

第七章　　胰腺癌

第一节　胰腺癌的概述

一、流行病学

胰腺癌的发病率占全身恶性肿瘤的 1%～4%，占消化道恶性肿瘤的 8%～10%。根据世界卫生组织癌症研究中心的最新资料，全球范围内每年新诊断胰腺癌 44.8 万例，在癌症中排第 13 位。60% 的胰腺癌患者生活在发达国家，全球每年因胰腺癌死亡者可达 44.1 万人，死亡发病比为 0.98。病死例数与发病例数接近。胰腺癌在不同国家、不同地区及不同人群中的发病率亦有很大的差别。其发病水平与社会经济状况也有一定的关系。在西方国家，胰腺癌是目前 10 种最常见的恶性肿瘤之一。

许多流行病学研究结果表明，胰腺癌的发病率与地域、种族、职业等一些因素相关。下面介绍胰腺癌的流行病学特点。

（一）地域分布

胰腺癌的发病率和病死率均有明显的地区差异，在工业化程度较高的发达国家和地区发病率相对较高，且发病率和病死率接近；而在非洲和亚洲某些地区发病率则偏低，可以相差5～7 倍。全球胰腺癌统计资料显示北方国家较靠近赤道国家的发病率高 3～4 倍，并随纬度的升高而升高，发达国家高于不发达国家 3～4 倍。总体来看，我国胰腺癌病死率的城乡和地区分布特征明显，城市地区的胰腺癌病死率与农村地区的比值为 2.55：1，而无论城市或农村，都呈现东部高于中部、中部高于西部的趋势，地理及环境因素、饮食结构、就医条件、健康保健水平等可能是导致城乡居民胰腺癌发病率和病死率差别的主要原因。

（二）人群分布

1. 年龄

国内外研究均显示胰腺癌的发病率与年龄密切相关，老年化越重的国家胰腺癌发病率越高，其中以日本较为明显。80％以上的胰腺癌病例集中在60～80岁的年龄组，大于80岁和小于20岁的患者仅占5％左右，40岁以下的胰腺癌患者不足10％，30岁及以前的病例更为少见，发病率为0.1/10万。小儿发病的情况更罕见，据报道最小年龄的胰腺癌患者为3个月大的婴儿。在30岁以后随年龄的增长其发病率增高。50岁以前男性胰腺癌患者明显高于女性，其后差别减少，70岁以后差别消失，80岁的高龄人胰腺癌的罹患率达200/10万。我国国内统计数据显示，胰腺癌发病年龄以50～60岁最多，约占38％。年发病率男性80～84岁年龄组高达100/10万，而40～44岁年龄组为2/10万；女性这两个年龄组的发病率分别为73/10万和1.5/10万。

2. 性别

胰腺癌发病率存在性别差异，男性发病率高于女性，男女性别比通常为1.1：1～2.5：1。但死亡构成比女性却明显高于男性。胰腺癌男女性年龄病死率变化趋势基本相同。

3. 种族与移民

胰腺癌的发病率与种族相关。在美国，白种人与黑种人的胰腺癌发病率有显著差异，白种人男女性发病率均低于黑种人；新西兰的研究显示毛利族人胰腺癌发病率为7.3％，高于太平洋地区移民（6.4％）和欧洲移民（5.6％）。美国SEER将胰腺癌发病种族进行分类，结果显示黑种人的发病率最高，非西班牙系白种人紧随其后，亚洲人和太平洋群岛人群发病率最低。在以色列，犹太人男女性胰腺癌发病率均较非犹太人高，其差异有统计学意义。然而，对于胰腺癌发病率存在的种族间差异的原因目前尚不清楚，研究分析认为这可能与吸烟习惯及遗传基因等危险因素有关。另据调查显示移居美国的日本人及其后代的胰腺癌发病率及病死率均高于日本本土人；欧洲移居以色列的犹太人较以色列出生的犹太人胰腺癌发病率亦明显升高；移居澳大利亚的欧洲移民胰腺癌发病率较欧洲本土人增高。一项美国研究显示纽约犹太人的胰腺癌患者病死率高于白种人；其父母均出生于北美的犹太人，胰腺癌的发病率高于单亲出生于北美和父母均非北美人，推测可能与特殊环境和基因变化有关。在我国尚无关于不同种族胰腺癌发病率及病死率的统计报道，但移居美国的中国人及其后代的胰腺癌发病率及病死率均高于我国本土人。目前，移民的癌症发病率异常升高已被大多数学者所认同，其发病机制尚不清楚，但相关的研究已涉及基因水平。国内研究显示汉族人发病率高于维吾尔族、哈萨克族人群，推测可能跟生活环境和饮食习惯有一定关系。

4. 个体因素

胰腺癌的发病率除了与性别、年龄、生活习惯和职业等因素有关外，据报道其可能还与生育、血型、离婚和免疫等因素有关。目前有关生育因素与胰腺癌关系的研究较少，且对于初潮年龄、生育次数、口服避孕药、雌激素替代治疗等与胰腺癌关系的研究尚无一致结论。经研究资料对比显示首胎年龄与胰腺癌发生有关。上海某医院的病例对照研究结果显示：经吸烟、饮酒、体重指数、胆石症、胆囊切除术、糖尿病、慢性胰腺炎和胃部分切除术调整后，首胎年龄及生育数均与胰腺癌相关，女性经产者与未孕者相比胰腺癌发生的危险性没有增加。低龄、高龄生育及生育3胎（OR＝3.10，95％ CI＝1.65～5.82）以上为胰腺癌的危险因素。生育数达 3 个以上者与仅生育 1 个者相比，发生胰腺癌的危险性有显著统计学差异。诊断时年龄 50 岁以上者更为显著。首胎年龄 <20 岁及 ≥30 岁生育者均为胰腺癌发生的危险因素。

学者还对血型与胰腺癌的相关性做了研究，国外学者大多数认同 A 型血与胰腺癌具有一定的相关性。有学者研究了 2350 例恶性肿瘤患者血型分布情况，发现胰腺癌多倾向于发生在 A 型血的患者，黑种人男性及白种人女性 A 型血患者患胰腺癌的风险性增高了 50%；西班牙的一项研究表明，A 型血对胰腺癌有中等度的风险性；而原南斯拉夫的一项研究结果认为 O 型血对胰腺癌的发生具有保护作用；中国汉族关于血型和胰腺癌的关系显示，O 型血患者的胰腺癌恶性程度低于非 O 型血，其术后生存期高于非 O 型血。我国某医院也做了该方面的研究，探讨中国汉人的 ABO 血型与胰腺癌发生的相关性。以 691 例胰腺癌患者作为病例组，1199 例非肿瘤患者及 40980 例正常人为对照组，用病例对照研究的方法，评估 ABO 血型患胰腺癌的相对危险性。以非肿瘤患者做对照，研究得出结论为男性 A 型血为胰腺癌的危险因素，B 型血为保护因素；而男性其他血型和女性各血型与胰腺癌均无显著相关性。但以正常人群血型分布为对照，胰腺癌与 ABO 血型分布无关。另外有研究认为，无论黑种人还是白种人，独身及离异者的胰腺癌发病率均增高，其中黑种人离异者的胰腺癌发病率升高最显著。

近年，有许多关于自身免疫系统疾病与胰腺癌相关性研究的报道。上海的一项病例对照研究发现，自身免疫系统疾病患者发生胰腺癌的危险性增加（OR=2.0，95% CI=1.0～4.2），而过敏症患者胰腺癌危险性降低，但不显著（OR=0.6，95% CI=0.4～1.1）。这些过敏症包括风疹、哮喘、接触性皮炎、过敏性鼻炎等。国外的一项研究也有类似结果，过敏人群尤其是特异性反应人群胰腺癌的发生率降低（RR=0.7，95% CI=0.6～0.8）。研究分析亦表明，过敏体质可能对胰腺癌患者具有保护因素，如对花粉、粉尘及动物皮毛等过敏者，其可能的机制为 T 细胞诱导的免疫系统的高活性状态对调控胰腺癌的发生具有保护作用。但目前关于这方面的研究报道不多，结论尚难肯定。

5. 社会状况

国外研究认为胰腺癌的发病率与社会经济状况呈直接相关，全球胰腺癌发病率分布图呈现富裕的欧洲、北美明显高于贫穷的非洲和东南亚。有学者研究显示胰腺癌的发病率与不同人群的受教育程度、收入、社会地区、职业均有一定关联。社会经济状况良好的人群饮食过度、人口老龄化趋势、生活环境的污染是胰腺癌发生的主要危险因素。而部分研究认为胰腺癌的发病率与社会经济状况呈负相关，并以此解释美国黑种人发病率高的部分原因。目前，各种研究结果不尽一致。我国的一些研究结果显示两者之间呈正相关或无相关。

6. 教育水平

关于教育水平与胰腺癌关系的研究报道亦有不同的结论。一项包括欧洲 10 个国家的大规模队列研究结果显示，胰腺癌发生的危险性与接受教育水平的相关性很小，差异无统计学意义。

（三）生存率状况

胰腺癌是人类实体癌中预后最差的恶性肿瘤。有资料显示胰腺癌的平均生存期为诊断后 6 个月，5 年生存率仅为 5%～10%。中国抗癌协会胰腺癌专业委员会一项研究结果表明，胰腺癌根治性切除率仅为 20%，胰头癌的 1 年、3 年、5 年生存率分别为 54.36%、13.47%、8.47%。由于胰腺癌早期诊断十分困难，总体病死率接近发病率，因此，胰腺癌的早期诊断及治疗越来越受到临床学家和流行病学家的重视。进行胰腺癌的病因学探索和对胰腺癌的相关危险因素进行干预控制，对预防胰腺癌非常重要。临床上小胰腺癌患者大都是经过健康体检后进行追踪、随访、复查及进一步检查后从胰腺癌的高危人群中筛查发现的，因此，进行胰腺癌的流行病学研究，了解胰腺癌的相关危险因素，确定胰腺癌的高危人群，提高对胰腺癌的认识和警惕性，有助于胰腺癌的早期发现及治疗。

二、病因学

胰腺癌的病因和发病机制尚未完全清楚，一般认为胰腺癌的发生和发展是一个多病因、多步骤的复杂过程，是由物理、化学、生物等因素引起体内组织结构、代谢和基因表达异常的结果，其中基因表达异常是肿瘤发生和发展的核心，现将常见的病因介绍如下。

（一）胰腺癌的一般病因

1. 吸烟习惯

吸烟是公认的胰腺癌最危险的发病因素之一，国际癌症研究协会指出：吸烟是胰腺癌重要的病因之一，其 4 项大样本流行病学、实验室研究表明：每日吸烟量超过 20 支，发生胰腺癌的优势比为 1.4~3.6，并且与吸烟的数量呈正相关，每天超过 40 支者的危险度增加 10 倍。上海市进行的病例对照研究支持上述结论，并且尸检可以在吸烟者见到胰腺导管细胞增生，细胞核不典型改变，这些改变随每天吸烟支数、吸烟年限的增加而增高。烟草中有 30 多种芳香胺类致癌物，尤其是亚硝胺类代谢物经胆汁分泌进入胆道，再反流至胰管，激发 K-ras 等癌基因的表达，从而诱发胰腺癌。

2. 饮食因素

大量摄入新鲜水果、蔬菜、豆类植物、干果和纤维素等对胰腺起保护作用，脂肪类（包括各种油类）的消耗量与胰腺癌的发生率呈正相关，调查发现：过量的脂肪（高胆固醇）摄入者胰腺癌发病的相对危险度增加，而粗纤维饮食者危险度下降；一般认为长期过度摄入动物的脂肪和蛋白质，可刺激胃肠道释放缩胆囊素、胃泌素等，引起胰腺过度分泌和加快胰腺上皮细胞更新代谢，此时胰腺组织 DNA 合成率和含量增加，影响胰腺组织的自稳机制，从而对致癌物的易感性增加。酒和咖啡的大量饮用也可能会增大胰腺癌的发生率，有学者对 16713 名挪威人进行前瞻性研究，发现经常饮酒者中胰腺癌的相对危险度为 5.4；一项日本资料显示咖啡对胰腺癌的相对危险度达 5.0；也有资料报道每周消费 18 杯以上咖啡者患胰腺癌的风险是每周消费 7 杯以下者的 2 倍；但到目前为止仍没有充分证据支持饮酒和咖啡与胰腺癌存在着病因关联。饮茶与胰腺癌之间呈负相关，茶中的主要成分茶多酚对肿瘤的发生和生长起抑制作用，对胰腺可起保护作用。

3. 环境污染

已发现从事化学工业、煤矿、天然气开发、金属工业、皮革业、纺织业、铝制品业、运输业的工人胰腺癌的发生率增高，但没有确凿的证据证明何种职业为胰腺癌的确切病因，有待于进一步探讨，可能与长期接触 β-萘胺、联苯胺等化学药物有关。

4. 肥胖与生殖因素

部分研究资料表明：体重指数（BMI）每增加1，胰腺癌发生的危险增加3％～5％；孕妇经产的次数与胰腺癌风险之间呈负相关，每增加1次生产，其发生胰腺癌的风险下降10％左右。体重（肥胖）、生殖因素可能在胰腺癌的发生、发展中起着一定的作用，但具体机制不详。

5. 相关疾病

约80％的胰腺癌患者在确诊时都伴有糖尿病和葡萄糖耐受缺陷，但糖尿病究竟是胰腺癌的病因还是胰腺癌的早期症状仍然存在争议。有文献报道：有1年糖尿病病史者，发生胰腺癌的危险为无糖尿病病史者的2.1倍，长期糖尿病患者发生胰腺癌的频率增高。慢性胰腺炎患者发生胰腺癌的风险为非胰腺炎者的26.3倍，但随着慢性胰腺炎时间的推移，胰腺癌的发生率逐渐下降，因此不少专业人士认为慢性胰腺炎可能只是胰腺癌的早期症状之一。另外胆囊切除术后、胆石症、幽门螺杆菌感染、胃溃疡及胃大部分切除术后等均可能是胰腺癌的危险因素，但在病因学上尚未定论。

6. 遗传因素

有文献报道：对30个胰腺癌多发的家族进行研究后得出初步结论，胰腺癌的发生仅有3％～5％可归因于遗传因素，但此结论只是一个不严格的估计，因为不可能准确排除这些高危家族的日常环境的暴露；以人群为基础的病例对照研究中发现，病例组中仅有7.8％的患者有胰腺癌的家族史，而对照组仅为0.6％；另一项前瞻性研究也显示具有胰腺癌家族史的人群，其胰腺癌的危险性为无家族史的1.7倍，以上报道均提示遗传因素与胰腺癌的发生有关。华盛顿大学进行的根据胰腺癌发病情况监测计算的原始数据提示，以下人群应该考虑作为监测对象：一级亲属中有2个或2个以上胰腺癌患者；一级亲属中有1个胰腺癌患者，但其发病年龄在50岁以前；二级亲属中有2个或2个以上胰腺癌患者，其中1人50岁以前发病。

（二）胰腺癌的生物学病因

1. 胰腺癌的基因改变

（1）癌基因：与胰腺癌有关的癌基因有 K-ras、C-myc、Her-2 等，其中 K-ras 是胰腺癌发生、发展中最为重要的基因。K-ras 可在结直肠癌、肺癌、胃癌、内分泌肿瘤等肿瘤细胞内和在胰腺炎、胰腺组织乳头样增生等非癌性病变中出现突变，但发生最高的为胰腺癌，80％～100％的胰腺癌组织中可发生 K-ras 突变，特别是 K-ras 基因12密码子的突变，而 N-ras、H-ras 及 K-ras 密码子13、16的突变较为少见，K-ras 突变是胰腺癌发生的早期事件，但与胰腺癌的预后及肿瘤的易感性无关，目前多认为胰腺癌的发生是 K-ras 突变的基础上，抑癌基因 $p16$ 及 $p53$ 失活后共同引起。C-myc 在胰腺癌中的表达率达50％以上，而正常胰腺组织中无表达，同样 C-myc 蛋白的表达水平与肿瘤的临床分期及预后无关，且 C-myc 蛋白的过表达并不一定产生肿瘤，但 C-myc 扩增与突变的 K-ras 基因的共同作用可增加胰腺癌的恶性度。有关生长因子基因详见后述。

（2）抑癌基因：抑癌基因 $p53$、$p16$、$dpc4$（Smad4）、dcc 的丢失或功能缺失可促进肿瘤的发生。$p16$ 在80％～95％以上的胰腺癌中失活，是除 K-ras 以外最重要的基因。约50％的胰腺癌可见 $p53$ 突变，而且 $p53$ 的错义突变明显多于无意义突变和框移突变，突变

的 *p*53 蛋白可结合野生型 *p*53 并抑制其抗肿瘤作用。约 55％ 的胰腺癌患者中发现有 *dpc*4 的失活，约 35％ 为纯合子失活，20％ 为基因内突变，*dpc*4 基因的突变、失活可能是胰腺癌较晚期的遗传学改变；*dcc* 基因在 50％～80％ 的胰腺癌中表达减少或完全丢失，*dcc* 蛋白在高分化癌中表达保留，但在未分化癌中表达减少或丢失，提示 *dcc* 基因表达减少或丢失可能在胰腺未分化癌中发挥作用。目前公认：癌基因的突变、高表达，而抑癌基因丢失或失活，两者共同作用可导致胰腺癌的发生。

2. 胰腺癌的生长因子及受体

在胰腺癌中异常表达的生长因子包括 EGF 家族、VEGF 家族、PDGF 家族、FGF 家族等，这些生长因子及其受体在促进胰腺癌细胞增殖中起重要的作用。表皮生长因子受体（EGFR）：EGFR 在正常胰腺中很少表达，在慢性胰腺炎中呈中等程度表达，在胰腺癌中则呈过表达，研究发现胰腺癌患者中的 60％ 的患者 *her*-3 过表达，约 20％ 患者 *her*-2 过表达，两种过表达均提示患者预后不良，生存期短。促血管生长因子及其受体：促血管生成因子主要是一些经典的肽类生长因子，为血管内皮细胞生长因子（VEGF）、碱性成纤维细胞生长因子（bFGF）、血管生成素（Ang）、基质金属蛋白酶（MMPs）、血小板衍生生长因子（PDGF）、转化生长因子（TGF）、肿瘤坏死因子（TNF-a）、IL-8 等，其中最重要的是 VEGF、bFGF 和 Ang，这些因子在胰腺癌患者血清中均呈高表达，而且在胰腺癌组织中这些促血管生成因子及相对应的受体不同程度的过表达，其中 VEGF 表达增高与胰腺癌微血管密度（MVD）密切相关，是判断患者预后差的指标。

3. 其他受体或分子

研究发现胰腺癌组织中存在着雌激素受体或雄激素受体的过表达，但研究结论报道不一，未达成共识，且尚未明确性激素受体与肿瘤间的关系。最近的研究发现：环氧合酶-2（COX-2）在胰腺癌组织中也呈过表达，COX-2 通过上调 VEGF 表达等，促进肿瘤血管的生成和抑制细胞凋亡，参与胰腺癌的发生发展。

胰腺癌的病因和发病机制尚未完全阐明，过去比较重视物理、化学、生物等环境因素在癌的形成中的作用，近 20 年来，应用现代分子生物学技术研究证实人类癌肿是一种基因病，基因的改变是癌肿发生和发展的分子生物学基础，肿瘤的发生是致癌因素引起基因结构和功能的改变，使细胞增殖、生长、分化失控所致。

（穆小松）

第二节　胰腺癌的诊断和分期

一、临床表现

高度重视胰腺癌患者的早期诊断，在注意胰腺癌的典型表现的同时，应警惕不典型的腹部症状仍是胰腺癌诊治的关键。但是，当临床出现症状时，胰腺肿瘤常常已侵犯胰腺以外或已出现播散转移，难以手术根治切除；尤其在胰腺癌早期，其症状隐匿，缺乏特异性，诊断十分困难。由于胰腺的解剖结构特征，胰腺癌的临床表现呈多样化，并与肿瘤的部位、有无梗阻、有无转移以及邻近器官的受累情况等密切相关。尽早关注胰腺癌的相关临床表现，早期明确胰腺癌的诊断并进行治疗，对改善胰腺癌患者的预后具有十分重要的意义。

（一）症状

胰腺癌早期缺乏特异性的临床症状，且表现多样，如厌食和体重下降等不典型的症状，易于被临床医师忽视，并易与胃肠、肝胆疾病相混淆。胰腺癌约95%来源于胰腺的外分泌细胞，5%源于胰岛细胞，且70%的胰腺癌位于胰头部，因此胰腺癌主要的临床表现是肿块压迫引起的相关症状，并伴随内分泌或外分泌功能的改变，且症状的变化与肿块的大小和部位及有无转移有关。临床手术中的情况显示，胰腺肿瘤浸润的范围极为广泛，腹膜、肝脏、肝十二指肠韧带、肠系膜根部以及盆腔膜等处均可发现多个大小不等的结节，这些转移灶均可导致不同的临床症状。

胰腺癌的首发症状在诊断中具有重要的临床意义。虽然胰腺癌的临床症状不典型，但仍应关注可疑的首发症状：患者年龄超过40岁、有长期大量吸烟史、梗阻性黄疸；不能解释的近期出现的体重减轻，并超过体重的10%；无法解释的上腹部或腰背部疼痛；不能解释的消化不良；突然出现的糖尿病而且缺乏易感因子，如糖尿病家族史或肥胖；一次或几次"特发性"胰腺炎史；不能解释的脂肪泻等。

黄疸、腹痛和不明原因的体重减轻是胰腺癌较为常见的症状，另外，患者可表现为腹胀不适、乏力、腰背痛、腹部包块、发热和腹泻等。依据肿瘤部位不同，症状表现也存在一定的差异：胰头癌以上腹痛、黄疸和上腹饱胀不适为最多见；胰腺体尾癌以腹痛、上腹饱胀不适、上腹肿块及腰背痛为最多见；全胰腺癌以腹痛、上腹饱胀不适和黄疸为多见。

1. 腹痛

40%～70%的胰腺癌患者以腹痛为首发症状，腹痛为胰腺癌的常见症状，也是胰体尾癌的最突出主诉。在胰腺癌病程中，70%～90%的患者出现腹痛症状，且常早于黄疸3个月发生。腹痛的部位以中上腹多见，但胰头癌可偏于右上腹，体尾癌可偏于左上腹，以左下腹痛为主要临床表现的胰腺癌罕见，有时腹痛也可在脐周或全腹。腹痛呈现多源性和表现多样化，且在病程中可发生变化。

腹痛主要是由于癌肿使胰腺增大，压迫胰管，使胰管呈不同程度的梗阻、扩张、扭曲及压力增高，引起上腹部持续性或间歇性疼痛。病变早期常呈中上腹部范围较广但不易定位的饱胀不适、隐痛或钝痛，并常在进食后1～2h加重。也可因饮酒或进食油腻食物而致胆汁和胰液排泌增加而使胆道、胰管内压力骤升，引起阵发性剧烈的上腹部疼痛。胰腺的血管及神经分布十分丰富，又与腹膜后神经丛相邻，故当癌肿扩展、转移而影响腹膜时引起疼痛。典型的胰腺癌腹痛症状常在仰卧时加重，夜间尤为明显，而弯腰或屈膝位可减轻疼痛，可能是由于癌肿浸润压迫腹腔神经丛。研究显示胰腺癌的疼痛来自对胰腺感觉神经纤维的刺激，主要由内脏交感神经传导，胰腺的内脏神经尽管分布复杂，但均经腹腔神经丛在腹腔神经节换元后，向脊髓的相应节段投射，上达中枢产生疼痛反应。

（1）阵发性剧烈上腹痛，可放射至右肩胛部，与胆绞痛相似。部分为饮酒或进食油腻食物而诱发，多见于胰头癌的初期，约占腹痛的30%。

（2）上腹钝痛是最为多见的腹痛性质，约占70%。主要表现为持续性或间断性胀痛，常在进食后约2h加重，数小时后减轻或缓解；如不进食或少量进食，疼痛可耐受，因此患者常自动限制进食量。

（3）涉及腰背部的上腹痛，常见于胰腺癌的晚期，约有 25% 的患者有此症状，尤其以胰体尾癌多见。疼痛特点是腰背痛比上腹痛更为显著，患者取坐位、行走、弯腰、侧卧、蜷曲可使疼痛减轻或缓解，取仰卧位时加剧，夜间比白天明显。这种疼痛的原因可能是随着肿瘤的生长，超越胰腺界限，浸润、压迫腹膜后神经丛所致，仰卧时被浸润的腹腔神经丛受到伸展牵拉而致疼痛加重，屈曲时受到牵拉的神经松弛而使疼痛减轻。临床常将此症状称为"胰性疼痛"，作为晚期胰腺癌的典型表现，虽该症出现率不高，但特异性较高，是诊断胰腺癌一个很有价值的线索。

2. 体重减轻

在消化道肿瘤中，体重减轻虽非胰腺癌的特异性表现，但胰腺癌患者的体重下降最为突出，约 10% 患者以消瘦为首发症状，严重消瘦发生率达 65%～90%，其发生频率甚至可略高于腹痛和黄疸。部分胰腺癌患者在发病后短期内即出现明显消瘦，伴有乏力、衰弱等症状。一般在 1 个月内体重减轻 10kg 左右或更多，甚至在 2～3 个月体重减轻可达 30kg 以上；体重下降具有进行性发展、程度严重以及与肿块部位无关等特点。

引起体重下降的原因可能有：胰腺癌导致的基础能量消耗增加；胰腺癌肿压迫、梗阻胰管或对胰腺实质的破坏，导致胰腺外分泌不良或胰液流出受阻，影响消化、吸收功能；胰头癌引起十二指肠梗阻或狭窄，以及胃排空障碍，进而影响消化；此外还与疼痛、精神紧张、睡眠不佳、食欲缺乏、癌肿的消耗以及继发糖尿病等多种因素有关。胃排空障碍引起消化不良，十二指肠梗阻引起呕吐，常提示已为胰腺癌晚期。

3. 黄疸

黄疸是胰腺癌患者的重要症状，根据癌肿部位的特征而有不同程度的黄疸出现，乳头壶腹部癌 100% 有黄疸出现，即使在早期也发生黄疸；而阻塞性黄疸是胰头癌的最突出表现，约 90% 的胰头癌患者病程中出现黄疸，约半数患者以黄疸为首发症状；部分患者黄疸可呈波动性，可能与梗阻处炎症或水肿的消长有关。胰体、胰尾癌早期无黄疸，但到晚期，癌肿侵入胰头或转移至胆总管、淋巴结、肝脏，引起肝外或肝内胆管梗阻时，也可出现黄疸。

黄疸可与腹痛同时或在疼痛发生后不久出现。大多数病例的黄疸是由于胰头癌压迫或浸润胆总管所致，少数是由于胰体尾癌转移至肝内或肝、胆总管淋巴结所致。黄疸的特征为肝外阻塞性黄疸，通常呈持续性且进行性加重，完全梗阻时，尿色如浓茶，大便可呈陶土色，皮肤黄染可呈棕色或古铜色，伴瘙痒。黄疸一旦出现，往往不会消退。但少数患者因肿瘤的炎变及水肿暂时消退、胆肠瘘形成、癌组织坏死脱落等因素，黄疸可暂时减轻或消退。

4. 其余消化道症状

（1）上腹部不适：发生率约 70%，10%～30% 的患者表现为首发症状，多感觉上腹闷，进食后腹胀，限制食量或打嗝排气后症状减轻。

（2）食欲缺乏：约 30% 患者有此表现，其可能原因与胰腺癌伴发的胃排空延迟有关，也与胆总管下端及胰管被肿物阻塞，胆汁和胰液不能进入十二指肠以及胰腺外分泌功能不良等因素有关。

（3）恶心、呕吐：少数患者因肿瘤侵入或压迫十二指肠和胃，引起梗阻性呕吐，呕吐物多为胃内容物。

（4）排便异常：有 1%～15% 患者由于胰腺外分泌功能异常而导致腹泻。脂肪泻为胰腺癌的晚期表现，也是胰腺外分泌功能不良的特有症状，但临床少见。约有 10% 患者因经常性进食不足而出现严重便秘。

（5）消化道出血：3%～10%的患者临床出现消化道出血，以呕血、黑便或实验室检查大便隐血阳性为临床表现。消化道出血的原因可能是胰腺癌压迫或侵入胃及十二指肠，使之变形、狭窄、糜烂或溃疡所致；癌肿浸润胆总管或壶腹部，发生糜烂或溃疡引起急性或慢性出血；癌肿侵入脾静脉或门静脉引起栓塞，导致继发性门静脉高压，发生食管-胃底静脉曲张，如静脉破裂则可引起消化道大出血。

5. 精神症状

胰腺癌伴发抑郁症的患者较多，有报道胰腺癌患者抑郁的发生率显著高于其他消化道肿瘤患者。半数以上的胰腺癌患者在确诊前就有抑郁的表现，与胰腺癌引发的疼痛、化疗引起的全身不适以及肿瘤本身等因素有关。抑郁症可使患者的长期生存率降低，增加就诊或住院时间，降低生活质量。精神状态对胰腺癌的发生、发展、死亡和转归有不可忽视的影响。其他需引起重视的精神症状还有焦虑、失眠、个性改变、情绪低落以及兴趣丧失等。

6. 其他表现

（1）发热：约10%的患者在病程中有发热出现。临床可表现为低热、高热、间歇热或不规则热等。原因可能与癌组织坏死及癌细胞本身释放的内源性致热源或炎症因子、继发胆道或其他器官感染有关。

（2）急腹症：以突然发作的上腹或右上腹疼痛、发热、恶心、呕吐等为主要表现，并可能以胰腺癌的首发症状出现。急腹症的原因可能与胰腺癌伴发急性胰腺炎、急性胆囊炎或急性化脓性胆管炎等相关。少数胰腺癌患者可出现急性胰腺炎或以其为首发症状，表现为突发的上腹疼痛、发热、恶心、呕吐等症状，同时伴有血、尿淀粉酶升高等实验室检查异常。胰腺癌患者伴有胆囊炎、胆管炎的比率较高，有报道显示可达30%以上，以急性胆囊炎或胆管炎发作为首发症状就诊的胰腺癌患者约3%。主要临床表现为突发的上腹部或右上腹绞痛，伴有寒战、高热，并迅速出现黄疸，以急性化脓性胆管炎或胆囊炎完全相同，但实际上是胰腺癌的并发症。

（3）血栓性静脉炎：5%～20%的胰腺癌患者可出现血栓性静脉炎（Trousseau征），呈游走性或多发性，且多发于下肢，以胰体尾癌和胰头癌多见，在分化较好的胰腺癌中更易出现。临床尸体解剖检查发现，动脉或静脉栓塞的发生率约为25%，以髂静脉、股静脉栓塞最为多见，但并无临床症状表现。动脉栓塞多见于肺动脉，肾、脾、脑血管及冠状动脉也有报道，但发生概率较小。下肢深静脉血栓可导致患侧下肢水肿。门静脉血栓栓塞可引起食管下段静脉曲张或腹水，脾静脉血栓形成后出现脾大，也可能合并巴德-基亚里（Budd-Chiari）综合征。

（4）症状性糖尿病：部分患者在诊断胰腺癌前就已诊断为糖尿病，两者同时患病者约占75%，约有30%的患者空腹或餐后血糖升高，约45%患者糖耐量异常，少数患者甚至以糖尿病为首发症状。症状型糖尿病的临床特点有：患者年龄相对较大，常高于60岁，且以女性多见；无糖尿病家族史；无多食、多饮、多尿的典型三多症状，但短期内体重下降明显；起病时常有腹痛或腹部不适。因此，如糖尿病患者出现持续性腹痛或老年人突然出现糖尿病表现或原有糖尿病无明显原因突发加剧者，应警惕发生胰腺癌的可能。胰腺癌患者糖尿病的发病率明显高于普通人群，并以胰体、胰尾癌患者较多见。发生原因可能与癌肿浸润、破坏胰岛组织有关。研究者通过十余项对照和队列研究发现，有5年以上糖尿病病史者患胰腺癌的危险性较无该病史者高 2 倍。

国外文献将胰腺癌所引起的糖尿病称为胰腺癌相关糖尿病，其发病及生化调控机制尚未完全明了。目前的假设认为该症状仅仅是由胰腺损伤引起的 B 细胞数量减少所致，患者的 C 肽浓度和胰岛素水平应该与慢性胰腺炎引起的糖尿病一样呈下降趋势，而这恰与此研究结果相悖。所以，尚不能简单地将胰腺癌相关糖尿病的病因归结为肿瘤引起的腺体破坏或继发的阻塞性慢性胰腺炎症，尤其是在小胰腺癌或早期胰腺癌中，糖尿病的发生更倾向于体液变化的结果而不是局部的肿瘤影响。

（5）脾破裂：目前仅有极少数报道显示胰腺癌出现脾破裂，临床可出现上腹部或左季肋部疼痛、左上腹包块、发热、上消化道出血及休克等症状。原因可能与胰腺癌侵犯脾门或形成血管栓塞等因素有关。临床应注意不明原因脾破裂是否合并胰腺癌。

（6）其他少见症状：血栓性静脉炎、关节炎、嗜酸性粒细胞增多症、脂膜炎等少见表现曾被视为胰腺癌四联症，是胰腺外分泌酶增多所致。近年的临床报道显示胰腺癌还可能出现胸闷、胸痛、咳嗽、咯血、颈部淋巴结肿大、低血糖、皮下转移瘤、眼眶部转移瘤、脑血管意外、黑棘皮病、血尿、少尿、臀部脓肿、肢体水肿等少见的特殊表现。

7. 第二原发胰腺癌的临床症状

第二原发胰腺癌是指在胰腺以外的癌症之后发生的原发性胰腺恶性肿瘤。国内对第二原发胰腺癌的报道显示，首发症状为腹痛的占 34.4%，黄疸占 21.9%，上腹不适占 15.6%，同时伴有消化不良（40.6%）和乏力（18.8%）。第二原发胰腺癌的主要症状为消化不良、腹痛、黄疸、体重下降、乏力、症状型糖尿病、发热、腹泻等。与普通进展期胰腺癌相比，第二原发胰腺癌患者的消化不良症状稍多，腹痛、黄疸发生比例较少，但两者无显著性差异。因此，第二原发性胰腺癌症状更不典型，临床上更应引起重视。

8. 小胰腺癌的临床症状

小胰腺癌迄今尚无统一的诊断标准，大多数学者认为肿瘤直径≤2.0cm，无论有无淋巴结转移及胰周浸润的胰腺癌称为小胰腺癌。国际抗癌联盟（UICC）在对胰腺癌的 TNM 分期进行修订时，特别强调了直径小于 2.0cm 的肿瘤，将其进一步分为 T_{1a}（肿瘤直径＜2.0cm）和 T_{1b}。由于胰腺癌的生物学特性，临床上所发现的小胰腺癌不等于早期癌，此时术中也可见淋巴、神经周围浸润或出现淋巴结转移，但胰腺癌肿体积越小预后越好的结论已经得到了研究者的公认。因此，小胰腺癌的合理诊治对于胰腺癌患者的预后有重要的意义。

胰腺由于其解剖位置深，胰腺肿瘤越小临床表现越小，因此小胰腺癌的症状更不典型。在临床发现的肿瘤直径≤1.0cm 的胰腺癌患者中约 50% 无任何症状和体征，另一些患者或肿块稍大（直径≤2.0cm）的小胰腺癌患者，按肿瘤部位，胰头癌常可较早地出现临床症状，特别是出现梗阻性黄疸或有阻塞性胰腺炎的表现。

胰体、胰尾部癌的症状较轻且不典型，以主诉心窝部疼痛较多，一些患者表现为上腹不适、消化不良、体重减轻或有突发性糖尿病的表现，一般很少能早期发现，腹痛虽是胰体、尾部癌中常见的临床表现，但在小胰腺癌中其表现却不突出。待胰体、胰尾部癌出现腹痛时，常已是晚期。

由于对小胰腺癌的一些常规检查多为阴性，以致多数患者延误了诊断。因此，强调对首发症状的重视，提高对胰腺癌的警惕，尤为重要。胰头癌首发症状以黄疸最多，特别是无痛性黄疸，食欲缺乏、倦怠、腹痛、心窝部疼痛、恶心、糖尿病、体重下降等亦可见于初发病例，采集病史时不容忽视。胰体、尾部癌多以心窝部疼痛为首发症状。

总之，胰腺癌的临床表现少且无特异性，特别是小胰腺癌的不典型症状对诊断、治疗及改善预后尤为重要，应充分提高警惕，必要时坚持随诊。在关注临床症状的同时还应注重高危人群的筛查、随访，对胰腺癌家族史者、慢性胰腺炎患者和无家族史的糖尿病患者应尤为重视。

（二）体征

胰腺癌早期常无明显和特异的体征，进展期胰腺癌有多种体征，典型的胰腺癌可见消瘦、上腹压痛和黄疸，且表现形式与病程长短、癌肿位置及组织学类型等有关。胰腺癌还可出现肝大、胆囊肿大（Courvoisier 征）、胰腺肿块（肿瘤或腹腔内转移的淋巴结）和血管杂音（左上腹或脐周），晚期胰腺癌患者可有腹水，少数患者还可有锁骨上淋巴结肿大（Troisier 征）或直肠指检可触及盆腔转移癌。不同部位的胰腺癌体征上也有一定的区别，胰头癌以黄疸最多见，胰体、尾部癌体征较少，以上腹部压痛最多见。

1. 黄疸

10%～30%的患者以黄疸为首发表现，有 57%～79%的患者在病程中出现黄疸，且以男性多见。62%～90%的胰头癌患者有黄疸，绝大多数是梗阻性黄疸，90%的患者血清胆红素在 $102.6\mu mol/L$ 以上。胰尾癌常无黄疸体征，少数病例在晚期可出现，以黄疸为首发症状更是罕见。患者形成黄疸的主要原因是癌肿梗阻胆道，呈进行性，且不易消退，虽有波动但不会降至正常，波动的原因可能是由于梗阻处的肿瘤组织水肿溃烂或炎症消退。黄疸形成的其他原因还可能是胰腺癌患者晚期出现肝转移。

无痛性黄疸曾被作为胰腺癌黄疸的特征。但近年来的报道却发现黄疸伴有腹痛的患者至少占 60%，无痛性黄疸仅占 30%左右。另有约 30%的患者合并顽固性皮肤瘙痒，多呈进行性。梗阻性黄疸患者还可出现小便深黄、大便呈白陶土样。

2. 腹部包块

由于胰腺深藏于腹腔后部，一般不易触及癌肿本身，但在晚期胰腺癌深触诊时可叩及固定、坚硬的结节样包块。约 8.2%的胰腺癌患者有腹部包块，其中胰头癌、胰体尾癌及全胰癌的发生率分别约为 5%、14%、16%。胰头癌的肿块多位于右上腹、中上腹，胰体尾癌多位于左上腹。肿块可以是肿瘤本身，也可以是腹腔内转移的淋巴结。

由于胰腺解剖结构特点，癌肿常处于较深部位，触诊有一定的困难，小的肿瘤一般难以触及，大的肿瘤多呈边缘不清楚的质硬结节状肿块，可有轻度压痛，并常有一定的上、下活动度。如触诊时肿瘤已完全固定，表示已有较广泛的腹膜后浸润。当肿物压迫腹主动脉或脾动脉时，可在脐周或左上腹听到吹风样血管杂音，尤以胰体尾癌多见。

3. 胆囊肿大

约 50%的胰腺癌患者可触及胆囊肿大，多见于胰头癌伴肝外胆道梗阻患者。临床上对梗阻性黄疸伴有胆囊增大而无压痛者称为库瓦西耶征（Courvoisier 征），是诊断胰头癌的重要指征，但胆囊大小与梗阻程度、梗阻时间、胆囊原有体积以及既往是否有胆囊炎等因素有关；部分患者因胆汁淤积导致肝大，覆盖于肿大的胆囊上，则临床检查时不易触及。此外，腹壁肥厚和患者不合作也会导致胆囊肿大未发现。也有胆囊肿大而非癌症的病例报道，如胆石致黄疸患者，结石嵌顿于胆囊管或因炎症使胆囊管狭窄或闭锁，导致胆囊积脓或慢性积水，可出现胆囊大。

4. 肝脾大

黄疸患者因胆汁淤积而导致肝大；亦有肝瘀血导致肝大；如患者在胰腺癌晚期出现质硬、表面光滑或边缘整齐的肝大则需考虑肝转移癌的可能。若癌栓阻塞脾静脉时可叩及脾大。

5. 胸腔积液和腹水

约20%的患者出现此症，一般多见于胰腺癌晚期，少数以首发症状出现。胸腔积液和腹水性状可为血性或浆液性。多为胰腺癌的腹膜浸润、扩散所致，或由于肿瘤本身，或转移淋巴结压迫静脉，或门静脉、肝静脉发生血栓、癌栓而引起；胰腺癌还可导致营养不良，低蛋白血症也是胸腔积液、腹水形成原因之一。

6. 其他体征

临床也有发生锁骨上淋巴结转移（Troisier 征）、直肠指检触及盆腔转移癌（Blumer Shelf 征）的报道。

二、实验室及影像学检查

（一）实验室检查

为了获得正确的临床诊断，除临床表现外，实验室检查是重要的一环。很多肿瘤标志物与胰腺癌相关，如 CEA、CA19-9、CA125 等。其中 CA19-9 相对敏感度和特异度较高。但是 CA19-9 在某些良性疾病中也会出现升高，因此不能作为确诊的依据。此外也有部分胰腺癌不表达 CA19-9，因此 CA19-9 也不宜作为筛查的指标，但它可作为治疗后随访指标。一些研究也表明，术后或化疗后 CA19-9 的水平同胰腺癌的预后相关。术后 CA19-9 的降低至正常，往往提示预后较好；手术后或化疗后，CA19-9 若再度升高往往提示疾病的复发或进展。另有一些研究发现，一些癌基因或抑癌基因的表达或突变，同胰腺癌的发生和发展有密切的关系，如胰腺癌组织可以有较高水平的 $K-ras$ 基因第 12 位密码子突变。这方面的研究可能会给胰腺癌的早期诊断带来希望。

患者可因肿瘤消耗导致贫血。胰头癌若阻塞胆道出现梗阻性黄疸可有血清胆红素的升高，尤其是以结合胆红素的升高为主。但梗阻严重时，黄疸可导致严重的肝损害，以致出现肝细胞性黄疸，血清非结合胆红素也会有明显的升高。在血清胆红素升高的同时，可以伴有尿胆元的升高，以及血清碱性磷酸酶、谷丙转氨酶、天冬氨酸转氨酶的升高。少数早期胰腺癌的患者，也可能因胰管梗阻而出现一过性的血、尿淀粉酶的升高，部分患者可有血糖、糖耐量检查的异常。

（二）超声显像（US）

超声检查具有无创伤、简便易行、迅速、可重复检查且相对价格低廉的优点，是胰腺癌首选的无创影像学检查。但胰腺属于腹膜后脏器，前方有胃肠道气体的干扰，后方有脊柱的影响，使早期胰腺癌不易被发现，尤其对于＜2.0cm 的癌肿检出率均较低，仅 21.0％～

64.5%。一般要求患者空腹 8h 以上取平卧位，于剑突下从头侧向足侧做横切，接着向左或向右做纵切扫查，然后结合斜切扫查。胰腺显示不清时取半卧位和腹卧位，饮水 500～800mL，使胃内充满液体做透声窗，可提高胰腺的显示。超声检查发现有肝内外胆管扩张，胆囊肿大而没有发现明显的胆石症者，应高度警惕是否存在胰头癌的可能。

B超检查见患者胰腺多呈局限性肿大，失去正常形态，也可表现弥散性增大。可探及低回声肿块，其肿块边界轮廓不整或不清，瘤体向组织周围呈花瓣状或蟹足样浸润。埋没在胰腺组织内的小肿瘤，边缘可无明显改变，仅表现为胰腺轮廓向前突出。肿瘤内部回声多样性。大部分呈局部低回声，少部分可呈散在光点、粗大的光斑或光团及混合性回声，另有少部分可呈边界较清晰的高回声改变。当癌肿有坏死、出血、胰管阻塞时，可呈无回声改变。肿瘤后方回声减弱或消失，但较小的癌肿则不出现此征象。瘤体压迫周围脏器时，可出现超声间接挤压征象，如胰头癌可使十二指肠曲扩大，肝受压移位，胰尾癌可使胃、左肾及脾受压移位。瘤体亦可挤压血管、胆管或胰管引起梗阻，如压迫胆总管引起胆总管远端包括肝总管、左右肝管、胆囊扩张，同时也可导致胰管扩张；胰颈癌可使门静脉、肠系膜上静脉受压移位；胰体、胰尾部癌可使脾静脉、肠系膜上动脉移位。

1. 彩色多普勒超声

彩色多普勒超声可于肿瘤内部探及线条状、分支状或簇状彩色血流，平均流速呈现高速型，阻力指数多在 0.6 以上。

2. 超声造影

采用超声造影剂（UCA）进行强回声多普勒超声检查使得诊断敏感性和特异性分别增加到 87% 和 94%。UCA 是在超声成像中用来增强图像对比度的物质。声诺维（BR-1）是第二代造影剂，为包裹高密度惰性气体（不易溶于水或血液）为主的外膜薄而柔软的气泡，直径一般在 2～5μm，稳定时间长，振动及回波特性好。通过静脉注射进入血液循环系统，以增强超声波的反射强度，从而达到超声造影成像的目的。超声造影剂注入血管后，可以改变组织的超声特性（如背向散射系数、衰减系数、声速及非线性效应）产生造影效果，增强效果取决于超声造影剂的浓度、尺寸以及超声发射频率。它的最基本性质就是能增强组织的回波能力，可在 B 超成像中提高图像的清晰度和对比度。其非线性效应产生一定能量的谐波分量，利用谐波成像和谐波 Doppler 技术可测量体内微小血管血流与组织灌流，能抑制不含超声造影剂的组织运动在基频上产生的杂波信号，大大提高信噪比。脉冲反相谐波超声成像是另一种新技术，它应用超声造影剂实现了真正的肿瘤内微小血管血流的实时成像，可以检测出直径＜2cm 的胰腺癌，敏感度达 95%。这种技术目前还没有广泛应用，但在将来作为胰腺癌的补充诊断方法，可能具有重要作用。

3. 内镜超声（EUS）

目前，采用 EUS 可以提高对胰腺癌的检出率。由于 EUS 探头体积较小、分辨率高，经过胃肠道以最近距离扫描胰腺，从而克服了影响影像学检查的不利因素（如肠气的干扰等），能清楚地显示胰腺占位及其与周围组织的关系和局部淋巴结的情况。EUS 引导下穿刺活检已常规应用于胰腺占位病灶的组织学诊断，与 CT 和 B 超导向下细针穿刺活检诊断早期胰腺癌相比，其诊断准确率明显增高，＞85%。EUS 下细针穿刺由于路径短，分辨率高，所以活检准确度高，能准确穿刺＜1.0cm 的胰腺占位。抽吸术通过细胞学或 K-ras 基因突变检查，其诊断胰腺癌的敏感性、特异性和准确性分别为 83%、90% 和 85%，尤其对＜2.0cm

的胰腺癌诊断率更高,阳性率为 73.7%～100%,对肿大淋巴结的诊断敏感性和特异性分别达 92% 和 93%。

(三) CT 检查

1. CT 的优势

CT 是常用的胰腺癌影像学诊断手段。随着 CT 技术的不断提高以及 3～5mm 层厚的薄层扫描,目前已经有可能发现直径<1cm 的胰腺肿瘤。螺旋 CT(SCT)双期增强扫描(动脉期、门脉期或者胰腺期、肝期或门脉期)使得胰腺癌的检出率及可切除性判断准确性较前明显提高。多层螺旋 CT(MSCT)的出现,使 CT 机的扫描速度得到进一步提高。扫描同样范围,如胰腺范围约 120mm(自胰腺上方第一肝门处至胰腺钩突下水平),MSCT(如层厚 5mm,螺距 0.857,扫描速度 0.5s/r)约需 7.7s,而单层螺旋 CT(如层厚 5mm,螺距 1.2,扫描速度 1s/r)需 20s。因此,MSCT 技术使得胰腺行动脉期、胰腺期和肝期三期增强扫描成为可能,并且由于各期扫描所需时间短,自最高层面至最低层面均可达相似增强效果,从而可以最佳显示胰腺癌病灶,胰周动、静脉侵犯及肝转移灶。三期胰腺实质密度较平扫提高程度,以胰腺期最高。CT 诊断胰腺癌的病理解剖基础是依靠胰腺的形态改变和病灶与正常胰腺密度的对比,而后者更为重要。胰腺的血供丰富,主要由腹腔干的分支以及肠系膜上动脉供血,胰腺癌相对于正常胰腺为乏血供病变。因此,胰腺实质强化越明显,胰腺肿瘤密度差越大,故胰腺期较动脉期或肝期更利于显示胰腺癌病灶。

2. CT 的典型表现

胰腺实质性肿块及局部增大是胰腺癌 CT 平扫主要和直接表现。肿块的形态为类圆形、分叶状或不规则形,肿块的边缘多不光整,与正常胰腺组织分界不清,此为恶性肿瘤不规则生长向四周浸润的结果。直径≤2cm 的小胰腺癌 CT 平扫时多数呈等密度改变,伴胰腺轮廓局限性改变或没有改变,仅少数表现为低密度或高密度。对于中晚期胰腺癌,因其内常有坏死、液化、囊变而表现为边界模糊之低密度影。胆道及胰管的改变是常见的胰腺癌 CT 间接表现。尤其对于早期胰头癌,其密度及胰腺外形改变可以不显著,但胰胆管扩张可以早于其外形及轮廓改变。表现为肝内外胆管扩张,肝内胆管呈软藤样改变,胆总管下端呈截断或不规则狭窄,胰管同时扩张,呈"双管征",多合并有胰腺体尾部萎缩。原因多为肿瘤直接压迫或胰周淋巴结肿大压迫所致。胰腺癌可伴有淋巴结及其他脏器转移表现。淋巴结转移多见于胰周、腹主动脉、腔静脉旁和腹腔动脉旁。其他脏器的转移多见于肝。此时多表明肿瘤已属晚期,预后不良。

3. 螺旋 CT 血管造影

螺旋 CT 血管造影(SCTA)是指 MSCT 快速连续容积数据采集,包括平扫及三期增强扫描(动脉期的延迟时间为 20s,胰腺期的延迟时间为 45s,肝期的延迟时间为 80s),然后将动脉期与胰腺期扫描的原始数据经内插重建后传递到 Maxiview 工作站进行胰周大血管三维重建,包括容积成像(VR),最大密度投影(MIP)及多平面重建(MPR)和曲面重建法(CPR)。SCTA 技术综合了螺旋 CT 和血管造影的优点,提高了在术前精确识别肿瘤侵犯胰周血管的能力,对于判断肿瘤的可切除性具有重要的价值。尤其沿血管走向的曲面重建和三维重建,可进行多方位、多角度观察,对外科医师的术中探查和切除也有实际指导意义。胰腺癌可以直接侵犯或包埋邻近血管,表现为血管被肿瘤包绕,管壁浸润,管腔狭窄,管腔形态改变呈泪滴形。增强扫描后可以显示腔内的低密度瘤栓。胰腺周围血管受侵及胰周脂肪层的消失是胰腺癌的重要间接征象。胰腺癌是否侵及胰周主要血管，是决定其能否切除的主要因素之一。主要动脉（如腹主动脉、肠系膜上动脉、肝动脉、脾动脉等）受侵，则手术不能切除，而孤立的小分支（如胃、十二指肠动脉）受侵，则不妨碍手术切除。

（四）磁共振成像（MRI）

1. MRI 的优势

随着 MRI 检查设备的进展，如高性能线圈和快速成像序列的开发，尤其是磁共振胰胆管造影（MRCP）在临床上的广泛应用，MRI 对胰腺癌的诊断价值日益提高。但胰腺的 MRI 检查技术要比人体其他部位更为复杂，成像序列多，各自有其不同的组织对比机制和显示重点，相互补充。这些技术包括 T_1WI、T_2WI、T_1WI+FS、T_1WI+FS 动态增强扫描和 MRCP 等。MRCP 能显示胆道、胰管梗阻的部位、扩张的程度，对诊断有一定的价值。

2. MRI 胰腺扫描方法

一般先行常规横断位自旋回波（SE）序列 T_1WI 和快速自旋回波（FSE）T_2WI 扫描，层厚7mm，间隔3mm，覆盖整个上腹部。发现病变后，对胰腺所在层面行横断位 SE T_1WI 及脂肪抑制（FS）序列扫描，层厚5mm，间隔1mm。然后行整个上腹部屏气的动态增强扫描，采用快速多平面扰相梯度回波序列（FMPSPGR）T_1WI，层厚7mm，间隔3mm。先行平扫的 FMPSPGR，然后行增强扫描。具体方法为：快速手推注射磁对比剂，注射后立即启动扫描，第一回合扫描结束后，间隔5～6s，其间让患者呼吸，然后行第二回合扫描，如此反复，每例患者均行 3～4 个回合扫描，每回合持续18s左右，这样来回多个回合扫描基本覆盖胰腺的动脉期、实质期和门脉期，有利于病变的检出及术前分期。在脂肪抑制 T_1WI 图像上，正常胰腺组织因腺泡细胞内含有大量水溶性蛋白质、丰富的内质网和高浓度的顺磁性锰离子而呈高信号，而胰腺癌组织在常规 T_1WI 和脂肪抑制 T_1WI 图像上均呈低信号。因此正常胰腺组织与肿瘤组织和周围结构之间的信号对比明显。研究显示，动态增强脂肪抑制 T_1WI 早期扫描是诊断少血供胰腺癌的有效手段，其敏感性等于或优于螺旋 CT 检查。在 T_2WI 图像上，胰腺癌组织可呈低等或稍高信号，肿瘤组织与正常胰腺组织间的信号对比度不及 T_1WI 图像清晰。但脂肪抑制 T_2WI 在胰腺癌肝转移病灶的检出方面具有重要价值。

3. MRCP

该技术以重度 T_2WI 脉冲序列为成像基础，用于显示体内含有静态或缓慢流动液体的管腔结构，具有信号强度高、对比度大的特点，为胰胆系疾病的影像学诊断开辟了一条新的途径。MRCP 为一无创伤性检查，方法安全简便，其利用胆汁和胰液作为自然对比剂，而不需引入其他对比剂。重建图像类似于直接的胰胆管造影，并具有多方位成像、多角度观察等优点。在多数情况下可替代诊断性内镜逆行胰胆管造影（ERCP）或经皮肝穿刺胆道造影（PTC）检查，比后两者能更恒定地显示生理状态下的胰胆管全貌，评价胰胆管梗阻和解剖变异。胰胆管梗阻定位诊断的准确性为85％～100％，对良恶性胰胆系疾病鉴别诊断的敏感性、特异性和准确性分别达81％、92％和87％，对胰胆管恶性梗阻诊断的敏感性、特异性和准确性分别达86％、98％和97％。胰腺癌常可引起胰管和胆总管远端的截断性狭窄，梗阻端平直或不规则，"双管征"是其典型表现。结合 MRI 断面图像，MRCP 可以提高胰腺癌的诊断可信度，并能了解肿瘤侵犯范围，提供全面的胰胆管解剖图像，判断胰胆管梗阻程度，进行肿瘤术前分期和评价。此外 MRCP 显示的主胰管节段性狭窄和串珠状改变、分支胰管囊状扩张、胰腺假性囊肿形成等表现，有助于胰腺癌与慢性胰腺炎、自身免疫性胰腺炎的鉴别诊断。

4.磁共振血管造影

胰腺癌 MRI 动态增强扫描时可同时完成磁共振血管造影（MRA）检查，MRA 断面能分别显示肝动脉和门静脉系统，结合 MRI 断面图像可以更好地显示肿瘤病灶与动静脉血管的关系，有利于肿瘤的术前分期和可切除性评价。其检查效果与螺旋 CT 加 CTA 相当。

（五）正电子发射体层成像（PET）

脱氧葡萄糖（FDG）是一种类似糖类的物质，可浓聚于代谢旺盛的胰腺肿瘤组织内。存活的肿瘤组织可主动摄取这一标记的参与代谢物质，而正常组织、坏死组织则不能。^{18}F-FDG PET 显像是通过观察组织内 FDG 摄取量而确定其性质，恶性肿瘤 FDG 摄取量明显高于正常组织和良性病变。检查时患者空腹血糖控制在 6.7mmol/L 以下。对于血糖增高者，给予胰岛素调整至正常水平。静脉注射 ^{18}F-FDG 5.55MBq/kg，40min 后行全身或腹部显像。经计算机滤波反投影图像重建，获得冠状面、横断面和矢状面断层影像。在横断层影像上，于胰腺病变部位勾画感兴趣区（ROI），经计算获得标准化摄取值（SUV）。^{18}F-FDG-PET 作为无创性功能代谢显像，有助于鉴别胰腺病变性质和术前肿瘤分期。PET 对胰腺良恶性鉴别诊断的敏感度为 83%～98%，特异度为 82%～90%。胰腺癌 PET 影像表现为局部代谢增高，SUV＞2.0。胰腺良性病变表现为局部代谢轻度增高或不增高，SUV＜2.0。通过 ^{18}F-FDGPET 全身显像，可选择性显示有活性的肿瘤病灶，有利于发现 CT 或 MRI 不易识别的腹腔、盆腔淋巴结转移灶，同时可发现腹部以外包括肺、脑、骨髓等远处转移灶，有利于术前胰腺癌分期。PET-CT 是将 PET 与 CT 融为一体而成的功能分子影像成像系统，既可由 PET 功能显像反映胰腺肿瘤位的生化代谢信息，又可通过 CT 形态显像进行病灶的精确解剖定位，并且同时全身扫描可以了解整体状况和评估转移情况，达到早期发现病灶的目的，同时可了解肿瘤治疗前后的大小和代谢变化。

（六）内镜检查

十二指肠镜可直接观察胃、十二指肠及十二指肠乳头等，结合镜下活检，对波及十二指肠乳头的胰腺癌定性诊断具有决定性意义，确诊率可达 100%。晚期胰腺癌尤其是胰体尾癌，可致脾静脉受压、扭曲、浸润，影响脾静脉血回流，致脾门静脉压增高，形成区域性门静脉高压。通过十二指肠镜直视检查可发现孤立性的胃底静脉曲张，对诊断也有一定参考价值。

1.内镜逆行胰胆管造影（ERCP）

ERCP 可见主胰管狭窄、中断、不规则弯曲，分支胰管阻塞、扩张；主胰管和胆总管呈"双管征"。早期胰腺癌 ERCP 主要表现为主胰管扩张、狭窄或胰管内充盈缺损，特别是主胰管扩张可能是早期胰腺癌的唯一影像学表现。由于 90% 以上的胰腺癌起源于胰腺导管，因此 ERCP 可以在早期发现胰腺癌胰管异常。有报道认为，ERCP 诊断早期胰腺癌的敏感性达 100%，但是 ERCP 是一种侵袭性的检查手段，因此，主要用于 B 超或 CT 高度怀疑胰腺癌而又不能明确诊断时。一般不采用 ERCP 对那些无特征性症状或体征的患者进行筛查，同时 ERCP 对不侵及胰管的肿瘤和胰尾部较小的肿瘤也无诊断价值。

2. 胰液细胞学检查

胰管镜下获取纯胰液行细胞学检查具有较高的诊断准确率，特别是对小胰癌。肿瘤越小，其细胞学诊断正确率越高。原因是大的肿瘤在肿瘤边缘产生纤维化或引起胰管闭塞，使胰腺功能减退，癌细胞很难从乳头流出。相反，早期胰腺癌，特别是局限于胰管上皮的胰腺癌，癌细胞向胰管内露出，而且仍有胰腺分泌功能，癌细胞很容易出现在胰液中。胰管细胞刷检能准确到达病变部位，刷取的细胞学标本新鲜，获取的细胞数量较多，阳性率高于胰液脱落细胞学检查，对发生于主胰管的胰腺癌意义较大，对发生于分支胰管的胰腺癌的诊断无价值。

3. 胰液肿瘤标志物和基因检测检测

纯胰液 CA19-9 及 CEA 水平，较血清学检查结果，对胰腺癌尤其是早期胰腺癌的诊断和鉴别诊断有更大的价值。分别以 CA19-9 10000U/mL、CEA 50ng/mL 为界值，诊断胰腺癌的敏感性分别为 72%、67%，特异性分别为 97%、85%；对早期胰腺癌的敏感性分别为 42.6%、71.4%，特异性分别为 46.7%、71.4%。胰液端粒酶活性、K-ras 基因突变、CD44 的检测，与细胞学结合起来有助于胰腺癌的诊断。胰管刷检标本中同样可以检测 K-ras 基因点突变，诊断胰腺癌的敏感性为 72%，特异性为 89%，正确率 79.5%，阳性预测值 90%，阴性预测值 70.8%。由于胰管刷检细胞标本更易获得，因此，检测刷检细胞中 K-ras 基因突变更适于临床应用。胰管刷检标本 p53 蛋白免疫细胞学检查也有助于胰腺良恶性疾病的鉴别诊断。如果肿瘤位于分支胰管，则细胞刷很难到达，影响诊断结果。

（七）经皮肝穿刺胆管造影（PTC）及引流（PTCD）

PTC 可显露梗阻部位近端的胆管，对梗阻性黄疸的定位有重要意义。PTC 结合 ERCP 可完整地显示胆管内充盈缺损及病变两端的胆管。PTC 适用于伴有梗阻性黄疸的胰头癌的检查。但 PTC 属于侵入性操作，目前已基本被无创伤的 MRCP 所取代。而 PTCD 可以减轻黄疸、改善肝功能情况，是合并有重度梗阻性黄疸的胰头癌患者重要的术前准备措施之一。

（八）腹腔镜检查

在胰腺癌诊断和分期中，腹腔镜检查是一种有效的手段。它可以发现 CT 遗漏的腹膜种植转移与肝转移情况。对于勉强可切除的病变或预后因素较差者（CA19-9 显著升高、原发病灶大及胰体尾部癌等），有条件的医院可以进行腹腔镜检查并附加分期。

（九）其他

选择性动脉造影对胰腺癌的诊断有一定的参考价值，但是随着 CT 技术的提高，其地位已经下降。常规的胃肠钡餐造影对胰腺癌的诊断价值有限，往往只能发现晚期病例，在胰头癌晚期可有十二指肠套扩大或十二指肠呈反"3"形改变。

三、诊断及鉴别诊断

（一）诊断

1. 病理诊断

病理学检查证实为胰腺癌，包括术前进行的经胰管镜胰管细胞刷片或活检；超声内镜或

CT引导下经皮细针穿刺活检；术中切割针穿刺活检。不强求施行手术切除前必须获得恶性活检证据。但是新辅助化疗前应有组织学诊断。

2. 临床诊断

早期胰腺癌多无明显症状和体征，消化道症状大多是非特异性的，因此，胰腺癌的临床诊断主要依赖于影像学检查和CA19-9的联合检测。影像学检查具有胰腺癌典型占位性病变或CA19-9升高者。CA19-9水平>100U/mL诊断胰腺癌的准确性>90%。

（二）鉴别诊断

1. 壶腹周围癌

壶腹周围癌指位于胆总管末端、肝胰壶腹部和十二指肠乳头部的癌，由于这些来源不同的肿瘤所在的特殊解剖部位，常有着相同的临床表现，手术时也难以将其截然分开，故常作为一个类型，统称为壶腹周围癌。此外，壶腹部周围癌还可来源于多种不同的组织，如胰腺导管上皮、腺细胞本身、胆管上皮、壶腹和十二指肠乳头的腺上皮组织。

本病发病年龄多在40~70岁，男性居多，半数患者在有症状出现后3个月内就诊，仅10%的患者就诊时间在1年以上。上腹闷胀不适，黄疸，肝、胆囊肿大为其主要症状，可并发胆道感染，与胰头癌的临床表现极为相似，容易混淆。一般临床上可进行B超、PTC及ERCP等检查，结合症状、体征便可诊断本病，同时鉴别其他易误诊的有关疾病。晚期肿瘤患者，若病灶巨大，侵犯胰头，单凭影像学检查可能难以与胰头癌鉴别，明确诊断需要手术后病理检查。

2. 转移性胰腺癌

转移性胰腺癌的原发灶可来源于胃癌、肺癌、肝癌、食管癌、结肠癌和肾癌。其CT表现多种多样，大致分为3种情况，即单发不规则肿块、多发肿块和胰腺弥散性肿大。以单发肿块最多见，而单发肿块多位于胰头部。转移灶的大小依检查时间早晚不同各异。其形态大多呈不规则状，部分可见分叶，密度上表现为低密度及等密度，但以低密度为主。形态与密度改变没有明显特异性，但从局部表现很难与原发胰腺癌鉴别，必须密切结合临床及其他一些间接征象加以辨别。而原发灶明确或者既往肿瘤病史是诊断的前提。

转移性单发肿块罕有胆道及胰导管的扩张。转移性胰腺癌是原发癌细胞脱落后通过血行或淋巴道转移至胰腺，其癌细胞并非起源于腺管上皮，所以一般不造成胰腺管扩张，也不浸润胆总管壁，除非肿物较大，外压胆总管，可引起梗阻性扩张。而原发性胰腺癌是起源于胰腺导管上皮细胞，因此，很容易造成胰腺导管的梗阻、扩张，胰头癌常直接浸润胆总管下端各壁，而发生梗阻性胆管扩张，引起黄疸。

胰腺多发肿块比较容易考虑转移性胰腺癌的可能，如果原发灶确定，可以诊断，但是转移性多发肿块与转移性胰腺弥散性肿大应与急性胰腺炎、全胰癌鉴别。急性坏死性胰腺炎有时因低密度坏死与胰实质紧贴在一起似胰腺多发性弥漫转移，但强化后实质边界不清，胰周有低密度水肿带，临床症状典型可以鉴别。部分全胰癌表现为胰腺多发病灶和灶性弥散性肿大时，二者鉴别较困难，须紧密结合临床病史。

3. 浆液性囊腺瘤

浆液性囊腺瘤起源于胰腺腺泡的中心细胞，多见于胰腺头颈部，一般分为微囊型和寡囊型两类。微囊型多见，占70%~80%，最大的肿瘤直径可达25cm，平均6~10cm，由许多直径＜2cm的小囊组成，切面呈蜂窝状或海绵状，有时可见到中央纤维瘢痕，囊壁菲薄，囊腔内液体清亮。寡囊型则由单个或数个直径＞2cm的囊组成。

浆液性囊腺瘤多见于女性，临床表现无特征性，如腹痛、腹胀不适、食欲缺乏、黄疸、消瘦、腹块、腹泻等，实验室检查，包括肿瘤指标的检测多在正常范围内，无诊断价值。其诊断主要依赖影像学检查，如B超、超声内镜、CT及MRI等。CT的诊断价值尤为突出，不仅能发现胰腺的囊性病变，而且能显示钙化、分隔等特征性表现。浆液性囊腺瘤的典型CT表现为多个直径＜2cm的囊，构成蜂窝状、中央呈星状瘢痕、并有中央型钙化的边界清楚的囊实性肿块，但也仅只有30％的患者有这种特征性的病症。

4. 黏液性囊腺瘤

黏液性囊腺瘤起源于胰腺外周的导管上皮，多见于胰腺体尾部，为巨囊或多房性，囊腔多在2cm以上，与胰管不相通，囊腔内可见纤维分隔，囊液为黏稠淡黄色液体。黏液性囊腺瘤具有高度潜在恶性，瘤体愈大，恶性的可能性也愈大。一般来说，黏液性囊腺瘤的直径均＞3cm。

黏液性囊腺瘤也多见于女性，临床表现无特征性。黏液性囊腺瘤首发症状以腹痛最为多见，其次为腹胀。38％的患者无临床症状，因其他疾病或体检行影像学检查时偶然发现。黏液性囊腺瘤的CT特征为单房或多房性低密度肿瘤，内有纤维分隔，囊壁较厚，可有结节，偶见高密度的钙化影。如囊壁不规则，分隔厚而不均匀，有乳头状突起，强化较明显者或囊壁钙化明显，甚至呈蛋壳样钙化者或有周围浸润征象者，提示恶性可能。对不典型病例，如单囊、无囊壁结节或者囊内有出血坏死者，CT常不能做出明确的诊断。

5. 导管内乳头状黏液性肿瘤（IPMN）

导管内乳头状黏液性肿瘤是最近几年才被认识的一种胰腺囊性肿瘤。IPMN多位于胰头、钩突部，其次为体尾部，也可累及整个胰腺。其基本的病理改变是胰管内出现分泌黏液的异常上皮，导致胰管内大量黏液潴留、胰液淤滞和胰管扩张。根据肿瘤的起源不同分为主胰管型、分支胰管型和混合型3种类型。肿瘤与胰管相通，切面见主胰管及部分分支显著扩张，并有大量黏液潴留，导管壁部分增厚或有乳头状突起。导管内乳头状黏液腺瘤有恶变倾向，其中，主胰管型IPMN的恶变率高达60％～92％，分支胰管型的恶变率为6％～40％。

IPMN多见于中老年男性，腹痛往往是主要的首发症状，可能与胰管堵塞造成的胰管高压有关，这也是导致有些患者反复急性胰腺炎发作的主要原因。此外，另有些患者因胰管的长期阻塞，引起内、外分泌功能受损，而导致特发性的慢性胰腺炎，常表现为脂肪泻、糖尿病和体重下降。血清CA19-9水平在浸润性IPMN组显著高于非浸润组，因此，测定血清CA19-9水平对鉴别IPMN的良恶性有参考价值。主胰管型IPMN的CT检查可发现导管节段性和弥散性扩张，并见扩张的导管内充满低密度的黏液或多发的乳头状结节。如主胰管直径＞10mm或胰管内结节＞10mm，提示恶性可能。分支胰管型的CT表现为分叶状囊性肿物，包膜薄，境界清，与胰管相通。如肿瘤直径＞30mm且伴有导管腔内结节，提示恶性可能。

此外，超声内镜引导下细针穿刺吸取囊液并做细胞学、肿瘤标志物及淀粉酶的检测对鉴别胰腺囊性肿瘤有帮助（表7-1），但潜在的出血、感染和肿瘤播散等并发症及较低的阳性率限制了其在临床的广泛开展。

表 7-1　胰腺囊性肿瘤囊液分析

胰腺囊性肿瘤	淀粉酶	CEA	黏度	黏蛋白	细胞学
浆液性囊性肿瘤	正常	正常	正常	—	富含糖原细胞
黏液性囊性肿瘤	正常	↑↑↑	↑	＋	黏液细胞
导管内乳头状黏液性肿瘤	↑↑	↑↑	↑	＋	黏液细胞

6. 实性假乳头状肿瘤

实性假乳头状肿瘤的组织来源尚不清楚，可能起源于胚胎发生过程中与胰腺原基连接的生殖脊-卵巢原基相关细胞，这符合该病女性多见的特点。肿瘤为实性或囊实性，多有包膜。较小的肿瘤以实性区为主，而较大的肿瘤以充满陈旧血液的囊性区为主，仅在边缘残留少数肿瘤细胞。实性假乳头状肿瘤属于交界性或低度恶性肿瘤，以膨胀性生长为主。随着肿瘤生长可发生恶性变，侵犯、突破包膜，并可浸润周围组织、血管和器官等。

实性假乳头状肿瘤好发于年轻女性，早期无症状或上腹部轻微腹痛、腹胀等非特异性消化道症状，部分患者有腹泻、消瘦等症状。多数患者以腹部肿块为首发表现，就诊时肿瘤体积往往超过 10cm。实性假乳头状肿瘤的 CT 检查显示低密度境界清楚的胰腺占位，似有包膜，其中液性成分较水的密度高，提示出血或坏死液化。即使肿瘤体积很大，也很少出现胰管和胆管梗阻征象；可以发现血管弯曲、管腔变窄，也往往是肿瘤推挤移位和压迫所致，很少有血管受侵表现。

7. 胰腺的神经内分泌肿瘤

神经内分泌肿瘤既往习惯称为胰岛细胞瘤，包括胰岛素瘤、胰高糖素瘤、生长抑素瘤、胃泌素瘤、血管活性肠肽瘤、分泌血清素的肿瘤、ACTH 和异位产激素肿瘤、混合外分泌-内分泌肿瘤、分化差的内分泌肿瘤、无功能肿瘤和微腺瘤。胰腺神经内分泌肿瘤特点简要总结见表 7-2。

表 7-2　胰腺神经内分泌肿瘤特点

神经内分泌肿瘤	主要临床表现	分泌激素	恶性比例	其他临床表现
胰岛素瘤	低血糖	胰岛素	10%	儿茶酚胺过量
胰高糖素瘤	糖尿病	胰高糖素	90%	氨基酸尿、体重减轻、血栓形成、坏死性游走性红斑
胃泌素瘤	反复发作的溃疡	胃泌素	90%	腹泻、脂肪泻
生长抑素瘤	糖尿病、腹泻、脂肪泻	生长抑素	80%	胃酸过少、体重减轻、胆囊疾病
血管活性肠肽瘤	水样腹泻、低钾血症	血管活性肠肽	50%	代谢性酸中毒，高血糖、高钙、潮红

其中，无功能性胰腺内分泌肿瘤虽亦具有产生内分泌激素的特性，但其分泌的物质不会引起典型临床症状，因此，临床上更容易被忽视。良性胰腺神经内分泌肿瘤与神经内分泌瘤在临床上、组织学上难以鉴别。若呈浸润性生长、伴有局部侵犯或远处转移，则诊断为神经内分泌瘤。

8. 原发性胰腺淋巴瘤

原发性胰腺淋巴瘤极为罕见，约占淋巴结外恶性淋巴瘤的 2%，占胰腺肿瘤的 0.5%。

原发性胰腺淋巴瘤的病因至今未明，可能与某些病毒感染（如 EB 病毒等）、幽门螺杆菌等细菌感染、职业暴露（如杀虫剂、橡胶煤油加工等）、免疫力低下以及基因遗传有关。西方国家报道的均是 B 细胞淋巴瘤，但有日本学者报道过 T 细胞淋巴瘤。

原发性胰腺淋巴瘤好发于 35～75 岁的成年男性，男女之比为 7∶1。临床表现缺乏特征性，早期症状不明显，常以腹痛、腹块、体重减轻为首发症状，无明显的腰背部疼痛，黄疸较胰腺癌少见。病灶主要位于胰头部。常见的诊断手段包括 B 超、增强 CT 和 MRI。增强 CT 对鉴别胰腺导管腺癌和原发性胰腺淋巴瘤可提供有价值的信息。原发性胰腺淋巴瘤通常无明显的胰管扩张和胰管受侵表现，而胰腺导管腺癌因近端胰管受侵犯常导致远端胰管扩张。此外胰腺导管腺癌在肾静脉水平以下淋巴结较少受累。细针穿刺活检对原发性胰腺淋巴瘤的诊断有重要意义，可以在超声或 CT 引导下实施。有助于明确诊断，制订有效的化疗方案。

原发性胰腺淋巴瘤的诊断标准，具体为：①无浅表和纵隔淋巴结肿大；②外周血白细胞计数正常；③肿块局限在胰腺并累及胰腺周围淋巴结；④无肝、脾累及。分期主要采用 Ann Arbro 的非霍奇金分期系统，分为 4 期：Ⅰ期，病变仅局限在胰腺内；Ⅱ期，病变除胰腺外，还累及区域淋巴结；Ⅲ期，病变除胰腺外，还累及横膈上下淋巴结；Ⅳ期，病变除胰腺外，还累及多个脏器并有更远处淋巴结转移。

9. 胰腺假性囊肿

胰腺假性囊肿多由急性胰腺炎胰周积液纤维化包裹所致，或是外伤、手术后胰液渗漏潴留的结果，由于囊壁无胰腺上皮细胞内衬，称之为胰腺假性囊肿。少数患者因胰腺炎或外伤轻微，可无相应的病史。临床表现主要为急性胰腺炎或胰腺外伤之后出现持续上腹疼痛、恶心呕吐、体重下降和发热等，腹部甚至可扪及囊性肿块。血、尿淀粉酶测定以及 B 超、CT 等影像学检查是与胰腺癌鉴别的主要方法。

囊肿内胰酶经囊肿壁吸收后可出现于血尿中，可引起 50％ 病例的血清和尿液中淀粉酶呈轻度到中度增高。在急性胰腺炎所致假性囊肿，血清淀粉酶常持续升高，而慢性胰腺炎所致者常正常。

B 超检查是诊断胰腺假性囊肿的一项简便而有效的手段，典型者于上腹可探及一位置明确、范围肯定的液性暗区。B 超对鉴别包块和囊肿特别有助，对胰假性囊肿的诊断正确率可达 73％～91％。动态的超声探查可了解囊肿大小的改变。此外，在 B 超引导下，可做囊穿刺，抽取囊液做生化和细胞学检查。CT 扫描可见胰腺假性囊肿为边缘光滑的圆形或卵圆形密度均匀减低区。假性囊肿形成早期壁相对较薄，后期形成慢性囊肿壁相对较厚，可有钙化，合并感染时壁可增厚，但均无壁结节，增强后壁强化不明显，与周围组织间隙较清晰。如显示有气液平面，说明有感染性脓肿形成。

X 线钡剂检查对胰腺假性囊肿亦有定位价值，除可排除胃肠腔内病变外，尚可见到囊肿对周围脏器的压迫和移位征象。如在胃后有大的假性囊肿存在，钡剂可显示胃向前推移，胃小弯亦可受压。胰头部假性囊肿可使十二指肠曲增宽，横结肠向上或向下移位。腹部平片偶可发现胰腺钙化阴影。

通过 ERCP 可确定囊肿的存在和位置，并有助于与胰腺癌相鉴别。胰腺假性囊肿的 ERCP 表现有囊肿充盈；主胰管梗阻，梗阻端呈锥形或截然中断；胆总管受压移位；非沟通性囊肿时胰管分支受压和局限性分支不充盈。但约有半数假性囊肿不与主胰管沟通，故胰管造影正常不能否定诊断。ERCP 亦可检查是否有瘘管存在。但 ERCP 可促使继发感染或使炎症扩散，故在诊断已肯定的病例，不宜列为常规检查。

选择性动脉造影和螺旋 CT 动脉造影对假性囊肿有肯定的诊断价值，能显示病变部位。囊肿区呈无血管区，并见邻近血管移位变形。动脉造影能正确地诊断血管受侵情况，确定是否有出血和出血来源，判断囊壁内是否有假性动脉瘤存在。血管造影对判断假性囊肿是否侵入脾内，较 B 超和 CT 更有价值。

10. 肿块型胰腺炎

胰头肿块型胰腺炎是慢性胰腺炎的一种类型，即为胰头局限性炎症性肿大，形成肿块，见于 30% 的慢性胰腺炎患者。胰头肿块型胰腺炎患者与无胰头肿大的慢性胰腺炎患者相比，在临床症状出现时保存有较好的胰腺内、外分泌功能，可能是处于慢性胰腺炎临床过程中的相对早期。胰腺的炎症变化可能与胰腺癌有一定的关系，如晚期病程的酒精性慢性胰腺炎可能转变为胰腺癌，两者之间的密切联系使处于一定病程阶段的慢性胰腺炎病例，从临床角度难以与胰腺癌鉴别。

胰头肿块型胰腺炎病因繁多、病理机制复杂，80% 以上为慢性酒精性损害所致，与胰头的解剖生理密切相关。由于胰头占全胰组织比例大，慢性胰腺炎患者的胰头部较胰体、胰尾部易发生炎性肿块；特别是分开胰管和胰胆管共同通道异常的患者，存在有胆、胰液引流紊乱，在酒精等病因的作用下，胰头更容易遭受炎症侵害，发展为胰头炎性肿块。

胰头肿块型胰腺炎肉眼下所见为胰头肿大，呈结节状、表面凸凹不平，质地坚韧，周围炎性粘连，难与胰头癌区别。其病理特征为胰腺腺泡细胞减少和纤维结缔组织的明显增多。常有局灶性坏死、假性囊肿形成，胰头实质钙化、胰头部主胰管狭窄，主胰管结石。鉴于胰头局部解剖特征，作为胰头慢性炎症发展和纤维组织增生的后果，胰头肿块型胰腺炎患者常发生胆总管下端狭窄，门静脉压迫和严重的十二指肠管腔变窄。在胰头炎性肿块患者，胰头部导管癌的发生率为 3.7%。

胰头肿块型胰腺炎临床表现可与胰头癌类似，即腹痛、厌食、恶心呕吐、体重减轻和梗阻性黄疸。即使根据病史、体征、影像资料，甚至术中所见也难以和胰头癌鉴别，而且临床上多数胰腺癌常合并有慢性阻塞性胰腺炎。以下几方面可以作为与胰头癌相鉴别的要点：①胰头肿块型胰腺炎一般局部边界不清楚，轮廓不整，主胰管及胆总管呈不规则扩张，管壁多不光滑，沿胰管分布结石或胰腺实质内钙化；②通过胰头肿块有无低血供病灶区，胰腺周围有无转移灶及肿大淋巴结等间接征象和胰头癌相鉴别；③对有胆系感染、急性胰腺炎、饮酒、外伤史等要高度怀疑肿块型胰腺炎的可能；④肿瘤标志物的检测亦有助于明确诊断，CA19-9 对胰腺癌诊断的敏感性为 74.15%，特异性为 90%，同时检测血清及胰液中 CEA 水平亦可提高诊断率。

11. 自身免疫性胰腺炎（AIP）

自身免疫性胰腺炎是由自身免疫炎症介导、以胰腺肿大和胰管不规则狭窄为特征的一种特殊类型慢性胰腺炎，是一种少见病，占慢性胰腺炎发病的 5%～6%。镜下可见胰腺组织内广泛的淋巴细胞及浆细胞浸润导管周围，腺体中、重度萎缩或完全消失，胰腺间质致密纤维化，可见闭塞性静脉炎，并有小叶间隔增厚。AIP 一般以激素治疗为主，无须手术。只有激素治疗后症状不改善或者无法除外恶性肿瘤才考虑手术治疗。但由于 AIP 临床特点与胰头癌、胆总管下端癌相似，难以鉴别，常因临床认识不足误诊为胰腺癌而行手术切除，误诊率高达 96%。

AIP 起病隐匿，老年男性多见。临床表现多样，但剧烈的上腹痛及急性胰腺炎少见，63%患者有黄疸，35%有腹痛，17%可合并溃疡性结肠炎或克罗恩病，但后者少见。年轻人和老年人的临床表现有差别，年轻人多有轻微的腹痛症状及血淀粉酶升高，老年人多有阻塞性黄疸。AIP 无饮酒或胆石等其他慢性胰腺炎易患因素。AIP 的胰外现象可能累及胆囊、胆管、肾、肺、涎腺、胃、十二指肠、结肠。可合并原发性硬化性胆管炎、干燥综合征、溃疡性结肠炎、系统性红斑狼疮、糖尿病等自身免疫性疾病。此外，还可有腹膜后纤维变性，胰周动脉或门静脉的狭窄。

AIP 典型 CT 特点：平扫胰腺呈"腊肠样"弥散性肿大，以胰头为主，密度均匀，增强后轻微强化；胰腺小叶常消失，胰周脂肪间隙变小，呈低密度囊状缘，类似一个包膜，即"晕环"征；胰腺周围局部淋巴结轻度肿大也很普遍；主胰管狭窄及胰腺段胆总管狭窄合并近端胆管扩张；罕有胰腺钙化或囊肿。AIP 在超声内镜下也表现为胰腺弥散性或局灶性肿大，伴随弥散性低回声实质。EUS 下细针穿刺胰腺可为 AIP 提供细胞学或组织学依据。自身免疫性胰腺炎 ERCP 特征性表现为主胰管节段性或弥散性不规则狭窄，多有胰腺段胆总管的狭窄，局灶病变时狭窄胰管近端可轻度扩张，其中 AIP 累及胆管时表现为节段性胆管狭窄改变，具有较高的诊断价值，上述改变经激素治疗后可恢复。相反，胰头癌影像学表现多有主胰管突然截断、近端扩张，胰腺多无弥散性肿大；实验室检查有肿瘤标志物升高，免疫球蛋白水平、自身抗体等结果二者有区别，对激素的反应性不同。

日本胰腺病学会提出本病的诊断标准：①胰管不规则狭窄伴胆总管下段狭窄（长度>1/3 主胰管）及胰腺弥散性肿大；②血清球蛋白升高，抗心磷脂抗体阳性；③淋巴细胞、浆细胞浸润的纤维化改变。其中①为必备条件，结合②或③任何一项即可诊断。

日本标准对胰腺影像要求过于严苛，许多激素治疗有效的患者被排除在外。因此，目前广泛应用的是美国 Mayo Clinic 医院的诊断标准：即①可明确诊断的组织学特征；②特征性的胰腺 CT 和胰管影像及血清 IgG4 升高；③激素治疗有效。≥1 条标准者即可确诊。

总之，典型的影像学检查加上支持本病的异常实验室检查或组织学上异常表现就足够诊断 AIP。实验室检查提示，有自身免疫系统紊乱患者尤其要考虑此病，这些患者中早期的细针穿刺可能有帮助，特别是准备手术的患者。因病理学确诊难，对临床和实验室检查强烈提示此病的患者，激素治疗可用作诊断工具，应在激素治疗后 2~4 周行影像学检查以明确肿块是否消失。

四、临床分期

胰腺癌的病理分期目前得到广泛认可和应用的是 AJCC 发布的第 8 版 TNM 分期系统，TNM 是肿瘤学中对肿瘤的一种分期形式（T 是原发灶，N 是淋巴结，M 是远处转移），在此基础上，用 TNM 三个指标的组合划出特定的分期，具体如下。

T—原发肿瘤

Tx：原发肿瘤无法评估。

T_0：无原发肿瘤的证据。

Tis：原位癌。

T_1：肿瘤局限于胰腺，最大直径≤2.0cm。

T_{1a}：肿瘤最大径≤0.5cm。

T_{1b}：肿瘤最大径＞0.5cm 且＜1.0cm。

T_{1c}：肿瘤最大径≥1.0cm 且≤2.0cm。

T_2：肿瘤局限于胰腺，最大直径＞2.0cm 且≤4.0cm。

T_3：肿瘤侵犯至胰腺外，但未累及腹腔干或肠系膜上动脉，肿瘤最大径＞4.0cm。

T_4：肿瘤侵犯腹腔干或肠系膜上动脉和（或）肝总动脉（原发肿瘤不可切除）。

N—区域淋巴转移

Nx：区域淋巴结无法评估。

N_0：无区域淋巴转移。

N_1：（1～3）枚区域淋巴结转移。

N_2：4 枚及以上区域淋巴结转移。

M—远处转移

Mx：远处转移无法评估。

M_0：无远处转移。

M_1：远处转移。

（穆小松）

第三节　胰腺癌的手术治疗

手术切除是胰腺癌的主要治疗方法。根据肿瘤的性质、部位、侵犯的范围等可有多种术式的选择。随着手术技术、重症监护、营养支持水平的不断提高，胰腺癌围手术期病死率、并发症发生率已大大降低。目前国内外主要胰腺癌诊疗中心的胰十二指肠切除术围手术期病死率多在1%左右或更低。

一、适应证

（1）术前评估可以切除或可能切除的胰腺癌。

（2）新辅助放化疗后评估可以切除或可能切除的胰腺癌。

（3）胰腺占位性病变存在，包括肿块型胰腺炎，不能除外恶性肿瘤，尤其 CA19-9 升高者。

二、禁忌证

（1）年龄过大、体质过度虚弱、严重心肺功能障碍、肝功能失代偿或有代谢性疾病，无法耐受手术者。

（2）严重消瘦或已出现明显恶病质者，伴有急性感染或有脓毒出血症者，腹腔出现大量腹水者。

（3）术前评估肿瘤不可切除。肿瘤巨大，侵犯肠系膜上静脉、门静脉并非手术的绝对禁忌证。

三、术中探查

首先排除肝转移、腹腔及盆底种植和肝十二指肠上端门静脉的癌浸润，然后按标准Whipple手术三步法探查腹主动脉、下腔静脉、肠系膜上静脉（SMV）前壁、肠系膜上动脉（SMA）及腹腔动脉（CA）有无癌浸润、转移。最关键的是胰腺与肠系膜上血管的解剖探查，能否将SMV的"胰后干"右侧壁及背侧壁与钩突分离。方法是先上提横结肠，确定横结肠系膜根部有无浸润性的"癌脐"征，如有则不行解剖性探查。然后行Kocher切口充分游离十二指肠圈，直至十二指肠升部，完全将胰头、十二指肠和下腔静脉分离。分离切断胃结肠干，自然显露出SMV，将其血管鞘打开，自下向上用沿SMV的"外科干""胰后干"进行钝性分离。如果癌肿和血管紧密粘连，不能钝性分开，多提示血管壁实质性浸润。此时，要结合MSCT表现估计受侵范围，如浸润严重，则放弃根治性切除。如估计受侵范围不大，可打通胰颈后SMV前壁"隧道"，于SMV纵轴左侧切断胰腺后直接探查SMV"胰后干"的右侧壁和后壁。此时可采用钳夹法仔细分离癌肿和肠系膜上动脉-门静脉（SMV-PV）之间的紧密粘连，逐步将癌肿和SMV-PV完全分离，如不能完全分离，则行联合SMV-PV的手术切除。

四、切除范围

经典胰十二指肠切除术切除范围包括胆总管中下段以下的胆管（包括胆囊）、部分胃、全部十二指肠、胰头、部分胰颈及钩突，十二指肠悬韧带以下10cm左右的空肠。不清除肝十二指肠韧带、肠系膜根部及腹腔动脉周围淋巴结，胰腺切缘在门静脉长轴、胰钩突切线在肠系膜上静脉后侧。

扩大胰十二指肠切除术切除范围包括：①胰头颈及钩突，在门静脉左侧1.5cm处断胰，钩突的完整切除包括钩尖及腹主动脉前和肠系膜上动脉右侧的软组织；②远端1/2胃，全部十二指肠及十二指肠悬韧带以下10cm左右的空肠；③肝总管以下的胆道和胆囊及肝十二指肠韧带淋巴结；④胰头前后、上下淋巴结及肠系膜根部淋巴结；⑤腹腔动脉干周围的淋巴结；⑥肝下至肾前的后腹膜及软组织；⑦受侵犯的部分门静脉、肠系膜上静脉壁或一小段门静脉、肠系膜上静脉。

五、消化道重建

（一）消化道重建顺序

多采用Child法，即按胰肠、胆肠、胃肠的顺序进行吻合；而Whipple法按胆肠、胰肠、胃肠的顺序进行吻合。

（二）胰肠吻合方式

胰瘘是胰腺术后最重要和最常见的并发症。为了降低胰瘘发生率，根据胰腺残端、口径，演变了多种不同的胰肠吻合方式。各种吻合方式都具有各自的适应证，有各自的合理性和局限性，术者应根据实际情况和个人的手术技巧和习惯，选择合理方式，以尽量避免胰瘘的可能性及减少胰瘘量，尽量控制继发于胰瘘的感染和出血。

1. 胰肠端端吻合

（1）套入法：适用于吻合端空肠襻肠管直径明显大于胰腺残端直径，尤其是胰腺质地较"坚韧"，有慢性纤维化改变者。优点在于残端游离只需 2cm，缝合较为牢固。缺点是胰腺残端粗大者难以套入，即使勉强套入，往往血供受影响。而胰腺若伴有炎症、水肿或质地过于柔软，则操作比较困难，容易撕裂出血。因此，有急性胰腺炎或炎性红肿、黄疸者慎用。可先将长短合适的支撑管式引流管置入胰管引流胰液，同时避免吻合时误缝。

（2）捆绑法：适用于吻合端空肠襻肠管和胰腺残端直径相似，用于胰腺质地正常或有炎症者以及胰管细小者。缺点是残端游离段较长，且要求残端要呈锥形或蝌蚪状，否则有滑脱的危险，且捆绑线远侧胰肠间隙有坏死物积聚可能。

2. 胰肠端侧吻合

（1）嵌入式胰肠吻合：空肠残端关闭，侧壁与胰腺残端做端侧吻合。适用于大多数胰肠吻合，正常胰腺质地或有急性、亚急性炎症者时应慎重。由于空肠可任意扩大切口，故适用于各种口径胰肠吻合，可操作性强，适应面广。分离胰腺残端吻合段距离短，可以缩短手术时间，且周围胰断面和肠壁间隙无液体积聚。

（2）黏膜对黏膜胰肠吻合：理论上最符合机体生理环境，适用于各种口径残端胰肠吻合，尤其是胰管管径粗大者以及胰腺质地相对较韧和牢靠者。但不能应用于所有病例，合并有亚急性或急性炎症者应避免使用，胰管细小者、胰腺质地柔软者慎用。该吻合方式的优点在于不受胰腺残端口径大小限制，可选择性大；不必封闭残端创面；止血相对较好。缺点是胰管吻合技术要求较高，胰管壁薄时难以游离且容易撕裂，胰管周围胰残端创面与肠壁肌层间有潜在腔隙，一旦出血积液继发感染或吻合口裂开时，即发生胰瘘且不易局限。

3. 胰胃吻合

适用于各种残端直径的残胰吻合以及吻合支空肠系膜血管过短无法行胰肠吻合者。可采用胰胃双层缝合式、挤入或荷包捆扎法进行吻合。两种方式都需要切开胃前壁，另做胃大弯侧后壁切口与胰腺做吻合或捆扎。胰胃吻合优点在于不受胰腺直径、质地影响，不受空肠系膜肥厚、血管细短影响，同时使胰液胆汁得到分流。缺点是胰酶可在胃环境中失活、吻合口溃疡出血、食物与残胰直接接触。

六、胰腺残端处理

对于行胰体尾切除后的近端胰腺残端，可以采用前述方法进行胰肠吻合，也可采用无创伤可吸收缝线关闭残端。若直接关闭残端，应尽量找到胰管，予以缝扎保持胰管的封闭性，可有效降低胰瘘的发生、减少胰瘘量。

七、门静脉切除重建

下列几种情况下应行血管节段切除：①肿瘤与血管壁之间无法分离；②分离后确定血管壁受浸润或高度怀疑者；③分离过程中血管壁破损无法修补或修补后有狭窄者；④分离后血

管过长、打折而影响门静脉血流通畅者。

门静脉血流阻断时间过长会增加肠道瘀血和毒素吸收，因此阻断门静脉并切除连同血管的肿瘤标本，应在完成其他手术步骤后，仅留待离断 SMV-PV 并做好血管吻合准备后再进行。门静脉阻断最好控制在 60min 内，一般重建都能在 30min 左右完成。血管重建采用 4 点、8 点吻合法，即于两血管截面 4 点和 8 点处各缝一针，线结打在管腔外，打结后向两侧牵引，并保持一定的张力，使血管后壁对合良好。用对侧固定线一头缝针，缝入上端血管腔内，全层后壁连续缝合，后壁最后一针由下端穿出，线结留在管腔外；再用对侧固定线的另一头针缝合血管前壁，前壁缝合完成后，两线交会打结即可。采用 5-0 或 6-0 prolene 缝线，缝合过程中注意确保管壁外翻和腔内光整。为避免吻合口狭窄，应预留扩展环。由于切除了胰头和十二指肠，往往可以切除一段血管后直接吻合，但可切除的长度不一（3～6cm）。直接吻合困难或无法直接吻合，则行血管移植。首选自体血管移植，也可直接采用 Gore-Tex 人造血管移植。自体血管有大隐静脉、股静脉、颈内静脉可供选择。

八、手术方式

根据肿瘤部位、分期、切除范围、消化道重建的不同，胰腺癌有不同的术式。

（一）经典胰十二指肠切除术

经典胰十二指肠切除术（PD）又称 Whipple 术，是目前治疗胰头癌的基本术式，其他术式都是在此术式基础上进行改进的结果。手术切除范围包括胰头（含完整钩突）、远端胃、全段十二指肠、十二指肠悬韧带以下 10cm 的空肠、胆囊和下段胆总管。消化道重建多采用 Child 法，即按胰肠、胆肠、胃肠的顺序进行吻合。由于胰腺癌易侵犯胰周大血管及后腹膜，且早期即易出现淋巴结转移及胰周神经侵犯，而该术式仅局限于切除胰头肿瘤及与胆总管右侧之淋巴结，不涉及血管切除，所以手术切除率低，术后复发率较高，5 年生存率较低。

（二）根治性胰十二指肠切除术

由于经典胰十二指肠切除术治疗胰腺癌疗效不佳，部分学者希望通过扩大手术切除或清扫范围以提高手术生存率，并提出了不同的手术方式，如区域性胰腺切除、扩大的（或广泛的）胰十二指肠切除、联合血管切除重建的胰十二指肠切除等等。尽管如此，目前各种扩大的术式名称及切除范围尚无统一的标准。而根治性的胰十二指肠切除术比较能概括上述各种术式名称的基本方式及范围，近年来逐渐得到国内外学者的认可。该术式切除范围如下：①门静脉左侧 2～3cm 处切断胰腺；②在肝总管处切断胆道，门静脉和肝固有动脉"骨骼化"，清扫肝门处的淋巴结及脂肪组织；③1/2 远端胃、十二指肠、近端空肠 10cm 及右半大网膜；④完整切除胰腺钩突；⑤清扫肝总动脉及腹腔干周围淋巴结；⑥将肠系膜上动脉右侧的软组织连同十二指肠系膜一并切除；⑦下腔静脉、腹主动脉与左肾静脉三角间淋巴、结缔组织。

目前普遍认为：广泛淋巴结清扫有可能提高 I 期、II 期胰腺癌患者的手术效果，达到 R_0 切除，从而改善生存状况；但对于较为晚期的病例，伴有腹膜后淋巴结广泛转移是全身疾病的标志，此时合并广泛淋巴结清扫并不能改变预后。

后腹膜切缘阴性是后腹膜淋巴结清扫的目的，也是 R_0 切除的关键。但由于后腹膜切缘的定义仍未统一。有学者认为是距离肠系膜上动脉（SMA）右侧 3～4cm 的软组织切缘，也有学者定义为胰头后的脂肪组织以及 SMA 的侧面和钩突部，还有学者提出环状切缘的定义，包括整个标本的前面、侧面和后面，侧面再进一步分解就包括胰腺上下缘的纤维结缔组织、SMV/PV 血管沟、钩突部切缘及其向 SMA 后方延伸的脂肪结缔组织。由于界定上和技术上的困难，国内大多数单位没有检查后腹膜切缘。有研究发现，不少所谓的 R_0 切除其实为 R_1 切除。因此，为达到真正的 R_0，不仅要完整切除钩突，还要紧贴 SMA 完整切除钩突部向 SMA 后方延伸的脂肪结缔组织，即所谓的钩突系膜。

由于解剖位置的关系，胰腺癌极易侵犯门静脉-肠系膜上静脉，这也是既往胰头癌切除率低的主要原因之一。后有学者提出了胰腺癌联合门静脉（PV）、肠系膜上静脉（SMV）、肠系膜上动脉（SMA）、肝动脉（HA）、腹腔干（CA）等血管切除的区域性胰腺切除术，极大地提高了胰腺癌的切除率。区域性胰腺切除的分型为：

0 型：胃全胰切除（包括远端胃、胆囊胆管、脾及后腹膜淋巴结清扫）。

Ⅰ型：胃胰部分切除或全部切除＋SMPV 节段切除重建＋后腹膜淋巴结清扫。

Ⅱ型：分为 3 个亚型，ⅡA 型为Ⅰ型＋SMA 部分切除重建，ⅡB 型为Ⅰ型＋CA 和（或）HA 部分切除重建，ⅡC 型为Ⅰ型＋CA 和 SMA 部分切除重建。

对于该术式的疗效目前尚存在较大争议。有学者认为，肿瘤与静脉无法分离，并不能说明静脉是否真正受侵犯，有时为肿瘤侵犯，有时则为炎症粘连。如为前者，即便是两者勉强分离，在和血管的接触面，部分患者仍会有肿瘤细胞残留；而对有些静脉血管真正受累的患者，如肿瘤未侵及内膜，连同血管一并切除仍可取得较好的疗效。鉴于此，目前一般认为对于肿瘤侵犯门静脉或肠系膜上静脉病例，如果侵犯范围在 2cm 以内或累及血管周径＜1/3 者，且无手术禁忌证，并估计能达到切缘阴性，术者又具有良好的手术技巧，可考虑行联合门静脉（PV）、肠系膜上静脉（SMV）血管切除重建的胰十二指肠切除术，这样可使更多的患者获得根治性切除机会。但对于以下情况即便是连同血管一并切除，患者的生存率也并无改善。

（1）术前影像学检查显示血管闭塞，肿瘤包裹血管，血管受累长度超过 2cm 或血管内膜明显受侵者。

（2）任何的胰周动脉受侵者；前述"动脉入路"以 SMA 为中心进行解剖，可以在术中较早辨认术前评估为可能切除的肿瘤是否真正侵犯 SMA，判断其可切除性。

（3）术中发现除血管受侵外，肿瘤局部侵犯严重，难以达到切缘阴性者。

（三）保留幽门的胰十二指肠切除术（PPPD）

保留胃、幽门及十二指肠球部，在幽门下方 2cm 切断十二指肠，其他与 Whipple 手术一致。一般认为由于 PPPD 切除范围小，术后消化道激素的分泌更接近生理状态，可防止经典胰十二指肠切除术术后的营养性并发症以及减少其他术后并发症，如碱性反流性胃炎、倾倒综合征等，从而提高患者的生活质量。但由于幽门的保留，可能影响幽门上下淋巴结的清扫；此外部分胰头癌患者，因肿瘤直接侵犯十二指肠球部及幽门，可能会降低手术切除的彻底性。同时，部分患者由于幽门及十二指肠球部的血供和迷走神经的完整性受手术影响，术后可能发生胃排空延迟。因此，PPPD 是否能作为胰头癌的标准术式，目前尚无定论。从目前资料看，PPPD 与传统的 Whipple 手术相比，两者手术并发症（包括胃排空延迟），病死率及术后长期生存率均接近，但术后早期生活质量前者优于后者，所以对于小胰头癌患者，PPPD 可能是合适的选择；而对于肿瘤＞4cm，估计幽门上下有淋巴结转移或肿瘤已侵犯十二指肠球部的患者，仍需行 Whipple 术。

（四）全胰切除术（TP）

全胰切除术治疗胰腺癌的合理性至今仍存在争议，赞成者认为部分胰腺癌为多中心，该术式可清除胰腺的所有肿瘤细胞，并可彻底清扫胰周淋巴结；此外还可避免胰腺切除术中最为严重的胰瘘并发症的发生。反对者则认为只有少数胰腺癌为多中心（10%～15%），且目前胰瘘发生率已显著下降，即便发生胰瘘，绝大多数经非手术治疗方式均可痊愈；此外，该术式后需长期使用胰岛素替代治疗，消化功能亦差。目前多数学者认为与经典胰十二指肠切除相比，全胰切除术并不能提高患者长期生存率，生存质量也明显下降，所以不主张全胰切除；除非术中胰腺残端有肿瘤残留（术中冷冻证实）或残留胰腺已无法保留以及胰腺残端无法满足胰肠吻合的条件者，则可考虑行全胰切除术。但最近文献报道，扩大手术范围使术中冷冻切缘阳性转阴也不能改善患者术后生存，因此，为追求术中切缘阴性而切除全胰是否合适，还值得探讨。

（五）胰体尾切除术（DP）

该术式是治疗胰体尾肿瘤的常用方法。由于胰体尾癌早期多无明显不适，待出现症状就诊时大多数已属晚期，根治手术切除率低。对 I 期及 II 期患者行根治性切除加淋巴结清扫并联合其他辅助治疗，可提高其 5 年生存率。此外，由于胰体癌易侵犯腹腔干，对于这类患者，有学者根据全胃切除手术中的 Appleby 术式提出了联合腹腔干切除的胰体尾切除术（改良的 Appleby 手术），即切除胰体尾的同时一并切除腹腔干，目前该术式的效果尚不清楚，临床应用应十分慎重。

（六）姑息性手术

1. 姑息性切除术

术前或术中决定是否切除所应秉持的基本原则是 R_0 切除。NCCN 指南强调 R_0 切除，认为 R_1 切除患者预后与仅行姑息放化疗者无异；"可能切除"的患者有较高的 R_1 或 R_2 的可能性；对于切缘阳性率风险很高的患者，不适合选择进行外科手术。对于术中判断肿瘤不能根治性切除的患者，可根据情况行胆肠吻合、胃肠吻合、腹腔神经丛阻滞等改善患者的生活质量及为放化疗提供条件。但在临床上是否可做到 R_0 切除，往往是离断胰腺颈部、切除钩突时才可能有较为准确的判断，此时对于外科医师而言已无退路，只能行姑息性切除。但术前判断不能 R_0 切除或不能切除应予避免主动性的姑息性手术，避免盲目的探查手术。至于梗阻性黄疸，可通过内镜或介入方法放置胆道内支架或 PTCD，十二指肠梗阻可内镜下放置肠道内支架处理。

2. 胆肠内引流

术中无法切除肿瘤，如果同时有梗阻性黄疸，可考虑行胆肠内引流。通常是先切除胆囊，然后行胆管空肠鲁氏 Y 形吻合。注意胆管必须是侧面与肠管吻合，不能横断，否则远端将形成闭襻。如果胆囊管扩张明显，无胆道结石，且肿瘤距离胆囊管汇入口有充分的距离，可以行胆囊空肠鲁氏 Y 形吻合。

3.胃空肠吻合

术中不能切除肿瘤的患者，如果同时存在十二指肠梗阻，可行胃空肠吻合以重建消化道通畅。但是，预防性的胃空肠吻合是不主张的。

4.术中引流管放置

术中放置引流管，不仅可以吸出手术区域或膈下的积液，预防感染，也可以观察出血状况，大大提高手术安全性，同时还可以观察有无胆瘘、胰瘘等并发症的发生。一旦出现腹腔感染、胆瘘、胰瘘等并发症，引流即成为最主要的治疗手段。一旦引流失败，就只能借介入或手术以重建通畅引流。

目前可用于腹部胰腺手术的引流管主要有烟卷、乳胶管、负压球、双套管。前二者属于被动引流，后二者属于主动引流。可以根据术者个人的习惯经验进行适当的选择。一般来说，烟卷由于不能长期放置，且对于腹水患者，大量的渗出也使得患者术后必须极为频繁地换药，因此，目前已基本弃用。

通畅引流不仅与引流管的选择相关，也与引流管的放置技术有关。胰肠吻合口、胆肠吻合口必须位于引流管的主要引流区域。且引流管末端需放置于局部低点，至腹壁戳创口尽量平坦、不扭曲打折，以利于手术区积液的引流和日后引流管的更换。同样也选择较粗口径的引流管，一旦出现并发症，需要双套管持续冲洗吸引治疗时，方便更换。为使引流效果更加，可以联合被动引流和主动引流。

九、胰腺癌围手术期的处理

重视围手术期的处理对降低手术死亡和并发症的发生有重大的意义。

（一）术前的准备工作充分

（1）明确肿瘤的定性、定位和分期，做出可切除性的评估，制订详细的手术方案。

（2）充分了解患者的一般状况，积极纠正脏器的功能不全，对手术的风险做出正确评估。

（3）留置深静脉导管，充分进行肠内、外营养，改善营养和免疫状态，调节电解质紊乱以及酸碱平衡失调。

（4）术前进行短期的肠道准备工作。

（5）心理辅导，做好患者和家属的解释说明工作，取得其支持和配合。

（二）术后处理

（1）进入 ICU，监测生命体征，控制补液速度和总量。

（2）处理酸碱、水、电解质平衡紊乱。

（3）正确使用广谱抗生素，必要时根据药敏试验结果及时调整或更换，并注意有无真菌感染的发生。

（4）抑酶、止酸治疗。

（5）加强肠内营养，纠正贫血和低蛋白血症。

（6）密切观察病情的变化，及时发现并发症并予以正确处理。

（7）保护各重要脏器的功能，防止多器官功能障碍综合征（MODS）出现。

（8）监测血糖，控制血糖在 6～10mmol/L 之间等。

十、术后并发症及处理

胰腺癌术后早期并发症主要是出血、胰瘘、胆瘘、切口感染、肝肾功能不全、胃肠吻合口梗阻等；晚期并发症主要有黄疸、糖尿病、胃空肠吻合口溃疡、胆道感染、胰管梗阻及胆管空肠吻合口狭窄等。术后院内死亡的主要原因包括败血症、出血和心血管疾病等。

（一）早期并发症

1．术后出血

术后出血是胰十二指肠切除术后的一种严重并发症。出血时机可发生在术后早期或术后数周，多数为腹腔内出血或胃肠道出血。术中失血及输血过多，导致凝血因子缺乏，致使创面出血；漏出胰液腐蚀大血管或血管结扎线脱落等均可以造成腹腔内大出血。消化道应激性溃疡、急性胃黏膜糜烂、吻合口出血等均可导致消化道大出血，术后出血是手术死亡的一个重要原因，应密切观察。对引流管、胃肠减压管、胰管支撑管内引出的少量出血应时刻提高警惕，因为在术后 6h 至 10 天内均可继发大出血。大量出血经治疗好转后，不应放松警惕，因为在数小时至 1～2 天还可能再度发生大出血的危险。一旦患者出现相关临床症状，常规方法又难以发现或控制出血时，应果断采取手术止血法，为患者争取宝贵时间。腹腔内大血管出血可分别给予结扎处理，如果胰断面出血，同时伴有感染或胰瘘时，应立刻切除残余胰腺，避免再出血。手术对胃十二指肠动脉的处理应予以重视，胃十二指肠动脉的断端必须保留稍长，避免紧靠肝动脉，结扎处理的方法都应注意。如果患者因肝功能障碍及凝血功能变化导致的出血，应给予新鲜血液并及时补充相应凝血因子。对于术后黄疸的患者，应给予 H_2 受体拮抗药或质子泵抑制药，预防术后消化道应激性溃疡出血的发生。

2．胰瘘

按照 Johns Hopkins 的标准，腹腔引流液中的胰酶含量高出血清值 3 倍以上，每日引流大于 50mL，应考虑发生胰瘘。胰瘘发生的原因主要包括胰腺残端与空肠吻合不严密；吻合口处张力过大；贫血等因素影响吻合口的愈合；吻合口处的感染；各种原因造成胰酶被激活，进而腐蚀吻合口。预防及处理胰瘘的措施：术中妥善放置引流管；正确处理吻合口；术后持续低负压吸引同时保持引流通畅，避免胰液腐蚀大血管；预防感染；注意补充丢失的水，维持电解质平衡，并加强营养支持；应用生长抑素可减少胰腺外分泌，加快胰瘘的愈合；另外，瘘管周围的皮肤应尽量保持干燥或涂以凡士林，预防皮肤糜烂。大约 80% 的胰瘘患者经非手术治疗后可以治愈。

3．胆瘘

发生率低于胰瘘，大约在 10% 以下。胆瘘一般发生在术后 5～7 天，表现为自引流口流出大量胆汁，其量在数百毫升至 1000mL。如术后早期发现胆瘘且量较多时，应及时再手术放置"T"形管引流，行负压吸引，胆瘘常可自愈。胆瘘发生后，应加强营养支持，注意维持体内水、电解质的平衡。当有胰瘘发生时，应密切观察预防继发性胆瘘的发生。胆瘘其处理方法与胰瘘相同，即术中胆管空肠吻合时在胆总管放置"T"形管作支撑，引流胆汁至体外，则可以减少胆瘘的发生。

4．感染

术后切口、腹腔内、尿路等均可发生感染。发生的原因主要包括阻塞性黄疸并发胆道感染，渗血形成血肿导致继发性腹腔内感染，胰胆瘘引流不畅导致腹腔内感染。处理措施：围术期间根据渗液和引流液的细菌培养情况，选择特异性的广谱抗生素进行常规治疗；另外对于腹腔内感染者，应行 B 超、CT 检查进行诊断性穿刺，尽早切开引流。近年来的研究证实，腹腔内感染也是导致患者术后死亡的重要原因，因此及时准确的诊断治疗腹腔内感染，尤其要注意常见的腹膜炎、腹腔内脓肿和败血症等对症治疗，对于挽救患者生命也具有重要意义。

5．肾衰竭

肾衰竭多继发于术中休克或者胆汁淤积性肾病。术中、术后迅速及时补充血容量是预防肾衰竭的重要措施。应用血液透析及全静脉营养对于治疗肾衰竭效果较为明显。但胰腺癌伴阻塞性黄疸发生肾衰竭的病死率依然很高。

6．心血管和肺部并发症

胰腺癌患者的平均年龄为 60 岁左右，身体一般状况差，经腹部大手术后约 10％易发生心、肺并发症。应加强术前准备，营养支持及免疫调节；术后严密监护、加强保护。一旦发生心、肺并发症只要及时处理，多能治愈。

7．血管栓塞

发生术后腹腔内大血管栓塞的患者大约占 4％。依据栓塞的部位不同，患者可以有不同的症状及表现。门静脉-肠系膜上静脉或肠系膜上动脉栓塞时患者多表现为急腹症症状；肝动脉栓塞则可引起肝衰竭。及时手术探查取栓可挽救患者生命。

8．胃潴留

有报道保留幽门的手术术后胃潴留的发生率高达 50％。其原因可能是十二指肠供血不足或胃窦幽门部迷走神经切断所致。因术后胃排空功能恢复较慢，常规需减压 3～4 天。对于除机械性因素外，其他原因造成胃潴留一般经非手术治疗均能治愈。

（二）晚期并发症

1．黄疸

发生黄疸的原因可能为：肿瘤肝内的广泛转移或转移的淋巴结压迫肝门部导致阻塞性黄疸；胆肠吻合口狭窄及胆管结石而导致的阻塞性黄疸；感染肝炎而发生的黄疸等。应查找病因进行对症治疗。

2．糖尿病

由于炎症狭窄、堵塞胰管空肠吻合口而致使胰腺实质萎缩，最终导致糖尿病的发生。应根据血、尿糖含量以及患者自身的状况，给予相应的降糖治疗，避免出现严重并发症。

3．胃空肠吻合口溃疡

术后发生率为 2.4％～5％。术中是否做迷走神经切断术目前仍无定论。

（穆小松）

第四节　胰腺癌的放射治疗

一、放射治疗原则

主要用于不可手术切除肿瘤的根治性放疗，以氟尿嘧啶类或吉西他滨类药物为基础的同步放化疗，是局部晚期胰腺癌的标准治疗手段。

照射范围：应包括原发肿瘤和区域淋巴结所在部位。

二、适应证及禁忌证

（一）适应证

（1）早期胰腺癌拒绝或者估计不能耐受手术者。

（2）局部晚期胰腺癌。

（3）胰腺癌术后 T_3 或腹膜后淋巴结转移者。

（4）术后肿瘤切缘不净者、切缘阳性或肿瘤残留者（R_1 手术）辅助放化疗。

（5）术后局部复发者。

（6）晚期胰腺癌的镇痛治疗（腹痛或者骨转移造成的疼痛）。

（7）术前新辅助放化疗。

（二）禁忌证

（1）梗阻性黄疸，肝功能损伤明显者。

（2）晚期胰腺癌，全身多处转移、一般情况差者。

三、术前放疗

手术前放疗的优点：①氧合较好的胰腺癌细胞对放疗更敏感。②在手术前放疗可以使瘤体缩小，局部肿瘤分期降低，提高胰腺癌患者的手术切除率，并增加手术切缘阴性的可能性。③由于胰腺癌患者术后恢复时间长，有时因术后恢复差，甚至放弃术后放疗，而术前放疗可增加患者接受放疗的概率，降低局部复发率，并可能改善患者的生存率及生活质量。④手术前放疗可减少手术中操作导致的腹腔内肿瘤播散。⑤在术前放化疗期间出现肝转移的患者可以避免外科手术。

在较早的 Ⅱ 期临床研究中，结果未显示术前诱导的放化疗（剂量 45.0～50.4Gy，每次 1.8Gy，5-FU 为基础的化疗）可改善胰腺癌患者手术切除后的生存期。而应用放疗剂量 30Gy（3Gy/次）取代放疗剂量 45.0～50.4Gy（1.8Gy/次），发现其缩短了手术前治疗的过程，获得了相似的生存曲线，并且没有显著的增加手术后并发症和病死率。

由于常规放疗照射范围大，使过多的正常组织在照射范围内，易出现损害。因此，为了避免放疗导致严重并发症，术前放疗剂量应控制在 50Gy 以内。随着放疗技术的不断发展，采用 3D-CRT 或 IMRT 新技术，通过计算机放射治疗计划系统进行靶区以及胰腺周围正常组织的勾画和剂量设计，可最大限度地提高胰腺癌区域的放疗剂量，并降低周围正常组织照射剂量所导致的损害，以提高胰腺癌局部控制率和减少放疗带来的严重并发症。当今，对胰腺癌患者的术前治疗尚无金标准，在术前联合放化疗的多项 II 期临床研究结果提示治疗耐受性良好，但需要多中心提供大宗病例的随机对照 III 期临床研究才能进一步证实。

四、术中放疗

术中放疗（IORT）是在手术中将直线加速器产生的高能电子线引导至肿瘤所需要的照射部位进行照射，并应用限光筒避免周围敏感组织和器官受到照射损害，从理论上可给易复发区瘤床较高的靶区剂量。它的主要适应证：①胰腺癌晚期手术切除不彻底者。②胰腺癌手术后可疑残留者。③行胰腺癌姑息探查术者。④术中仅进行解除梗阻治疗，而病灶不能切除者。⑤在胰腺癌病灶切除后，患者腹膜后转移灶无法行手术切除者。有学者对胰腺癌 Whipple 手术和术中放疗＋手术的治疗效果进行了比较分析，结果表明虽然术中胰腺癌放疗可显著降低局部复发率（$P < 0.01$），但并没有提高总生存率。有研究结果显示，早期胰腺癌手术＋术中放疗组与单纯手术组局部复发率和 5 年生存率分别为 27%、60% 和 6%、22%，前者明显优于后者（$P < 0.01$）。目前普遍认为，对局部晚期无远处转移的胰腺癌治疗以外照射加术中放疗疗效优于单独术中放疗。尽管如此，仍有部分学者认为胰腺癌术中放疗＋外照射与单纯外照射相比，并不能明显延长生存期，并且不良反应明显。

胰腺癌术中放疗不仅能够在直视下确定肿瘤靶区，使照射部位更精确，而且能最大限度地保护周围正常组织避免放射损伤。由于术中放疗技术复杂，需要特殊的放疗设备，并且只能做单次照射，疗效并不显著。目前有许多大型肿瘤中心不具备术中放疗设备，少数研究中心的小样本报告很难明确术中放疗在不同阶段胰腺癌中的治疗效果，无法确切评估术中放疗在胰腺癌治疗中的作用。

五、术后放疗

胰腺癌单纯手术切除后局部复发率达 50%～80%。术后放疗的目的是通过中等剂量的照射以消灭亚临床病灶；由于单独放疗的疗效不明显，通常选用联合放化疗。术后放疗的选择时间一般在手术后 2～4 周进行，主要适用于胰腺癌术后恢复顺利，一般情况较好的患者。目前胰腺癌根治术后是否应常规施行联合放化疗仍存在争议。

六、不能手术切除的局部晚期胰腺癌的放疗

目前，联合放化疗是局部进展期胰腺癌（LAPC）无法切除患者的主要治疗手段，以吉西他滨为基础的同期放化疗方案已作为 LAPC 患者标准的推荐治疗手段之一。

早期美国胃肠肿瘤研究组（GITSG）完成的一项随机临床研究结果表明，对胰腺癌总剂量为 40Gy 或 60Gy 的常规放疗联合同期 5-FU 化疗，与单一放疗或化疗相比较可明显延长中位生存期。接受联合化疗＋放疗的胰腺癌患者中位生存期不及仅接受 5-FU 单药联合放

疗的胰腺癌患者。因此，多年来 LAPC 患者治疗以 5-FU 单药同期联合常规外放疗为主。有学者对 LAPC 患者首先应用吉西他滨单药化疗，在化疗结束后依病情再采用同期放化疗，分析结果表明接受放疗的胰腺癌患者中位生存期优于未接受放疗者。随后又进行了定性的系统回顾分析，结果发现放化疗联合治疗组的总生存率与单纯化疗相比无差异统计学意义，并且不良反应增加。因此，常规放疗联合化疗在 LAPC 中的治疗作用尚无定论。目前，难以提高放疗剂量原因归结于常规放疗受周围正常组织的限制，并限制了吉西他滨的用量，且治疗效果不甚理想。因此，精确放射治疗技术为其提供了一种疗效可靠的治疗手段。对失去手术机会的 LAPC 患者采取三维适形放疗或调强放疗，能有效地提高肿瘤的局部生长控制率，同时合理地与化疗联合，可极大地提高患者的生存质量，延长了胰腺癌患者的生存期。

据目前已有的最佳临床证据，学者建议对无法手术的 LAPC 患者可考虑使用吉西他滨联合 3D-CRT 或 IMRT 治疗；而对一般状态差，且无法接受吉西他滨化疗的患者可采用以卡培他滨为基础的同期放化疗。虽然同期放化疗较单一放疗或化疗对无法手术的 LAPC 患者显示其疗效优势，但因胰腺部位深，并与重要脏器相比邻，因此，应用 3D-CRT 或 IMRT 时针对胰腺癌的放疗剂量仍较为局限。此外，在 LAPC 患者接受高剂量的放疗同期使用吉西他滨化疗时可能导致严重的毒副作用，这被认为是 LAPC 放化疗后疗效不佳的主要因素之一。

七、其他放射治疗方法

对于胰腺癌晚期未能手术切除的患者，在剖腹探查术时，除了可行术中照射外，亦可于手术时在肿瘤病灶内放置中空施源管若干根，并引出腹壁外，术后采用后装近距离治疗机行组织间照射。它不但对胰腺癌具有术中治疗的优点，还最大限度地保护正常组织，并可采用分次照射来增加治疗比。除后装治疗外，经皮穿刺或术中 ^{125}I 粒子植入放疗还可提高肿瘤局部放射剂量，减轻胰腺周围正常组织的损伤，止痛效果明显。近年来，随着多层螺旋 CT 成像技术的发展，为 CT 引导下粒子植入治疗胰腺癌提供了良好的技术手段，它是目前胰腺癌放射性粒子植入的最佳方法。但该技术存在的主要问题是放射性粒子种植技术的精确度不高，粒子空间分布过密（间隔＜1cm）或过疏（间隔＞1.5cm），而与术前治疗计划误差较大，可直接影响治疗效果。因此 ^{125}I 粒子植入在胰腺癌放射治疗中的作用尚需进一步研究。由于该项技术比较复杂，存在精确定位问题，同时较容易引起消化道出血和胰瘘等严重并发症，因此，仅在少数医院使用，没有大样本病例报道。此外，美国 RTOG 研究组在早年报道了中子治疗局部晚期不能手术切除胰腺癌的随机临床研究结果，发现与常规放疗相比无明显优势。鉴于目前中子治疗后常出现顽固性消化道溃疡等严重并发症，国内外很少再进行胰腺癌的中子治疗研究。

（穆小松）

第五节　胰腺癌的化学治疗

化疗在胰腺癌的综合治疗中占有重要地位，现有资料表明，无论是胰腺癌切除术后还是无法切除的胰腺癌患者，化疗对提高生存率均有一定的帮助。胰腺癌化疗可分为胰腺癌的术后辅助化疗及术前辅助化疗（新辅助化疗），化疗药物临床应用种类及配伍方案较多；可经外周静脉输入的全身系统化疗，也有经门静脉或肝动脉的区域性化疗。由于多数临床研究不是严格意义上的前瞻性双盲对照研究，所以得出的结论也各不相同。根据目前少数大宗病例数的前瞻性双盲对照试验结果，比较公认有效的方案为单用吉西他滨（GEM）或吉西他滨与氟尿嘧啶的组合，两者疗效相似。

一、适应证及禁忌证

（一）适应证

根治性手术切除后辅助化疗、胰腺癌伴转移、局部进展无法切除胰腺癌、手术或其他治疗后复发转移、取得病理诊断的术前新辅助化疗。

（二）禁忌证

严重消瘦或已出现明显恶病质者、伴有急性感染或有脓毒出血症者、白细胞计数<3×10^9/L（3000/mm^3）、血小板计数<70×10^9/L（7万/mm^3）者（相对禁忌证）；严重心、肾疾病患者；肺转移出现大量胸腔积液、腹腔出现大量腹水者。

二、新辅助治疗

新辅助治疗是相对于传统的术后辅助治疗而言，是指对可切除的胰腺癌进行术前治疗或将不可切除胰腺癌经术前治疗降期变为可切除的胰腺癌。从理论上讲，许多学者在这个领域通过不断探索，希望新辅助治疗使患者得到根治性手术的机会。但胰腺癌新辅助治疗至今还没有前瞻性随机对照Ⅲ期临床研究来证实其确切的疗效，因此，在当今的医疗条件下，对于可切除的肿瘤患者，除了进行相关的临床研究之外，尚未被推荐为常规治疗方法。

近年来在理论上，新辅助治疗存在诸多优点，使之成为研究的一个热点。其原因是：第一，20%～50%的术后患者因恢复期较长不适合辅助治疗或者不能耐受预定的治疗方案，而尚未进行手术治疗的患者对于放化疗的耐受度比术后患者要好，因此，新辅助治疗能够给予足量的放疗和化疗，使患者取得较好的疗效。根据ESPAC的研究结果，术后患者通常要在46～61天才能接受辅助放化疗，进行新辅助治疗则避免了放化疗的推迟。第二，一部分病变已经播散的患者在初治判断时有可能被错误地评估为可手术切除，但该部分患者进行手术治疗之后很快就会被发现远处转移病灶；新辅助治疗为医师提供了一段观察期，对病变已经播散的患者可避免手术。如果新辅助治疗结束后再评估时，患者已经出现了远处转移，那么这些患者即便当时做了手术效果也不会太好。第三，手术之前肿瘤周围血管尚未被破坏，肿瘤组织处于富氧状态，对放化疗敏感性较高，新辅助治疗的结果有可能使疾病降期。目前，对于可切除的胰腺癌，即使在手术量比较大的医院，其肿瘤切缘阳性率仍可达20%，新辅助治疗可以提高R$_0$切除的概率，还可能使一部分原本不可切除病变降期后获得新的手术切除机会，并且术前小肠活动度好，放疗对小肠的损伤亦小。新辅助治疗还能降低术后胰瘘的发生率，并降低术中肿瘤种植的风险。

当然，新辅助治疗也有其一定的缺点。对单纯手术治疗后即可治愈的患者可能造成了过度医疗，但是考虑到胰腺癌各期患者术后均有很高的复发风险及转移可能，因此真正被过度治疗的患者会很少。患者进行新辅助治疗之前，应需要活检组织学诊断，并存在活检相关的并发症的风险。对一些术前难以发现的腹腔内弥漫播散患者应该给予单纯化疗，但有时可能会进行放化疗。

对可切除肿瘤的新辅助治疗目前大多数采用放化疗。总的来说，随着新辅助治疗方案的不断改进，其治疗效果得到一定程度的提高。

局部尚不能切除而无远处转移的患者，如果单纯行短路手术，其中位生存期仅 3～6 个月，放化疗后中位生存期可以提高到 9～11 个月，但几乎没有远期生存者。因此对于此类胰腺癌患者最主要的问题是如何实现降期后可切除。目前，对于局部进展期胰腺癌的新辅助治疗主要采用同步放化疗，但临床报告的疗效差异极大。

临界可切除肿瘤是指肿瘤包绕一小段肝动脉而未侵犯腹腔干，或肿瘤包绕肠系膜上动脉小于 1/2 周，或胰颈下方一小段肠系膜上静脉或门静脉阻塞。对于临界可切除肿瘤即便手术能够切除而言，其切缘阳性的概率非常大，预后大多不佳，而新辅助治疗有可能使肿瘤降期，以增加根治性切除的可能性。

三、全身化疗

全身化疗可用于辅助治疗，亦可用于局部晚期不可切除及有远处转移的患者。晚期胰腺癌治疗的首要目的在于对症姑息治疗并延长生存期。吉西他滨是目前晚期胰腺癌治疗的首选药物。

（一）吉西他滨单药化疗

吉西他滨化学名为 $2'$-脱氧 $2'$-$2'$-盐酸双氟脱氧胞苷（β-异构体），是阿糖胞苷类似物，属抗代谢类的抗癌药。主要作用于 DNA 合成期和 G_1 晚期，并可阻滞细胞由 G_1 期进入 S 期。它在细胞内通过核苷激酶的作用转化成具有活性的代谢产物双氟二磷酸脱氧胞苷（dFdCDP）和双氟三磷酸脱氧胞苷（dFdCTP），且其本身还可以增强核苷激酶的活性，致使活性代谢产物的生成加快而起到自我增效的作用；dFdCDP 和 dFdCTP 通过抑制核苷酸还原酶的活性，致使合成 DNA 所必需的脱氧核苷的产生受到抑制，特别是抑制三磷酸脱氧胞苷（dCTP）；dFdCTP 还可与 dCTP 竞争性掺入 DNA 链中，抑制 DNA 链的继续延长，并通过独有的掩蔽链作用干扰了 DNA 的自我修复机制，且可阻止 RNA 的合成，最终导致细胞凋亡。

大部分胰腺癌患者随着病情的进展，不同程度地出现严重疼痛、恶心、呕吐、黄疸、体重下降和全身虚弱的症状，以往的化疗药物和治疗措施作用甚微，难以改善患者的疾病相关症状，肿瘤的客观缓解率仅 0～14%，很少有超过 5 个月的中位生存期。由于胰腺组织解剖标志模糊不清，各种酶类的自身消化作用及肿瘤周围结缔组织的粘连反应，即使是三维影像学技术（CT 和 MRI 检查）亦难以对肿瘤大小做出准确测量；临床评价肿瘤治疗的指标，即客观缓解率，应用于胰腺癌较为困难。为了对这种化疗反应差的肿瘤进行合理的疗效评估，除了与其他实体瘤一样使用 WHO 客观疗效标准评价之外，有学者提出了临床受益反应的客观评价指标。临床受益反应（CBR）的定义是对疼痛、身体状态及体重做出的综合评估。

在吉西他滨与 5-FU 同期做对照的随机Ⅲ期临床研究中，126 名伴有全身症状的晚期胰腺癌患者经评价疼痛程度后随机入组，吉西他滨组 63 人每周用药 $1000mg/m^2$，连用 7 周后休 1 周，以后每 4 周用药 3 周；5-FU 组 63 人每周用药 $600mg/m^2$。结果吉西他滨组的临床受益反应率为 23.8%，而 5-FU 组为 4.8%（$P=0.0022$）；两组的中位生存期分别为 5.65 个月和 4.41 个月（$P=0.0025$），吉西他滨组的 1 年生存率为 18%，而 5-FU 组为 2%，相比之下可以看出吉西他滨的疗效优于 5-FU。

在全美共 823 家医院同时开展了一项吉西他滨治疗晚期胰腺癌的临床研究，总计共有 3023 例患者入住，其中 80% 为临床Ⅳ期患者，均采用吉西他滨单药 $1000mg/m^2$，剂量、用法与上相同。可评估的 2471 例胰腺癌患者，经平均 4 个周期治疗后，整体症状改善率达 18.4%，单纯疼痛减轻者达 43%。在 982 例可做有效率评估的胰腺癌患者中，客观有效率为 12%，对 2380 例随访患者中，中位生存期为 4.8 个月，其中 41% 的患者 9 个月生存率为 22%，12 月以上的占 15%。研究表明，吉西他滨确实可以改善晚期胰腺癌患者的生活质量和生存期，同时吉西他滨毒性较低，患者易于接受，在这 3000 多例的胰腺癌研究中，仅有 4.6% 的患者因严重不良反应而退出。由此奠定了吉西他滨在胰腺癌治疗中的重要地位。

为了进一步提高疗效，在给药方式上有学者建议用固定速率［$10mg/(m^2 \cdot min)$］（FDR）给吉西他滨比常规 30min 给法效果更好。与 $2300mg/m^2$ 静脉滴注 30min 相比，$1500mg/m^2$ 静脉滴注 150min 给药有效率为 16.2%：2.7%，生存期（6.1 个月：4.7 个月）和 1 年生存率（23%：0）均明显高于标准用法。但此后又在 832 例胰腺癌患者参加的 ECOG 6201 的Ⅲ期随机对照研究中 OS 分别为 6.2 个月：4.9 个月（$HR=0.83$，log-rank 检验 $P=0.04$），因未达到 OS 预设值（$HR \leqslant 0.75$）而被否定。因此，临床实践中可以根据具体情况决定是否采用。

（二）与铂类药物联合化疗

晚期胰腺癌的治疗是当前肿瘤治疗的难点之一，以吉西他滨为基础的化疗被认为是目前晚期胰腺癌的一线标准治疗。对随机对照临床研究进行的荟萃分析结果表明，与最佳支持治疗相比，吉西他滨治疗使得患者的生存质量及生存时间均有明显改善。有证据支持以 GEM 为基础的联合方案较单药治疗更有生存优势。然而如何选择治疗方案，是否将联合化疗作为一线治疗方案以及选择什么联合方案仍缺乏充分依据。

GEM 联合化疗方案通常是在 GEM 应用的基础上加用 1 种或 1 种以上的细胞毒性药物，通常包括铂类（常用顺铂或奥沙利铂）、5-FU、卡培他滨、伊立替康等。目前，许多学者进行了 GEM 联合化疗与 GEM 单药治疗晚期胰腺癌的直接对比研究，多数研究显示了联合化疗在提高生活质量和改善生存期方面的优势。临床前期试验表明 GEM 联合顺铂或奥沙利铂可以产生协同作用，并在随后的Ⅱ期和Ⅲ期临床试验中得到验证。GEM 联合顺铂方案治疗晚期胰腺癌的有效率为 9%～26%，中位无进展生存（PFS）为 3.6～5.4 个月，总生存时间（OS）为 5.6～8.2 个月。同样，Ⅱ期临床试验证明了 GEM 联合奥沙利铂方案的有效性，不仅在随后的Ⅲ期临床试验中得到证实，并进一步提高了 PFS 和 OS，分别为 5.8 个月和 9 个月。和 GEM 单药相比，联合方案不仅显著改善了患者的 PFS，并显著延长了患者的总生存时间。GEM 联合奥沙利铂在肿瘤客观反应上明显高于单药，而 GEM 联合顺铂方案则在疾病控制率方面表现出了优势。研究结果还表明，在接受 GEM 单药治疗的患者，体能状态、分期、前期治疗方式与患者的生存预后明显相关。在联合治疗组中，只有体能状态和分期是与 PFS 和 OS 显著相关的预后因子。只有在 ECOG 0～1 分的患者中，联合方案才显著改善 PFS 及 OS。对于体质状况较差的患者，GEM 单药可能是较好的治疗选择。

（三）与氟尿嘧啶类药物联合

临床上联合应用的氟尿嘧啶类药物主要有 5-FU、卡培他滨和 S-1。S-1 在胰腺癌中主要应用在术后的辅助化疗上，而在晚期胰腺癌中的应用报道数量有限，且为 S-1 单药研究，尚未见与 GEM 联合一线应用的随机研究。Ⅱ、Ⅲ期临床研究主要观察 GEM 与 5-FU、卡培他滨的联合用药效果。目前关于 GEM 联合氟尿嘧啶类方案是否优于 GEM 单药的研究，无论是 ORR 还是 PFS，仅 1 项研究显示有统计学意义，而未在其他类似研究中得到进一步证实。

吉西他滨是 30 年来首次被美国 FDA 批准为治疗晚期胰腺癌的药物，已经取代 5-FU 成为一线标准抗胰腺癌的药物。迄今为止，尚无任何二联方案能够在生存期上超过吉西他滨单药。

（四）晚期胰腺癌的二线化疗

尽管已经有研究评价了一些药物在二线治疗中的安全性及有效性，但由于缺乏Ⅲ期临床研究证据，GEM 化疗失败后的晚期胰腺癌如何进行二线治疗尚无推荐的方案。有学者提出，在一线治疗的Ⅲ期临床研究中应对二线用药进行报道。目前已经发表的二线治疗化疗方案主要包括伊立替康、奥沙利铂、5-FU、卡培他滨、S-1、多西他赛、紫杉醇和培美曲赛为基础的单药治疗或联合方案。其中以奥沙利铂、卡培他滨、伊立替康为基础的治疗获得总生存时间较长，为 5.2～7.9 个月。紫杉醇联合 5-FU 也有较好表现，但需扩大例数研究，而多西他赛未显示生存优势。

（穆小松）

第八章　结直肠癌

第一节　结直肠癌的概述

一、概述

结直肠癌（CRC）是一种常见的消化系统恶性肿瘤，包括结肠癌和直肠癌。其发病有一定的地域特征，并与生活方式密切相关。

二、病因

结直肠癌的病因复杂多样，包括遗传因素、生活方式和其他疾病等。结直肠癌的发生是一个渐变的过程，通常从正常黏膜到腺瘤、再到结直肠癌的形成需要 10～15 年的时间，其间需要肿瘤相关基因的多阶段参与，包括 APC、K-ras、DCC 以及 p53 等。结直肠癌的多种病因均通过加速上述过程中的一个或多个阶段促进癌变。

（一）生活方式和饮食因素

生活方式因素中，吸烟、饮酒、肥胖和缺乏体力活动被认为是结直肠癌发病的潜在危险因素。

饮食因素中，高脂肪、高蛋白质、低纤维素饮食会增加结直肠癌的患病风险。其机制可能与胆汁酸的代谢有关，胆汁酸的脱羟作用在肠道内产生了致癌物质。高脂肪、高蛋白饮食使胆汁酸在肠道内可以缓慢通过且浓度升高，而高纤维素饮食则使胆汁酸在肠道内被稀释且可以快速通过。另外，摄入过多的煎炸、腌渍食品也与结直肠癌的发生有关，煎炸过程中蛋白质过度受热而产生某些致癌物质会促进结直肠癌的发生；而腌渍食品则与产生致癌物质亚硝酸盐有关。

（二）遗传因素

遗传引起的结直肠癌主要见于家族性腺瘤性息肉病（FAP）和林奇综合征（LS），两者均为常染色体显性遗传性疾病。FAP约占所有结直肠癌的1%，常于青年时期发病，3/4的患者在35岁以前发生癌变，50岁以后几乎全部发展为癌。LS约占所有结直肠癌的3%，此类患者发生结直肠癌的总风险为50%~80%，平均诊断年龄为46岁。其他遗传性结直肠癌还包括Gardner综合征（GS）、波伊茨-耶格综合征（PJS）、家族性结直肠癌X型（FC-CTX）等。

结直肠癌的遗传易感人群包含任何携带 *APC*、*K-ras*、*DCC*、*p*53等基因突变的个体。上述基因的突变均能加快结直肠癌演变过程中的关键步骤，从而使结直肠癌发病的可能性明显增加，发病年龄明显提前。国内外研究均发现结直肠癌患者的亲属发生结直肠癌的危险性较一般人群明显增加，除生活方式类似外，遗传易感性是其中更重要的原因。

（三）疾病因素

结直肠癌的癌前病变包括结直肠息肉、腺瘤、炎症性肠病等，其中以结直肠腺瘤最为多见，约半数以上的结直肠癌由其演变而来。溃疡性结肠炎与克罗恩病可以引起肠道的多发溃疡及炎症性息肉，发病年龄越小，病变范围越广、病程越长，其癌变的可能性越大。血吸虫病和胆囊切除术后等也是结直肠癌高发的因素。

（唐家喜）

第二节　结直肠癌的诊断和分期

一、临床表现

（一）症状

早期结直肠癌无明显症状，病情发展到一定程度才出现临床症状，主要有下列五方面的表现。

1. 肠刺激症状和排便习惯改变

便频、腹泻或便秘，有时便秘和腹泻交替，伴里急后重、肛门坠胀。并常有腹隐痛，老年患者反应迟钝，对痛觉不敏感，有时癌瘤已发生穿孔、腹膜炎才觉腹痛而就医。

2. 便血

肿瘤破溃出血，有时鲜红或较暗，一般出血量不多，间歇性出现。如肿瘤位置较高，血与粪便相混则呈果酱样大便。有时为黏液血便。

3. 肠梗阻

肠梗阻是结肠癌晚期的表现。左侧结肠梗阻多见。溃疡型或增生型结肠癌向肠壁四周蔓延浸润致肠腔狭窄引起的梗阻，常为慢性不完全性机械性肠梗阻，先出现腹胀、腹部不适，然后出现阵发性腹痛、肠鸣音亢进、便秘或粪便变细（铅笔状、羊粪状），以致排气排便停止。而急性肠梗阻多由浸润型结肠癌引起，由肿瘤引起肠套叠、肠梗阻的老年患者不少，故对老年人肠套叠须警惕结肠癌的可能。无论急、慢性肠梗阻，恶心呕吐症状均不明显，如有呕吐，则小肠（特别是高位小肠）可能已受肿瘤侵犯。

4. 腹部肿块

肿瘤长到一定程度，腹部可扪及肿块，常以右半结肠癌多见。老年患者多消瘦且腹壁较松弛，肿块易被扪及。肿块初期可推动，侵袭周围后固定。

5. 贫血、消瘦、发热、无力等全身中毒症状

由于肿瘤生长消耗体内营养，长期慢性出血引起患者贫血；肿瘤继发感染，可引起发热和中毒症状。

由于左、右结肠在胚胎学、解剖学、生理功能和病理基础上都有所不同，因而两者发生肿瘤后的临床表现也不同。

左侧结肠的肠腔内容物经右半结肠吸收水分后，转为固定状态的粪便；左侧结肠的管腔较右侧的狭小，且左半结肠癌瘤的病理类型以浸润型多见，易致肠管狭窄，大便通过困难，因此梗阻症状比右侧结直肠癌多见。左半结肠癌出血后，血液很快随大便一起排出体外，血便患者易觉察；右侧结肠管腔相对宽大，肠腔内容物为流体状态，不易产生肠梗阻，肿瘤出血后，血液与肠内容物混在一起，如出血量不多，患者不易觉察，长期慢性失血可导致贫血。右半结肠癌瘤的病理类型以隆起型多见，肿瘤在肠腔内生长形成临床体检可扪及的腹块，由于右半结肠的吸收功能较强，肿瘤因缺血坏死合并感染时，细菌产生的毒素被吸收后，临床可出现中毒症状。

直肠癌的症状以便血和排便习惯改变（大便次数增多、里急后重、肛门坠胀等）多见。当肿瘤浸润肠壁引起直肠狭窄，可出现大便变形、变细，如病情继续发展，则可出现肠梗阻。

根据临床表现出现的频度，右侧结肠癌依次以腹部肿块、腹痛及贫血最为多见；左侧结肠癌依次以便血、腹痛及便频最为多见；直肠癌依次以便血、便频及大便变形多见。左、右半结肠癌临床表现差异的成因，可归纳成表 8-1。

表 8-1 左、右半结肠癌临床表现差异的成因

项目	右半结肠	左半结肠
胚胎发生	中原肠	后原肠
解剖学		
血管供应	肠系膜上动脉	肠系膜下动脉
静脉回流	肠系膜上静脉→门静脉→右肝	肠系膜下静脉→脾静脉→门静脉→左肝
肠腔	大	小
内容物	稀、糜粥样	成形、干、块状
生理功能	吸收水电解质为主	贮存大便、排便

项目	右半结肠	左半结肠
病理学	以隆起型（肿块型）多见	浸润型（缩窄型）多见
	常广泛溃烂、出血、感染	易引起梗阻
临床表现	腹块、全身症状腹胀、腹隐痛等非特异性症状	肠梗阻、便血、肠刺激症状

（二）晚期表现

除了上述由局部引起的表现外，医师还应该注意到肿瘤是全身性疾病，结直肠癌发展到后期引起相应的症状。如肿瘤盆腔广泛浸润→腰、骶部疼痛，坐骨神经痛和闭孔神经痛；向前浸润阴道及膀胱黏膜→阴道流血或血尿，严重者可出现直肠阴道瘘、直肠膀胱瘘；双侧输尿管梗阻→尿闭、尿毒症；压迫尿道→尿潴留；腹水、淋巴道阻塞或髂静脉受压→下肢、阴囊、阴唇水肿；肠穿孔→急性腹膜炎、腹部脓肿；远处转移如肝转移→肝大、黄疸、腹水；肺转移→咳嗽、气促、血痰；脑转移→昏迷；骨转移→骨痛、跛行等。最后导致恶病质、全身衰竭。

（三）体征

直肠肿块可以通过直肠指检扪及，乙状结肠镜或导光纤维结肠镜看到肠腔肿块，腹部可常扪及包块；全身检查可以发现贫血以及锁上淋巴结肿大、肝肿块等转移征象。

二、诊断与鉴别诊断

（一）诊断

1. 以临床表现为根据

结直肠癌的早期症状多不明显，易为患者或医师所忽视。一般报告结直肠癌误诊率达50%～80%，多数误诊误治半年以上，有的竟达数年之久，以致失去治愈机会。因此，凡20岁以上有：①近期出现持续腹部不适、隐痛、气胀；②大便习惯改变、出现便秘或腹泻或二者交替；③便血；④原因不明的贫血或体重减轻；⑤腹部肿块等，应考虑结直肠癌的可能。

2. 体格检查

①腹部视诊和触诊，检查有无肿块。右半结肠癌90%以上可扪及肿块。②直肠指检：简单易行，价值非常大。大部分直肠癌经直肠指检可以发现，如采取左卧位可以扪及更高部位的癌瘤。检查时要了解肿块的位置、形态、大小以及占据肠周的范围、基底部活动度、肠腔有无狭窄、病灶有无侵犯邻近组织脏器。还须注意指套有无血染和大便性状，盆底有无结节。

3.内镜检查

70%～75%结直肠癌位于距肛门缘25cm以内，应用乙状结肠镜可以观察到病变，25cm以上的结肠可以用光导纤维结肠镜检查。在镜检时，可以照相、活检以及刷检涂片做病理细胞学检查。

4.X线检查

钡灌肠X线检查，对乙状结肠中段以上癌瘤是必要的检查方法，可发现肿瘤部位有恒定不变的充盈缺损、黏膜破坏、肠壁僵硬、肠腔狭窄等改变；亦可发现多发性结肠癌。此项检查阳性率可达90%。钡剂排出后，再注入空气，双重对比检查法对于发现小的结肠癌和小的息肉有很大帮助。已有肠梗阻的不宜用钡灌肠，更不宜做钡餐检查。疑肠梗阻时，在立位或侧卧位X线照片可见到不同的肠袢内有"阶梯状"液气平面的肠梗阻典型X线征，对诊断有重要价值。

5.B型超声显像

1cm以上的肝脏转移灶可经B超检查发现，应列为术前及术后随访的一项常规检查，术中超声对发现不能扪及的肝实质内转移灶，指导手术切除很有价值。超声造影对肝内转移灶及区域淋巴结转移的诊断也有一定价值。腔内超声能清楚显示肠壁5层结构及周围组织器官，对直肠癌浸润肠壁的深度、范围、扩散方向及毗邻脏器受累程度等方面具有特殊的价值。直肠癌超声图像为边界不规则的低回声或相对低回声区，对检查直肠癌浸润深度的正确诊断率为88.8%，对早期癌的正确诊断率为80%，而肛诊检查的正确诊断率仅为52.8%。直肠癌的超声分期以T_2、T_3、T_4的分辨率较高，对T_1期及区域淋巴结转移的诊断仍有一定困难。

6.CT扫描、磁共振（MRI）和CT仿真结肠镜技术

前二者均难鉴别良性与恶性，它们最大优势在于显示邻近组织受累情况、淋巴结或远处脏器有无转移，有助于临床分期和手术估计。它们发现盆腔肿块的敏感性高，对诊断直肠癌术后复发有一定的价值。当诊断不明时，可在CT或B超引导下做细针吸取细胞学及穿刺活检诊断。

新近发展的CT仿真结肠镜技术（CTVC）：是一种令人鼓舞的新技术，它将CT技术和先进的影像软件技术相结合，产生出结肠的3D（三维）和2D（二维）图像。3D图像以薄层螺旋CT扫描数据为资源，采用特殊的计算机软件对结直肠内表面具有相同像素值的部分进行立体重建，以模拟结肠镜检查效果的方式显示其腔内结构。2D图像即将结直肠沿纵轴切开后，从横轴面、矢状面、冠状面观察的外部图像。3D内部图像和2D外部图像相结合，互相补充，在检测结直肠病变方面发挥重要作用。

7.正电子发射断层摄影（PET）和正电子发射计算机断层摄影（PECT）

但全身显像主要在于能同时检出转移灶，全面了解病变的累及范围，进行准确的临床分期，为临床选用合理的治疗方案提供科学依据。另外，结直肠癌术后局部常出现复发灶，对于较小的复发灶B超、CT或MRI难以与术后纤维瘢痕形成相鉴别，而PET显示复发肿瘤组织的葡萄糖代谢率明显高于纤维瘢痕组织。同时还可以全面了解全身的转移情况。

8.肿瘤标志物

糖抗原19-9（CA19-9）和癌胚抗原（CEA）不是结直肠癌的特异性抗原，不用作早期

诊断。CA19-9 和 CEA 联合检测的敏感性明显高于单项检测。对估计预后，监察疗效和术后转移复发方面有一定价值，如治疗前 CA19-9 或 CEA 水平较高，治疗后下降，说明治疗有效，反之无效。手术后患者的 CA19-9 或 CEA 水平升高，预示有复发或转移的可能，应做进一步检查，明确诊断。结直肠癌肝转移者，胆汁中 CEA 水平显著升高，是外周血清含量的 3.4～80.0 倍。对怀疑有肝转移者，抽取胆囊胆汁标本测定 CEA，有助诊断。

9. 粪便隐血试验（FOBT）

有免疫法和化学法二种。免疫法的敏感性和特异性均高于化学法，而快速、简便、经济则是化学法的优点。有报道试剂中加入犬粪上清液可消除免疫粪便隐血试验中的带现象（假阴性），从而提高结直肠癌的真阳性检出率。

10. 细胞学检查

结直肠癌脱落细胞学检查多采用肠镜直视下刷取及直肠肛门处肿瘤指检涂片法做直接涂片，必要时可将刷取物及指套用盐水洗脱后，离心沉淀涂片。

（二）鉴别诊断

1. 阑尾炎

盲肠癌常有右下腹疼痛及右下腹肿块，且常发热，易误诊为阑尾炎或阑尾脓肿，误诊率达 25%。结合病史和钡灌肠 X 线检查常可诊断。若不能鉴别应以手术探查为宜。

2. 消化道溃疡、胆囊炎

右半结肠癌特别是结肠肝曲、横结肠癌引起上腹不适或疼痛、发热、粪隐血试验阳性、右上腹块等，有时误诊为溃疡病、胆囊炎，但结合病史以及 X 线检查，诊断不难。

3. 结肠结核、痢疾

左半结肠或直肠癌常有黏液血便或脓血便，大便频或腹泻，常误诊为结肠炎，通过乙状结肠镜检查和细致的体检鉴别诊断并不难。

4. 痔

内痔的症状是无痛性出血，可能是粪便带血，亦可能是肛门滴血或线状流血。直肠癌患者亦有便血，但就诊时常有肛门直肠刺激症状。两者鉴别极为容易，肛门直肠指检或直肠镜检查便见分晓。

5. 肛瘘

肛瘘一般先有肛旁脓肿，以局部疼痛开始，脓肿破溃后成瘘，症状缓解，无直肠癌或肛管癌的排便习惯和粪便性质改变。

三、临床分期

结直肠癌分期的依据是肿瘤浸润肠壁的深度、淋巴转移的范围以及是否出现远处转移。Dukes 分期目前临床上已较少使用，目前最常用的是由 AJCC 或 UICC 制订的结直肠癌 TNM 分期系统（第 8 版），具体如下。

T—原发肿瘤

Tx：原发肿瘤无法评价。

T_0：无原发肿瘤证据。

Tis：原位癌，黏膜内癌（侵犯固有层，未浸透黏膜肌层）。

T_1：肿瘤侵犯黏膜下（浸透黏膜肌层但未侵入固有肌层）。

T_2：肿瘤侵犯固有肌层。

T_3：肿瘤穿透固有肌层未穿透腹膜脏层到达结直肠旁组织。

T_4：肿瘤侵犯腹膜脏层或侵犯或粘连于附近器官或结构。

T_{4a}：肿瘤穿透腹膜脏层（包括大体肠管通过肿瘤穿孔和肿瘤通过炎性区域连续浸润腹膜脏层表面）。

T_{4b}：肿瘤直接侵犯或粘连于其他器官或结构。

N—区域淋巴转移

Nx：区域淋巴结无法评价。

N_0：无区域淋巴转移。

N_1：有1～3枚区域淋巴转移（淋巴结内肿瘤≥0.2mm）或存在任何数量的肿瘤结节并且所有可辨识的淋巴结无转移。

N_{1a}：有1枚区域淋巴转移。

N_{1b}：有2～3枚区域淋巴转移。

N_{1c}：无区域淋巴转移，但在浆膜下、肠系膜或无腹膜覆盖的结肠旁或直肠旁、直肠系膜组织有肿瘤结节。

N_2：有4枚或以上区域淋巴转移。

N_{2a}：4～6枚区域淋巴转移。

N_{2b}：7枚或以上区域淋巴转移。

M—远处转移

M_0：无远处转移。

M_1：转移至一个或更多远处部位或器官或腹膜转移被证实。

M_{1a}：转移至一个部位或器官，无腹膜转移。

M_{1b}：转移至两个或更多部位或器官，无腹膜转移。

M_{1c}：仅转移至腹膜表面或伴其他部位或器官的转移。

根据不同的原发肿瘤、区域淋巴结及远处转移状况，分别对预后进行了适当的分组（表8-2）。

表8-2 解剖分期/预后组别

期别	T	N	M
0	Tis	N_0	M_0
I	T_1	N_0	M_0
	T_2	N_0	M_0
IIA	T_3	N_0	M_0
IIB	T_{4a}	N_0	M_0
IIC	T_{4b}	N_0	M_0

期别	T	N	M
ⅢA	$T_{1\sim2}$	N_1/N_{1c}	M_0
	T_1	N_{2a}	M_0
ⅢB	$T_{3\sim4a}$	N_1/N_{1c}	M_0
	$T_{2\sim3}$	N_{2a}	M_0
	$T_{\sim2}$	N_{2b}	M_0
ⅢC	T_{4a}	N_{2a}	M_0
	$T_{\sim4a}$	N_{2b}	M_0
	T_{4b}	$N_{1\sim2}$	M_0
ⅣA	任何 T	任何 N	M_{1a}
ⅣB	任何 T	任何 N	M_{1b}
ⅣC	任何 T	任何 N	M_{1c}

（唐家喜）

第三节　结直肠癌的治疗

近年来，结直肠癌的发病率在我国呈上升趋势，总体治疗效果仍不满意，病死率较高。每年我国约有 10 万以上的患者死于结直肠癌，且死亡人数正逐年增加。随着医学的进步，新的诊断和治疗手段的出现，已经使结直肠癌的治疗有了很大的发展，治疗效果也有明显的提高。除此之外，结直肠癌综合治疗模式的进步，特别是临床多学科综合治疗团队（MDT）的出现，对传统的结直肠癌治疗观念产生了重大的变革，现代结直肠癌的治疗更加依靠包括医学影像学、肿瘤外科、肿瘤内科、放疗科、病理科等多个工作团队的协作配合共同完成。在国际上，MDT 已经成为各种大型综合医院和肿瘤专科医院治疗结直肠癌的固定模式。

结直肠癌的治疗方法包括手术、放疗、化疗、介入治疗以及生物靶向治疗等，治疗方案的选择必须根据患者的体质、肿瘤所在部位、肿瘤的病理类型、浸润深度、分期和转移情况，合理地综合应用现有各种有效治疗手段，以期最大限度地提高肿瘤治愈率，延长患者生存期和改善患者生活质量。

一、手术治疗

目前，手术仍是结直肠癌患者获得根治的唯一有效治疗方法，是结直肠癌综合治疗的重要组成部分。结肠癌根治术后患者的 5 年生存率为 70% 左右,直肠癌则为 50% 左右,早期病例效果较好,晚期则效果较差。手术方式分为根治性手术和姑息性手术,具体术式的选择应根据肿瘤的部位、病变浸润转移的范围及分期、伴发疾病(肠梗阻、肠穿孔等),并结合患者的全身情况来决定。

如患者情况允许,应尽量争取行根治性切除术,手术方法要求整块切除原发肿瘤所在的肠管和系膜以及充分的区域淋巴结清扫。结肠癌根治术根据肿瘤的部位不同,可分为右半结肠根治术(适用于右半结肠肿瘤,包括盲肠、升结肠及结肠肝曲)、横结肠根治术(适用于横结肠中段肿瘤)、左半结肠根治术(适用于结肠脾曲及降结肠肿瘤)、乙状结肠切除术(适用于乙状结肠中、下段肿瘤)。直肠癌根治术术式包括经肛门局部切除、低位前切除术(LAR)、行结肠-肛管吻合的全直肠系膜切除术(TME)、腹会阴联合切除术(APR)。距肛缘 8cm 以内、肿瘤 <3cm、侵犯直肠周径小于 30% 的中高分化小癌灶、没有淋巴结转移的证据,可以行经肛门局部切除,切缘阴性即可;对于中高位直肠癌,应选择比肿瘤远端边缘低 4~5cm 的 LAR 手术,并继以结直肠吻合;对于低位直肠癌,需要行 APR 或 TME 伴结肠肛管吻合。新辅助和辅助放化疗可提高手术的切除率,降低术后复发率,应根据患者的具体情况进行选择。

近年来,腹腔镜下结直肠癌根治术在全世界获得了较广泛的应用。现有的临床研究表明,腹腔镜辅助结直肠癌根治术的术中和术后并发症与开放式手术无明显差异;而手术时间、术中出血等优于开放式手术,且两者在 3 年总生存时间、无病生存期和局部复发率等方面均无明显差异。腹腔镜辅助结直肠癌根治术也存在许多不足之处,如手术时间长、费用高,缺乏大宗病例术后的长期随访结果,远处转移不能完全发现,局部浸润范围难确定等。因此,对于腹腔镜结直肠癌根治术是否符合肿瘤学原则,能否达到根治的目的,以及对术后肿瘤的转移、复发的影响等方面仍存在较大的争议。目前推荐腹腔镜下结直肠癌根治术仅应由经验丰富的外科医师进行,术中必须进行全腹腔的探查。中低位直肠癌、伴有急性肠梗阻或穿孔、明显的局部周围组织器官浸润(即 T_4 期)者不推荐进行腹腔镜切除术。

近 20 年来在结直肠癌外科治疗领域取得的另一重要进展就是转移瘤外科切除理念及技术的更新,主要体现在肝转移瘤切除方面。结直肠癌伴肝转移,包括部分仅有肺转移或卵巢转移的患者,目前认为这部分患者不排除有治愈的可能,应该采取积极地态度,进行根治性切除。对于初始可切除或通过化疗能转化的潜在可切除肝转移瘤,手术切除是首选的治疗方法。合并肝转移的结直肠癌患者接受根治性切除术后 5 年生存率可达 30%~58%,接近 20% 的患者存活可超过 10 年。判断肝转移瘤是否适合手术切除或可否外科治愈的标准正在演变,人们逐渐将重点放在保留足够肝脏的同时获得阴性手术切缘上。结直肠癌肝转移的外科治疗策略包括:原发灶和肝转移灶同期切除,术前患侧门静脉栓塞以提高术后残留肝脏的体积和功能,对于累及两叶或以上的病灶行二期切除等。除非有可能切除所有的已知病灶(即达到 R_0 切除),否则不能达到根治目的的"减瘤措施"不推荐采用。部分患者由于基础疾病、转移瘤处于特殊解剖部位或预期残留肝脏不足,则可以采用消融治疗(冷冻、微波、射频等)。消融治疗可以经皮肤单独进行,也可与传统开腹手术结合治疗难以完全切除的深部病灶。已有相当多的循证医学证据证明,局部消融的疗效仍不能与外科切除相当,更不能取代传统外科切除手术,依其疗效依次为外科切除>开腹消融>经皮消融。

姑息切除术适用于无法达到根治性切除的患者,主要包括局部切除术、短路手术及造瘘术等,其意义在于减轻患者的痛苦,解除患者的症状,提高患者的生活质量,相对延长患者的生存期。部分接受姑息切除的患者，其原发灶和（或）转移灶经治疗转变为可切除后，仍有可能通过二期切除获得长期生存。

二、放射治疗

近年来，多学科综合治疗的理念在结直肠癌的治疗中越来越受到重视。在根治性手术的基础上，辅助化放疗已成为局部晚期结直肠癌不可或缺的治疗部分。而随着多项大型临床Ⅲ期结直肠癌术前放疗研究结果的报道，局部进展期结直肠癌的规范化治疗指南已由术前新辅助化放疗取代术后辅助化放疗。

（一）术后放疗

美国国家癌症研究所（NCI）对于术后病理分期为 $pT_{3\sim4}$ 和（或）$N_{1\sim2}$ 患者的术后辅助化放疗达成了共识，将术后化放疗纳入局部晚期结直肠癌的标准治疗模式，这主要基于 GITSG 和 NCCTG 的随机临床试验结果。在这两项随机临床试验的方案设计中，放化疗的顺序有所不同。前者接受的是术后全盆腔放疗加 5-FU 增敏，然后 5-FU＋司莫司汀方案化疗。后者则是首先给予两个疗程的 5-FU＋司莫司汀化疗，然后全盆腔放疗＋5-FU。在两项研究中，辅助放疗都显著提高了患者的生存，而远处转移在 NCCTG 研究中显著下降，但在 GITSG 中并不明显。NCCTG 的研究者认为，这或许归因于足够剂量化疗的早期使用。因此，在随后设计的术后化放疗的研究，绝大多数研究都将术后放疗放在两个疗程的足量化疗之后进行。

（二）术前放疗

随着一系列临床Ⅲ期研究结果的报道，术前化放疗取代了术后化放疗，成为局部晚期直肠癌的标准治疗模式。

相对于术后化放疗，术前放疗有其临床和生物学上的优点。主要包括：放疗后肿瘤降期退缩，可提高切除率；对低位直肠肿瘤，肿瘤的退缩可能增加保留肛门括约肌机会；降低术中播散的概率；肿瘤乏氧细胞少，对术前放疗较术后放疗敏感；小肠的蠕动度较术后大，未坠入盆腔，治疗的毒性反应较低。

但术前放疗也有其不足之处，即放疗后产生的肿瘤退缩可能会影响疾病的最初分期，而分期又是预测判断治疗疗效的主要预后指标。但瑞典的多中心试验结果提示，术前放疗与单纯手术比较，对所有期别的肿瘤均有好处，因此可能肿瘤的最初分期重要性没有以往所认为的高。另一缺点是，术前分期不准确性造成治疗过度或治疗不足。虽然目前影像学的发展，使得对术前肿瘤分期确定较以往容易且准确，但仍有分期过高或过低的可能性。

1. 术前放疗的方式

术前放疗的方式主要有两种，一种为短程快速大分割放疗，多采用 5Gy/Fx，共 25Gy/5Fx，放疗结束后一周内手术。另一种为常规分割，45～50.4Gy，1.8Gy/Fx，手术在放疗结束后 6～8 周进行。

北欧进行的多项随机临床研究中，多数采用短程快速放疗。以瑞典斯德哥尔摩研究为代表的一系列研究，确立了术前放疗、短程放疗方式的有效性。其中斯德哥尔摩研究Ⅰ，比较了单纯手术与25.5Gy/5Fx术前放疗，手术在一周内进行。研究显示术前放疗明显提高了无病生存率和局控率，但未观察到有生存率的差异。

瑞典斯德哥尔摩研究Ⅱ中，纳入1168例直肠癌患者，重复了斯德哥尔摩Ⅰ的随机分组，为25Gy/5Fx，主要的不同是放疗范围缩小，不包括腹主动脉旁淋巴引流区，采用多野照射技术。研究证实了术前放疗可明显提高局控率（12%和27%）以及无病生存率，最重要的是显示有总生存率（58%和48%）的提高。分层分析显示各期的结直肠癌，包括Ⅰ期的局控均有提高。此研究是目前唯一证实有生存提高的术前放疗的临床研究。但此研究中，并非所有手术为结直肠癌全系膜切除术（TME），直接手术组复发率高达27%。

以上的研究是在TME广泛开展前进行的，由此存在对手术质控的质疑。荷兰的术前放疗随机研究（CKVO 95-04），是比较有手术质控的TME的情况下术前放疗的作用。患者被随机分成TME或术前快速短程放疗（25Gy/5Fx）＋TME两组。在TME组，术后如切缘阳性，则接受50Gy/25Fx的术后放疗。2年的局部失控率TME组为8%，术前放疗＋TME为2%。在Ⅲ期切缘阴性的患者中2年的局部复发率TME为15%，术前放疗＋TME为4%（$P < 0.001$）。结果显示了TME仍需联合辅助放疗的必要性，尤其对于Ⅲ期和直肠中下段的肿瘤，可从放疗中有较大的得益。

在长程放疗方面，里程碑研究是德国CAO/ARO/AIO-94研究，799例局部进展期直肠癌患者被随机分为术后化放疗组和术前化放疗组。结果显示，术前化放疗组获得了8%的病理完全缓解（CR），具有更好的局部控制（6%和13%，$P = 0.006$）和更低的3/4度毒性反应（27%和40%，$P = 0.001$），但未能提高DFS和OS。局控率的获益一直延续到11年的长期随访，10年局部复发率分别为7.1%和10.1%，而DFS和OS无差异。

总体来看，短程放疗和长程化放疗在局部控制、长期生存方面并未显示出明显的差异，但在长程放疗由于放疗与化疗联合，并且放疗与手术的间隔时间较长，肿瘤可获得足够的退缩时间，近期疗效相对更好。对低位直肠癌，初始不可切除，推荐常规分割放化疗，可有更多的肿瘤降期，提高R_0切除率，降低局部复发，提高保肛率。短程大分割放疗由于其放疗费用低、治疗时间短，能够较好地节省卫生资源，因此，对于患者年龄较大，期望寿命较短或初始病灶可切除时可考虑。

2. 术前化放疗中同期化疗方案的选择

术前长程放疗结合同期化疗的早期临床Ⅲ期随机对照研究主要有以下两项，即EORTC 22921和FFCD 9203研究，对比术前放疗加或不加氟尿嘧啶是否能提高疗效。

EORTC 22921研究是一项临床Ⅲ期研究，共入组了1011例临床分期为$T_{3\sim4}/NxM_0$的直肠癌患者。根据术前接受单纯放疗还是联合化放疗、术后是否接受辅助治疗分为四组：术前放疗＋手术；术前放化疗＋手术；术前放疗＋手术＋术后化疗；术前放化疗＋手术＋术后化疗。结果显示，接受术前放化疗的患者，病理完全消退较术前放疗多，分别是14%和5.3%（$P < 0.0001$）；术前放化疗较术前放疗者急性毒性反应有所增加，主要是2度及以上腹泻的发生率，分别是34.3%和17.3%（$P < 0.005$）。单纯放疗未加用任何化疗组复发率为17.1%，而只要加用了化疗，无论术前化疗还是术后化疗，复发率都下降至8%左右。对于无病生存期和总生存时间，四组之间均未显示出差异。进一步的亚组分析显示，术前化放疗中肿瘤退缩理想的病例能够从术后化疗中得到更好的生存获益。

FFCD 9203研究共入组762例$T_{3,4}$患者，随机分为术前单纯放疗组和术前联合化放疗组。化放疗剂量选择与EORTC 22921相同。两组病理完全缓解率分别为3.6%和11.4%

（$P < 0.05$），3度以上毒性反应分别为 2.7％和 14.6％（$P < 0.05$），5年局部复发率为 16.5％和 8.1％（$P = 0.004$），而在无病生存期和总生存时间方面，同样未能观察到两组的差异。

3. 辅助化疗前移的探索

有两种模式，一种是诱导化疗，另一种是间隔期化疗。诱导化疗又称为"新辅助化疗"，是指在局部治疗（手术或放疗）开始之前先使用的化疗，目的是希望化疗后局部肿瘤缩小，减小手术范围及清除或抑制可能存在的微小转移灶。

在长程化放疗后，有 6～8 周的手术间隔期，某医院在间隔期尝试加入化疗从而提高疗效。系列研究共分为三个阶段：第一阶段，放疗采用三维适形技术（3DCRT），全盆腔 45Gy/25Fx，同期联合奥沙利铂＋卡培他滨；第二阶段放疗改为束流调强技术（IMRT），全盆腔 44Gy/20Fx 同期联合奥沙利铂＋卡培他滨，放疗结束 2 周后加用一疗程卡培他滨单药口服；第三阶段 IMRT 技术，全盆腔 50Gy/25Fx，可见病灶同期增量至 55Gy，联合奥沙利铂＋卡培他滨，放疗结束 2 周后加用一疗程奥沙利铂＋卡培他滨联合化疗。病理完全缓解率在三个阶段分别为 10％、18％和 23％，而放疗期间的毒性反应并未明显增高。

将辅助治疗前移，可期待更好的肿瘤退缩和病理完全缓解；同时，毒性更低，患者耐受性好，整体治疗的完成度更高。全身系统治疗的强化也有利于早期控制潜在的远处转移灶。

4. 延长放疗-手术间隔期的摸索

术前放疗除局控外，另一个主要目标为肿瘤的退缩和降期，从而增加保肛的机会。术前快速短程放疗，手术与放疗间隔时间短，未给予肿瘤足够的时间产生退缩。斯德哥尔摩的两项研究分析了 1316 例患者，肿瘤的退缩和降期主要发生在手术与放疗结束后的间期大于 10 天的病例中。荷兰 CKV 095-04 研究应用短程术前放疗，并没有观察到有肿瘤的降期。里昂 R90-01 研究发现，当术前放疗与手术的间隔时间大于 2 周时，可增加肿瘤降期的机会。

因此，为了弥补短程放疗在肿瘤降期上的不足，近年来对短程放疗的模式也有一定的优化，包括短程 5×5Gy 放疗后延期手术（6～8 周）或在其中进一步加入化疗来强化治疗。一项系统综述显示，短程放疗后延期手术相对于立即手术，严重放疗并发症减少，病理完全缓解率明显提高约 10％，但在保肛率和 R_0 切除率方面，延期手术未能显示优势。

在接受长程化放疗的患者中，同样观察到了间隔期延长带来的肿瘤退缩。一项回顾性研究显示，化放疗-手术间隔期≤7 周的患者其病理完全缓解率为 16.7％，而＞7 周的患者，病理完全缓解率达到 34.5％。研究得到了类似的结果，间隔期以 8 周为界，病理完全缓解率分别为 16％和 31％。另一项非随机对照前瞻性研究中，手术前加两周期 mFOLFOX6 化疗，治疗组（SG2）间隔 11 周，对照组（SG1）间隔 6 周。治疗组显著提高了病理完全缓解率（25％和 18％，$P = 0.02$），且未增加手术并发症，接受治疗的累积剂量显著高于对照组。

由此可见，无论术前放疗采用长程还是短程，若至手术的间隔期被延长，都有增加肿瘤退缩的机会，减轻毒性反应，从而使患者能够更好地完成全程治疗。

三、化学治疗

近年来，随着肿瘤内科学的飞速发展，各种抗肿瘤新药及新方法的不断涌现，结直肠癌的化疗已经成为综合治疗的重要组成部分。除部分早期患者不需要化疗外，大多数患者需要在不同的时期接受化疗。化疗分为新辅助化疗、辅助化疗、姑息性化疗和局部化疗，近年来又提出了针对结直肠癌肝转移患者的转化性化疗。

（一）辅助化疗

辅助化疗指外科切除（一般指 R_0 切除）之后进行的全身化疗，其目的在于杀灭手术无法清除的微小病灶，减少复发，提高生存率。因此，具有高转移复发风险的患者均应接受术后辅助化疗。对于Ⅲ期结肠癌，辅助化疗已成为治疗的标准。部分具有高危因素的Ⅱ期结肠癌患者也应考虑进行 6 个月的辅助化疗，高危因素包括肿瘤为 T_4（ⅡB期）、组织学分级差（3 级或 4 级）、淋巴结转移、血管侵犯、伴有肠梗阻或局部穿孔、肿瘤靠近切缘、切缘不确定或阳性、清除淋巴结数目不足（少于 12 个）。可选择的治疗方法有：5-FU/LV 联合奥沙利铂、卡培他滨单药、5-FU/LV 等。基于欧洲 MOSAIC 试验的结果，静脉滴注的 5-FU/LV 联合奥沙利铂（FOLFOX）方案目前被认为是可切除的Ⅱ/Ⅲ期结肠癌术后辅助化疗的标准方案。该研究结果显示，与 5-FU/LV 方案相比，高危Ⅱ期和Ⅲ期患者应用 FOLFOX 方案辅助化疗，3 年、5 年的无病生存期及 6 年的总生存时间均有改善。最近的一项 Meta 分析结果也强烈支持在辅助化疗中应用 FOLFOX 方案。与此相反，研究数据表明 5-FU/LV 联合伊立替康（FOLFIRI 方案）用于辅助化疗并不优于 5-FU/LV 方案，因此不支持在Ⅱ/Ⅲ期结直肠癌的辅助化疗中使用含伊立替康的方案。临床随机对照研究发现，辅助化疗在 FOLFOX 方案基础上联合靶向药物贝伐单抗或西妥昔单抗并不能延长患者的无病生存期（DFS），因此目前也不推荐辅助化疗中使用靶向药物。对于术前未接受新辅助治疗的Ⅱ/Ⅲ期直肠癌患者，术后的辅助化疗多考虑与放疗联合。NSABP R-02 研究显示，术后联合放化疗与单纯术后化疗相比，可显著降低Ⅱ/Ⅲ期直肠癌的局部复发率。而对于术前接受过新辅助放化疗的Ⅱ/Ⅲ期直肠癌患者，术后辅助化疗的价值尚不明确，但在大多数的肿瘤中心仍推荐这部分患者接受为期 4 个月的术后辅助化疗。

（二）新辅助化疗

新辅助化疗指在结直肠癌手术切除前给予的，旨在缩小病灶以利于手术切除，消灭微转移灶以改善预后的化疗。新辅助化疗是可切除的直肠癌综合治疗的重要组成部分，可切除的结肠癌一般不考虑进行新辅助化疗。患者接受术前新辅助化疗还是术后辅助化疗，要根据准确的临床分期、治疗的毒副作用、括约肌的功能能否保存、肿瘤对化疗的反应等因素来综合考虑。一般来说，术前分期为可切除的 $T_{3/4}N_0$ 或任何 $TN_{1\sim2}$ 的直肠癌患者应接受新辅助治疗。对于这部分患者，单独采用术前全身静脉化疗者目前报道甚少，主要通过配合术前放疗使肿块缩小，减轻周围组织粘连，提高中、下段直肠癌保肛手术的成功率。结直肠癌新辅助化疗主要以 5-FU 为基础，推荐使用持续静脉滴注的 5-FU 或卡培他滨同期联合放疗，近年来也有研究者在同期放化疗的方案中加入奥沙利铂，但结果未能显示无病生存期和总生存时间的改善，反而明显增加了毒副作用。目前的研究还不能回答，到底哪个化疗方案与放疗联合最佳，正在进行的 NSABP R-04 临床研究也许可以给我们提供这个问题的答案（该研究选取Ⅱ/Ⅲ期直肠癌患者，进行术前盆腔放疗的同时，使用静脉持续滴注的 5-FU/LV、卡培他滨单独或联合奥沙利铂进行对比）。而新辅助化疗究竟需要几个周期目前尚无统一的标准，根据现有的循证医学证据，至少 3 个周期的新辅助化疗，总疗程大约为 6 个月的术前、术后辅助化疗是合适的，但延长化疗时间是否会带来风险尚无相关研究报道。

新辅助化疗也是结直肠癌肝转移患者综合治疗的重要组成部分，对于初始可切除的肝转移灶，新辅助化疗能使病灶缩小以保证足够的切缘、减少肝实质的切除和最大限度地保留肝功能，同时也可根据肿瘤对新辅助化疗的敏感性来作为选择术后辅助化疗方案的依据；对于初始不能切除的肝转移病灶，越来越倾向于使用新辅助化疗来缩小转移灶以便将其转化为可切除，即转化性化疗，这是近年来提出的一个新的理念。虽然转化性化疗也可以认为是姑息性化疗的一部分，但应尽量把两者区别开来，这取决于对潜在可切除者"可转化性"的判断。由于结直肠癌肝转移术前新辅助化疗的缺点包括：化疗诱导的肝损伤，因为疾病进展或化疗后获得完全缓解使手术切除范围的确定变得异常困难而错过"手术机会的窗口期"等。因此，对于潜在可切除的转移性结直肠癌患者，一旦确诊即应接受多学科团队评估其切除的可能；并在术前化疗过程中，每2个月由多学科团队重新评估手术的可能性，病灶变为可切除后应尽早手术。新辅助化疗方案的选择应取决于患者转移灶是否可切除或有转化的可能性、化疗方案的有效性以及安全性和毒性。对于转移瘤有可能转化为可切除的患者应该考虑使用有效率高的化疗方案，包括 FOLFOX、CapeOX、FOLFIRI、FOLFOXIRI 联合或不联合贝伐单抗或西妥昔单抗（限于 K-RAS 野生型肿瘤）等。全身化疗联合靶向药物的反应率可达 70% 或更高，并可使更多的患者从不可切除转为可切除。需要强调的是，肝转移灶切除术后仍应根据患者具体情况考虑辅助化疗，以使围术期的化疗总疗程达到 6 个月。EROTC40983 研究表明，围术期化疗疗程达到 6 个月的患者，其无进展生存较单纯手术者明显延长。

（三）姑息性化疗

姑息性化疗指用于晚期不可切除或转移性癌症患者的全身化疗，目的是延长患者生存期、改善生活质量。因此，不必片面追求高反应率，而应综合考虑耐受性、生活质量和总生存。目前有多种有效药物可用于治疗晚期转移性结直肠癌，包括 5-FU/LV、卡培他滨、伊立替康、奥沙利铂、贝伐单抗、西妥昔单抗和帕尼单抗等，具体方案需根据既往化疗方案、时限、药物毒副作用以及患者的身体状况来选择，并在初期治疗时即计划好出现疾病进展情况下的更替方案和发生特定毒性反应时的调整方案。对于适合接受高强度治疗的患者，可考虑选择 FOLFOX、CapeOX、FOLFIRI、FOLFOXIRI 等作为初始治疗方案，也可以考虑联合贝伐单抗或西妥昔单抗（限于 K-RAS 野生型肿瘤）。目前的研究认为，FOLFOX、CapeOX 和 FOLFIRI 方案疗效相当，作为一线治疗时缓解率、无进展生存和总生存时间相似。对于不适合接受强烈化疗的患者，初始治疗方案可选卡培他滨或 5-FU/LV 或联合贝伐单抗或单药西妥昔单抗。初始治疗失败后，二线或以上的方案选择取决于初始治疗的方案，如初始治疗使用的是 FOLFOX 或 CapeOX，后续治疗可考虑 FOLFIRI、伊立替康单药加或不加西妥昔单抗；初始治疗使用的是 FOLFIRI 为基础的，后续治疗可考虑 FOLFOX 或 CapeOX；初始治疗使用了西妥昔单抗失败者，后续治疗中不推荐再使用西妥昔单抗或帕尼单抗。在治疗过程中使用所有的 3 种细胞毒毒物（即 5-FU、奥沙利铂、伊立替康），可以延长患者的中位生存期，而且这些药物使用的先后顺序与总生存时间无关。由于新的化疗药物，特别是靶向药物的应用，晚期结直肠癌患者的中位生存期已由原来单用 5-FU 治疗时不到 1 年延长到现在已超过 2 年。

（四）局部化疗

局部化疗主要包括肝动脉灌注化疗（HAI）、腹腔内灌注化疗等。HAI 是针对结直肠癌肝转移灶的局部治疗，最常用的药物为氟尿苷（FUDR）。HAI 可导致较为明显肝脏毒性，但是适当的疗程和药物剂量可减少肝脏毒性的发生。研究表明，应用 HAI 联合全身化疗比单纯全身化疗能更有效地缩小肝转移灶，延长肝转移灶进展时间，改善生存，可以考虑用于结直肠癌肝转移患者术前或术后的辅助治疗。对合并腹膜转移的患者可考虑腹腔内灌注化疗，但该治疗手段还处于探索阶段，尚需科学的临床随机对照研究来验证其风险和益处。

四、生物靶向治疗

随着分子生物学和基因工程技术的不断发展，肿瘤的治疗已不局限于传统的手术治疗、放疗和化疗，生物治疗已经显示出良好的发展前景，成为肿瘤治疗的第四种模式。

可用于治疗结直肠癌的生物治疗方法主要包括：①肿瘤细胞因子治疗，如干扰素（INF）、白细胞介素（IL）、肿瘤坏死因子（INF）等；②免疫刺激剂，如卡介苗、蛋白质疫苗、肿瘤细胞疫苗、树突状细胞疫苗等；③肿瘤靶向治疗，如贝伐单抗、西妥昔单抗、帕尼单抗等；④免疫效应细胞，如肿瘤浸润淋巴细胞（TIL）、淋巴因子激活杀伤细胞（LAK）、细胞因子诱导的杀伤细胞（CIK）、细胞毒淋巴细胞（CTL）等；⑤肿瘤基因治疗，如 $p53$ 基因、E1-B 缺陷腺病毒等。结直肠癌的靶向治疗相对比较成熟，3 个单克隆抗体（贝伐单抗、西妥昔单抗和帕尼单抗）在临床上的应用大大提高了结直肠癌治疗的疗效。

贝伐单抗是一种针对 VEGF 的重组人单克隆 IgG1 抗体，它能选择性地抑制 VEGF，从而阻止 VEGF 与 VEGFR-1、VEGFR-2 受体结合而激活，抑制血管形成。多项临床研究结果显示，贝伐单抗联合化疗，无论是一线还是二线治疗，均能提高晚期结直肠癌患者化疗的有效率，延长患者的无进展生存期和总生存时间。

西妥昔单抗和帕尼单抗是抗表皮生长因子受体（EGFR）的单克隆抗体，可高选择性地与 EGFR 结合从而抑制 EGFR 介导的细胞内信号转导。研究表明，西妥昔单抗和帕尼单抗的疗效与肿瘤细胞中的 $K\text{-}ras$ 基因是否有突变有明确的关系，$K\text{-}ras$ 基因突变者对以西妥昔单抗或帕尼单抗为基础的治疗无效。西妥昔单抗联合 FOLFOX 或 FOLFIRI 方案一线治疗 $K\text{-}ras$ 基因野生型的转移性结直肠癌患者，可显著提高有效率和延长无进展时间。对于一线治疗失败，特别是伊立替康治疗失败的患者，应用西妥昔单抗单药或联合伊立替康可取得一定的疗效。帕尼单抗主要用于治疗 5-FU、伊立替康、奥沙利铂治疗失败后的 $K\text{-}ras$ 基因野生型的转移性结直肠癌患者。其他的生物治疗尚处于探索阶段，其确切价值还有待临床随机对照研究进一步证实。

（唐家喜）

第九章　淋巴瘤

第一节　霍奇金淋巴瘤

一、流行病学

霍奇金淋巴瘤（HL），是一种侵犯淋巴结和淋巴组织的不常见的恶性肿瘤，开始常发生于一组淋巴结，然后扩散到其他淋巴结或结外组织、器官，过去称霍奇金病（HD）。HL是相对少见的恶性肿瘤。

（一）结节性淋巴细胞为主型（NLPHL）

此型约占 HL 的 5％，男性多见，男女之比为 3∶1 或更高，青年和老年人均可发病，常见于 30～50 岁年龄人群。

（二）富于淋巴细胞的经典型（LRCHL）

该类型约占经典型 HL（CHL）的 5％，发生率与中位发病年龄与 NLPHL 相似，较 CHL 其他类型发病年龄更大，男性多见（70％）。

（三）结节硬化型（NSCHL）

在欧美国家 NSCHL 是最常见的亚型，约占 CHL 的 70％，发达国家较发展中国家更常见，男女发生率基本相似，发病高峰为 15～34 岁的青少年及年轻成人。

（四）混合细胞型（MCCHL）

该型较多见，是欧美国家第二常见的亚型，占 CHL 的 20％～25％，多见于发展中国家和人类免疫缺陷病毒（HIV）阳性患者，约 70％ 患者为男性，中位发病年龄为 38 岁，未见年龄-发病率双峰曲线。

（五）淋巴细胞消减型（LDCHL）

最少见的 CHL（在西方国家不足 1%），60%～75% 的患者为男性，中位发病年龄为 30～37 岁。此型可能与 HIV 感染有关及多见于发展中国家。

二、诊断

诊断主要依靠临床表现、病理诊断、实验室及影像学检查，其中病理诊断是确诊的主要依据，除了根据组织及细胞形态学特点外，还需结合免疫组化以明确病理类型，为临床分期、制订治疗计划、判断预后等提供依据。

应详细地询问病史，仔细地进行体格检查，包括 B 症状（发热、盗汗、体重减轻）、乙醇不耐受、瘙痒、乏力、PS 评分、淋巴结及肝脾的检查等。

原因不明的进行性淋巴结肿大、纵隔肿块、腹部肿块及原因不明的长期发热或间歇热等应考虑 HL 的可能。本病鉴别诊断需注意与淋巴结炎、淋巴结结核、传染性单核细胞增多症、结节病、淋巴结转移癌及白血病等疾病相鉴别；颈部淋巴结肿大应排除鼻咽癌、甲状腺癌等，纵隔肿块需除外肺癌、胸腺瘤，腋下淋巴结肿大需除外乳腺癌；另外诊断时还应与非霍奇金淋巴瘤（NHL）加以鉴别。HL 与其他恶性淋巴瘤不同，具有以下特点：①病变往往从一个或一组淋巴结开始，逐渐由邻近的淋巴结向远处扩散；原发于淋巴结外的 HL 少见；②瘤组织成分多种多样，含有一种独特的多核巨细胞即 R-S 细胞，瘤组织中常有多种炎症细胞浸润和纤维化。

HL 完整的诊断应包括病理诊断、分期检查和预后评价。

（一）临床表现与体征

由于淋巴组织在全身广泛分布，任何部位的淋巴组织都可能受到侵犯，使得恶性淋巴瘤的临床表现多样化，晚期恶性淋巴瘤还可以侵犯淋巴组织以外的部位及器官，因此临床表现更加复杂。

1. 淋巴结肿大

淋巴结肿大是 HL 最常见的临床表现，约 90% HL 患者以浅表淋巴结肿大为首发症状，其中约 70% 发生于颈部淋巴结和锁骨上淋巴结，6%～20% 发生于腋窝淋巴结，6%～12% 发生于腹股沟淋巴结，累及颌下、耳前后、滑车及腘窝淋巴结者少见。肿大淋巴结可为单个或多个融合成块，常为无痛性、进行性增大、不对称、质坚有弹性。部分 HL 患者的肿块可长达数年，肿大的淋巴结可出现一过性缩小或相对稳定，而后继续增大，即"时大时小"现象。国外资料显示，50%～70% HL 患者诊断时伴有纵隔淋巴结受侵，国内资料发生于纵隔的恶性淋巴瘤中以非霍奇金淋巴瘤（NHL）最多，HL 较少。肿大的纵隔淋巴结可引起纵隔压迫症状、肺浸润、肺不张或胸腔积液等。腹主动脉淋巴结亦是 HL 常见受侵部位，约有 25% 病例在确诊时受侵，早期可无症状，病变发展可引起腹痛、腹泻、腹胀、腹水等症状。

2. 结外组织和器官受侵

HL 原发其他结外组织或脏器少见，病情发展常可侵犯临近组织或器官，引起多种临床表现。HL 90％以上侵犯淋巴结，仅有 9％发生结外侵犯。晚期可以侵犯脾、肝、骨髓等器官或组织。脾脏受侵是最常见的膈下受侵部位，剖腹探查脾切除的病例中，1/3 以上伴有脾侵犯。脾肿大并不能作为脾受侵的指标，脾肿大患者组织学阳性者仅 60％，而临床检查脾正常大小的病例中有 30％为病理学阳性。HL 伴有膈下淋巴结受侵时，70％～80％有脾侵犯，特别是混合细胞型或有全身症状患者。脾受侵可以没有任何症状，也可以表现为脾大、脾功能亢进。肝脏受侵多在晚期出现，初诊时少见（2％～6％），且常伴有脾脏受侵，多为灶性，晚期可出现肝大、黄疸，甚至肝功能衰竭。

骨髓侵犯率为 2％～15％，常伴发热、盗汗及体重下降等全身症状，几乎所有的骨髓受侵病例均伴有脾受侵，约 90％伴有碱性磷酸酶增高，骨髓活检可以确诊。

3. 全身症状

（1）发热：体温＞38℃，不规则热型或特征性周期热型（回归热），连续 3 天以上。

（2）盗汗。

（3）体重减轻：无明显诱因半年内体重减轻 10％以上。

有三者之一者即被定为有 B 症状。多数患者初诊时无明显全身症状，20％～30％的患者伴有 B 症状，此外，可有瘙痒、乏力等。

（二）病理诊断

针吸穿刺细胞学检查或针吸活检对于 HL 的诊断价值存在争议，一方面其简便、快速、对患者损伤小，花费少；另一方面取到的细胞核组织太少，多不能进一步免疫组化以进行病理分型。取浅表淋巴结活检时要选择增长迅速、饱满、质韧的肿大淋巴结，尽量完整切除，应避免挤压，以免影响诊断结果。出现无明显诱因的淋巴结肿大应及早进行完整切除并取得病理学诊断，即使经抗炎、抗结核等治疗后暂时缩小，如果再次增大也应及时进行活检以明确病理。纵隔、腹腔或腹膜后淋巴结肿大患者，特别是无浅表淋巴结肿大的患者，应进行全面检查后，进行纵隔镜或腹腔镜检查，必要时进行开胸或开腹探查术，取得组织以明确病理学诊断。确诊 HL 必须依靠病理诊断，除了根据组织及细胞形态学特点，还需结合免疫组织化学检查，必要时还应进行细胞遗传学检测，目的是明确病理类型，这对制订治疗计划、判断预后等有重要的指导意义。

病理组织中存在特征性的恶性细胞 Reed-Sternberg 多核巨细胞即 R-S 细胞，对于诊断HL 是很重要的。CHL 以炎性背景中出现 R-S 细胞为特征，大多数 CHL 的 R-S 细胞通常表达 CD15 和 CD30，不表达 CD3 和 CD45，小于 40％表达 CD20，美国国家综合癌症网（NC-CN）指南推荐的免疫组化指标：CD3、CD15、CD20、CD30、CD45。NLPHL 缺乏 R-S 细胞，以淋巴细胞为主，有时可见爆米花细胞，通常表达 CD20 和 CD45，但不表达 CD15，很少表达 CD30，NCCN 指南推荐的免疫组化指标：CD3、CD15、CD20、CD21、CD30、CD57。

（三）实验室及影像学检查

1. 实验室检查

治疗前均需完善相关检查，血常规、血清乳酸脱氢酶（LDH）、红细胞沉降率（ESR）、血清白蛋白、β_2 微球蛋白及肝肾功能等检查，对了解病情和判断预后提供参考。所有患者常规需做骨髓细胞学检查，分期为ⅠB至ⅡB期和Ⅲ、Ⅳ期的还要进行骨髓活检。LDH是反映肿瘤负荷和预后的一项指标，LDH明显升高表示肿瘤负荷大。外周血淋巴细胞减少（<$1.0×10^9$/L）、ESR增快、LDH升高可作为病情检测指标。有骨髓侵犯的患者外周血可能出现白细胞升高、贫血，骨髓细胞学检查可出现幼稚淋巴细胞的白血病骨髓象或急性淋巴白血病骨髓象。

2. 影像学检查

常规查胸部X线片，B超，颈、胸、腹、盆腔CT或PET-CT及必要的磁共振（MRI），骨扫描（ECT）等影像学检查手段，对了解肿瘤侵犯部位和程度、临床分期、制订治疗计划、判断预后、疗效评价、治疗后复查都有重要的临床意义。

PET主要用于淋巴瘤患者初治时分期、治疗结束后再分期及复查时，近来的一项Meta分析显示，PET对淋巴瘤患者的分期和再分期有很高的敏感性和特异性。PET已广泛用于治疗结束后及治疗过程中疗效评价。近来的一些研究显示2～4个疗程标准剂量化疗后复查PET结果对HL患者是一项敏感的预后指标。前瞻性研究证实治疗过程中复查PET对于接受ABVD方案标准化疗的晚期和有结外病变患者是一项独立预后指标。PET检查用于治疗后监测中的作用仍有争议，需要进一步研究。有学者研究发现接受2个疗程BEACOPP标准方案治疗高危患者后复查PET-CT检查对疗效及预后评价是有效的，PET-CT阳性患者的复发或进展发生率为27%，而阴性患者发生率仅为2.3%。PEP-CT作为一项新的影像学检查用于HL分期诊断的精确性要高于CT。有文献记载研究PET或PET-CT与CT对比其对HL分期的价值及对治疗选择的影响。研究发现PET检查使19%患者的临床分期上调，5%下调，导致9%患者的治疗改变；而PET-CT检查使17%患者的临床分期上调，5%下调和7%患者的治疗发生改变。PET和PET-CT用于判断淋巴结受侵区域的敏感性均高于CT（PET和PET-CT敏感性为92%，CT为83%），PET用于判断器官侵犯的敏感性为86%，PET-CT为73%，而CT为37%。但PET的假阳性率比PET-CT和CT高，所以研究者强调PET和PET-CT用于预后极好的患者时需非常谨慎以免过度治疗。

NCCN指南推荐淋巴瘤患者初治时分期和治疗结束后评价是否有残留病灶时使用PET检查，包括HL患者。专家组推荐PET检查用于明确病变的侵犯情况，特别当CT检查结果不确定时，PET检查可能会使Ⅰ、Ⅱ期患者的临床分期上调。尽管倾向于推荐患者做PET-CT检查，但PET检查通常在HIV阳性的患者表达假阳性，甚至是未患HL的患者；由于PET的假阳性率及价格昂贵，故PET检查并不推荐作为常规的疾病监测及评估方法。

（四）预后评价

HL患者通常根据这些预后不良因素可被分为3类：早期预后良好型（Ⅰ～Ⅱ期无B症状或大纵隔腺病），早期预后不良型（Ⅰ～Ⅱ期有纵隔巨大肿块伴或不伴B症状；Ⅰ～Ⅱ期伴有B症状；多处病灶；ESR明显升高）及晚期HL（Ⅲ、Ⅳ期）。

除了早期HL的预后不良因素外，由25个肿瘤中心组成的国际协作组对5141例晚期HL患者进行了评估，发现了7项晚期HL预后不良因素，这些预后不良因素使得患者的生存率每年下降7%～8%。①年龄≥45岁；②男性；③Ⅳ期；④白蛋白<4g/dL；⑤血红蛋白<105g/L；⑥白细胞增多（白细胞计数至少达$15×10^9$/L）；⑦淋巴细胞减少（淋巴细胞计数少于$0.6×10^9$/L或淋巴细胞计数少于白细胞计数的8%）。每项为1分，称为国际预后评分（IPS）。IPS评分有助于对晚期HL患者制订临床治疗方案和预测预后，如有4项以上

的不良预后因素（IPS≥4）的晚期 HL 患者，接受强化的 BEA-COPP 方案要比 ABVD 或 Stanford Ⅴ 方案更合适。

（五）分类

WHO 分类能较好地反映不同组织学类型与其病程、临床生物学特征及预后的相关性。HL 组织学亚型是决定患者临床表现、治疗及预后的重要因素，因此我们特别讨论不同亚型的病理特征、临床表现、分期及预后等。

1. 结节性淋巴细胞为主型（NLPHL）

此型 HL 的淋巴结结构基本消失，可找到少数残存的滤泡。典型的 R-S 细胞往往做了连续切片都不能找到，单核型和多核型 R-S 细胞尚能找到，在肿瘤组织散在分布，常为巨大的单个核细胞，胞浆稀少，核常呈折叠或分叶状，此型特征性的细胞为变异性的 R-S 细胞，称"爆米花细胞"，表达 B 细胞抗原（CD20$^+$），经典型 R-S 细胞的抗原阴性（CD15$^-$、CD30$^-$），背景细胞主要为淋巴细胞，嗜酸性粒细胞、浆细胞和成熟的中性粒细胞不多，其他的免疫组化表型为：CD79a$^+$、CD75$^+$、BCL6$^+$、CD45$^+$、EMA$^{+/-}$（多于 50％ 表达 EMA）。

病变常侵犯颈部、腋窝、腹股沟淋巴结，纵隔、脾及骨髓受侵极少见。初诊时大多数患者为早期局限性病变（Ⅰ、Ⅱ期），只有 5％～25％ 患者为晚期。NLPHL 自然病程缓慢，通常治疗疗效好且死于肿瘤罕见。Ⅰ、Ⅱ期患者预后很好，10 年总生存时间（OS）高于 80％，但晚期（Ⅲ、Ⅳ期）患者预后差。有 3％～5％ 的患者会进展转化为大 B 细胞淋巴瘤，有些患者在诊断为 NLPHL 之前就患有弥漫大 B 细胞淋巴瘤（DLBCL）。

2. 富于淋巴细胞的经典型（LRCHL）

此型 HL 形态学和 NLPHL 相似，但 R-S 细胞有 CHL 形态学和免疫表型（CD15$^+$、CD30$^+$、CD20$^-$），周围的淋巴细胞为反应性 T 细胞。

临床特征介于 NLPHL 与 CHL 之间，常表现为早期局限性病变（Ⅰ、Ⅱ期），罕见纵隔病变、巨大肿块及 B 症状，生存率较 CHL 其他类型更好，与 NLPHL 相似，无后期复发特点。

3. 结节硬化型（NSCHL）

此型以至少有一个结节被胶原束围绕和裂隙型霍奇金 R-S 细胞（HRS 细胞）为特征。纵隔受侵比例高（80％），不同于其他亚型；约 54％ 有巨大肿块，8％～10％ 的患者有脾或肺侵犯，5％ 骨侵犯，3％ 骨髓侵犯，2％ 肝侵犯。大多数患者为 Ⅱ 期，约 40％ 的患者伴有 B 症状。NSCHL 是 CHL 中预后较好的类型，但巨大纵隔病变是不良预后因素。

4. 混合细胞型（MCCHL）

在弥散性或模糊的结节状混合炎性背景中散布典型 R-S 细胞为特征，病变介于淋巴细胞为主型和淋巴细胞消减型之间，病变组织内存在多种成分。小淋巴细胞、组织细胞、嗜酸性粒细胞、浆细胞、中性粒细胞等容易见到；变异型单核 R-S 细胞数量不等，一般不难发现；而典型 R-S 细胞也可见到。

临床表现腹腔淋巴结更常见，侵犯纵隔少见，30％ 侵犯脾，10％ 侵犯骨髓，3％ 侵犯肝和 1％～3％ 侵犯其他器官，通常伴有 B 症状。就诊时约半数患者已处晚期（Ⅲ、Ⅳ期），预后较 NSCHL 差，但比 LDCHL 更好。

5.淋巴细胞消减型（LDCHL）

以富于多形性 R-S 细胞或非肿瘤性淋巴细胞消减为特征，低倍镜下病变淋巴结内细胞成分稀疏而呈"荒芜"现象，肿瘤细胞间变明显，R-S 细胞多见，单核或多核，有时与典型的 R-S 细胞及单核型 R-S 细胞相距甚远，背景细胞少，坏死灶和纤维化均不少见。

最常累及腹部器官、腹膜后淋巴结和骨髓，浅表淋巴结少见。临床分期常为晚期（Ⅲ、Ⅳ期），80％具有 B 症状，病情进展迅速，预后差。

三、分期

HL 分期依据 Ann Arbor 分期系统将其分为四期，每期又都可以分为 A、B 两类（表 9-1）。在英国 Cotswolds 会议上对 Ann Arbor 分期作了进一步修订（表 9-2）。2010 年 NCCN 指南推荐仍采用 Ann Arbor 分期，是目前广泛使用的简单易行的分期方法。

表 9-1　Ann Arbor 临床分期

Ⅰ期	侵及一个淋巴结区（Ⅰ）或侵及一个单个的结外器官或部位（ⅠE）
Ⅱ期	在横膈的一侧，侵及两个或更多的淋巴结区（Ⅱ）或外加局限侵犯 1 个结外器官或部位（ⅡE） 侵犯的淋巴结区域数目可用下标标注（如写为 Ⅱ$_3$）
Ⅲ期	受侵犯的淋巴结区在横膈的两侧（Ⅲ）或外加局限侵犯 1 个结外器官或部位（ⅢE）或脾（ⅢS）或二者（ⅢSE）
Ⅳ期	弥散性或播散性侵犯 1 个或更多的结外器官，同时伴有或不伴有淋巴结侵犯或单一结外器官受侵伴远处（非区域的）淋巴结侵犯

根据有无症状，分为ⅣA 和ⅣB

ⅣA	无全身症状
ⅣB	有以下 1 个或 1 个以上症状：①不明原因的发热，38℃以上连续 3 日以上；②盗汗；③不明原因的体重减轻
X	巨大病变：肿块最大径＞10cm；纵隔肿块的直径＞T$_{5/6}$ 水平胸腔横径的 1/3
E	累及结外的器官

表 9-2　Cotswolds 分期

Ⅰ期	侵及单个淋巴结区或侵犯 1 个淋巴组织（如脾、胸腺、韦氏环）
Ⅱ期	侵及 2 个或 2 个以上的淋巴结区，均位于横膈的一侧（如纵隔为 1 个部位，一侧的肺门淋巴结是 1 个部位），解剖部位的数目，应详细标明，如写为 Ⅱ2
Ⅲ期	淋巴结区或淋巴组织的侵犯涉及横膈的两侧
Ⅲ1期	有或无脾门、腹腔或门脉区淋巴结受侵
Ⅲ2期	有主动脉旁、盆腔、肠系膜淋巴结受侵
Ⅳ期	淋巴结以外的部位受侵犯，称为 E

另外根据有无症状分为 A、B	
A	无症状
B	有以下 1 个以上症状：①不能解释的发热，38℃或以上，连续 3 日；②盗汗；③半年内体重减轻 10％或以上

四、治疗

过去的几十年里，近代放射学和多种联合化疗方案的出现，使 HL 的治疗取得了明显进步，现在至少 80％的患者能够获得治愈。在某项试验中 10 年 OS 可达 97％。

早期根据 HL 的生物学行为特征，播散方式严格按淋巴管、淋巴结逐级播散，从而在治疗策略上广泛应用扩大野治疗。随着越来越多有效治疗的出现，HL 的 5 年生存率有明显改善，这是其他肿瘤无法达到的。选择合适的治疗方案，每个新确诊的 HL 患者都有治愈的可能性。治愈率提高的如此明显，主要是对早期患者选择最佳治疗方案的同时考虑了其远期毒性。因单一放疗其近期和远期不良反应很大，为减少治疗不良反应，近 20 年来大量临床研究对早期病历采用低毒性联合化疗，也取得了类似放疗的好结果。

HL 的治疗方法很大程度上取决于疾病的分期。根据 Ann Arbor 分期方法，将早期 HL 定义为Ⅰ期、Ⅱ期和ⅢA 期 HL，进展期定义为ⅢB 和Ⅳ期。早期 HL 的治疗手段主要包括放疗、化疗及以化放疗为主的综合治疗，部分患者可获得治愈。对于非巨大肿块型早期 HL 的治疗方法的选择，是单独放疗抑或是放化疗结合，仍然是 HL 治疗中的疑问。现代随机试验中发现，在治疗过程中添加累及野放射疗法（IFRT）在无失败生存（FFS）上有微小的优势，而在 5 年总生存时间上没有统计学差异，这就在医师和患者中存在了一个显著的矛盾。单独使用化疗者主张避免放疗，虽然可获得生存率上的优势，但比 HL 复发可能性增加更加重要的是治疗相关毒副反应。然而只有 15～30 年的随访才能明确地回答这一问题。大部分的研究者认为综合治疗才是巨大肿块型早期 HL 的标准治疗方式。

欧洲癌症研究和治疗组织（EORTC）及德国霍奇金淋巴瘤研究组（GHSG）分别确定了早期 HL 的不良预后因素，前者为患者年龄≥50 岁、纵隔大肿块、受累区域≥4 处和 ESR≥50mm/h（无 B 症状时）或 ESR≥30mm/h（有 B 症状时），后者为结外受侵、受累区域≥3 处和纵隔大肿块。具有不良预后因素的患者通常需接受综合治疗。对于能够获得长期生存的早期 HL 患者，治疗相关毒性成为选择治疗方式的一项重要参考因素。目前，国内外研究的重点是在不降低临床疗效的前提下适当降低治疗强度。

对于进展期患者，主张以 ABVD 方案为主治疗，治愈率也很高，大部分现代研究报告 3～5 年 FFS 在 ABVD 干预下可达到 75％。过去的研究结果并不像现在的结果那么令人欢欣鼓舞，可能归因于减低的剂量和较少的患者群体。现在的治疗方法倾向于计划性地实施 AB-VD 方案，在没有生长因子支持的背景下全量使用，而不被治疗当天粒细胞计数所限制。两个小型的回顾性研究表明，发热和粒细胞减少的发生率非常低。Ⅱ期和Ⅲ期临床试验显示 Stanford Ⅴ方案和强化 BEACOPP 方案在晚期 HL 中是很有治疗前景的。利妥昔单抗（Rituximab，美罗华）在 CD20＋淋巴细胞为主型的 HL 中有显著的活性，然而，不管在 CHL 中淋巴细胞 CD20 是否为阳性均使用利妥昔单抗治疗 HL 的一项研究正在进行中。而另一项对比 ABVD 方案和 R-ABVD 方案疗效的随机研究即将开展。

预后最差的复发性和难治性 HL，由于大剂量化疗和自体造血干细胞移植（ASCT）治疗的发展，患者的疗效和生存期也得到改善。两项随机试验确立了 ASCT 是复发 HL 的标准治疗方法。尽管没有证据显示在首次或第二次复发时使用 ASCT 治疗的疗效是否有差别，但大部分医师都倾向于在首次复发时即选用 ASCT 治疗，以使挽救性方案的药物毒性最小化，减少干细胞收获的不足，避免多处复发的机会。而在挽救性治疗中出现再次复发的患者，应考虑使用实验性疗法，因为 ASCT 对这类患者并没有显示临床受益。初治接受两疗程化疗和 IFRT 的患者如果出现复发时，ASCT 或其他进取性的手段对他们都是有利的。异基因造血干细胞移植（HSCT）在复发的 HL 患者中的作用地位仍然是有争议的，不管是在首次复发还是第二次复发时，争议主要集中在高移植致死率和不相对应的低回报率上。低强度预处理可以减少移植致死率，但需要更长期的随访来评价其疾病控制情况和生存率。对于难治性 HL，一些新药如抗 CD30 抗体 SGN-30、抗 CD80 抗体 Giliximab 都正在研发之中。

总体来说，目前认为 HL 已属可治愈的肿瘤之一。HL 患者的预后越来越好，一方面是由于对现有的治疗方案如 ABVD 方案或放疗更好的理解和运用以保持和提高其疗效，另一方面是治疗中期使用 PET 检查进行再分期所起到的作用。一些有前景的 HL 治疗方法也正在发展中，给予那些对现有治疗方法抵抗的 HL 患者带来了希望。

（一）经典型霍奇金淋巴瘤（CHL）的治疗

初诊 HL 患者可根据各项检查结果及 Ann Arbor 分期分为Ⅰ～Ⅱ期和Ⅲ～Ⅳ期。Ⅰ～Ⅱ期患者又可根据有无不良预后因素再分为：ⅠA～ⅡA 期（早期预后良好型：Ⅰ～Ⅱ期无 B 症状或大纵隔腺病）或Ⅰ～Ⅱ期（早期预后不良型：Ⅰ～Ⅱ期有纵隔巨大肿块伴或不伴 B 症状；Ⅰ～Ⅱ期伴有 B 症状；多处病灶；ESR 明显升高）。根据预后因素不同分组的早期 HL 治疗采用不同的模式。

1. 早期 HL 的治疗

单纯化疗也可作为早期 HL 的治疗选择。MSKCC 研究发现 ABVD 方案化疗加照射综合治疗与单用 ABVD 方案化疗在完全反应持续时间（91%和 87%）、FFP（86%和 81%）和 OS（97%和 90%，$P=0.08$）方面没有明显差异。

（1）早期预后良好型 HL 的治疗：该型患者初治采用化疗、放疗或化放疗联合的模式疗效都是肯定的，但如何治疗方式是最合适的仍存在争议。单纯放疗是一个标准治疗选择，其传统治疗模式治疗早期 HL 已取得了较高的治愈率。但是，大放射野的长期毒性可引起心脏病、肺功能障碍和继发恶性肿瘤。近些年的临床研究重点放在不降低无复发生存率和总生存率的前提下，以减少治疗的近期和远期毒性。

进展期病变患者常规使用的化疗方案（ABVD 方案和 Stanford Ⅴ方案）近年来也应用于早期 CHL 患者的治疗。有学者提出的 ABVD 方案最初是作为 MOPP 方案的替代方案，具有更低的不孕不育和白血病的发生率。由其他学者提出的 Stanford Ⅴ方案是针对早期巨大肿块和进展期 HL 患者的新方案，放疗（RT）也属于 Stanford Ⅴ方案其中的一部分。虽然该方案剂量强，但是这些药物的累积剂量明显低于 MOPP/ABVD 交替或者其他杂合方案，因此降低了化疗引起不孕不育、继发第二肿瘤和心肺毒性的发生率。针对早期患者，短程化疗联合 RT 已被用于临床试验评估。研究表明，Stanford Ⅴ方案和 IFRT 与单用 EFRT 相比较，对于早期预后不良型 HL 患者，疗效相当，其毒性更小。

对于早期预后良好型 HL，综合治疗（ABVD 或 Stanford Ⅴ 方案化疗加 IFRT）也是较好的选择。单用 ABVD 方案化疗可作为一个替代治疗，不能耐受化疗患者可考虑单用放疗。综合治疗时，推荐 4 个疗程 ABVD 方案化疗结束后要进行再分期。治疗疗效好且无不良预后因素（GHSG 标准：巨大肿块，脾脏受侵，ESR 较高，2 个以上部位受侵）患者，接受 2 疗程的 ABVD 方案加 IFRT（30Gy）就已足够。单纯化疗患者，推荐接受 6 个疗程 ABVD 方案或 8 周 Stanford Ⅴ 方案（2 个疗程），化疗结束后均需进行再分期，PET 结果阴性者进行随访，PET 结果阳性患者要密切随访注意疾病有无复发或进展。

（2）早期预后不良型 HL 的治疗：化放疗综合治疗是早期预后不良型 HL 患者公认的治疗原则，多数学者认为化疗 4～6 个疗程后联合放疗是理想的治疗选择。

NCCN 推荐 ABVD 或 Stanford Ⅴ 方案化疗加上 IFRT 或简单放疗。接受 4 个疗程 AB-VD 方案，治疗结束后进行再分期，达到完全缓解（CR）的患者要再接受 2 个疗程 ABVD 方案，治疗前有巨大肿块患者需加上 30～36Gy 的 IFRT；部分缓解（PR）的患者也需要再接受 2 个疗程 ABVD 方案化疗，然后进行再分期。PET 结果阳性者需行 30～36Gy 的 IF-RT，PET 结果阴性者推荐进行巩固放疗。Stanford Ⅴ 方案主要用于纵隔巨大肿块或有 B 症状患者。有纵隔大肿块患者，Stanford Ⅴ 方案推荐要用 12 周（3 个疗程），治疗后进行再分期，所有原发灶大于 5cm 患者都需进行 36Gy 的巩固放疗。化疗后无疾病进展患者（包括残留部位 PET 显示阳性），放疗部位（36Gy）应包括原发灶大于 5cm 部位及 PET 结果阳性残留部位。有其他不良预后因素患者，推荐 8 周 Stanford Ⅴ 方案化疗加上 30Gy 的 IFRT。

2. 晚期 HL 的治疗

晚期 HL 患者应以化疗为主，现 ABVD 方案已作为标准治疗方案。Stanford Ⅴ 和 BEA-COPP 方案是另外两个用于提高晚期患者治疗疗效的方案，疗效与 ABVD 方案相当，尚未发现不良反应明显增加，故也被认为是治疗晚期 HL 的新的标准化疗方案。

MOPP 方案是第一个成功治疗 HL 的化疗方案，缓解率达 84%，其超过 10 年的无病生存率为 66%。但该方案有一些远期毒副反应，MOPP 方案会导致生育力丧失（大多数见于男性）和骨髓增生异常。癌症和白血病 B 组（CALGB）的一项标志性随机试验显示单用 ABVD 方案或与 MOPP 交替方案使用在无进展生存和 5 年总生存时间方面都优于单用 MOPP 方案。ABVD 方案比 MOPP 方案或 ABVD/MOPP 交替方案具有更低的骨髓毒性。

Ⅲ、Ⅳ期 HL 患者初治时接受 4 个疗程 ABVD 方案或 3 个疗程 Stanford Ⅴ 方案，IPS≥4 分的高危患者应考虑 4 个疗程强化的 BEACOPP 方案。NCCN 建议晚期 HL 患者可采用以下三组方案治疗。

（1）ABVD 方案通常使用 6～8 个疗程，4 个疗程后进行再分期，获得 CR 或 PR 患者接受 2 个疗程后再进行评价，获得 CR 患者或 PR 但 PET 结果阴性患者可不需再进一步治疗。有原发纵隔巨大肿块者，应在 6 个疗程 ABVD 方案后行巩固放疗（30～36Gy 剂量的 IF-RT），治疗结束后进行再分期，PR 但 PET 结果阴性者可以多用 2 个疗程 ABVD，共 8 个疗程。Stanford Ⅴ 方案要用 12 周（3 个疗程），3 周内进行巩固放疗（ⅠB～ⅡB 期患者剂量 30Gy，原发灶≥5cm 或脾脏受侵患者剂量 36Gy）。

（2）Stanford Ⅴ 方案治疗 12 周（3 个疗程）。3 周内进行巩固性放疗（ⅠB～ⅡB 期原发部位接受剂量 30Gy，初治时有 5cm 以上的巨大肿块及脾脏有局部结节的患者接受剂量 36Gy）。采用 Stanford Ⅴ 方案的患者再分期后的治疗与前面所述Ⅰ～Ⅱ期巨大肿块患者相同。

（3）强化的 BEACOPP 方案为 3 周方案，4 个疗程治疗后进行再分期，CR 患者推荐接受基础 BEACOPP 方案，PR 患者接受 4 个疗程强化的 BEACOPP 方案，治疗结束后进行再分期。所有患者都需进行巩固放疗，原发灶大于 5cm 患者剂量为 30～40Gy，残留灶 PET 结果阳性者剂量为 40Gy。PET 结果阳性的 PR 患者或进展期的患者，推荐治疗前行活检。

（二）结节性淋巴细胞为主型 HL（NLPHL）的治疗

1. Ⅰ～Ⅱ期的治疗

所有ⅠA～ⅡA 期患者使用 IFRT（剂量 30～36Gy）或者局部放疗。有 B 症状的ⅠB～ⅡB 期患者推荐化疗和 IFRT 联合治疗。

2. Ⅲ～Ⅳ期的治疗

对于Ⅲ～Ⅳ期 NLPHL 患者接受化疗联合或不联合放疗是一个合适的选择，ⅢA～ⅣA 期无症状患者可以观察或行局部放疗。

NLPHL 呈现惰性过程，少见晚期复发和 CHL 的病程及对治疗的反应不同。之前 NLPHL 的治疗原则同 CHL 一样，而现在 NLPHL 患者在 HL 临床试验中作为一个单独类型被提出，其特殊的治疗原则也正在研究中。一项回顾性调查分析显示有 63% 的 NLPHL 是早期预后良好型，16% 是早期预后不良型，21% 是晚期患者，中位随访 50 个月，NLPHL 的无治疗失败生存率（FFTF）和 OS 分别为 88% 和 96%，比 CHL 较好些（CHL 分别为 82% 和 92%）。NLPHL 患者中，早期预后良好型的 FFTF 为 93%，早期预后不良型为 87%，而晚期患者为 77%。欧洲的一项报道显示，早期 NLPHL 患者的 FFTF（Ⅰ期为 85%，Ⅱ期为 71%）要比晚期高（Ⅲ、Ⅳ期为 77%）。德国的 GHSG 研究组认为，FFTF 的危险预后因素包括Ⅲ和Ⅳ期、低血红蛋白、淋巴细胞减少、年龄≥45 岁，OS 的不良预后因子包括Ⅲ、Ⅳ期和低血红蛋白。

多项研究结果显示，NLPHL 患者死亡多数是由于治疗导致的医源性并发症，包括第二肿瘤和心血管疾病，并不是死于他们自身所患的肿瘤。NLPHL 患者在过去治疗中可能接受扩大野照射联合或不联合化疗而过度治疗。然而，最佳治疗原则仍然不明确。尤其是惰性早期 NIPHL，由于需要将治疗相关并发症最小化，可以采用"观察及等待"、单克隆抗体、IFRT 的方法。利妥昔单抗在未治疗或复发的 NLPHL 患者中有优异的疗效。进展期 NLPHL 患者需要系统性的治疗。一项小型回顾性分析显示苯达莫斯汀比蒽环霉素对 NLPHL 更有效。现有治疗 B 细胞性 NHL 的方案如 R-CVP、R-CHOP 或单药利妥昔单抗都是可选的方案。

早期无不良预后因素的 NLPHL 预后较 CHL 更好，治疗原则也有所不同。早期 NIPHL 的治疗选择是 IFRT 或综合治疗。单纯放疗对于Ⅰ期或Ⅱ期 NLPHL 患者也是有效的治疗方式。一项回顾性分析报道ⅠA 期 NLPHL 患者采用 IFRT 或单用局部 RT 的获得良好的 5 年无复发率（95%）和 OS（100%），长期随访也无继发实体肿瘤，但心脏毒性的风险仍需进一步长期随访。

进展期 NLPHL 患者比早期预后良好型预后更差，可选用化疗进行治疗。在一项研究中，Ⅲ期病变 8 年的特异性疾病生存率和 FFTF 分别为 94% 和 62%，Ⅳ期病变分别为 41% 和 24%。大多数患者（80%～95%）采用化疗（MOPP 或 ABVD 样方案）联合或不联合 RT。

因为 NLPHL 细胞均表达 CD20，临床研究探讨了利妥珠单抗（美罗华）治疗的疗效。GHSG 在 Ⅱ 期试验中评估了美罗华对于复发或难治性 NLPHL 的治疗疗效。14 例 CD20[+] NLPHL 患者中有 8 例获得 CR，6 例 PR，中位随访 63 个月，中位进展时间为 33 个月。

（三）放疗原则

放疗在早期 HL 中仍起着重要作用。HL 的放疗包括扩展野和侵犯野放疗两种范围的放疗。扩展野放疗（EFRT）包括淋巴区域的受累和邻近处，累及野放疗（IFRT）只包含受侵犯的淋巴区域。单独放疗极少用于 CHL，更常用于 NLPHL。对于单独放疗处理，推荐剂量范围为受侵野 30～36Gy，非侵犯部位 25～30Gy。如果高位颈部区域和妇女腋窝未受侵犯，NCCN 指南推荐所有患者的这些部位应被排除在放疗野之外。在联合治疗中，巨大肿块病变者采用 ABVD 方案化疗时，推荐放疗剂量 30～36Gy；采用 Stanford Ⅴ 方案化疗时，放疗剂量 36Gy。Ⅰ、Ⅱ 期非巨大肿块病变患者，放疗剂量减至 30Gy（ABVD 方案和 Stanford Ⅴ 方案）。非巨大肿块的 IB/ⅡB 期患者及 Ⅲ、Ⅳ 期患者推荐采用 BEACOPP 方案，推荐放疗剂量 30～40Gy。

（四）进展或复发 HL 的治疗

CHL 进展或复发患者应进行活检、再分期，包括骨髓穿刺活检及影像学检查。骨髓增生异常综合征接受自体造血干细胞移植（ASCT）时要考虑骨髓的细胞遗传学标志物。进展期和复发患者的治疗取决于首次治疗时是接受单纯放疗、化疗或肿瘤治疗。NLPHL 进展的患者也一样按上述原则治疗，但是一些惰性肿瘤不需要强烈的再治疗，无症状患者可以观察或局部放疗。

初治时使用化疗或综合治疗的患者治疗方式就比较复杂，治疗比较个体化。目前，Ⅰ A～Ⅱ A 期初治接受过化疗失败的复发患者并没有发现合适的治疗方法，推荐个体化治疗，可以采用放疗或使用无交叉耐药的化疗方案或大剂量治疗和自体造血干细胞移植（HDT/ASCT）。如果复发部位之前没有做过放疗，可以使用全淋巴结放疗。初治时单纯放疗的复发患者建议按晚期 HL 患者处理，放疗后复发的再分期非常重要，是第二次复发间隔的重要预后因子。对于经活检证实复发的其他患者，建议大剂量化疗和自体造血干细胞移植（HDT/ASCT）治疗，联合或不联合放疗，但并不能改善患者的总生存时间，鼓励患者参加临床试验。

（五）远期毒性的监测

例如限制化疗疗程数、减少放射剂量和缩小放射野等，已在临床试验中进行探讨，目的在于提高治疗疗效，同时减少毒副作用和远期毒性。早期 HL 患者接受综合治疗时，IFRT 较 EFRT 疗效相当，但毒性更低。对于早期 HL 患者，与单纯化疗相比，化疗联合 IFRT 综合治疗可降低复发风险。但 RT 也与一小部分复发或难治性患者的生存获益相关。RT 现已被用于接受自体造血干细胞移植（ASCT）前未行放疗患者的预处理方案。但对于许多远期作用来说，RT 仍是一个显著的危险因素。继发恶性肿瘤、心血管疾病、甲状腺功能减退和影响生育力是长期存活 HL 患者最严重的远期毒性。随着随访时间的延长，这些远期毒性的发生也逐渐增加。

1. 继发恶性肿瘤

实体肿瘤是最常见继发的恶性肿瘤，多见于治疗结束后 10 年以上发生。RT 作为一线治疗方案发生继发恶性肿瘤的风险最大。近来 Meta 分析显示发生第二肿瘤的风险，初治时接受单纯化疗比 RT 要低，而接受放化疗综合治疗比单纯化疗的风险略高。对于 IFRT 和 EFRT 相比，两者没有统计学差异，但是继发乳腺癌的风险 EFRT 明显要比 IFRT 高。化疗后继发肺癌和结直肠癌的风险增高。HL 患者最常见的继发肿瘤为肺癌和乳腺癌。推荐有继发肺癌风险的患者每年行胸部影像学检查（胸部 X 线片或者胸部 CT），而接受非烷化剂化疗、未接受放疗且无其他危险因素的患者最好于 5 年后应行胸部影像学检查。

2. 心脏疾病

接受纵隔放疗和含蒽环类方案化疗是引发心脏疾病的最高危的危险因素。RT 引起的心脏毒性通常在治疗结束后 5～10 年以上可观察到。但是心血管症状可在任何年龄出现，采用斗篷野照射的患者也常发生无症状心脏病。考虑到心脏疾病长期风险增加的数据，NCCN 推荐治疗完成 10 年后应进行基线应激测试和心电图检查以及每年监测血压，即使无症状的患者也应如此。有心血管危险因素的患者应积极就诊处理。

3. 甲状腺功能异常

50％左右的长期存活患者最多见是甲状腺功能低下，特别是接受过颈部或者上纵隔放疗的患者。仔细的甲状腺检查应作为常规体格检查的一部分，至少每年需要进行甲状腺功能的检测，以排除甲状腺功能低下。

4. 骨髓抑制

骨髓抑制是化疗时最常见的毒副作用，伴有感染增加的风险。世界各地的资料并没有显示长期存活的 HL 患者存在感染类型。推荐每 5～7 年进行肺炎球菌疫苗接种，特别是接受过脾脏 RT 或脾切除的患者，也可以选择性行脑膜炎球菌和 H-flu 疫苗接种。

5. 肺毒性

接受含博来霉素化疗方案的 HL 患者中已显示博来霉素可引起的肺脏毒性（BPT）。危险因素包括老年、累积的博来霉素剂量、肺脏放疗和既往肺脏病史。一些报道说明使用生长因子增加了肺脏毒性。有学者研究显示 BPT 显著降低 5 年总生存时间，尤其是 40 岁及以上的患者。近来两项独立的研究证实 ABVD 方案可以安全地给予足量剂量化疗，并不需要生长因子的支持治疗。接受 ABVD 方案不使用生长因子和预防性使用生长因子的患者 5 年的无病生存时间分别为 87.4％、80％，OS 分别为 94.1％、91.3％，其疗效无差别。

（六）化疗方案

1. ABVD 方案

具体 ABVD 方案见表 9-3。

表 9-3　ABVD 方案

药物	剂量	给药途径	给药时间	给药间隔
阿霉素	25mg/ (m^2 · d)	静脉推注	第 1、15 天	每 28 天重复
博来霉素	10U/ (m^2 · d)	静脉推注	第 1、15 天	
长春碱	6mg/ (m^2 · d)	静脉推注	第 1、15 天	
达卡巴嗪	375mg/ (m^2 · d)	静脉推注	第 1、15 天	

2. Stanford V 方案

具体方案见表 9-4。

表 9-4　Stanford V 方案

药物	剂量	给药途径	给药时间	给药间隔
阿霉素	25mg/ (m^2 · d)	静脉推注	第 1、15 天	每 28 天重复，共 3 个疗程
长春碱	6mg/ (m^2 · d)	静脉推注	第 1、15 天	
氮芥	6mg/m^2	静脉推注	第 1 天	
长春新碱	1.4mg/ (m^2 · d) （最大剂量 2mg）	静脉推注	第 8、22 天	
博来霉素	10U/ (m^2 · d)	静脉推注	第 8、22 天	
鬼臼乙叉甙	60mg/ (m^2 · d)	静脉推注	第 15、16 天	
泼尼松	40mg/m^2	口服	隔天 1 次	

注：1. 泼尼松自第 10 周开始剂量逐渐减少至 10mg

2. 第 3 个疗程时，≥50 岁患者的长春碱和长春新碱剂量可分别减至 4mg/m^2、1mg/m^2

3. MOPP 方案

具体方案见表 9-5。

表 9-5　MOPP 方案

药物	剂量	给药途径	给药时间	给药间隔
氮芥	6mg/ (m^2 · d)	静脉推注	第 1、8 天	每 28 天重复
长春新碱	1.4mg/ (m^2 · d)	静脉推注	第 1、8 天	
丙卡巴肼	100mg/ (m^2 · d)	分 3 次口服	第 1～14 天	
泼尼松	40mg/ (m^2 · d)	分 3 次口服	第 1～14 天	

注：泼尼松仅用第 1 个与第 4 个疗程

4. BEACOPP 方案

具体方案见表 9-6。

表 9-6　BEACOPP 方案

药物	基本剂量方案	提高剂量方案	给药途径	给药时间	给药间隔
环磷酰胺	$650mg/m^2$	$1200mg/m^2$	静脉推注	第 1 天	每 3 周重复
阿霉素	$25mg/m^2$	$35mg/m^2$	静脉推注	第 1 天	
依托泊苷	$100mg/m^2$	$200mg/m^2$	静脉推注	第 1~3 天	
丙卡巴肼	$100mg/m^2$	$100mg/m^2$	口服	第 1~7 天	
泼尼松	$40mg/m^2$	$40mg/m^2$	口服	第 1~14 天	
长春新碱	$1.4mg/m^2$ （最大 2mg）	$1.4mg/m^2$ （最大 2mg）	静脉推注	第 8 天	
博来霉素	$10mg/m^2$	$10mg/m^2$	静脉推注	第 8 天	

5. MOPP/ABVD 交替方案

MOPP 方案与 ABVD 方案每 4 周交替使用。

（郭冰凌）

第二节　非霍奇金淋巴瘤

　　恶性淋巴瘤是一种起源于淋巴造血组织的实体瘤，多发生于淋巴结和（或）结外部位淋巴组织。大量淋巴组织组成淋巴器官，后者按功能不同可分为中枢淋巴器官和周围淋巴器官。中枢淋巴器官（如胸腺）具有分化形成并向周围淋巴器官及组织输送幼淋巴细胞的功能；周围淋巴器官（如淋巴结、脾和扁桃体）是发生免疫应答的主要场所。根据病理特征，恶性淋巴瘤可分为霍奇金淋巴瘤和非霍奇金淋巴瘤。国际抗癌联盟（UICC）报告：霍奇金淋巴瘤高发于意大利北部、加拿大魁北克地区及美国康涅狄格州；非霍奇金淋巴瘤高发于西欧、美国及中东，中国、日本等均为低发地区。我国非霍奇金淋巴瘤患者约为霍奇金淋巴瘤的 7 倍。男女性别比除埃及为 3.68 外，均在 1.40~2.04。

一、流行病学

　　在过去的几十年中，非霍奇金淋巴瘤的发病率持续稳定升高，年平均增长率为 3%，超过大部分恶性肿瘤增长的速度。白种人比其他种族更多见。大多数情况下，非霍奇金淋巴瘤为散发疾病。流行病学研究显示，非霍奇金淋巴瘤的主要风险因素包括环境、职业、饮食、吸烟、免疫状态、感染和化疗。

二、病理分类

　　WHO 淋巴瘤分类具有以下特点：①独立疾病。传统上人们将淋巴瘤看作是一个或两个疾病，即淋巴瘤或霍奇金和非霍奇金淋巴瘤。而 WHO 淋巴瘤分类将每一类型的淋巴瘤均定义为独立疾病。这是此分类最主要的特点。现在 B 细胞淋巴瘤包括 13 个疾病，NK/T 细胞淋巴瘤包括 15 个疾病，霍奇金淋巴瘤包括 2 个疾病，总共 30 个疾病。每一个独立的淋巴瘤都有其独自的定义，具有独特的病理、免疫、遗传和临床特征。②WHO 淋巴瘤分类是建立在疾病病理特点、免疫表型、遗传学特征、临床特点的综合资料基础上。病理形态是分类的基础，大多数淋巴瘤仅靠病理形态就能做出明确诊断；免疫表型和遗传学特征是确定每一类型淋巴瘤的重要指标，是达成共识的客观依据，有助于提高诊断的可重复性，具有鉴别诊断和预后判断的辅助作用，但在淋巴瘤诊断中并非必不可少；临床特点，特别是肿瘤原发部位，如结内或结外（皮肤、中枢神经、胃肠、纵隔、鼻腔），是确定某些淋巴瘤的重要指标。虽然定义淋巴瘤是综合考虑的结果，但在具体确定一种淋巴瘤时其侧重点有所不同。③淋巴细胞性白血病和淋巴瘤为同一种疾病。传统上淋巴瘤和白血病是两种不同的疾病，现在从形态、免疫和遗传学来看，淋巴瘤和白血病是同一疾病的不同时相（瘤体期或弥散期/循环期），将它们分开纯粹是人为的。④明确细胞起源。B 细胞，T 细胞和 NK（自然杀伤）细胞。⑤分为两个主要分化阶段。发生于前驱细胞的淋巴瘤和发生于成熟（周围）细胞的淋巴瘤。如前驱 B 淋巴母细胞白血病/淋巴瘤，前驱 T 淋巴母细胞白血病/淋巴瘤和母细胞性 NK 细胞淋巴瘤。⑥包含了淋巴瘤的发病机制及相关因素。如成人 T 细胞白血病/淋巴瘤与人类嗜 T 淋巴细胞病毒（HTLV-Ⅰ）感染有关、鼻型 T/NK 细胞淋巴瘤与 EB 病毒（EBV）感染或遗传易感性有关、间变型大细胞淋巴瘤与 *NPM/ALK* 基因异位融合有关、原发渗漏性淋巴瘤与人类疱疹病毒 8 型（HHV-8/KSHV）感染有关、套细胞淋巴瘤常与 *Cyclin D*1 过表达有关、胃 MALT 淋巴瘤与幽门螺杆菌或遗传因素有关、伯基特淋巴瘤与 *c-myc* 基因异位和 EBV 感染有关、滤泡性淋巴瘤与 *bcl*-2 基因异位有关。

WHO 恶性淋巴瘤分类（第 4 版）。

（一）前驱肿瘤

（1）母细胞性浆细胞样树状突细胞肿瘤，以前称为母细胞性 NK 细胞淋巴瘤。

（2）谱系未定的急性白血病。

① 急性未分化白血病（AUL）。

② 混合表型急性白血病，有/无重现性遗传学异常。

（二）前驱淋巴性肿瘤

（1）B 淋巴母细胞白血病/淋巴瘤，非特殊类型。

（2）B 淋巴母细胞白血病/淋巴瘤伴重现性遗传学异常。

① B 淋巴母细胞白血病/淋巴瘤伴 t（9；22）（q34；q11.2）；BCR/ABL。

② B 淋巴母细胞白血病/淋巴瘤伴 t（v；11q23）；MLL rearranged。

③ B 淋巴母细胞白血病/淋巴瘤伴 t（v；11q23）；MLL rearranged（ETV6-RUNX1）。

④ B 淋巴母细胞白血病/淋巴瘤伴超二倍体。

⑤ B 淋巴母细胞白血病/淋巴瘤伴低二倍体。

⑥ B 淋巴母细胞白血病/淋巴瘤伴 t（5；14）（q31；q32）（IL3-IGH）。

⑦ B 淋巴母细胞白血病/淋巴瘤伴 t（1；19）（q23；p13.3）；（E2A-PBX1；TCF3/PBX1）。

（3）T-淋巴母细胞白血病/淋巴瘤。

（三）成熟 B 细胞淋巴瘤

（1）慢性淋巴细胞性白血病/小淋巴细胞性淋巴瘤。

（2）B-前淋巴细胞性白血病。

（3）脾边缘区淋巴瘤。

（4）毛细胞白血病。

（5）脾淋巴瘤/白血病，不能分类。

（6）淋巴浆细胞淋巴瘤。

（7）重链病。

（8）多发性骨髓瘤/浆细胞瘤。

（9）结外黏膜相关淋巴组织边缘带 B 细胞淋巴瘤（MALT 淋巴瘤）。

（10）原发性皮肤滤泡中心性淋巴瘤。

（11）滤泡性淋巴瘤。

① 原发性肠道滤泡性淋巴瘤。

② 儿童滤泡性淋巴瘤。

③ "原位" 滤泡性淋巴瘤。

（12）结内边缘带 B 细胞淋巴瘤。

（13）套细胞淋巴瘤。

（14）弥漫大 B 细胞淋巴瘤

① 弥漫大 B 细胞淋巴瘤，非特殊类型。

a. T 细胞/组织细胞丰富的大 B 细胞淋巴瘤。

b. 老年人 EBV 阳性的弥漫大 B 细胞淋巴瘤。

c. 慢性炎症相关的弥漫大 B 细胞淋巴瘤。

——脓胸相关淋巴瘤。

——慢性骨髓炎相关淋巴瘤。

——植入物相关淋巴瘤。

d. 原发中枢神经弥漫大 B 细胞淋巴瘤。

② 淋巴瘤样肉芽肿。

③ 原发纵隔（胸腺）大 B 细胞淋巴瘤。

④ 血管内大 B 细胞淋巴瘤。

⑤ 原发皮肤大 B 细胞淋巴瘤，腿型。

⑥ 浆母细胞性淋巴瘤。

⑦ 原发渗漏性淋巴瘤。

⑧ ALK 阳性弥漫大 B 细胞淋巴瘤。

⑨ 起源于 HHV8 阳性的多中心巨大淋巴结增生症（Castleman 病）的大 B 细胞淋巴瘤。

（15）伯基特淋巴瘤。

（16）介于弥漫大 B 细胞淋巴瘤和伯基特淋巴瘤之间的不能分类的 B 细胞淋巴瘤。

（17）介于弥漫大 B 细胞淋巴瘤和经典霍奇金淋巴瘤之间的不能分类的 B 细胞淋巴瘤。

（四）成熟 T/NK 细胞淋巴瘤

（1）T 前淋巴细胞白血病。

（2）T 大颗粒淋巴细胞白血病。

（3）慢性 NK 细胞淋巴增殖性疾患。

（4）侵袭性 NK 细胞白血病。

（5）成人 T 细胞白血病/淋巴瘤。

（6）EBV 相关的克隆性淋巴组织增殖性疾患（儿童）

① 儿童系统性 EBV 阳性 T 细胞增殖性疾病（与慢性活动性 EBV 感染相关）。

② 种痘水疱病样淋巴瘤。

（7）结外 NK/T 细胞淋巴瘤，鼻型。

（8）肠病相关 T 细胞淋巴瘤。

（9）肝脾 T 细胞淋巴瘤。

（10）皮下脂膜炎样 T 细胞淋巴瘤。

（11）蕈样肉芽肿。

（12）塞扎里综合征。

（13）原发皮肤间变性大细胞淋巴瘤。

（14）原发皮肤侵袭性嗜表皮 CD8 阳性细胞毒性 T 细胞淋巴瘤。

（15）原发皮肤 gamma/delta T 细胞淋巴瘤。

（16）原发皮肤小/中 CD4 阳性 T 细胞淋巴瘤。

（17）外周 T 细胞淋巴瘤，非特殊类型。

（18）血管免疫母细胞 T 细胞淋巴瘤。

（19）ALK 阳性间变性大细胞淋巴瘤。

（20）ALK 阴性间变性大细胞淋巴瘤。

（五）霍奇金淋巴瘤

（1）结节性淋巴细胞为主淋巴瘤。

（2）经典霍奇金淋巴瘤

① 结节硬化型。

② 淋巴丰富型。

③ 混合细胞型。

④ 淋巴细胞消减型。

三、诊断与分期

目前认为，非霍奇金淋巴瘤是一组源自 B 淋巴细胞、T 淋巴细胞或 NK 细胞的异质性淋巴系统恶性增殖性疾病。WHO 新的淋巴瘤分类明确指出，非霍奇金淋巴瘤不是一种疾病，而是一类疾病，它包含不同的病理类型。强调每一种病理类型即一种独立的疾病，有各自的形态学、免疫学表型、基因特征、相应的正常组织来源、临床病程和预后等特点。非霍奇金淋巴瘤的临床表现是浅表淋巴结、体内深部淋巴结或结外淋巴组织增生形成肿块，可伴有贫血、消瘦、衰弱及"B组症状"等全身症状。非霍奇金淋巴瘤的确诊有赖于组织学活检（包括免疫组织化学及分子细胞遗传学检查）。

非霍奇金淋巴瘤的分期一般沿用霍奇金淋巴瘤的 Ann Arbor 分期体系（表9-7）。

表9-7　Ann Arbor 分期

分期	病变范围
Ⅰ	侵及1个淋巴结区（Ⅰ）或侵及1个单独的淋巴结以外器官或者部位（ⅠE）
Ⅱ	横膈同侧的2个或多个淋巴结区受累（Ⅱ）或外加局限侵犯1个淋巴结外器官或部位（ⅡE）
Ⅲ	横膈两侧淋巴结区受累（Ⅲ）或外加局限侵犯1个淋巴结外器官或部位（ⅢE）或脾（ⅢS）或二者（ⅢE+S）
Ⅳ	1个或多个淋巴结外器官的弥散性（多病灶）受累，伴或不伴相关淋巴结受累

每一分期分为"A"和"B"两组，"A"组即无全身症状，"B"组具有全身症状。如：①明确诊断前6个月内无原因体重下降超过10%；②不明原因的发热，T＞38℃，连续3天以上；③夜间盗汗。凡具有以上症状之一者，即为"B"组。

美国国立癌症研究所（NCI）考虑到非霍奇金淋巴瘤的特殊性，提出了1个适用于中度恶性和高度恶性淋巴瘤分期的修改意见。在 Ann Arbor 分期的基础上，强调了影响预后的不利因素（表9-8）。

表9-8　美国 NCI 修改的对中度和高度恶性非霍奇金淋巴瘤的分期

分期	特点
Ⅰ	局限于结内或结外的侵犯（相当于 Ann Arbor 分期的Ⅰ或ⅠE期）
Ⅱ	2个或2个以上淋巴结区受侵或侵及局限的结外部位及其引流淋巴结，但无下列预后差的因素：一般行为状态≤70；B症状；任何≥10cm 的肿瘤包块（特别是胃肠道）；血清 LDH 水平＞500；3个或3个以上的结外侵犯
Ⅲ	Ⅱ期加上述任一预后差的因素

非霍奇金淋巴瘤患者的临床分期及"A""B"组与霍奇金淋巴瘤相同。目前国内外文献，多数仍使用 Ann Arbor 分期，但有时参考 Cotswold 分期及 NCI 分期。

病理诊断明确后，应对患者进行全面的评估，包括完整的病史采集（局部和全身症状）、体格检查、PS 评分。实验室检查包括血常规、肝肾功能、LDH、β_2-MG、骨髓穿刺和骨髓活检等。特殊检查包括胸部、腹部和盆腔 CT，胃十二指肠内镜，正电子发射计算机断层扫描（PET）或 PET-CT 检查。其中胃十二指肠内镜，对所有可见病灶多点取活检，未浸润部位各区域活检。还应用无创伤性的方法检测幽门螺杆菌（Hp），包括尿素吹气试验，准确性＞95%；粪便抗原试验和血清学试验。超声内镜检查可对肿瘤累及的深度进行测定，有助于准确分期。临床上应完善下列检查。

（1）详细的病史（盗汗，体重下降，发热，神经系统、肌肉骨骼或胃肠的症状）和体格检查 [淋巴结；心包摩擦音，胸腔积液，颈部和（或）末梢静脉扩张的上腔静脉压迫综合征；乳腺肿块；肝脾大，肠梗阻，肾脏肿块，睾丸或卵巢肿块；神经系统局部定位体征，如神经丛病、脊髓压迫、神经根浸润和脑膜侵犯；皮肤损害]。

（2）外周肿大淋巴结活检或肿块活检。

（3）全血细胞常规检查；生化常规检查，包括 LDH、β_2-微球蛋白检查；HIV 血清学检查；皮肤 T 细胞淋巴瘤的患者要检查 HTLV-1 血清学。

（4）胸部 X 线检查和胸部 CT 扫描。

（5）腹部和盆腔的 CT 或 B 超扫描。

（6）骨髓穿刺和骨髓活检。

（7）有条件者 PET 扫描。

（8）原发于胃肠道的患者要做包括钡餐或肠胃镜等消化道检查；有扁桃体、舌根和鼻咽侵犯者也建议予以上消化道钡餐检查；有肌肉骨骼的症状及碱性磷酸酶升高，建议予以骨扫描；有脊髓神经症状的要行 MRI 检查以排除脊髓硬膜外疾病；以下病例需要脑脊液检查和中枢神经系统预防，弥漫大 B 细胞淋巴瘤有骨髓、硬膜外、睾丸或者鼻窦侵犯的；高度恶性淋巴母细胞淋巴瘤和小无裂细胞淋巴瘤（伯基特和非伯基特型）；HIV 相关的淋巴瘤；原发于 CNS 的淋巴瘤。

对首诊患者来说，以上方面的检查基本应全做。化疗期间验血即可，两个疗程化疗后 CT 评价疗效。

胃淋巴瘤（主要用于胃黏膜相关淋巴瘤）的分期系统常用有 3 种（表 9-9）。应用 TNM 分期系统的患者应在超声内镜检查后分期。

表 9-9　胃黏膜相关淋巴瘤分期系统比较

胃肠淋巴瘤 Lugano 分期	胃淋巴瘤 TNM 分期	Ann Arbor 分期	肿瘤范围
Ⅰ期：局限于消化道（单原发或多发非邻近）	$T_1 N_0 M_0$	Ⅰ E	黏膜，黏膜下
	$T_2 N_0 M_0$	Ⅰ E	肌层
	$T_3 N_0 M_0$	Ⅰ E	浆膜
Ⅱ期：扩展到腹部			
Ⅱ1＝局部淋巴结累及	$T_{1\sim3} N_1 M_0$	Ⅱ E	胃周淋巴结
Ⅱ2＝远处淋巴结累及	$T_{1\sim3} N_2 M_0$	Ⅱ E	广泛区域淋巴结
Ⅱ E 期：穿透浆膜累及邻近组织或器官	$T_4 N_0 M_0$	Ⅰ E	邻近组织侵犯
Ⅳ期：播散到结外器官或同时伴有横膈上淋巴结累及	$T_{1\sim4} N_3 M_0$	Ⅲ E	横膈两侧淋巴结/远处转移（骨髓或其他结外器官）
	$T_{1\sim4} N_{0\sim3} M_1$	Ⅳ E	

而对于原发皮肤的非霍奇金淋巴瘤，皮肤 T 细胞淋巴瘤的 TNM 分期系统对指导治疗和预测预后更有价值。

皮肤淋巴瘤的 TNM 分期系统。

早期：

Ⅰ A＜10％皮疹或斑疹（T_1）。

Ⅰ B≥10％皮疹或斑疹（T_2）。

Ⅱ A $T_{1\sim2}$，淋巴结肿大但活检阴性。

中期：

ⅡB 皮肤肿瘤（T_3）。

Ⅲ 红皮病（T_4）。

ⅣA $T_{1\sim4}$，淋巴结肿大且活检阳性。

晚期：

ⅣB $T_{1\sim4}$，内脏侵犯。

四、治疗

（一）治疗原则

1. 惰性淋巴瘤

惰性 NHL 起病隐袭，进展缓慢，患者具有较长的中位生存期，但基本不可治愈，治疗后容易复发并可转化成侵袭性或高度侵袭性淋巴瘤。治疗方式取决于肿瘤负荷、症状、治疗意愿及治疗可能的潜在获益和不良反应，无症状的、低肿瘤负荷，特别是老年患者，应避免过于积极或过度治疗，严密的随访观察更为合适。多项研究表明，对于这类患者，暂行随访而延后治疗与发病后立即行烷化剂单药治疗相比，两者总生存时间（OS）并无差异。也有学者认为，Ⅰ期或非巨块型Ⅱ期（<10cm）的惰性 NHL，受累部位小剂量的放疗可提高其无病生存期。但尚无证据表明联合化疗可进一步提高疗效。

惰性 NHL 的治疗指征：有肿瘤相关症状、肿瘤负荷大、危及脏器功能、病情进展快及患者积极要求治疗的意愿。治疗的主要目的是缓解症状，控制病情的发展。治疗主要为以烷化剂或氟达拉滨为基础的化疗，B 细胞淋巴瘤可采用利妥昔单抗单药或联合化疗或放射免疫药物治疗。

惰性 NHL 复发时如无症状，往往无须立即挽救干预。如有症状或组织类型转化，二线或挽救性治疗，包括放疗、高剂量化疗/自体造血干细胞移植（HDT/ASCT）和异基因造血干细胞移植（allo-HSCT），可使复发难治性病例获得一定时间的缓解。

滤泡性淋巴瘤（FL）是最常见的惰性淋巴瘤，其治疗原则往往作为惰性 NHL 的范例。胃黏膜相关淋巴组织结外边缘区（MALT）淋巴瘤可酌情选择抗幽门螺杆菌（Hp）治疗，特殊原发部位（如皮肤、胃之外的消化道、肺、眼眶等）的 MALT 淋巴瘤则更适用手术和放疗，脾边缘区淋巴瘤（MZL）则以抗乙型肝炎病毒治疗和脾脏切除为主，淋巴细胞性淋巴瘤则应参照慢性淋巴细胞性白血病的治疗方案。

2. 侵袭性淋巴瘤

侵袭性淋巴瘤以弥漫大 B 细胞淋巴瘤（DLBCL）为代表，病程进展迅速且严重，但有可能获得治愈。鼻型 NK/T 细胞淋巴瘤对化疗相对不敏感，Ⅰ～Ⅱ期患者主要进行以放疗为主的综合治疗。

3. 高度侵袭性淋巴瘤

高度侵袭性 NHL 病情发展迅速，但对化疗敏感，及时的合理治疗有可能治愈。治疗方案的特点为短疗程、高强度的多药联合化疗及 CNS 的预防性治疗，其中淋巴母细胞淋巴瘤（LBL）的治疗参照急性淋巴细胞性白血病（ALL）进行。

（二）放疗

NHL 是对放疗高度敏感的肿瘤。对于 NHL 放疗的研究主要集中于相对常见的 DL-BCL、FL、NK/T 细胞淋巴瘤及 MALT 淋巴瘤，其他亚型的 NHL 因临床少见而缺乏大样本研究。

1. 照射野及常用剂量

累及野（IF）照射最为常用，除非高度怀疑周围淋巴结受累，一般不推荐区域野（RF）或扩大野（EF）照射。对于结内病变，IF 照射范围包括受累淋巴结所在区域；对于结外病变，如为器官受侵，照射范围包括受累器官，如为胃 MALT 淋巴瘤则照射全胃；腮腺放疗只包括受累腮腺；如为骨/脊椎受累，则仅照射受侵的部位及其边缘。

鼻型 NK/T 细胞淋巴瘤如病变仅累及鼻腔，靶区包括双侧鼻腔、双侧前组筛窦、同侧上颌窦和硬腭；如前组筛窦受侵，则应包括同侧后组筛窦；如肿瘤侵犯达鼻腔后 1/3 或直接侵犯鼻咽、口咽，则应包括双侧鼻腔、上颌窦、筛窦和鼻咽或口咽。ⅠE 期无须颈淋巴引流区预防性照射，ⅡE 期推荐双颈部淋巴结照射。

有关 NHL 放疗最佳剂量的随机临床研究相对较少，表 9-10 所示是常见亚型的推荐剂量。

表 9-10　非霍奇金淋巴瘤常见亚型的放疗推荐剂量

病理类型	放疗推荐剂量
弥漫大 B 细胞淋巴瘤（化疗后达完全缓解）	巩固放疗 30～36Gy
弥漫大 B 细胞淋巴瘤（化疗后达部分缓解）	残留病灶放疗 40～50Gy
滤泡性淋巴瘤（非巨块型）	24～30Gy
滤泡性淋巴瘤（巨块型）	36Gy
MALT 淋巴瘤	胃：30Gy；其他器官：24～30Gy
早期套细胞淋巴瘤	30～36Gy
结外 NK/T 细胞淋巴瘤，鼻型	50～55Gy
晚期惰性淋巴瘤	推荐小剂量姑息放疗缓解症状：2Gy×2 次（可重复）

2. 适形放疗

通过三维适形放疗（3D-CRT）和调强放疗（IMRT），可仅行累及淋巴结放疗（IN-RT），照射野的缩小自然会降低 NHL 的放疗远期副反应。有指南建议，当放疗作为 NHL 的初始治疗时，IMRT、累及野照射（IFRT）均可使用。

（三）化疗及免疫化疗

1. 惰性 B 细胞淋巴瘤

（1）初始治疗：有治疗指征者应在不增加毒副反应的前提下争取最佳的疗效。对于老年人，特别是有基础疾病者通常用单药治疗，非老年人或一般状况好的老年患者常使用联合化疗。相比单药，联合化疗对大肿瘤负荷及进展迅速的惰性 NHL 的缓解率更高，但不能改善

OS。可酌情选择的治疗方案如下。

① BR（苯达莫司汀＋利妥昔单抗）：苯达莫司汀，90mg/m²，静脉滴注，第1～2天；利妥昔单抗，第1周期375mg/m²，第2～6周期500mg/m²，静脉滴注，第1天。每4周重复，共6个周期。常见的毒副反应是骨髓抑制，药物减量或加强支持治疗后通常可较快缓解。其Ⅲ～Ⅳ度白细胞减少的发生率为14.6％，严重感染的发生率为5.1％。

② CVP（环磷酰胺＋长春新碱＋泼尼松）：环磷酰胺，750mg/m²，静脉注射，第1天；长春新碱，1.4mg/m²，静脉注射，第1天；泼尼松，40mg/m²，口服，第1～5天。每3周重复，共8个周期。毒性反应轻微。

③ FCR（氟达拉滨＋环磷酰胺＋利妥昔单抗）：氟达拉滨，25mg/m²，静脉滴注30min，第1～3天；环磷酰胺，250mg/m²，静脉注射，第1～3天；利妥昔单抗，第1周期375mg/m²，第2～6周期500mg/m²，静脉滴注，第1周期的化疗前1天，第2～6周期的第1天。每4周重复，共6个周期。

④ ofatumumab单药：为抗CD20的单抗，被FDA批准用于治疗氟达拉滨和阿仑单抗耐药的CLL/SLL。首次300mg，以后2000mg/次，静脉滴注。每周1次，第1～8周。治疗前预先口服乙酰氨基酚1000mg、西替利嗪10mg；第1、2、9次治疗前预先口服泼尼松1000mg。

⑤ PCR（喷司他汀＋环磷酰胺＋利妥昔单抗）：喷司他汀，2mg/m²，静脉滴注，第1天；环磷酰胺，600mg/m²，静脉注射，第1天；利妥昔单抗，375mg/m²，静脉滴注，第1天。每3周重复，共6个周期。ASH的Ⅱ期临床试验中，65例初治的CLL/SLL获得91％的ORR，41％的CR率。毒副反应轻微，Ⅲ～Ⅳ度ANC减少和血小板减少的发生率分别为16.4％和4.5％，严重感染的发生率为1％。研究中还发现，70岁以上患者与70岁以下患者有相似的疗效，病死率、不良事件并无明显增加。

⑥ RCVP（环磷酰胺＋长春新碱＋泼尼松＋利妥昔单抗）：较RCHOP方案温和，适合年老、心功能不全患者。用法：环磷酰胺，750mg/m²，静脉注射，第1天；长春新碱，1.4mg/m²，静脉注射，第1天；泼尼松，40mg/m²，口服，第1～5天；利妥昔单抗，375mg/m²，静脉滴注，第1天。每3周重复，共8个周期。

⑦ RFND（氟达拉滨＋米托蒽醌＋地塞米松＋利妥昔单抗）：氟达拉滨，25mg/m²，静脉滴注30min，第1、6周期的第1～3天，第2～5周期的第2～4天；米托蒽醌，10mg/m²，静脉注射，第1、6周期的第1天，第2～5周期的第2天；地塞米松，20mg/m²，口服，第1～5天；每4周重复，共6个周期；利妥昔单抗，375mg/m²，静脉滴注，第1、8天，第2～5周期中使用。本方案一线治疗晚期FL的总反应率达87％，CR率69％。主要的不良反应为Ⅲ～Ⅳ度骨髓抑制，以ANC下降为主，并有合并感染发生。

⑧ 阿仑单抗：为CD52的单抗，用于一线及复发难治性CLL/SLL的治疗。首次3mg，第2次10mg，以后30mg/次，静脉滴注2h。每周3次，共12周。对初治CLL/SLL的有效率显著高于苯丁酸氮芥，CR率、中位无进展生存期分别为24％和2％、14.6个月和11.7个月。治疗复发难治CLL/SLL的有效率在25％～50％，如果有效则中位生存期可达32个月，但对巨块型淋巴结病灶（＞5cm）效果不佳。主要不良反应是免疫抑制及并发感染。

⑨ 苯达莫司汀单药：100mg/m²，静脉滴注（超过30min），第1～2天，每4周重复。苯达莫司汀组的Ⅲ～Ⅳ级毒性反应较高（40％和19％），以中性粒细胞缺乏为主，但持续时间较短。

⑩ 苯丁酸氮芥单药：适合年老、体弱患者。用法：0.4mg/kg，口服，第1~14天。如果不良反应可耐受，则下一疗程剂量增加0.1mg/kg，直至0.8mg/kg。每2周重复，共24个周期。不良反应轻微。

⑪ 氟达拉滨＋利妥昔单抗：氟达拉滨，25mg/m^2，静脉滴注30min，第1~5天，每4周重复，共6个周期（24周）；利妥昔单抗，375mg/m^2，静脉滴注，第1天，第1周和第26周内每4天使用1次，氟达拉滨第2、4、6周期开始的前72h各使用1次，共计7次。骨髓毒性常见但易于处理，非骨髓毒性少见。

⑫ 氟达拉滨单药：25mg/m^2，静脉滴注30min，第1~5天，每4周重复，共6个周期。氟达拉滨有累积骨髓毒性，不适用于拟进行ASCT的患者。

⑬ 环磷酰胺单药：100mg/d，口服，根据血液学毒性调整剂量，持续使用。不良反应小。

⑭ 克拉屈滨单药：0.14mg/kg，静脉滴注2h，第1~5天，每4周重复，共6个周期。不良反应主要为Ⅲ~Ⅳ度骨髓抑制，但并发严重感染者少见。

⑮ 利妥昔单抗单药：375mg/m^2，静脉滴注，第1天。每周1次，连用4次。适用于低肿瘤负荷、症状轻微或不能耐受化疗的患者。常见的不良反应为寒战、发热、头痛、恶心、疲倦等输液后症状，多见于第1次给药的第1个小时内，给药前1小时使用非甾体抗炎药和抗组胺药可预防其发生。

（2）维持治疗：利妥昔单抗单药：375mg/m^2，静脉滴注，每8周1次。不良反应主要为Ⅱ~Ⅳ级的感染，呼吸道、鼻窦及尿路感染多见，其他毒性反应轻微。

（3）挽救治疗：尚无标准的复发难治性NHL挽救方案，原先未用过的药物或方案均可使用，也可考虑下列方案。

① FCMR（氟达拉滨＋环磷酰胺＋米托蒽醌＋利妥昔单抗）：氟达拉滨，25mg/m^2，静脉滴注30min，第1~3天；环磷酰胺，200mg/m^2，静脉滴注4h，第1~3天；米托蒽醌，8mg/m^2，静脉滴注30min，第1天；利妥昔单抗，375mg/m^2，静脉滴注，FCM方案使用的前1天。每4周重复，共4个周期。骨髓毒性主要为淋巴细胞数减少，并发严重感染少见，非骨髓毒性主要为恶心、呕吐。

② OFAR（奥沙利铂＋氟达拉滨＋阿糖胞苷＋利妥昔单抗）：奥沙利铂，25mg/m^2，静脉滴注，第1~4天；氟达拉滨，30mg/m^2，静脉滴注30min，第2~3天；阿糖胞苷，1g/m^2，静脉滴注，第2~3天；利妥昔单抗，375mg/m^2，静脉滴注，第1周期的第3天，第2~6周期的第1天。每4周重复，共6个周期。本方案的不良反应以ANC减少和血小板减少较常见，但持续时间短，老年患者可耐受，非骨髓不良反应主要为疲劳和恶心。

③ 阿仑单抗＋利妥昔单抗：阿仑单抗，3mg，第1周第3天，次日10mg，后均为30mg，静脉滴注2h，第1周的第3~5天，第2周的第3、5天；利妥昔单抗，375mg/m^2，静脉滴注，每周的第1天。共4周。常见不良反应为骨髓抑制，大多为Ⅲ度以下；发热、寒战、皮肤反应等输液后症状常见，胃肠道反应轻微。

④ 大剂量甲泼尼龙＋利妥昔单抗：甲泼尼龙，1g/m^2，静脉滴注>90min，第1~5天；利妥昔单抗，375mg/m^2，静脉滴注，每周1次。每4周重复，1~3个周期。不良反应有高血糖，需临时性应用胰岛素；感染。

⑤ 氟达拉滨＋阿仑单抗：氟达拉滨，30mg/m^2，静脉滴注30min，第1~3天；阿仑单抗，首次3mg，第2次10mg，后均为30mg，静脉滴注2h，第1~3天。每4周重复，共6个周期。除阿仑单抗的输注后反应外，骨髓抑制常见，可见白细胞、ANC及血小板减少。

2. 侵袭性 B 细胞淋巴瘤

（1）初始治疗：化疗原则同 DLBCL。CHOP 及其衍生方案联合利妥昔单抗是该型 NHL 的标准方案。在不联用利妥昔单抗的情况下，增加药物组成的第 2 代方案和提高剂量强度的第 3 代方案并不优于 CHOP 方案，却毒性更大。3A 级和 3B 级的 FL 按 DLBCL 治疗，MCL 非高强度诱导方案为 RCHOP、CHOP、BP、克拉屈滨＋利妥昔单抗、RCVP 及剂量调整的 EPOCH＋利妥昔单抗方案，高强度诱导方案为 HyperCVAD、NORDIC、CAL-GB、序贯 RCHOP/RICE 和交替 RCHOP/RDHAP 方案。

① CALGB（氨甲蝶呤＋亚叶酸钙＋环磷酰胺＋多柔比星＋长春新碱＋泼尼松）：利妥昔单抗，$375mg/m^2$，静脉滴注，第 1 天；氨甲蝶呤，$300mg/m^2$，静脉滴注＞4h，第 2 天；亚叶酸钙，$50mg/m^2$，静脉滴注，6h 一次，共 3 次，第 3 天；亚叶酸钙，$10mg/m^2$，静脉滴注，6h 一次，直至血清氨甲蝶呤＜$0.05\mu mol/L$，第 4 天；环磷酰胺，$2000mg/m^2$，静脉滴注＞2h，第 3 天；多柔比星，$50mg/m^2$，静脉注射，第 3 天；长春新碱，$1.4mg/m^2$（如＞40 岁，最高 2mg），静脉注射，第 3 天；泼尼松，$100mg/m^2$，口服，第 3～7 天；粒细胞集落刺激因子，$5\mu g/kg$，皮下注射，每天一次，第 4 天开始，直至 ANC＞$10000/\mu L$（1 次）或＞$5000/\mu L$（2 次）；左氧氟沙星，500mg，口服，每天一次，第 6 天开始，直至 ANC≥$1500/\mu L$；氟康唑，200mg，口服，每天一次，第 6 天开始，直至 ANC≥$1500/\mu L$。每 3 周重复，共 2～3 个周期。

② NORDIC（环磷酰胺＋多柔比星＋长春新碱＋泼尼松）＋利妥昔单抗＋大剂量阿糖胞苷交替：环磷酰胺，$1200mg/m^2$，静脉注射，第 1 天；多柔比星，$75mg/m^2$，静脉注射，第 1 天；长春新碱，2mg，静脉注射，第 1 天；泼尼松，100mg，口服，第 1～5 天。第 1、7、13 周应用。阿糖胞苷，$3g/m^2$（＞60 岁者为 $2g/m^2$），静脉滴注 3h，每 12h 一次，第 1～2 天；第 4、10、16 周应用。利妥昔单抗，$375mg/m^2$，静脉滴注，第 10、13、16 周的第 1 天，第 17 周的第 2 天。

③ RCHOP/RICE（利妥昔单抗＋环磷酰胺＋多柔比星＋长春新碱＋泼尼松/利妥昔单抗＋异环磷酰胺＋卡铂＋依托泊苷）：环磷酰胺，$1000mg/m^2$，静脉注射，第 1 天；多柔比星，$70mg/m^2$，静脉注射，第 1 天；长春新碱，2mg，静脉注射，第 1 天；泼尼松，100mg，口服，第 1～5 天；利妥昔单抗，$375mg/m^2$，静脉滴注，第 1 天，第 1、3、5、7 周。异环磷酰胺（混合等剂量美司钠），$5000mg/m^2$，持续静脉滴注 24h，第 4 天卡铂，AUC＝5（最高 800mg），静脉滴注，第 4 天；依托泊苷，$100mg/m^2$，静脉滴注，第 3～5 天；利妥昔单抗，$375mg/m^2$，静脉滴注，第 1 天，第 9、11、13 周。

④ 改良的 HyperCVAD（环磷酰胺＋多柔比星＋长春新碱＋地塞米松）＋利妥昔单抗维持：环磷酰胺，$300mg/m^2$，静脉滴注 3h，每 12h 一次，第 1～3 天；多柔比星，$25mg/m^2$，持续静脉滴注 24h，第 1～2 天；长春新碱，2mg，静脉注射，第 3 天；地塞米松，40mg，口服，第 1～4 天；利妥昔单抗，$375mg/m^2$，静脉滴注，第 1 天（第二周期开始），疗程结束后每 6 个月维持 1 次。每 4 周重复，共 4～6 个周期。

⑤ 交替 RCHOP/RDHAP 方案（利妥昔单抗＋环磷酰胺＋多柔比星＋长春新碱＋泼尼松/利妥昔单抗＋顺铂＋阿糖胞苷＋地塞米松）：环磷酰胺，$750mg/m^2$，静脉注射，第 1 天；多柔比星，$50mg/m^2$，静脉注射，第 1 天；长春新碱，$1.4mg/m^2$（最高 2mg），静脉注射，第 1 天；泼尼松，100mg，口服，第 1～5 天；利妥昔单抗，$375mg/m^2$，静脉滴注，第 1 天；顺铂，$100mg/m^2$，持续静脉滴注 24h，第 22 天；阿糖胞苷，$2g/m^2$，静脉滴注，

每 12h 一次，第 23 天；地塞米松，40mg，口服，第 22～25 天；利妥昔单抗，375mg/m²，静脉滴注，第 22 天。每 6 周重复。

⑥克拉屈滨＋利妥昔单抗：克拉屈滨，5mg/m²，静脉滴注 2h，第 1～5 天；利妥昔单抗，375mg/m²，静脉滴注，第 1 天。每 4 周重复，共 6 个周期。

（2）挽救治疗：对于复发难治性的 MCL，以氟达拉滨为基础的联合方案（FCMR 方案、FC±利妥昔单抗方案、FMR 方案）、苯达莫司汀单药或联合利妥昔单抗、克拉屈滨单药及 PEP-C±利妥昔单抗方案已证实有效。

① FMR（氟达拉滨＋米托蒽醌＋利妥昔单抗）：氟达拉滨，25mg/m²，静脉滴注 30min，第 1～6 周期的第 1～3 天；米托蒽醌，10mg/m²，静脉滴注 30min，第 1～6 周期的第 1 天；利妥昔单抗，375mg/m²，静脉滴注，第 2～6 周期的第 1 天，第 7 周期中每周 1 次，共 3 次。每 4 周重复。

② PEP-C 节拍方案（泼尼松＋环磷酰胺＋依托泊苷＋甲基苄肼）：泼尼松，20mg，口服，每天一次（早餐后）；环磷酰胺，50mg，口服，每天一次（午餐后）；依托泊苷，50mg，口服，每天一次（晚餐后）；甲基苄肼，50mg，口服，每天一次（睡前）。持续服用到白细胞数下降到 3.0×10^9/L，后依据患者的耐受程度，调整到隔日 1 次给药、每周 5 天休 2 天、1 周 2 次或 1 周 1 次的给药方法，保持白细胞数在 3.0×10^9/L 以上。不良反应轻，主要为骨髓抑制、恶心呕吐及腹泻，经处理均可恢复，适合不能耐受强烈化疗的患者。

（四）其他药物治疗

1. 蛋白酶体抑制剂

硼替佐米是新型蛋白酶体抑制剂，NCCN 推荐硼替佐米单药或联合利妥昔单抗治疗复发难治性 MCL，单药用法为：1.3mg/m²，静脉注射，第 1、4、8、11 天，每 3 周重复，获得 CR/CRu 后再用 4 个周期，最多 17 个周期。单药疗效为：ORR 32%，CR 8%，中位 TTP6.7 个月，中位生存期 23.5 个月。不良反应主要为淋巴细胞数减少和周围神经炎，治疗相关病死率 3%。硼替佐米＋利妥昔单抗的用法：硼替佐米，1.5mg/m²，静脉注射，第 1、4、8、11 天；利妥昔单抗（第 2 个周期开始），375mg/m²，静脉滴注，第 1、8 天。每 3 周重复，共 5 个周期，此为诱导治疗期，5 个周期后疾病无进展者继续行维持治疗：硼替佐米，1.5mg/m²，静脉注射，每周 1 次，共 2 次；利妥昔单抗，375mg/m²，静脉滴注，每周 1 次，共 4 次。每 6 个月重复，共 2 年。以硼替佐米为基础的联合方案治疗 MCL 的研究正在进行中。

罗米地辛是一种组蛋白去乙酰化酶抑制剂，单药治疗复发难治性 PTCL 有肯定疗效，是 NCCN 推荐的 PTCL 二线方案。用法为：14mg/m²，静脉滴注 4h，第 1、8、15 天，每 4 周重复，共 6 个周期。常见的Ⅲ级以上不良反应为血小板减少、ANC 减少和感染。

2. 血管生成抑制剂

来那度胺是沙利度胺的第 2 代类似物。25mg/m²，口服，每日 1 次，第 1～21 天，每 4 周重复，共 52 周。不良反应轻微、可控。在此基础上联合利妥昔单抗 375mg/m²，每周 1 次，共 4 周。

3. 放射免疫治疗

放射免疫治疗（RIT）将高能放射性核素与单克隆抗体交联后应用于肿瘤治疗，目前主要用于：①惰性 NHL 一线化疗后的巩固或维持治疗；②惰性 NHL 的二线及后续治疗；③Ⅲ～Ⅳ期 FL 的一线治疗。常用药物有与 90Y 结合的替伊莫单抗和与 131I 结合的托西莫单抗。但 131I 的元素半衰期为 8 天，90Y 仅为 64h，使其应用受到限制。

4.细胞因子

地尼白细胞介素是 IL-2 受体融合蛋白，作用于 CD25 靶点，用于不适合干细胞移植的复发难治性 PTCL。用法：$18\mu g/kg$，静脉滴注（超过 45min），第 1～5 天，每 3 周重复，共 8 个周期。

齐多夫定＋干扰素：齐多夫定，1g，口服，每天 1 次；IFN-α，9MIU，皮下，每天 1 次，共 2 个月。Ⅲ～Ⅳ级不良反应主要为 ANC 减少、贫血、消化道反应、血小板减少和肝功能异常。

五、肿瘤并发症及其处理

（一）肿瘤溶解综合征

肿瘤溶解综合征（TLS）是因大量肿瘤细胞崩解坏死，细胞内容物释放进入血液循环所导致的代谢紊乱，常于化疗后 12～72h 发生，可导致酸碱失衡、电解质紊乱，从而引起心律失常、急性肾衰竭等一系列临床表现，严重可致死。风险因素包括：化疗敏感的巨块型肿瘤，侵袭性高的血液系统恶性肿瘤、白细胞计数升高或化疗前 LDH 及尿酸升高，肾脏疾病或肾脏肿瘤侵犯。LBL、BL 及巨块型 DLBCL 都是 NHL 中的 TLS 高风险亚型。

根据 Cario-Bishop 修订版诊断标准，符合下述一项即可诊断为实验室 TLS：①尿酸≥$476\mu mol/L$ 或较基线上升 25％；②血钾≥6mmol/L 或较基线上升 25％；③成人血磷≥2.1mmol/L，儿童≥1.45mmol/L 或较基线上升 25％；④血钙≤1.75mmol/L 或较基线下降 25％。在实验室 TLS 的基础上，出现以下一项即可诊断为临床 TLS：①肾功能损害，血肌酐≥1.5 倍正常值；②心律失常或猝死；③惊厥。

如在治疗前评估有 TLS 的风险，应给予预防性处理。防治措施为：化疗前 2～3 天开始口服别嘌醇 300～800mg/d，持续 10～14 天，治疗期间以 $3L/m^2$ 进行水化，配合碳酸氢钠碱化尿液，并适当利尿。出现 TLS 者应做好电解质、肾功能监测（每 6～8h 一次）及心电监护，维持电解质平衡、及时处理心律失常等临床症状。如尿酸持续升高或出现肾功能不全，可使用重组尿酸氧化酶（拉布立酶）0.2mg/kg，静脉使用，每日 1 次，第 1～7 天。需注意拉布立酶的过敏反应，葡萄糖 6-磷酸脱氢酶缺乏症患者有引发高铁血红蛋白血症和溶血的风险，需慎用。

（二）乙型肝炎病毒再激活

所有拟行化疗或免疫化疗的 NHL 病例均应行乙型肝炎病毒感染相关检测。HBsAg 或 HBeAg 阳性者应行 HBV-DNA 检测。HBV-DNA≥10^3 拷贝数或 HBsAg 阳性者，在接受化疗或免疫化疗前至少提前 1 周给予预防性抗病毒治疗，可选用拉米夫定 100mg/d、阿德福韦 10mg/d 或恩替卡韦 0.5mg/d 治疗，并持续至化疗或免疫化疗结束后 6 个月。治疗期间每月检测 1 次 HBV-DNA，治疗结束后每 3 月 1 次。

（郭冰凌）

第十章　恶性黑色素瘤

第一节　恶性黑色素瘤诊断与分期

　　恶性黑色素瘤（以下简称"黑色素瘤"）是由异常黑色素细胞过度增生引发的肿瘤，分为皮肤和黏膜黑色素瘤两大类。前者占全部黑色素瘤的 90%，多发生于足底、小腿、指（趾）间、手掌、指甲下、甲沟、头皮、颈部等，也可发生在躯干皮肤。后者发生于体内各器官的黏膜上皮，除了眼结膜、角膜等易观察的部位，大部分黏膜黑色素瘤的发生部位隐蔽，极易漏诊和误诊。美国临床肿瘤学会（ASCO）将黑色素瘤分为四型：肢端型、黏膜型、慢性日光损伤型和非慢性日光损伤型（含原发灶不明型）。我国以肢端型和黏膜型为主。

　　黑色素瘤发病的高危因素包括黑色素瘤家族史、多发非典型痣或发育不良痣和先天基因突变等。国外学者认为，阳光暴晒可能是黑色素瘤发病的独立外部危险因素，皮肤容易被晒伤且皮肤白皙的个体患病风险更高，然而我国患者的原发病灶多位于接触紫外线极少的地方，此说显然不适合国人。激光、冷冻色素痣不能预防黑色素瘤的发病，与此相反，不良的物理或化学刺激常常是正常色素痣恶变的重要因素之一。

一、诊断与鉴别诊断

（一）临床表现

　　早期表现为病灶的两半不对称、边缘不规则，不像良性色素痣那样具有光滑的圆形或椭圆形的轮廓；颜色改变，可表现为污浊的黑色，也可呈褐、棕、棕黑、蓝、粉、黑色；病变直径常＞5mm；瘤体有轻微的隆起。此即皮肤黑色素瘤的"ABCDE"特征。如果病情没有得到及时干预，进一步发展可出现迁移不愈的溃疡、卫星灶（原发病灶周围直径 2cm 内发生的转移结节）、区域淋巴结转移和移行转移。移行转移系指原发灶（周围直径 2cm 外）与区域淋巴结之间，通过淋巴管转移造成的皮肤、皮下或软组织转移结节。黑色素瘤最常转移的部位有肺、肝、骨和脑。

（二）病史与体检

仔细的视诊和触诊对黑色素瘤的诊断非常重要，若色素性皮损有下列改变者常提示为黑色素瘤的可能：雀斑型和表浅蔓延型黑色素瘤常在棕色或黑色中掺杂红色、白色或蓝色，其中尤以蓝色最差；表面不光滑，常粗糙而伴有鳞形片状脱屑，时有渗血、渗液，可高出皮面，边缘常呈锯齿状改变，为肿瘤向四周蔓延扩展或自行性退变所致；病灶周围皮肤可出现水肿或丧失原有皮肤光泽或变成白色、灰色；感觉异常：局部灼痛、痒或压痛。

（三）乳酸脱氢酶

乳酸脱氢酶（LDH）是必要的实验室检查项目，尤其对于Ⅳ期患者，是重要的预后指标。有报道 LDH<0.8 倍正常值的患者总生存时间明显延长。其他各种血清肿瘤标志物对于黑色素瘤没有特异性，不推荐常规检查。

（四）影像学检查

颈部、腋窝、腹股沟、腘窝等淋巴结超声，可疑脏器的 X 线、CT、MRI，骨扫描，主要用于了解瘤体与周围组织的关系以及对转移性黑色素瘤的诊断，对 0～ⅢA 期黑色素瘤诊断意义不大。对原发灶不明的患者，PET-CT 尤其有用。

经常需要与黑色素瘤鉴别诊断的疾病有以下几种。

1. 良性交界痣

良性交界痣为褐色或黑色斑疹，可稍隆起，境界清楚，颜色均一，表面光滑，可发生在身体任何部位，好发于手掌、足趾或移行上皮部位，多见于青少年和儿童。交界痣往往增生活跃，有转变为黑色素瘤的可能。

2. 幼年性黑色素瘤

幼年性黑色素瘤是一种较少见的黑色素细胞肿瘤，病理改变呈恶性，而生物学过程呈良性为其突出特点。常发生于儿童面部，偶见于成人，为生长缓慢的圆形结节。

3. 细胞性蓝痣

女性多见，常单发，好发于臀、骶尾、腰部，偶见于结膜、口腔黏膜、前列腺和子宫颈等处，为淡蓝色结节，表面光滑而不规则。在此基础上发生的黑色素瘤称为恶性蓝痣。

4. 老年痣

常见于老年人体表，面部、四肢、躯干均常发生，表现为隆起或不高出皮面的皮疹，伴有色素沉着，无恶变倾向。

5. 脂溢性角化病

为中年以上者常见皮肤良性肿瘤，好发于面部，特别是颞部。初起为淡褐色或深褐色，扁平丘疹缓慢增大，表面粗糙，数目不定，病程缓慢，极少癌变。

6. 甲床下血肿

多有相应外伤史，为甲床下皮肤或黏膜出血形成的血肿，红色或暗红色，通过病史询问及临床表现易于与黑色素瘤鉴别。

二、分期与病理检查

（一）活检

黑色素瘤的诊断主要依据病理学，由于肿瘤生长的不均一性，细胞学诊断并不可靠。对于可疑黑色素瘤的皮损，建议切除活检（圆形、钻孔或削取），最好切除病灶边缘 1～3mm，避免针吸、钳取或切取活检。病灶应沿深部全部切开或取临床病灶最厚的部位活检。如病灶面积过大或已有远处转移需要确诊的，可以行局部切除。

（二）病理检查

黑色素瘤的典型病理特征是在真皮和表皮交界处不典型的黑色素细胞增生，可侵犯表皮或真皮，瘤细胞呈双相分化即上皮细胞型与梭形细胞型。瘤细胞沿表皮基底层和真皮乳头层之间离心性地向四周蔓延生长称为辐射生长，常见于雀斑型、表浅扩散型和肢端黑色素瘤的早期阶段，可持续数年。当肿瘤向真皮层、皮下组织深部浸润时称为垂直生长，结节型黑色素瘤可不经辐射生长而直接进入垂直生长期，此期易发生淋巴结转移。

根据肿瘤侵袭的程度不同，可将黑色素瘤分为原位肿瘤和侵袭性肿瘤。

原位黑色素瘤病变仅限于表皮或上皮内，黑色素瘤细胞最初见于表皮（上皮）基底层，向两侧水平方向在基底层内扩展，以后亦向上散布到上皮各层，但整个瘤体限于上皮内，不穿过基底膜，包括：①表浅扩散型黑色素瘤，约占 70%，好发于背部和女性的下肢，通常由痣或皮肤的色素斑发展而来，一般外观不规则，颜色各异，常出现局部浸润、结节、溃疡、出血，预后相对较好。通过表皮向下不规则增生，可见不典型的痣细胞巢，除上皮细胞型与梭形细胞型的黑色素细胞外，有时表皮上部还可见少数 Paget 样黑色素细胞。②恶性雀斑样痣，约占 10%，通常发生于中老年人，面部等常暴露于日光下的部位好发，预后相对较好。瘤体附近表皮具有雀斑样特征，其边缘极不规则，但表面却呈扁平状，颜色多呈不同程度的棕色。镜下见表皮萎缩，基底层有较多不典型黑色素细胞，瘤细胞内或细胞间质中噬色素细胞含有相当多的黑色素。③肢端雀斑样原位黑色素瘤，是指发生于掌跖、指趾末端、甲皱襞或甲床的一种特殊类型的黑色素瘤，在我国患者中较多见。肿瘤细胞最初在基底细胞区增生并沿基底层向周围扩展，原位时间较短，很快发生侵袭性生长。镜下见表皮增厚，含大量色素的不典型黑色素细胞巢位于表皮下部，常见梭形黑色素细胞，表皮上部也可见 Paget 样黑色素细胞。而侵袭性黑色素瘤起源于表皮和真皮交界处，可向下侵袭真皮和皮下组织，向上侵及表皮。

侵袭性黑色素瘤，典型者又称"结节型黑色素瘤"。身体任何部位均可发生，但常见于足底。开始为隆起的黯黑、蓝黑或灰色结节，有时呈粉红色，肿瘤生长迅速，可发生溃疡或隆起如菜花样，恶性程度高，往往预后较差。典型结节型黑色素瘤既可向下侵袭真皮深层和皮下组织，又可向上累及表皮，只有垂直生长。由恶性雀斑样痣及表浅扩散型黑色素瘤发展而来者，瘤细胞常向周围表皮扩展，真皮内有瘤结节形成。肿瘤的结构特点是既像癌又像肉瘤，瘤细胞可呈圆形或梭形，胞核内见大的嗜酸性核仁，细胞内含或不含黑色素。

少见的黑色素瘤病理组织类型包括：促纤维增生性黑色素瘤，好发于头颈部，也可发生在躯干，常表现为无色素的皮疹，有嗜神经特性，容易复发，预后往往较差。病理组织学上与恶性外周神经鞘瘤、肉瘤样癌、胃肠间质肿瘤等鉴别困难。

大约有 10% 的黑色素瘤并不产生黑色素，称为无色素性黑色素瘤。它多发生于中年女性，部位多在皮肤和黏膜交界处。其病理形态多样，需要与梭形细胞癌、化生性癌、未分化癌、平滑肌肉瘤、纤维肉瘤、滑膜肉瘤、恶性淋巴瘤等鉴别。

（三）恶性程度的分级

黑色素瘤的病理分级包括：Clark 分级和 Breslow 分级（表 10-1），前者依据的是解剖学浸润深度，后者依据的是肿瘤垂直厚度。

表 10-1　恶性黑色素瘤的分级

级别	肿瘤浸润深度（Clark 分级）	肿瘤垂直厚度（Breslow 分级）
Ⅰ级	局限于表皮的基底层内	≤0.75mm
Ⅱ级	穿透基底层，但仅侵犯真皮乳头层内	0.76～1.50mm
Ⅲ级	广泛累及真皮乳头层	1.51～4.00mm
Ⅳ级	侵犯真皮网状层	＞4.00mm
Ⅴ级	侵犯皮下组织	

黑色素瘤的病理报告应包括病变厚度、有无溃疡、真皮层有丝分裂率、Clark 分级（≤1mm 者推荐，＞1mm 者最优）和活检边缘（阳性或阴性）及深度。如果有微卫星灶，也必须写入报告中。其他应写入报告的肿瘤相关因素有：肿瘤的位置及分化程度、有无淋巴细胞浸润、垂直生长期、有无脉管侵犯、有无神经侵犯、组织类型亚型和有无粘连形成（单纯的、混合的）等。对于组织学不明的病变，应使用荧光原位杂交（FISH）或比较基因组杂交（CGH）进行检测鉴别。除无色素性黑色素瘤外，电镜下黑色素瘤的典型超微结构特点是胞质内含有黑色素小体。

（四）免疫组化与基因突变

免疫组化在黑色素瘤的诊断中具有重要的意义。其中黑色素瘤单克隆抗体 HMB-45 染色的特异性为 100%，敏感性为 93%。S-100 抗体染色阳性的敏感性高，但在其他多种肿瘤中也可呈阳性。联合多种免疫组化染色对于黑色素瘤的诊断具有重要参考价值。

我国黑色素瘤 BRAF 突变率为 25.9%，其中 87.3% 为 V600E 突变；CKIT 突变率为 10.8%，扩增率为 7.4。

（五）分期

原发灶（T）

Tx：原发灶无法评价。

T_0：无肿瘤证据。

Tis：原位癌。

T_1：厚度≤1.0mm。

T_{1a}：厚度≤0.8mm 且不伴溃疡。

T_{1b}：厚度≤0.8mm 但伴溃疡或厚度为 0.81～1.0mm。

T_2：厚度 1.01～2.0mm。

T_{2a}：厚度 1.01～2.0mm 且不伴溃疡。

T_{2b}：厚度 1.01～2.0mm 但伴溃疡。

T_3：厚度 2.01～4.0mm。

T_{3a}：厚度 2.01～4.0mm 且不伴溃疡。

T_{3b}：厚度 2.01～4.0mm 但伴溃疡。

T_4：厚度＞4.0mm。

T_{4a}：厚度＞4.0mm 且不伴溃疡。

T_{4b}：厚度＞4.0mm 但伴溃疡。

区域淋巴结（N）

Nx：区域淋巴结无法评价。

N_0：无淋巴结转移。

N_1：1 个淋巴结转移或者无淋巴结转移但是出现以下转移：移行转移、卫星结节和（或）微卫星转移。

N_{1a}：1 个临床隐匿淋巴结转移（镜下转移，例如经前哨淋巴结活检诊断）。

N_{1b}：1 个临床显性淋巴结转移。

N_{1c}：无区域淋巴结转移但是出现以下转移：移行转移、卫星转移和（或）微卫星转移。

N_2：2～3 个淋巴结转移或 1 个淋巴结伴有移行转移、卫星转移和（或）微卫星转移。

N_{2a}：2～3 个临床隐匿淋巴结转移（镜下转移，例如经前哨淋巴结活检诊断）。

N_{2b}：2～3 个淋巴结转移中至少 1 个临床显性淋巴结转移。

N_{2c}：至少 1 个淋巴结转移（临床显性或隐性）伴有移行转移、卫星转移和（或）微卫星转移。

N_3：≥4 个淋巴结转移或 2 个以上淋巴结伴有移行转移、卫星转移和（或）微卫星转移；融合淋巴结无论是否伴有移行转移、卫星转移和（或）微卫星转移。

N_{3a}：4 个及以上临床隐匿淋巴结转移（镜下转移，例如经前哨淋巴结活检诊断）。

N_{3b}：4 个及以上淋巴结转移中至少 1 个临床显性淋巴结转移或可见融合淋巴结。

N_{3c}：2 个及以上临床隐匿淋巴结转移或临床显性淋巴结转移伴/不伴融合淋巴结且伴有移行转移、卫星转移和（或）微卫星转移。

远处转移（M）

Mx：远处转移无法评价。

M_0：无远处转移。

M_{1a}：转移至皮肤、软组织（包括肌肉）和（或）非区域淋巴结转移。

M_{1a}（0）：LDH 正常。

M_{1a}（1）：LDH 升高。

M_{1b}：转移至肺伴或不伴 M_{1a} 转移。

M_{1b}（0）：LDH 正常。

M_{1b}（1）：LDH 升高。

M_{1c}：非中枢神经系统的其他内脏转移伴或不伴 M_{1a} 或 M_{1b} 转移。

M_{1c}（0）：LDH 正常。

M_{1c}（1）：LDH 升高。

M_{1d}：转移至中枢神经系统伴或不伴 M_{1a} 或 M_{1b} 或 M_{1c} 转移。

M_{1d}（0）：LDH 正常。

M_{1d}（1）：LDH 升高。

（杨　燕）

第二节　恶性黑色素瘤的综合治疗

黑色素瘤遵循以手术切除为主，配合化疗、放疗、生物治疗的个体化综合治疗原则。原发肿瘤应行根治性切除，淋巴结受累者同时行区域淋巴结清扫术，孤立转移灶亦可手术切除，术后根据病理分期及患者情况选择辅助治疗手段。转移性黑色素的治疗尚缺乏统一意见，应根据患者情况选择手术、化疗、放疗、免疫治疗等综合治疗手段。

一、外科治疗

手术切除仍是黑色素瘤的一线治疗手段。对早、中期患者可防治局部复发及远处转移，达到临床治愈。对晚期患者可控制肿瘤进展，缓解症状，提高患者生存质量。对手术有可能切除的所有病灶（包括Ⅳ期患者），均应尽量切除。

（一）原发灶的扩大切除

黑色素瘤原发灶的扩大切除应据肿瘤最大厚度决定切缘。原位癌，扩大切除范围应为切缘 0.5cm；肿瘤厚度≤1.0mm 时，切缘 1cm；肿瘤厚度 1.01～2.00mm 时，切缘应为 1～2cm；肿瘤厚度在 2.01～4mm 时，切缘 2cm。当厚度＞4mm 时，大部分学者认为保证切缘 2cm 即可，但部分学者认为至少应达 3cm。切缘可根据解剖部位及美容和功能要求做调整。

（二）区域淋巴结清扫

对存在临床显性淋巴结或前哨淋巴结活检阳性的Ⅲ期患者，需行区域淋巴结清扫术，将受累淋巴结完整切除。腹股沟、腋窝和颈部淋巴结清扫个数应分别不少于 10 个、15 个、15 个。若腹股沟区转移浅表淋巴结≥3 个，应选择性行髂窝和闭孔肌淋巴结清扫；若盆腔 CT 示腹股沟深淋巴结（Cloquet 淋巴结）阳性则必须行髂深部和闭孔肌淋巴结清扫。

二、辅助治疗

绝大多数原位或早期黑色素瘤患者单纯手术切除即可治愈。0 期、ⅠA 且无不良预后因素的患者无标准术后辅助治疗推荐。对有高危复发风险ⅠB 患者术后观察或可进入临床试验。ⅡA 期患者，辅助治疗可以选择参加临床试验或密切观察。ⅡB、ⅡC、Ⅲ期患者及术后已达无病状态的Ⅳ期患者，辅助治疗可选参加临床试验或高剂量干扰素 α-2b×1 年。对于有多个淋巴结转移，淋巴结包膜外侵犯，淋巴结无法切除的ⅢC 期患者术后行全身治疗或可选放疗、瘤内注射、大剂量干扰素、临床试验。Ⅳ期患者术后可大剂量干扰素、观察、进入临床试验。

三、转移性黑色素瘤的治疗

转移性黑色素瘤的预后差，无标准治疗方案，仍以全身治疗为主。对局限性转移病灶也可选择手术切除、放射性粒子植入、射频消融等局部治疗手段。转移性黑色素瘤化疗有效率低，优先推荐入组临床实验。

（一）移行转移

移行转移灶小且数目有限者优先选择手术完全切除（切缘须阴性）。若移行转移灶数目不多，不易完全切除可行卡介苗或干扰素等瘤内注射。激光治疗对部分患者有效。对四肢移行转移，隔离肢体热灌注化疗或灌注化疗可作为不可切除患者的选择之一。此外，也可选择电化学治疗、局部放疗或全身化疗。

（二）远处转移

对孤立性可切除转移灶，优先考虑手术治疗。播散性病变以全身治疗为主，可选择化疗、细胞因子治疗、小分子靶向药物、单克隆抗体或疫苗等。上述治疗手段可单独或联合使用。若一线治疗无效或复发，ECOG 评分 0～2 分患者可以选择其他药物。

脑转移患者需优先处理颅内病灶，以延缓颅内出血、癫痫等发生。黑色素瘤脑转移的治疗与其他中枢神经系统转移瘤相似，依据患者症状、转移灶数量及部位选择放疗或手术。立体定向放疗（X 刀或伽马刀）和手术局部控制率高，应作为单发病灶的首选推荐。对 3 个以上转移灶或弥散性脑转移患者，可选择全脑放疗或化疗，全脑放疗效果不佳，剂量通常为每 2 周 30Gy/10f。黑色素瘤脑转移预后差，中位生存期不超过 4 个月。

四、放疗

（一）皮肤黑色素瘤

皮肤出现棕色及黑色加深或褪色病变；病变迅速增大；原斑块病变突出表面；持续瘙痒、结痂、出血；出现卫星病灶；长线锯齿状变化，完整切除行病理检查。首选手术广泛切除病变：对于 T_1 及部分 T_2 病变，1cm 切缘能降低复发率；厚度＞2mm 的肿瘤，1cm 的切缘是不够的，需要达到 2cm，通常无须切除筋膜；但对浸润较深的原发灶（＞4mm）可考虑切除筋膜。对浸润厚度＞1mm 的患者可考虑进行前哨淋巴结活检，证实区域淋巴结存在微转移的患者，都被推荐行即刻的区域淋巴结清扫术。对于ⅡB～Ⅲ期的高危黑色素瘤患者，推荐术后行大剂量干扰素辅助治疗，如有 *BRAF-V600* 突变的黑色素瘤患者可以选择维莫非尼单药辅助治疗；Ⅲ/Ⅳ期患者可考虑应用免疫治疗或参加临床试验。

1. 根治性放疗适应证

（1）＞60 岁以上，病变厚度＞1mm。

（2）病变位于面部，病变较厚或年龄较小或拒绝手术。

（3）不能手术的局部晚期，转移或复发患者。

2. 淋巴引流区辅助放疗适应证

辅助放疗可提高局部控制率，但未能改善无复发生存时间或总生存时间，推荐用于以控制局部复发为首要目的的患者或在无法进行全身性辅助治疗的患者中作为备选。淋巴结区复发的高危因素包括：临床显性转移淋巴结伴结外受侵（肉眼或镜下）；腮腺受累淋巴结≥1个；颈部或腋窝受累淋巴结≥2个，腹股沟受累淋巴结≥3个，颈部或腋窝淋巴结≥3cm 和（或）腹股沟淋巴结≥4cm（2B类证据）。

应由有经验的放射肿瘤医师来确定淋巴结辅助外照射治疗的最佳方案。较新的放射治疗方式，例如 IMRT 或容积旋转调强技术（VMAT），可降低淋巴结辅助放疗的毒性风险，并应在适当可行时加以考虑。

3. 放疗技术

（1）根治性放疗

① 靶区

原位癌，CTV：病灶＋1cm。

厚度＜1mm，CTV：病灶＋2cm。

厚度 1~4mm 或＞4mm，CTV：病灶＋3cm。

② 射线：X 线＋0.5cm 填充/电子线。

③ 剂量：目前无标准推荐剂量，以下剂量方案可选：（64~70）Gy/（32~35）f，每周 5 次或（50~57.5）Gy/（20~25）f，每周 5 次；对于体积较小者，可考虑行 35，每周 5 次方案。

（2）辅助放疗

靶区：根据原发灶部位对应的高危淋巴引流区域。

目前尚未建立统一的放疗剂量，常用剂量如下。

① （60~66）Gy/（25~33）f，5~7 周。

② 48Gy/20f（连续 4 周）。

③ 30Gy/5f，2 周（每周两次或隔天一次）。

（二）脉络膜黑色素瘤

脉络膜黑色素瘤是成人眼内常见的原发性恶性肿瘤，转移率及病死率均相当高。眼球摘除是其最常用的治疗方法，但其并不能提高患者生存时间，甚至可增加肿瘤的转移率。因此，传统手术治疗已逐渐被取代。脉络膜黑色素瘤伽马刀治疗在控制肿瘤的前提下，以尽可能保护患者容貌外观和眼球功能为目的，早期采用伽马刀治疗脉络膜黑色素瘤时，许多治疗计划边缘剂量大都在 50~90Gy。

放疗技术：

X 刀治疗与眼位状态：眼外肌缝线固定；闭目保持不转动；注意视点固定法。

GTV：眼球后部、视盘附近、视盘、球后视神经。

CTV：GTV＋5mm。

PTV：CTV＋3~5mm。

危及器官（OAR）：眼球壁，视神经，视交叉和脑干。

剂量：90％剂量参考线，＜30％参考剂量线邻近附近晶状体和虹膜，＜10％参考剂量线邻近角膜，45Gy/3f，5天，或50Gy/4f，7天。

（三）葡萄膜恶性黑色素瘤

葡萄膜恶性黑色素瘤是最常见的眼睛肿瘤，建议大体积肿瘤（厚＞8mm，直径＞15mm）、疼痛无视力的或无光感的患者采用眼球摘除，大的肿瘤也可以用质子线治疗，剂量50Gy，目前眼球摘除后最常见的失败原因是远处转移。中等大小葡萄膜恶性黑色素瘤（厚3～8mm，直径10～15mm）推荐敷贴放疗，巩膜表面敷贴器放射治疗是国外大多数眼科中心的首选疗法，这属于一种近距离放疗，具体方法是在局部巩膜表面放置一个含^{125}I或^{106}Ru放射性粒子的金属盘。

（四）头颈部黑色素瘤

头颈部黑色素瘤，包括鼻腔副旁窦恶性黑色素瘤、鼻前庭恶性黑色素瘤、鼻腔恶性黑色素瘤、上颌窦恶性黑色素瘤、口腔恶性黑色素瘤。首选手术，病灶广泛切除后仍可发生区域性淋巴结复发，故主张高危、复发患者做术后瘤区和淋巴结照射，提高局部控制，以术后4周为宜，延迟放疗可能是有害的。如患者无法或拒绝手术，则可考虑行根治性放疗。

1. 根治性放疗靶区

GTV：参考增强CT或MRI进行勾画。

CTV：原发灶＋2～3cm±区域淋巴结引流区。

2. 术后辅助放疗靶区

术后辅助放疗靶区包括瘤床＋1～1.5cm±区域淋巴结。

PTV：CTV＋3～5mm。

3. 危及器官（OAR）

眼球壁，视神经，视交叉和脑干，脊髓。

4. 放疗剂量

根治性放疗剂量推荐：高危组（66～70）Gy/（33～35）f，6～7周，中低危组（44～50）Gy/（22～25）f或（54～63）Gy/（30～35）f；辅助性放疗剂量推荐：高危组（60～66）Gy/（30～33）f，6～6.5周，中低危组（44～50）Gy/（22～25）f或（54～63）Gy/（30～35）f；部分根治性或辅助性患者可考虑放疗剂量：（30～36）Gy/（5～6）f。

（五）阴道黑色素瘤

非常少见，以至于患者病例数太少无法行前瞻性对照研究，易出现远处转移，病理确诊后应立即根据肿瘤浸润深度及生长扩散范围选择适当手术方式，早期低危患者可选用局部病灶扩大切除（切缘距肿瘤＞2cm），晚期或高危组则应选用广泛性外阴切除及腹股沟淋巴结切除至盆腔廓清术；5年生存率5%～20%；对于无法耐受或拒绝手术患者，可考虑行根治性放疗。

1. 根治性放疗靶区

GTV为影像学所见肿瘤区域，CTV：GTV＋1～2cm±淋巴引流区。

2. 剂量

因阴道黑色素瘤发病率极低，故目前无标准放疗剂量方案，推荐剂量为：肿瘤区病灶

$(57.6\sim64)$ Gy/16f，亚临床病灶 $(36\sim40)$ Gy/ $(9\sim10)$ f。

（六）黑色素瘤脑转移

临床上凡是体表或内脏有黑色素瘤手术史，颅内压增高症状病程短且发展快，CT及MRI检查明显占位效应，均应考虑颅内黑色素瘤的可能性。黑色素瘤脑转移进展迅速，恶性程度较高，颅内黑色素瘤的血运丰富，易侵犯血管并引起瘤内出血和广泛血性播散转移，预后极差。

单发脑转移灶用立体定向外科（SRT）；如脑转移灶为 $2\sim4$ 个，且直径均<5cm，可考虑SRT治疗；SRT疗效与转移灶体积、年龄、RTOG-RPA分级相关，与脑转移灶数目无关，WBRT用于≥5个脑转移灶的治疗。

1. SRT 适应证

（1）KPS≥70分，预计生存期>2个月。

（2）单发或多发病灶；直径 $3\sim5$ cm病灶（X刀分次放疗），多发病灶的数目≤5个。

（3）放射抗拒的直接用SRT。

（4）复发病灶或新出现病灶。

（5）无明显高颅压及脑疝形成。

2. 禁忌证

（1）接受足量照射后短期内复发者。

（2）伴有严重颅内压增高，且未采取减压措施者，不能接受SRT，否则可能加重症状危及生命。

（3）转移瘤内有活动性或较新鲜出血者近期不宜接受SRT。

（4）难以按SRT治疗体位和时间治疗患者，SRT也不能治疗。

3. 立体定向放疗技术

（1）靶区勾画

GTV：根据术前和术后MRI或术后PET范围进行勾画。

CTV：GTV+ $(1\sim2)$ mm。

（2）处方剂量：伽玛刀处方线定为50%等剂量线。直线加速器X刀处方线多为 $80\%\sim90\%$ 等剂量线包括CTV。根据肿瘤体积，最高边际剂量：病灶直径≤2cm，直径 $2\sim3$ cm，直径 $3\sim4$ cm的患者表面等剂量处方分别是24Gy、18Gy、15Gy。

如为X刀推荐照射，≤1cm病灶，$20\sim24$ Gy/f；$1\sim2$ cm病灶，$12\sim13$ Gy/1f×2f；$2\sim3$ cm病灶，$8\sim10$ Gy/1f× $(2\sim3)$ f；$3\sim4$ cm病灶，$6\sim8$ Gy/1f× $(4\sim5)$ f。

4. 全脑放疗技术

（1）CTV：全脑，需包括前、中、后三个颅窝，颅底线上全部脑组织和脑膜。

（2）体位固定：仰卧，头膜固定，采用两颞部相对平行的两个照射野。

（3）剂量：剂量30Gy/10f，2周，或40Gy/20f，4周。

（七）黑色素瘤骨转移

1. 适应证

（1）KPS>60分，预计生存期>2个月。

（2）疼痛剧烈，有压迫症状。

2. 禁忌证

不能平卧耐受放疗体位。

3. 放疗技术

（1）靶区勾画

GTV：CT或MR显示骨破坏和软组织肿块病灶。

CTV：GTV+（2～3）cm（脊椎：上下一个椎体）。

（2）剂量：一般情况好者，30Gy/10f或40Gy/20f。一般情况差者，8Gy/f。

五、眼睛和黏膜黑色素瘤的手术治疗

虹膜黑色素瘤以局部切除为主，如果肿瘤弥散性生长，则需行全眼球摘除术或局部放疗，较少复发。葡萄膜恶性黑色素瘤可据患者情况选择近距离放射治疗、粒子植入、局部切除、眼球摘除、化疗和生物治疗等。目前最常用方法仍是眼球摘除与放疗。葡萄膜恶性黑色素瘤侵袭性高，易血行转移，10年内34%的患者出现转移，近90%的转移患者肝脏受累。转移性患者预后差，确诊转移1年内，病死率达80%，2年内达95%。眼睛黑色素瘤对化疗、生物治疗反应差，目前仍无有效药物。单个病灶可手术切除，肝转移灶可考虑经肝动脉栓塞化疗或肝内病灶射频消融，但作用有限。

黏膜黑色素瘤侵袭性高，诊断时常分期较晚，预后差。目前手术切除仍是主要治疗手段，由于其远处转移风险高，对该类患者根治性手术需谨慎考虑。对头颈部黑色素瘤，术后放疗可减少局部复发，但鉴于期远处转移风险，难以改善总生存。

（杨　燕）

第三节　恶性黑色素瘤的化学治疗和靶向治疗

一、化学药物治疗

对黑色素瘤有效的化学药物主要有达卡巴嗪、替莫唑胺（TMZ）、铂类（顺铂、卡铂）、亚硝脲类、长春碱类、紫杉醇、福莫司汀以及细胞因子（白介素2和干扰素）。黑色素瘤对大多数细胞毒药物耐药，单药有效率仅15%～20%，有效持续时间短。多药联合化疗增毒不增效，联合细胞因子的生物化疗，化疗方案有效率提高，但生存无改善。目前，恶性黑色素瘤的化学治疗尚无标准方案，优先考虑入组临床试验。

（一）细胞因子治疗

1. 大剂量白介素 2 （IL-2）

剂量与用法：①高剂量推注法，$600000 \sim 720000$U/kg，静脉推注 15min 以上，每 8h 给药一次，最多连用 5 天。②持续输注法，18×10^6 U/m²，连续 24h 静脉输注，共 5 天。③间断或长期皮下用药，剂量变化较大。

不良反应：低血压（常需使用升压药物）、毛细血管渗漏综合征、肾功能不全、肝功能异常等。目前尚无有效措施既能减轻其毒性又不减少其用量。用药过程中需严密监护，一旦发生不良反应需及时减量或停药，同时对症支持治疗。

疗效评价：大剂量 IL-2 单药用于治疗转移性黑色素瘤，总有效率约 16%，中位有效时间 8.9 个月，其中 CR 6%，中位 CR 持续时间达 59 个月以上。大剂量 IL-2 有效率不亚于细胞毒药物，且有效持续时间长。

2. 干扰素 α-2b

（1）短效干扰素 α-2b

剂量与用法：①大剂量方案，先行 20MU/m²，静脉滴注，每周 5 次，连用 4 周。然后改为 10MU/m²，皮下注射，每周 3 次，连用 48 周。②小剂量方案，3MU/m²，皮下注射，每周 3 次，治疗期 1～3 年。

不良反应及处理：疲乏、发热、抑郁、恶心、头痛、转氨酶升高、中性粒细胞减少等。有因肝脏毒性发生治疗相关性死亡的报道，用药过程中应严密监测，静脉给药期间，每周检测肝功能和血细胞计数。转氨酶大于 5 倍正常值上限或粒细胞计数低于 0.5×10^9/L 时须及时停药。提前应用解热镇痛药物可减少发热症状的发生。

疗效评价：初步研究显示，短效干扰素 α-2b 单药治疗转移性黑色素瘤客观有效率不超过 20%，目前仍以术后辅助治疗为主。

（2）聚乙二醇干扰素：聚乙二醇干扰素为一种长效干扰素 α-2b，美国 FDA 批准其用于根治手术（包括全淋巴结切除术）后 84 天内出现显微镜下或大体可见转移淋巴结的黑色素瘤患者的辅助治疗。

用法用量：每周 6μg/kg，皮下注射，共 8 剂后改为每周 3μg/kg，皮下注射，最多 5 年。

不良反应：疲乏、ALT 增高、AST 增高、发热、头痛、厌食、肌肉痛、恶心、畏寒和注射部位反应。

禁忌证：已知对聚乙二醇干扰素或干扰素 α-2b 严重超敏者，自身免疫性肝炎，肝失代偿（Child-Pugh 评分＞6）。

疗效评价：Ⅲ期临床试验（EORTC 18991）中，聚乙二醇干扰素治疗可显著延长Ⅲ期黑色素患者的 RFS，延长溃疡型和显微镜下淋巴结转移患者（N1）无远处转移时间（DMFS）和总生存时间（OS）。

（二）细胞毒药物化疗

1. 达卡巴嗪 （DTIC） 单药

DTIC	200mg/m²	静脉滴注	第 1～5 天	每 4 周重复
或 DTIC	40mg/m²	静脉滴注	第 1～3 天	每 4 周重复
或 DTIC	850～1000mg/m²	持续静脉灌注＞1h	第 1 天	2～4 周重复

注意事项：DTIC见光易分解，静脉滴注时注意避光。本方案耐受性好，不良反应相对较轻，常见不良反应包括胃肠反应和中度骨髓抑制，可出现流感样症状。上述三种用法疗效相当，持续灌注的一日疗法方便，适用于门诊患者。

疗效评价：DTIC至今仍被认为是治疗黑色素瘤内科治疗的"金标准"，单药有效率约20％。DTIC单药对黑色素瘤的缓解程度有限，缓解维持时间短，4～6个月，少于2％的患者预计生存达到6年。

2. 替莫唑胺（TMZ）单药

| TMZ | $200mg/m^2$ | 第1～5天，口服 | 每4周重复 |
| 或 TMZ | $75mg/m$ | 连续口服6周 | 每8周重复 |

不良反应：恶心、呕吐、头疼和倦怠的发生频率最高，多为自限性，标准止吐药物可控制。骨髓抑制多发生于治疗初始几个周期第21～28天，1～2周内恢复，发生Ⅳ级骨髓抑制的比例为7％～8％。

疗效评价：TMZ单药在客观有效率及生存期方面与DTIC类似，但在无进展生存期及生活质量方面较DTIC更有优势，有望替代DTIC。该药口服吸收良好，可通过血-脑屏障，可单独或与放疗联合用于颅内转移性黑色素瘤。小剂量持续给药方案与5天方案相比未能提高疗效，但血液学毒性增加。

3. 亚硝脲类药物

亚硝脲类主要包括卡莫司汀（BCNU）、洛莫司汀（CCNU）、福莫司汀（FTM）。该类药物可通过血-脑屏障，有效率13％～18％，对既往接受过DTIC治疗的患者有效率低。目前单药用于治疗转移性黑色素瘤的药物主要为福莫司汀。用法：福莫司汀$100mg/m^2$，静脉滴注，每3周重复。福莫司汀可通过血脑屏障，单药有效率16％～47％，可延长患者发生脑转移的时间，较DTIC有一定生存优势，在欧洲被一线推荐用于黑色素瘤脑转移。脱发、胃肠反应、骨髓抑制是其主要毒性反应。

4. 铂类药物

用于黑色素瘤治疗的铂类药物主要指顺铂和卡铂。有关顺铂治疗转移性黑色素瘤的报道较多，有效率为10％～20％，平均14％。铂类药物在黑色素瘤中按常规剂量使用。

5. 微管蛋白抑制剂

长春碱类及紫杉醇类药物均显示出一定的抗黑色素瘤活性。长春碱及长春地辛单药有效率低，较少单独使用，常与其他药物联合应用。紫杉醇及多西紫杉醇常用于黑色素瘤的二线或三线化疗，单药有效率3.3％～17％。

（三）联合化疗方案

多药联合化疗较单药化疗能提高客观有效率，可能延长生存，但不良反应明显加重。

1. 以DTIC为基础的联合化疗

（1）CVD方案

DTIC	$450mg/m^2$	静脉滴注	第1天
长春新碱	$3mg/m^2$	静脉滴注	第1～4天
DDP	$50mg/m^2$	静脉滴注	第1～4天

每3～4周重复。

不良反应：主要为恶心、呕吐、中性粒细胞减少。因高剂量顺铂的胃肠道反应较大，因此应用过程中需加强止吐治疗。

疗效评价：DTIC、长春碱类药物和顺铂联合是黑色素瘤治疗中常用的方案。据报道，此三药联合的有效率为24%～45%，近年来有多项随机临床试验对多药联合方案与DTIC单药比较，结论各异，联合化疗的意义尚有待于进一步的大规模随机临床试验的证实。

（2）Dartmouth 方案

DTIC	$220mg/m^2$	静脉滴注	第1～3天/4周
BCNU	$150mg/m$	静脉滴注	第1天/8周
DDP	$25mg/m^2$	静脉滴注	第1～3天/4周

三苯氧胺（TAM）20mg/d，持续口服。

不良反应：轻到中度的骨髓抑制，中度胃肠道反应。有文献报道应用此方案治疗中，有患者死于呼吸衰竭，可能与BCNU引起的肺毒性有关。尚有应用此方案发生深静脉血栓和肺栓塞的报道。

疗效评价：该方案是应用较多的含他莫昔芬的化疗方案。有学者报道总有效率达55%，随后几个Ⅱ期临床试验共观察141名患者，有效率为46%，其中CR率为11%。但近年来几项大型临床研究并未能重复出以往的较高有效率。

（3）BVD 方案

BCNU	$100mg/m^2$	静脉滴注	第1天
VCR	$1.5mg/m^2$	静脉滴注	第1天，第4天
DTIC	$150mg/m^2$	静脉滴注	第1～5天

每6周重复。

（4）BOLD 方案

BLM	7.5mg 皮下注射，第1天，第4天，第2程起为15mg		
VCR	$1mg/m^2$	静脉滴注	第1天，第4天
CCNU	$80mg/m^2$	口服	第1天
D11C	$200mg/m^2$	静脉滴注	第1～5天

每4～6周重复。

不良反应：恶心、呕吐、中性粒细胞减少、发热和皮肤色素沉着。洛莫司汀可引起胃肠道反应，预先服用镇静剂、止吐剂或于睡前服用可防止呕吐。博来霉素（BLM）应用时约有1/3的患者可能发生发热反应，多于给药后3～5h发生，可自行消退。

疗效评价：早期研究报道该方案有效率高达40%，但随后进行的Ⅱ期临床试验并未能证实此结果，有效率降至4%～20%。目前此方案应用较少。BLM可引起肺纤维化，对肺功能差或肺部放疗患者应慎用或不用。

2. 以 TMZ 为基础的联合化疗

TMZ 联合 DDP

| TMZ | $200mg/m^2$ | 口服 | 第1天～第5天 |
| DDP | $75mg/m^2$ | 静脉滴注 | 第1天 |

每28天重复。

疗效评价：通过报道该方案有效率达48.6%，中位生存期为48周。但希腊肿瘤协作组进行的一项随机的Ⅱ期临床研究表明，TMZ单药与TMZ联合DDP治疗晚期黑色素瘤，疗效无明显差别，但联合化疗不良反应增加。

3. 以紫杉类为基础的联合化疗

紫杉类药物可与 DTIC、TMZ、DDP、CBP、TAM 等联合应用于转移性黑色素瘤，有效率为 12%～41%。紫杉醇与铂类具有协同抗肿瘤效应，且毒性无重叠，临床较常使用。初步研究显示，紫杉醇联合卡铂对一线治疗失败的转移性黑色素瘤仍然有效，可作为二线治疗推荐。而紫杉醇联合 DTIC 的有效率未能超过紫杉醇单药。紫杉醇、顺铂、DTIC 三药联合方案安全有效，据报道，总有效率可达 41%，骨髓抑制和神经毒性是其剂量限制性毒性。

4. 生物化疗

化疗和细胞因子免疫治疗均对黑色素瘤有效，且二者之间不存在交叉耐药，因此细胞因子与化疗药物联合应用的生物化疗方案被广泛研究，以期能提高总有效率，延长有效时间。其中以 DTIC 为基础的方案联合 IL-2、IFN-α 研究较多。

（1）DPII 生物化疗方案

DTIC	$250mg/m^2$	静脉滴注	第 1～3 天
DDP	$25mg/m^2$	静脉滴注	第 1～3 天
IFN-α	500 万 U	皮下注射	第 6、8、10、13、15 天
IL-2	1800 万 U/m^2	静脉滴注	第 6～10 天，第 13～15 天

每 28 天重复。

（2）CVDII 生物化疗方案

DTIC	$800mg/m^2$	静脉滴注	第 1 天
VLB	$1.2mg/m^2$	静脉滴注	第 1～4 天
DDP	$20mg/m^2$	静脉滴注	第 1～4 天
IL-2	$9MU/(m^2 \cdot d)$	持续静脉滴注 24h	第 1～4 天
IFN-α	$5U/(m^2 \cdot d)$	皮下注射	第 1～5 天

每 21 天重复。

联合细胞因子的生物化疗方案较单纯化疗有效率提高，毒性尚可耐受。但大规模临床实验证实其并不能提高 OS 或延长 TTP。化疗与免疫治疗间的相互作用复杂，免疫制剂与化疗药物的给药时机和顺序对方案的疗效和毒性影响较大，仍是目前有待解决的难点。

二、黑色素瘤的靶向治疗

近年来，随着对黑色素瘤分子生物学行为的进一步认识，许多小分子药物及单克隆抗体得到有效开发，并在一些临床研究中崭露头角，成为近年黑色素瘤的研究热点和治疗希望。早期临床研究结果显示对晚期黑色素瘤，分子靶向药物联合化疗可提高疗效。

（一）CTLA-4 单抗

CTLA-4 负向调节免疫应答，表达于活化的 T 细胞表面。靶向 CTLA-4 的人源化单抗可与 CTLA-4 高亲和力结合，竞争性抑制其与 B7 结合，从而促进淋巴细胞活化及增殖，增强机体抗肿瘤免疫。不同于其他直接靶向肿瘤的抗体，CTLA-4 单抗是通过靶向免疫系统发挥免疫增强作用来达到抗肿瘤目的，其发挥作用不要求肿瘤表达共同的靶抗原，该抗体被证明对黑色素瘤、前列腺癌、肾癌、乳腺癌、结直肠癌、肺癌等多种实体瘤有效。

（二）靶向 MAPK、PI3K/AKT 通路的小分子药物

近年研究表明 BRAF 是黑色素瘤发生的重要癌基因，且与肿瘤早期转移相关，通过报道约 48% 的黑色素瘤患者存在 BRAF 突变，其中 BRAF-V600E 突变占 74%，BRAF-V600K 约 20%。除 BRAF 突变外，有 15%～30% 的黑色素瘤存在 NRAS 突变，4% 存在 c-kit 基因突变。上述基因变异，常导致 MAPK，PI3K/AKT 信号过度激活，靶向上述通路的小分子药物有望为黑色素瘤的治疗带来新曙光。

1. PLX4032

PLX4032 为口服 BRAF 激酶抑制剂，能选择性抑制 BRAF-V600E 突变型 BRAF 激酶活性，发挥抗肿瘤作用。PLX4032 可明显改善患者生存，延长 PFS。主要不良反应包括：皮疹、光过敏、脱发和关节痛，部分患者可能发生皮肤鳞状细胞癌。对治疗过程中发生皮肤鳞状细胞癌的患者，可外科切除，无须停药。

2. 格列卫

格列卫是一种多靶点小分子酪氨酸酶抑制剂，其靶点主要包括 Bcr-Abl 融合蛋白、c-kit、PDGFR 等。据国外报道 30%～40% 的肢端型和黏膜型黑色素瘤存在 c-kit 变异。Ⅱ 期临床研究报道，格列卫在存在 c-kit 变异的晚期黑色素瘤患者中显示出良好疗效，总反应率近 20%，疾病控制率达 60%。我国肢端型和黏膜型黑色素瘤占黑色素瘤总数的 60% 以上，格列卫有望成为中国黑色素瘤患者的新希望。

3. 索拉非尼

索拉非尼主要通过靶向 B-raf 发挥作用。据 Ⅱ 期临床结果报道，索拉非尼（每次 400mg 口服，每日 2 次）联合 DTIC（1000mg/m^2，第 1 天，3 周重复）治疗晚期黑色素瘤耐受性好，明显延长患者无病生存期，提高疾病缓解率。

除上述药物外，还有许多新的靶向药物在临床研发中，如针对 Raf 激酶的 RAF265、A2628 以及靶向 Ras 的 AZD6244 等。

（三）其他靶向药物

研究证实黑色素瘤的化疗抵抗与致癌基因 Bcl-2 高表达相关，抗凋亡蛋白 Bcl-2 可显著增强恶性黑色素瘤细胞的抗凋亡能力。新开发的靶向 Bcl-2 mRNA 的反义寡核苷酸药物 Oblimersen（G3139）已进入临床试验阶段。与 DTIC 单药相比，G3139 联合 DTIC 无论在有效率、疾病缓解率及 PFS 方面均明显优于 DTIC 单药。

此外，黑色素瘤的生长、转移有赖于肿瘤血管形成，因此，抗血管生成治疗在黑色素瘤的治疗中被寄予厚望。目前可用的药物主要有贝伐单抗、重组人血管内皮抑素（恩度）及沙利度胺。贝伐单抗与 DTIC 或紫杉类药物的联合方案在 Ⅱ 期临床研究中显示出较好的应用前景。据国内报道，恩度联合化疗一线治疗晚期黑色素瘤患者的有效率达 30%，且安全性好，目前更大规模的随机双盲对照研究正在进行中，结果让人期待。

分子靶向药物为转移性黑色素瘤的治疗带来了新的思路和希望，标志着黑色素瘤个体化治疗时代的到来。然而，目前的分子靶向治疗与化疗及免疫治疗相比仍没有获得明显生存优势，仍有待进一步探索。

（杨　燕）

第十一章　多发性骨髓瘤

第一节　多发性骨髓瘤的概述

多发性骨髓瘤（MM）是恶性浆细胞病中最常见的一种类型，又称骨髓瘤、浆细胞骨髓瘤或 Kahler 病。多发性骨髓瘤才普遍为人们所了解和承认。多发性骨髓瘤的特征是单克隆浆细胞恶性增殖并分泌大量单克隆免疫球蛋白。恶性浆细胞无节制地增生、广泛浸润和大量单克隆免疫球蛋白的出现及沉积，正常多克隆浆细胞增生和多克隆免疫球蛋白分泌受到抑制，从而引起广泛骨质破坏、反复感染、贫血、高钙血症、高黏滞综合征、肾功能不全等一系列临床表现并导致不良后果。

一、流行病学

本病的发病率在不同国家、种族之间有所不同。本病的发病率在北美、北欧、澳洲等地较高，在亚洲较低。美国的发病率为 4.5/10 万人口，其中美国黑人的发病率高达 9.5/10 万人口。日本的发病率约为 0.9/10 万人口。新加坡的发病率约为 0.8/10 万人口。MM 在我国的确切发病率尚待调查。MM 约占全部恶性肿瘤的 1%，约占造血系统恶性肿瘤的 10%。

近年来，MM 的发病率在包括我国在内的许多国家都呈上升趋势，即每年诊断的病例数较前增多。进一步的调查研究表明，除随着社会老龄化及社会环境因素改变致使本病实际发病率确有增加的因素外，也有由于医务工作者对本病的认识提高、医疗仪器的进步和诊断技术的提高是检出病例增多的缘故。

MM 是中老年疾病。男性稍多于女性。欧美国家患者的中位发病年龄约为 65 岁，男女之比约为 1.4∶1。我国患者的发病年龄较欧美患者年轻，中位发病年龄为 57 岁。发病年龄高峰在欧美国家是 70～80 岁，而在我国是 50～60 岁。

二、病因

MM 的病因迄今尚未完全明确。临床观察、流行病学调查和动物实验提示，电离辐射、慢性抗原刺激、遗传因素、病毒感染、基因突变可能与 MM 的发病有关。MM 在遭受原子弹爆炸影响的人群和在职业性接受或治疗性接受放射线人群的发病率显著高于正常，而且接受射线剂量愈高，发病率也愈高，提示电离辐射可诱发本病，其潜伏期较长，有时长达 15 年以上。据报告化学物质如石棉、砷、杀虫剂、石油化学产品、塑料及橡胶类的长期接触可能诱发本病，但此类报告大多比较零散，尚缺乏足够令人信服的证据。临床观察到患有慢性骨髓炎、胆囊炎、脓皮病等慢性炎症的患者较易发生 MM。MM 在某些种族（如黑色人种）的发病率高于其他种族，居住在同一地区的不同种族的发病率也有不同，以及某些家族的发病率显著高于正常人群，这些均提示 MM 的发病可能与遗传因素有关。病毒与 MM 发病有关已在多种动物试验中得到证实，早先有报告 EB 病毒与人多发性骨髓瘤发病有关，近年来报道人单纯疱疹病毒 8（HHV-8）与 MM 发病有关。但是究竟是偶合抑或是病毒确与 MM 发病有关，尚待进一步研究澄清。MM 可能有多种染色体畸变及癌基因激活（见发病机制），但未发现特异的标志性的染色体异常。染色体畸变是否是 MM 发病的始动因素，尚待研究证实。恶性肿瘤是多因素、多基因、多步骤改变导致的疾病，MM 也不例外。

三、发病机制

关于骨髓瘤细胞的起源，最初依据细胞形态及分泌免疫球蛋白的特点，认为源于浆细胞的恶变。而后的免疫学和分子生物学研究提示骨髓瘤细胞起始于早期前 B 细胞恶变，其根据是 MM 患者除有单克隆恶变浆细胞外，尚有单克隆淋巴细胞。该淋巴细胞表面的免疫球蛋白及免疫球蛋白基因重排与瘤细胞相同，早期前 B 细胞细胞质 IgM 可与抗 M 蛋白抗体发生特异性结合反应。但是，有研究发现骨髓瘤细胞不仅具有浆细胞和 B 细胞特征，而且还表达髓系细胞、红系细胞、巨核细胞及 T 细胞表面抗原（即表达 CD10、CD38、CD56、CD86、CD95 等）。还有研究提示 T 细胞和 B 细胞的共同前驱细胞发生了与瘤细胞相同的免疫球蛋白基因重排，某些 MM 患者的 T 细胞亚群能和 M 蛋白发生特异性交叉反应。故认为 MM 瘤细胞虽然主要表达 B 细胞-浆细胞特点，但其起源却是较前 B 细胞更早的造血前体细胞的恶变。近年来有学者根据 MM 细胞免疫球蛋白（Ig）基因编码重链可变区（VH）常发生明显的体突变，而此种体突变是分化晚期 B 细胞接受抗原刺激后发生的改变，故认为 MM 细胞来源自分化晚期的 B 细胞。

至于造血前体细胞发生恶变的机制，目前尚未完全阐明。有众多证据表明 MM 的发生与癌基因有关。对诱导产生的小鼠浆细胞瘤的研究发现，大部分鼠发生染色体易位，而断裂点几乎都出现在癌基因 c-myc 区，形成重组 c-myc（rc-myc）并得到表达，提示鼠浆细胞瘤与 c-myc 有关。在 MM 患者中已发现有 c-myc 基因重排、突变及 mRNA 水平升高。癌基因 N-ras 或 K-ras 突变见于 27% 初诊 MM 病例及 46% 治疗后 MM 病例。P21 是癌基因 H-ras 的产物，P21 的高水平见于部分 MM 患者，表明部分 MM 患者有癌基因 H-ras 的高表达。在动物实验中，将点突变激活的 H-ras 基因植入经 EB 病毒感染的人 B 淋巴细胞，结果导致 B 淋巴细胞转化为恶性浆细胞，表现出能在半固体培养基上生长和使裸鼠生长肿瘤并分泌大量 IgM 等恶性浆细胞特征。对 MM 的染色体研究，虽未发现具有标记性的染色体异常，但已肯定出现在 MM 的一些染色体异常并非随机性的，其中 1、14 号染色体重排最为常见，其次 3、5、7、9、11 号染色体的三体型和 8、13 号染色体的单体型以及 6 号染色体长臂缺失，也较多见于 MM。已有研究证明 6 号染色体长臂缺失与破骨细胞激活因子（OAF）及肿瘤坏死因子（TNF）生成增多有关，7 号染色体异常与多药耐药基因（MDR1）表达有关，8 号染色体异常与 c-myc 癌基因激活有关。因此，目前一般认为，放射线、化学物质、病毒感染等因素可能引起基因突变或染色体易位，激活癌基因，如点突变激活 H-ras 和基因重排激活 c-myc，导致肿瘤发生。此外，抗癌基因 Rb 和 p53 的失活也见于 MM。关于染色体异常与癌基因的激活以及癌基因激活、抗癌基因失活与 MM 发病之间的关系目前正在深入研究之中。

淋巴因子（细胞因子、生长因子、白细胞介素、集落刺激因子）与骨髓瘤的关系在近年来受到重视。B 细胞的增殖、分化、成熟至浆细胞的过程与多种淋巴因子有关：白细胞介素 1（白介素-1，IL-1）可激活 IL-2 基因表达；IL-2 和 IL-3 促使 B 细胞早期增殖、分化；IL-4 可以激活休止期 B 细胞，促进 B 细胞增殖；IL-5 促使 B 细胞进一步增殖、分化；IL-6 刺激 B 细胞增殖并最终分化为产生免疫球蛋白的浆细胞。其中 IL-6 受到特别注意，因为无论在体内还是在体外，IL-6 均可促使浆细胞和骨髓瘤细胞增殖，而处于进展期的多发性骨髓瘤患者体内，尤其是骨髓中 IL-6 水平显著高于正常。但是对于 IL-6 是来自正常组织的旁分泌还是骨髓瘤细胞的自分泌，尚存在着不同意见。有些研究者根据人骨髓瘤细胞株 RPMI 8226 和 U 266 不分泌 IL-6 这一现象，提出升高的 IL-6 可能来自骨髓中单核细胞和基质细胞的旁分泌，而非瘤细胞的自分泌。然而多数研究者认为，尽管单核细胞、骨髓基质细胞、T 细胞、内皮细胞、肾小球细胞、角化细胞均可分泌 IL-6，但骨髓瘤细胞（包括不同株的 RPMI 8226 和 U 266）也可自行分泌 IL-6。新近的研究显示，虽然自分泌和旁分泌都存在，但旁分泌是主要的。C 反应蛋白（CRP）的水平受 IL-6 的调节，当 IL-6 水平升高时，CRP 水平也随之升高，故 CRP 水平可间接反映 IL-6 水平。MM 患者的 CRP 水平常升高。根据多种淋巴因子，尤其是 IL-6，是 B 细胞-浆细胞的生长因子和分化因子，进展性多发性骨髓瘤患者骨髓中 IL-6 水平异常升高，因而推测 IL-6 等淋巴因子分泌的调节异常可能与 MM 的发病有关。基于此点，有人试用抗 IL-6 抗体治疗 MM，疗效尚待评估。

溶骨性病变是 MM 的重要特征之一。目前认为，溶骨性病变主要并非由瘤细胞直接侵蚀骨质引起，而是由瘤细胞和骨髓基质细胞分泌一些因子激活破骨细胞所致。这些因子统称为破骨细胞激活因子（OAF），包括 IL-6、肿瘤坏死因子（TNF）、IL-11、巨噬细胞集落刺激因子（M-CSF）、血管内皮生长因子（VEGF）、整合素 $\alpha\gamma\beta$ 3 等。这些因子能够激活破骨细胞，导致骨质疏松、骨质破坏。另有研究指出，6 号染色体长臂缺失可促使 TNF、OAF 增多，加重溶骨性病变。γ-干扰素和肾上腺皮质激素则可抑制这些因子的产生。新近的研究发现 NF-κB 配体受体激活因子（RANKL）在骨病中起着重要作用。RANKL 在 MM 有高表达，此因子可提高破骨细胞活性，促发骨质破坏。此外，还发现 Wnt 信息通道的抑制因子 DKK1 在 MM 也有高表达。DKK1 可抑制成骨细胞的分化和功能。这方面的研究及其在临床上的应用都在深入研究中。

MM 的多种多样的临床表现是由于恶变克隆浆细胞无节制地增殖、浸润及其分泌的大量单克隆免疫球蛋白所引起；瘤细胞在原发部位骨髓的过度增殖，导致骨髓造血功能抑制；瘤细胞广泛浸润可累及淋巴结、脾脏、肝脏、呼吸道及其他部位，引起受累组织器官的功能障碍；瘤细胞分泌的一些因子引起溶骨性病变及相关的症状；瘤细胞分泌的大量单克隆免疫球蛋白出现血中引起血液黏滞度增高及凝血因子功能障碍，而过量轻链自肾脏排泄引起肾脏损害，轻链沉淀于组织器官造成淀粉样变性损害，而同时正常多克隆浆细胞增生和多克隆免疫球蛋白合成受到抑制，使机体免疫力减低，易招致继发感染。

四、病理

MM 最常见侵犯骨骼，病变骨的骨小梁破坏，骨髓腔内为灰白色瘤组织所充塞。骨皮质变薄或被腐蚀破坏，骨质变得软而脆，可用刀切开。瘤组织切面呈灰白色胶样，若有出血则呈暗红色。瘤组织可穿透骨皮质，浸润骨膜及周围组织。

在显微镜下瘤细胞呈弥漫分布，间质量少，由纤细的纤维组织及薄壁血管组成。小部分肿瘤可有丰富的网状纤维。瘤细胞是不同分化程度的浆细胞，分化好者酷似正常成熟浆细胞，分化差者类似组织细胞，胞体较大，外形不规则，胞质蓝染，核旁空晕不明显，核大且染色质细致，含1~2个核仁。可见双核或多核瘤细胞。

骨髓外浸润多见于肝、脾、淋巴结及其他单核-吞噬细胞系统，也见于肾、肺、心、甲状腺、睾丸、卵巢、消化道、子宫、肾上腺及皮下组织。部分病例（8%~15%）的瘤组织及脏器有淀粉样物质沉着，即免疫球蛋白轻链沉着，用刚果红染色，在普通光学显微镜下和旋光显微镜下分别呈示特殊绿色和二色性，用免疫荧光法可鉴定其为轻链。在此种淀粉样物质沉着周围有异物巨核细胞反应。常见受累器官为舌、肌肉、消化道、肾、心肌、血管、关节囊及皮肤。

（王雪芹）

第二节　多发性骨髓瘤的诊断和分期

一、临床表现

多发性骨髓瘤临床表现多样，有时患者的首发症状难以直接考虑到本病的可能，若不警惕本病并做进一步检查，则易发生误诊或漏诊。

（一）骨痛

骨痛是本病的主要症状之一。疼痛程度轻重不一，早期常是轻度的、暂时的，随着病程进展可以变为持续而严重。疼痛剧烈或突然加剧常提示发生了病理性骨折。绝大多数患者在全病程中都会有不同程度的骨痛症状，但有少数患者始终无骨痛。

除骨痛、病理骨折外，还可出现骨骼肿物，瘤细胞自骨髓向外浸润，侵及骨质、骨膜及邻近组织，形成肿块。在多发性骨髓瘤，这种骨骼肿块常为多发性，常见部位是胸肋骨、锁骨、头颅骨、鼻骨、下颌骨及其他部位。与孤立性浆细胞瘤不同的是，其病变不仅是多发的，而且骨髓早已受侵犯，并有大量单克隆免疫球蛋白的分泌。

（二）贫血及出血倾向

贫血是本病另一常见临床表现。贫血程度不一，一般病程早期较轻，晚期较重，血红蛋白可降到＜50g/L。造成贫血的主要原因是骨髓中瘤细胞恶性增殖、浸润，排挤了造血组织，影响了造血功能。此外，肾功能不全、反复感染、营养不良等因素也会造成或加重贫血。

出血倾向在本病也不少见。出血程度一般不严重，多表现为黏膜渗血和皮肤紫癜，常见部位为鼻腔、牙龈、皮肤，晚期可能发生内脏出血及颅内出血。导致出血的原因是血小板减少和凝血障碍。血小板减少是因骨髓造血功能受抑，凝血障碍则因大量单克隆免疫球蛋覆盖于血小板表面及凝血因子（纤维蛋白原，凝血酶原，凝血因子Ⅴ、Ⅶ、Ⅷ等）表面，影响其功能，造成凝血障碍。免疫球蛋白异常增多使血液黏滞性增加，血流缓慢不畅，损害毛细血管，也可造成或加重出血。

（三）反复感染

本病患者易发生感染，尤以肺炎球菌性肺炎多见，其次是泌尿系感染和败血症。病毒感染中以带状疱疹、周身性水痘为多见。部分患者因反复发生肺炎住院，进一步检查方确诊为MM并发肺炎。对晚期MM患者而言，感染是重要致死原因之一。本病易有感染的原因是正常多克隆B细胞-浆细胞的增生、分化、成熟受到抑制，正常多克隆免疫球蛋白生成减少，而异常单克隆免疫球蛋白缺乏免疫活性，致使机体免疫力减低，致病菌乘虚而入。此外，T细胞和B细胞数量及功能异常以及化疗药物和肾上腺皮质激素的应用，也增加了发生感染的机会。

（四）肾脏损害

肾脏病变是本病比较常见且具特征性的临床表现。由于异常单克隆免疫球蛋白过量生成和重链与轻链的合成失去平衡，过多的轻链生成，分子量仅有23kDa的轻链可自肾小球滤过，被肾小管重吸收，过多的轻链重吸收造成肾小管损害。此外，高钙血症、高尿酸血症、高黏滞综合征、淀粉样变性及肿瘤细胞浸润，均可造成肾脏损害。患者可有蛋白尿、本周蛋白尿、镜下血尿，易被误诊为"肾炎"，最终发展为肾不全。肾衰竭是MM的致死原因之一。在大多数情况下，肾衰竭是慢性、渐进性的，但少数情况下可发生急性肾衰竭，主要诱因是高钙血症和脱水，若处理及时得当，急性肾衰竭可逆转。

（五）高钙血症

血钙升高是由于骨质破坏使血钙逸向血中、肾小管对钙外分泌减少及单克隆免疫球蛋白与钙结合的结果。增多的血钙主要是结合钙而非离子钙。血钙＞2.60mmol/L（＞10.4mg/dL）即为高钙血症。高钙血症可引起头痛、呕吐、多尿、便秘，重者可致心律失常、昏迷甚至死亡。钙沉积在肾脏造成肾脏损害，重者可引起急性肾衰竭，威胁生命，故需紧急处理。

（六）高黏滞综合征

血中单克隆免疫球蛋白异常增多，一则包裹红细胞，减低红细胞表面负电荷之间的排斥力而导致红细胞发生聚集，二则使血液黏滞度尤其血清黏滞度增加，血流不畅，造成微循环障碍，引起一系列临床表现称为高黏滞综合征。常见症状有头晕、头痛、眼花、视力障碍、肢体麻木、肾功能不全，严重影响脑血流循环时可导致意识障碍、癫痫样发作甚至昏迷。眼底检查可见视网膜静脉扩张呈结袋状扩张似"香肠"，伴有渗血、出血。因免疫球蛋白包裹血小板及凝血因子表面，影响其功能，加之血流滞缓损伤毛细血管壁，故常有出血倾向，尤以黏膜渗血（鼻腔、口腔、胃肠道黏膜）多见。在老年患者，血流黏滞度增加、贫血、血容量扩增可导致充血性心力衰竭发生。雷诺现象也可发生。

高黏滞综合征的发生既与血中免疫球蛋白浓度有关，也与免疫球蛋白类型有关。当血液黏滞度（血浆或血清黏滞度）超过正常3倍以上、血中单克隆免疫球蛋白浓度显著升高时，易发生高黏滞综合征。在各种免疫球蛋白类型中，IgM分子量大、形状不对称并有聚集倾向故最易引起高黏滞综合征。其次，IgA和IgG3易形成多聚体，故也较易引起高黏滞综合征。

（七）高尿酸血症

血尿酸升高者在MM常见。血尿酸升高是由于瘤细胞分解产生尿酸增多和肾脏排泄尿酸减少的结果。血尿酸升高虽然很少引起明显临床症状，但可造成肾脏损害，应予预防和处理。

（八）神经系统损害

瘤细胞浸润、瘤块压迫、高钙血症、高黏滞综合征、淀粉样变性以及病理性骨折造成的机械性压迫均可成为引起神经系统病变和症状的原因。神经系统症状多种多样，既可表现为周围神经病和神经根综合征，也可表现为中枢神经系统症状。胸椎、腰椎的压缩性病理性骨折可造成截瘫。

（九）淀粉样变性

免疫球蛋白的轻链与多糖的复合物沉淀于组织器官中即是本病的淀粉样变性。受累的组织器官常较广泛，舌、腮腺、皮肤、心肌、胃肠道、周围神经、肝、脾、肾、肾上腺、肺等均可被累及，可引起舌肥大、腮腺肿大、皮肤肿块或苔藓病、心肌肥厚、心脏扩大、腹泻或便秘、外周神经病、肝脾肿大、肾功能不全等。淀粉样变性的诊断依赖组织活检病理学检查，包括形态学、刚果红染色及免疫荧光检查。

（十）肝脾肿大及其他

瘤细胞浸润、淀粉样变性导致肝脾大。肝大见于半数以上患者，脾大见于约20%患者，一般为肝脾轻度肿大。淋巴结一般不肿大。少数患者可有关节疼痛，甚至出现关节肿胀、类风湿样结节，系骨关节发生淀粉样变性的表现。皮肤损害如瘙痒、红斑、坏疽样脓皮病、多毛仅见于少数患者。个别患者有黄瘤病，据认为是单克隆免疫球蛋白与脂蛋白结合的结果。

二、实验室检查

实验室检查对MM的诊断、分型、临床分期及预后判断都有重要意义。

（一）血常规

贫血见于绝大多数患者，随病情进展而加重。一般属正细胞正色素性贫血，但可有大细胞性贫血伴骨髓幼红细胞类巨幼变，也可因有失血而表现小细胞低色素性贫血。红细胞常成串排列，红细胞沉降率也明显加快，此因异常球蛋白包裹红细胞表面使红细胞表面负电荷之间排斥力下降而相互凝集的结果。红细胞凝集现象可能给红细胞计数、血型检查造成困难。

白细胞计数正常或减低。白细胞减少与骨髓造血功能受损及白细胞凝集素的存在有关。白细胞分类计数常显示淋巴细胞相对增多至 $40\%\sim55\%$。外周血涂片偶可见到个别瘤细胞，若出现大量瘤细胞，应考虑为浆细胞白血病。

血小板计数正常或减少。血小板减少的原因是骨髓造血功能受抑和血小板凝集素存在的缘故。当血小板表面被异常球蛋白覆盖时，功能受到影响，可成为出血的原因之一。

（二）骨髓象

骨髓瘤细胞的出现是 MM 的主要特征。骨髓一般呈增生性骨髓象，各系统比例与瘤细胞数量有关，当瘤细胞所占比例较小时，粒细胞和红细胞系比例可大致正常，巨核细胞数也可在正常范围；当瘤细胞数量较多，所占比例较大时，粒细胞系、红细胞系及巨核细胞均可明显减少。值得提出的是，在部分患者，特别在病程早期，骨髓瘤细胞可呈灶性分布，单个部位骨髓穿刺不一定检出骨髓瘤细胞，此时应做多部位骨髓穿刺或骨髓活检，方可发现瘤细胞。瘤细胞易位于涂片尾部，应注意检查涂片尾部。

骨髓瘤细胞形态呈多样性。分化良好者与正常成熟浆细胞形态相似，分化不良者呈典型骨髓瘤细胞形态，而多数瘤细胞形态似幼浆细胞或原浆细胞形态。同一患者的骨髓中可出现形态不一的骨髓瘤细胞。典型骨髓瘤细胞较成熟浆细胞大，直径为 $30\sim50\mu m$，细胞外形不规则，可有伪足，胞质蓝染，核旁空晕消失或不明显，胞质中可见泡壁含核糖核酸、泡内含中性核蛋白的空泡，也可见到含 Bence-Jones 蛋白的类棒状小体以及外层含免疫球蛋白而内含糖蛋白的嗜酸小体（Rusell 小体），核较大，核染色质细致，有 $1\sim2$ 个核仁。少数瘤细胞具有双核或多核，但核分裂并不常见。IgA 型骨髓瘤细胞胞质经瑞氏染色可呈火焰状，此因嗜碱性糖蛋白被嗜酸性糖蛋白取代的缘故。据观察，瘤细胞形态近似成熟浆细胞者病程进展较慢，瘤细胞形态呈分化不良者病程进展较快。

在透射电子显微镜下，瘤细胞的显著特征是内质网的增多和扩大，高尔基体极为发达。扩大的粗面内质网内含无定形物、椭圆形小体，这些物质与血清中 M 蛋白有关。发达的高尔基体内含致密小体和空泡。线粒体也增多、增大，嵴丰富。常可见到胞质内有空泡、Rusell 小体、结晶体、包涵体。胞核大而圆，常偏于一侧，核染色质较粗，核仁大而多形化，有时可见核内包涵体。核与胞质发育成熟程度不成比例是瘤细胞在透射电子显微镜下的重要特征。

应用抗免疫球蛋白的重链抗体和抗免疫球蛋白轻链抗体，进行免疫荧光法检查，可发现骨髓瘤细胞呈阳性，但仅含有 1 种重链和 1 种轻链，与其血清中 M 蛋白的重链、轻链类型一致。

（三）血清异常单克隆免疫球蛋白检测

单克隆免疫球蛋白增多引起的高球蛋白血症是本病的重要特征之一。血清白蛋白减少或正常，A/G 比例常倒置。异常单克隆免疫球蛋白大量增多的同时，正常免疫球蛋白常明显减少。检测血清异常单克隆免疫球蛋白的方法有下述几种：①血清蛋白醋酸纤维薄膜电泳。异常增多的单克隆免疫球蛋白表现为一浓集的窄带，经密度扫描仪绘出的图像表现为一窄底高峰，其峰高度至少较峰底宽度大两倍以上，即"M"成分（或称 M 蛋白）。这是由于单克隆免疫球蛋白的分子量大小、氨基酸组成、所带电荷完全相同，因而在电场的泳动速度完全相同的缘故。M 成分可出现在 γ 区（IgC、IgM）、β 或 α_2 区（IgA），这取决于单克隆免疫球蛋白的类型。当 M 成分显著增多时，其他免疫球蛋白及血清白蛋白常明显减少。②免疫电泳。单克隆免疫球蛋白在免疫电泳上表现为异常沉淀弧，在出现一种异常重链沉淀弧和一种异常轻链沉淀弧的同时，另一种轻链和其他类型重链常明显减少。根据免疫电泳结果可以确定单克隆免疫球蛋白类型，从而对多发性骨髓瘤进行分型，即 IgG 型、IgA 型、IgM 型、IgD 型、IgE 型、轻链型、双克隆或多克隆型、不分泌型。③近几年来采用聚合酶链反应（PCR）技术检测免疫球蛋白重链基因重排作为单克隆 B 细胞-浆细胞恶性增生的标记，用于本病的诊断及与良性反应性免疫球蛋白增多的鉴别诊断。用上述方法检出单克隆免疫球蛋白后，尚需进行定量，目前多采用速率散射比浊法确定免疫球蛋白浓度。

近年来的研究证实血清游离轻链（FLC）的检测是一种检测体内是否存在克隆性浆细胞的高度敏感方法。FLC 是血清中未与重链结合成完整免疫球蛋白的游离轻链。通过免疫比浊法测定出血清中游离轻链 κ 和 λ 量，计算 κ/λ 比值。κ/λ 比值的正常范围是 0.26～1.65。若此比值高于 1.65 或低于 0.26，表明体内可能存在单克隆性浆细胞增殖。

（四）尿液常规检查

常发现有蛋白尿、镜下血尿，但管型少见，有时可见到浆（瘤）细胞。具有诊断意义的是尿中出现本周蛋白，又称凝溶蛋白，该蛋白在酸化的尿液中加热至 50～60℃时发生凝固，但进一步加热则又溶解。本周蛋白就是自肾脏排出的免疫球蛋白轻链。在多发性骨髓瘤，瘤细胞不仅合成和分泌大量单克隆免疫球蛋白，而且重链与轻链的合成比例失调，往往有过多轻链生成，故血中轻链浓度明显升高。轻链的分子量仅 23kDa，可通过肾小球基底膜而排出，故出现本周蛋白尿。由于单克隆浆（瘤）细胞仅能合成一种轻链（κ 或 λ 链），故本周蛋白仅为一种轻链。应用免疫电泳可确定本周蛋白为何种轻链。近年来采用速率散射比浊法定量测定尿中轻链含量，显著提高了尿液轻链检测的敏感度和精确度。既往用酸加热法检测本周蛋白的阳性率为 30%～60%，且有假阳性，而采用尿液轻链定量法的阳性率几近100%，且不出现假阳性。正常人尿中有 κ 和 λ 两种轻链，含量均低。尿中出现大量单一轻链，而另一种轻链含量减低甚至检测不出，是 MM 的特征之一。

（五）肾功能

肾功能常受损，尤多见于病程中期、晚期。血肌酐、尿素氮、内生肌酐清除率测定、酚红排泄试验、放射性核素肾图等检查可确定肾功能是否受损及受损程度。晚期可发生尿毒症，成为死因之一。当患者有大量本周蛋白尿时，应避免进行静脉肾盂造影，因造影剂可能与本周蛋白发生反应而导致急性肾功能衰竭。

（六）血生化异常

血钙常升高。血磷一般正常，肾功能不全时磷排出减少可引起血磷升高。胆固醇可正常、升高或降低，高胆固醇血症多见于 IgA 型骨髓瘤，低胆固醇血症多见于 IgG 型骨髓瘤。碱性磷酸酶可正常、降低或升高，既往曾认为本病有骨质破坏而无成骨过程，故碱性磷酸酶不升高，并以此作为本病与甲状旁腺功能亢进、骨转移癌的鉴别点之一，但近年来国内外均有研究证明并非所有 MM 患者均无成骨活动，部分患者的碱性磷酸酶水平可高于正常，故不可凭借碱性磷酸酶水平升高排除本病。高尿酸血症在本病常见，可并发泌尿道结石。

（七）X 线及其他影像学检查

X 线检查在本病诊断上具有重要意义。本病的 X 线表现有下述 4 种：①弥散性骨质疏松。瘤细胞浸润及瘤细胞分泌激活破骨细胞的因子（IL-1、淋巴细胞毒素、TNF、OAF）引起普遍性骨质疏松。脊椎骨、肋骨、盆骨、颅骨常表现明显，也可见于四肢长骨。②溶骨性病变。骨质疏松病变的进一步发展即造成溶骨性病变。多发性圆形或卵圆形、边缘清晰锐利似穿凿样溶骨性病变是本病的典型 X 线征象，常见于颅骨、盆骨、肋骨、脊椎骨，偶见于四肢骨骼。③病理性骨折。骨折在骨质破坏的基础上发生，最常见于下胸椎和上腰椎，多表现为压缩性骨折。其次见于肋骨、锁骨、盆骨，偶见于四肢骨骼。④骨质硬化。此种病变少见，一般表现为局限性骨质硬化，出现在溶骨性病变周围。弥散性骨质硬化罕见。IgD 型骨髓瘤较易并发骨质硬化。

γ-骨显像显示的放射性浓聚主要反映成骨活性增加，由于骨髓瘤骨病主要为破骨细胞活性增加导致，成骨活性一般低于正常，而在疾病早期或发生病理性骨折时往往才显示浓聚，因此，γ-骨显像检测往往低估骨病范围，得出假阴性结果。目前已不作为评价骨病的主要方法。而且这项检查特异性不高，任何原因引起的骨质代谢增高均可导致放射线浓集征象，故应注意鉴别。

电子计算机体层成像（CT）、磁共振成像（MRI）和正电子发射断层显像（PET）对骨质病变的检查较 γ-骨显像更为敏感，更为特异。MRI 和 PET 不仅可检测骨质病变，而且可检测骨髓及神经系统（脊髓、颅内）是否受累。因此，若条件许可，应对患者进行 CT、MRI 和 PET 检查，全面了解病情，为诊断和临床分期提供准确依据。

三、骨髓瘤分型

根据血清中 M 蛋白成分的特点，可将多发性骨髓瘤分为下述八种类型。各型既具有基本的共同点，又各具一定的特点。

（一）IgG 型

此型是最多见的类型，占全部多发性骨髓瘤的 50%～60%。本型具有前述多发性骨髓瘤的典型临床表现。

（二）IgA 型

此型占 15%～20%。除具有与 IgG 型相似的临床表现外，尚有 M 成分出现在 α_2 区、骨髓中有火焰状瘤细胞、高胆固醇血症和髓外骨髓瘤较多见等特点。

（三）轻链型

此型占 15%～20%。瘤细胞仅合成和分泌单克隆轻链，不合成相应的轻链，轻链分子量仅 23kDa，远小于白蛋白分子量，故在血清蛋白电泳上不出现 M 成分，而在尿中排出大量轻链（本周蛋白尿）。此型瘤细胞常分化较差，增殖迅速，骨骼破坏及肾功能损害较重，预后较差。

（四）IgD 型

既往曾认为此型少见，但随着 IgD 抗血清的逐渐广泛应用，提高了 IgD 的检出率，近年来 IgD 型多发性骨髓瘤病例报告较前明显增多。此型除具有多发性骨髓瘤的一般表现外，尚有下述特点：①患者较年轻，常见于 50 岁以下男性；②由于 IgD 正常含量很少，即便当 IgD 含量升高至正常水平的 200 倍（约 600mg/dL）时，血清蛋白电泳上也常不显现出明显的 M 成分，因此，诊断 IgD 型多发性骨髓瘤需依赖 IgD 定量和免疫电泳，而不是依赖蛋白电泳；③髓外骨髓瘤和髓外浸润多见；④本周蛋白尿多见，常为 λ 链，λ 与 κ 之比为 6：1；⑤骨质硬化相对较多见。

（五）IgE 型

此型罕见，至今国际上仅有少数病例报告，国内尚未见有病例报告。血清中单克隆 IgE 含量很高（4.5～6.0g/dL），轻链多为 λ 链。溶骨性病变少见。外周血中浆细胞增多，可呈现浆细胞白血病图像。

（六）双克隆或多克隆型

此型少见，约占 1%。双克隆常为 IgM 与 IgG 联合或 IgM 与 IgA 联合。双克隆免疫球蛋白的轻链多属于同一类型即 κ 或 λ 链，但可偶为两种轻链即既有 κ 链又有 λ 链。双克隆轻链型多发性骨髓瘤也有病例报告。多克隆（三或四克隆）者罕见。双克隆既可来自单一克隆浆（瘤）细胞的分泌，也可来自两个克隆浆（瘤）细胞的分泌。

（七）IgM 型

此型在国内少见。除具有多发性骨髓瘤的一般临床表现外，由于其分子量巨大故易引起高黏滞综合征是此型的特点。

（八）不分泌型

此型约占 1%。此型具有骨髓中恶性浆细胞瘤增生、骨质破坏、骨痛、贫血、正常免疫球蛋白减少、易发生感染等多发性骨髓瘤的典型表现，但血清中无 M 蛋白，尿中无本周蛋白，因为瘤细胞不分泌免疫球蛋白。应用免疫荧光法可将此型进一步分为不合成型和不分泌型，前者瘤细胞内无免疫球蛋白合成，后者瘤细胞内有免疫球蛋白合成但不能分泌出来。

四、临床分期

（一）Durie-Salmon 分期体系（DS 分期）

目前大剂量化疗和新药的应用能够克服较大的肿瘤负荷，DS 分期预后效能明显下降。

但是它可以区分出一部分疾病早期的患者（DSⅠ期），具体分期见表11-1。

表 11-1　DS 分期标准

分期	分期标准	瘤细胞数（/m^2）
Ⅰ	符合下列各项：	<0.6×10^{12}
	① 血红蛋白>100g/L	
	② 血钙正常	
	③ X线正常或只有孤立的溶骨病变	
	④ M蛋白较低（IgG<50g/L，IgA<30g/L，尿本周蛋白<4g/24h）	
Ⅱ	介于Ⅰ期和Ⅲ期两者之间	(0.6~1.2)×10^{12}
Ⅲ	符合下列至少任何一项：	>1.2×10^{12}
	① 血红蛋白<85g/L	
	② 血钙>12mg/dL	
	③ X线多处进行性溶骨性损害	
	④ M蛋白较高（IgG>70g/L，IgA>50g/L，尿本周蛋白>12g/24h）	

（二）ISS 分期

ISS 分期是在国际骨髓瘤工作组（IMWG）在多中心、大宗病例的研究基础上制定，以常规实验室检查为基础，在常规化疗、HDT 治疗的患者中均具有良好的预后效能，在新药时代的预后意义目前尚无定论。ISS 分期见表11-2。

表 11-2　ISS 分期

分期	ISS 分期标准	中位生存期（月）
Ⅰ	ALB≥35g/L 和 β_2-MG<3.5mg/L	62
Ⅱ	介于Ⅰ期和Ⅲ期两者之间	44
Ⅲ	β_2-MG≥5.5mg/L	29

五、鉴别诊断

（一）意义未明的单克隆丙球蛋白血症（MGUS）

有 M 蛋白和单克隆浆细胞的证据，但数值较低。无骨髓瘤相关的组织器官损害。每年仅约 1% 进展为 MM，多数患者历经数年病情无明显进展，不需要进行治疗，只需随访观察。具体诊断标准。

（二）反应性浆细胞增多症

病毒感染、变态反应性疾病、慢性肝病、结核、伤寒、结缔组织疾病、恶性肿瘤等均可引起。临床表现与原发病相关，很少出现骨质损害。骨髓中浆细胞比例多低于 10%，偶有 >30% 者，形态为成熟浆细胞。免疫球蛋白分析多为多克隆性升高。原发病得到治疗后浆细胞比例可恢复正常。

（三）淋巴浆细胞淋巴瘤/Waldenstrom 巨球蛋白血症

主要需与 IgM 型浆细胞骨髓瘤鉴别。临床也可有贫血、高黏滞血症、肾功能损害等表现，但骨质损害少见，多伴有全身淋巴结肿大，骨髓中细胞为浆细胞样淋巴细胞，可有成熟浆细胞。

（四）骨转移癌

乳腺癌、肺癌、前列腺癌、甲状腺癌、宫颈癌、骨及软组织肉瘤等晚期可发生骨骼转移，偶有以转移灶为首发表现者。与骨髓瘤患者不同，转移癌骨骼破坏的特点为成骨、溶骨混合存在，在溶骨缺损周围可见骨密度增加，无弥散性骨质疏松，血/尿中无 M 蛋白，骨髓中无浆细胞增多，偶见转移癌细胞。

（五）其他疾病

根据发病时临床表现的不同，本病还易与肾疾病、风湿性疾病、骨质疏松、甲状旁腺功能亢进症等疾病混淆，M 蛋白检测、骨髓检查等可协助鉴别。

六、预后因素

MM 是一类异质性极大的疾病，中位生存期 3～5 年，范围由数月到十余年不等。因此，有必要区分不同预后的患者，以期选择兼顾生存时间和生存质量的最佳治疗方式。

1. 传统预后因素

传统预后因素主要包括血液生化、骨髓形态学、影像学等指标。可以反映肿瘤负荷、宿主的机体状态，能够在一定程度上反映肿瘤的生物学特性。其中比较重要的有：血 β_2 微球蛋白、血清白蛋白、血红蛋白、乳酸脱氢酶、C 反应蛋白、血钙、肾功能、白细胞介素-6、骨髓浆细胞比例、浆细胞形态、浆细胞标记指数、骨损害数目、是否存在髓外病灶等。DS分期、ISS 分期标准是其代表。这类预后因素的优点是简便易得，重复性好，缺点是不能提示治疗。

2. 新的预后因素

（1）细胞遗传学：主要包括染色体显带分析和 FISH 检测的结果，反映肿瘤细胞的生物学特征。其中比较重要的有：①倍体类型：非超二倍体预后不良，多数存在涉及 IgH 的易位；超二倍体预后较好，典型的特征为奇数染色体如 3、7、9、11、15、17 等三体；②17号染色体缺失或单体（$Tp53$ 基因缺失），预后差，HDT 治疗不能克服；③IgH 易位：t（4；14）、t（14；16）和 t（14；20）提示预后差，t（11；14）和 t（6；14）提示预后中等或较好；④染色体显带分析中 13 号染色体单体或缺失（涉及 13q14），预后不良。但多个研究显示 t（4；14）、13 号染色体异常的不良影响能够被硼替佐米克服，因此在新药治疗中归为中等预后因素。

（2）血清游离轻链：血清游离轻链检测灵敏度高，甚至优于免疫固定电泳，而且其半衰期短，能够真实迅速的反应M蛋白的变化情况，因此在疾病诊断、疗效评估方面具有独特的优势。有研究显示将其纳入ISS分期能更有效地判断预后。

（3）疗效：多数研究提示取得较好的疗效预示着较长的生存时间。但是否追求完全缓解（CR），目前仍存在争议。疑虑在于：①CR患者与接近完全缓解（nCR）、非常好的部分缓解（VGPR）患者相比，疗效无显著差异；②为了获得CR必然要采取较强的治疗，由此会带来较大的毒副作用。确定更严格的CR，可能会更具有预后意义。

（4）基因表达谱（GEP）：多个研究独立检测了MM的基因表达谱，并确定了相应的危险分层体系。遗憾的是，不同体系间没有太大重叠，提示仍需谨慎分析不同基因之间的功能通用性和相关性，也说明了MM发展过程中基因水平变化的复杂。

（5）其他：涉及 Ras、Myc 等基因的异常，浆细胞免疫表型，流式微小残留病检测，PET/CT检测结果等均具有很强的预后相关性。

（王雪芹）

第三节　多发性骨髓瘤的治疗

一、治疗原则

由于传统的化疗难以使初治的多发性骨髓瘤（MM）患者获得完全缓解（CR），因而既往治疗的目的仅为缓解症状、改善生活质量和延长生存，中位生存期2.5～3年。自体造血干细胞移植（HDT/ASCT）成功并广泛应用于治疗年轻的MM患者，显著提高了患者的无进展生存（PFS）和（或）总生存时间（OS），并成为年轻、无严重并发症患者的一线标准治疗策略。

最近10余年来，由于新药广泛应用于治疗MM，其疗效得到了显著的提高。这些新药主要为免疫调节药物（IMiDs，包括沙利度胺、雷那度胺以及新一代的pomalidomide）和蛋白酶体抑制药（硼替佐米和第2代抑制药卡菲佐米）。新药在一线治疗的各个阶段的应用，提高了治疗MM的疗效，并且改变了治疗模式。目前MM的治疗目标和目的：①越来越多的临床研究证实，获得CR或至少非常好的部分缓解（VGPR）是影响生存的关键因素之一，因而在耐受的前提下，尽可能地尽早获得高质量的缓解，改善和保护重要脏器功能，提高生活质量，为延长PFS和OS打下坚实的基础。②保持高质量的缓解状态是提高生存的另一个关键因素，患者获得CR或VGPR以上高质量缓解状态后，应继续给予必要的长期巩固和维持治疗，提高缓解质量和缓解持续时间，进一步延长PFS和OS。③对于年轻、无严重并发症的患者，追求"临床治愈"（持续CR≥10年）已成为可能。

然而，MM是包含多种细胞遗传学异常改变的一组异质性疾病。到目前为止，包括新药也并非真正的靶向治疗，目前临床上均应用于所有预后亚型。选择治疗的依据主要为年龄、一般状况和是否合并肾功能损害等。对于65岁以下、无严重并发症的初诊患者，新药在HDT/ASCT前后各个阶段的联合应用可能进一步提高治疗反应、PFS和OS，因而"新药+ASCT"可能是该人群目前的最佳治疗模式。而对于＞65岁的患者，新药联合传统化疗是合适的选择。

同时，只有症状性（活性）MM 才应开始治疗。对于无症状或冒烟型 MM，虽有研究显示长期的雷那度胺联合地塞米松治疗延迟进展为症状性 MM，但对后期的 MM 治疗以及对总生存时间（OS）的影响尚不明确，目前应严格限制于临床试验。

二、整体治疗和危险度分层治疗策略

对于 MM 患者的一线治疗治疗，需要强调的是其需要长期的治疗：从诱导、巩固（包括移植）、到维持的一个完整的治疗过程，即整体治疗（TT）策略。整体治疗策略首先起源于美国 Arkansas 小石城骨髓瘤中心治疗适合移植的年轻 MM 患者的系列 TT 方案，目前已被各大研究组织证实和采纳。无论是对于年轻、适合移植抑或老年、不适合移植的患者，整体治疗策略是提高患者长期生存的关键。

由于 MM 具有高度异质性，随着对疾病本质认识的深入，MM 的治疗也逐渐发展根据危险度分层的个体化治疗策略。目前的危险度分层主要依据患者的生化、肾功能、细胞遗传学和基因表达谱等。根据患者的上述特征，对选择治疗方案具有指导意义：①现已证实包含硼替佐米的方案可能克服包括高 β_2 微球蛋白、肾功能损害、13q-、t（4；14）等因素对预后的不良影响；而 17p-或基因表达谱高危的患者，现今的治疗（包括 HDT/ASCT 和新药）均不能有效消除对预后的不良影响，需要探索更佳有效的药物和治疗方法。②另一方面，根据患者的危险度分层，选择患者接受不同强度的诱导、巩固和维持治疗，使者获得治疗疗效和毒性平衡的最佳化，同时也优化利用社会和医疗资源。

三、适合移植患者的一线治疗

症状性 MM 初始治疗的选择仍然依赖于患者，是否能够接受大剂量化疗/自体造血干细胞移植（HDT/ASCT）。过去 20 多年来，HDT/ASCT 已成为年轻、无严重合并症患者的标准一线治疗。既往的常规化疗难以获得 CR（多＜5％）或 VGPR 等高质量的缓解状态；许多研究已显示，HDT/ASCT 治疗提高 CR 或 VGPR 比例，与延长无进展生存（PFS）甚至总生存时间（OS）密切相关。新药引入到 HDT/ASCT 整体治疗策略进一步提高 CR 率和 CR 患者的缓解质量，已证实可应用于 HDT/ASCT 前后。

（一）新药应用于诱导治疗

诱导治疗的目的在于降低肿瘤负荷从而增加 HDT/ASCT 后 CR 率，同时减少采集物中瘤细胞污染。既往诱导治疗多采用 3～6 个疗程不含烷化剂的如 VAD（长春新碱-阿霉素-地塞米松）等方案化疗，不影响自体造血干细胞采集，但 HDT/ASCT 前 CR 率＜10％而 CR＋VGPR 率＜20％。

多个Ⅲ期、随机、对照临床研究均显示以沙利度胺或硼替佐米等新药为基础的诱导治疗，如沙利度胺-地塞米松（TD）（意大利 GIMEMA 研究组）、沙利度胺-环磷酰胺-地塞米松（CTD）（ECOG 研究组）、硼替佐米-阿霉素-地塞米松（PAD）（HOVON/GMMG 研究组）或硼替佐米-地塞米松（VD）（IFM 研究组）等，较 VAD 为基础的方案显著提高了总反应率，更重要的是提高了 CR 率或 CR＋VGPR 率。由此，VAD 不应再作为 HDT/ASCT

之前的基础诱导治疗方案。新药治疗特别是以硼替佐米为基础方案的优越性还表现在：①提高了高危患者的治疗反应，包括 ISS 晚期患者和（或）细胞遗传学高危患者，如 FISH 检测 t（4；14）或 17p 缺失者；②更多的患者在 HDT/ASCT 前后获得了至少≥VGPR 的治疗反应，从而减少了 2 次 ASCT 的需要。

在美国，雷那度胺-地塞米松（RD 或 Rd）联合方案也用于 HDT/ASCT 之前的诱导治疗，然而其缺乏与其他方案的随机、对照研究。

多个新药和（或）传统化疗的联合可能进一步提高诱导治疗的有效性。意大利 GIME-MA 研究组Ⅲ期随机研究显示无论是 HDT/ASCT 前或后，硼替佐米-沙利度胺-地塞米松（VTD）三药联合方案的 CR 率均明显优于沙利度胺-地塞米松（TD）或硼替佐米-地塞米松（VD）的两药联合方案。该三药诱导化疗的患者在 HDT/ASCT 后获得约 70% 的 CR＋VG-PR 率。如此高的 CR 率对 PFS 的影响尚不能精确评价，因为在该随机研究中这些新药在 HDT/ASCT 后仍长时间应用。其他一些三药联合诱导方案，如硼替佐米-环磷酰胺-地塞米松（VCD）、硼替佐米-雷那度胺-地塞米松（VRD）以及更新的卡菲佐米-雷那度胺-地塞米松（CRD），初步显示了令人鼓舞的疗效；但由于缺乏随机、对照研究，这些方案是否优于并取代 VTD、PAD 或 VD 等方案尚不得而知。四药联合的方案也在进行尝试、研究，如 MMRCⅠ/Ⅱ期研究和 EVOLUTIONⅡ期研究，但其疗效尚未能显示优于三药联合方案，而毒性增加。

目前标准的诱导治疗方案尚不确定，多采用蛋白酶体抑制药如硼替佐米或联合 IMiDs 为基础的多药联合方案；更多的研究正致力于不同方案和不同药物剂量的组合，但共识是应达到高治疗反应和毒副作用的平衡。

（二）新药应用于预处理方案

早期 ASCT 研究中广泛采用的预处理方案为左旋苯丙氨酸氮芥（美法仑）（Mel）140mg/m² 联合 TBI。IFM 95-02 随机研究对比 Mel 140mg/m² 联合 TBI 或 Mel 单药 200mg/m²，显示 Mel 200mg/m² 毒性明显降低，CR 率和 EFS 两组间无差别，但 OS Mel 200mg/m² 组明显优于和 Mel 140mg/m² 联合 TBI 组；主要原因为后者复发后更加耐药，缩短了解救治疗的生存期。该研究奠定了 Mel 200mg/m² 取代 Mel 140mg/m² 联合 TBI 成为 MM 患者 ASCT 标准的预处理方案。

体内和体外的研究显示硼替佐米与 Mel 具有协同作用；而两者的毒性是不同的，不存在叠加效应。

（三）新药用于 HDT/ASCT 后巩固治疗

HDT/ASCT 后短期巩固治疗的目的是进一步增加 CR 率或提高 CR 质量。

（四）HDT/ASCT 后新药维持治疗

长期维持治疗的目的是有效控制或抑制恶性克隆。理想的维持治疗应该是口服制剂且耐受性良好。

虽然研究的设计、沙利度胺剂量和应用持续时间各不相同，5 个已发表的随机临床研究均显示沙利度胺维持治疗较对照者明显提高 CR（或 CR＋VGPR）率和（或）PFS。其中 2 个研究显示延长了 OS，其余研究未显示 OS 益处的主要原因是沙利度胺组患者复发后的生存缩短。近期的一个荟萃分析研究也证实沙利度胺维持治疗显著延长了PFS。沙利度胺维持治疗存在的问题主要为：①毒性特别是外周神经毒性限制其长期应用，药物的最佳剂量、联合及持续时间等尚不明了；②更进一步研究应揭示哪些人群患者不能从该药维持治疗获益，美国Arkansas和英国MRC研究显示高危细胞/分子遗传学改变的患者不能获益于沙利度胺维持治疗。

雷那度胺维持治疗耐受性优于沙利度胺，目前认为是较"理想"的维持治疗药物。CALGB和IFM的研究也显示HDT/ASCT后低剂量雷那度胺长期维持治疗较安慰剂非常显著地提高了各个预后分组亚型患者的PFS，前者同时延长了OS；但值得注意的是是否确实增加第二原发肿瘤（SPM）的发生率。

硼替佐米在维持治疗中的有效性也有少量研究报告，但静脉应用途径和神经毒性限制其广泛应用。目前一些研究尝试采用皮下注射及延长应用间隔的方法以增强其应用的耐受性。

（五）新药时代一线HDT/ASCT治疗的地位

新药的出现显著提高了MM的治疗反应，作为MM一线治疗的疗效已经达到甚至超过了传统化疗联合ASCT的治疗反应，由此我们面临着新的问题：新药治疗是否可以代替ASCT成为年轻/适合移植患者的一线治疗。多个研究显示新药（特别是硼替佐米）为基础的方案应用于HDT/ASCT前后各个治疗阶段，可使患者在获得更高的高质量缓解率（≥VGPR和CR率），其中部分甚至可获得免疫学甚至分子学缓解，进而进一步提高PFS和（或）OS。

目前对于年轻、适于移植治疗的患者，最佳的治疗模式仍然为：将新药有机的结合于ASCT前后的各个阶段中而并非替代ASCT，做到治疗反应的最佳化，同时降低治疗的相关毒性。

（六）异基因造血干细胞移植（allo-SCT）治疗MM

大多数MM患者终将复发。既往传统清髓性预处理方案后的allo-SCT由于高相关病死率（TRM），严重限制了这一目前认为唯一可能治愈方法的应用。减低剂量预处理（RIC）/非清髓性移植（NMT）取代经典的清髓性造血干细胞移植，使MM这一中老年疾病的TRM明显降低；但可能因复发率增高，PFS和OS并未见明显改善。通过ASCT的清髓性化疗降低肿瘤负荷后，再进行减低预处理剂量的allo-SCT的序贯联合移植（ASCT-RIC/NMT）方式，结合了ASCT安全性高和allo-SCT抗肿瘤效应（GVT）的双重优势，即可降低单纯ASCT或RIC/NMT的高复发率，又可降低传统allo-SCT高TRM风险，是以中老年人群为主的MM的合适移植方式，值得关注和进行临床验证，特别是对高危患者。

四、不适合移植和老年患者的一线治疗

随着新药治疗的引入，老年患者的标准治疗转变为一种新药（IMiDs或蛋白酶体抑制药）联合MP或地塞米松诱导治疗以及随后新药为基础的维持治疗。

（一）老年和不适合移植MM患者的诱导治疗

1. MP为基础的联合新药治疗

已报道6个随机研究对比经典的美法仑联合泼尼松（MP）或MP联合沙利度胺

（MPT）方案治疗初诊的老年人、不适合移植的 MM 患者。虽然入组标准、研究设计、化疗或沙利度胺剂量不同，但研究显示：①治疗反应率，无论是部分缓解（PR）或≥VGPR，MPT 均明显高于 MP；②其中 5 个研究显示显著延长 PFS；③因进展后解救治疗不同，其疗效对 OS 的评价存在影响；仍有 3 个研究显示延长 OS。对此 6 个研究进行荟萃分析，显示联合沙利度胺后显著增加了 1 年总反应率，延长了 PFS 和 OS（中位延长 6.6 个月，20%）。

另一个 MP 基础联合新药治疗的方案是联合硼替佐米（VMP）。Vista 随机、对照研究的结果显示，VMP 较 MP 方案明显提高所有预后亚组患者的治疗反应率和长期疗效（包括 OS）；VMP 组 CR 率高达 30%，可达到传统化疗联合 HDT/ASCT 后治疗年轻患者获得的 CR 率。

基于上述研究结果，MPT 或 VMP 成为欧洲 EMA 和美国 NCCN 指南推荐治疗年龄＞65 岁、不适合移植 MM 患者的一线治疗选择。

2. 地塞米松为基础的联合新药治疗

在随机研究中，沙利度胺联合地塞米松（TD）治疗老年患者较 MP 方案获得更高的治疗反应率（包括 CR 率）；但 TD 组患者 PFS 未提高，而 OS 甚至劣于 MP 组患者，其原因主要是该研究中沙利度胺和地塞米松的剂量过大（特别是年龄超过 75 岁的患者），导致 TD 组患者毒性更大，不能耐受和遵从长期治疗。

ECOG 的临床研究中对比第二代 IMiDs-雷那度胺联合传统大剂量地塞米松或低剂量地塞米松，探讨治疗老年患者最佳的地塞米松剂量。结果显示低剂量地塞米松组（地塞米松 1 个疗程，总剂量 160mg，4 周为 1 个疗程）与较大剂量地塞米松组（地塞米松 1 个疗程，总剂量 480mg，4 周为 1 个疗程）治疗反应相当，而 PFS 和 OS 提高。因而低剂量地塞米松联合新药成为老年 MM 患者的另一种标准治疗推荐。

（二）诱导治疗后的维持治疗

对于老年人和不适合移植的患者，诱导治疗获得高质量的缓解状态后，同样需要长期地维持治疗延长缓解状态，进一步改善 PFS 和 OS。

早期基于 MPT 治疗的 4 个随机对照研究中，只有 1 个研究结果显示沙利度胺维持治疗延长了 OS。而最近 3 个研究表明，维持治疗同样提高了老年患者的生存。最具支持证据的是 MM015 研究，患者随机接受 9 个疗程 MP 或 9 个疗程 MP 联合雷那度胺（MPR）或 MPR 后低剂量的雷那度胺维持治疗（MPR-R）。MPR-R 组患者治疗反应和长期生存均显著优于其他两组。意大利研究组的结果显示，接受四药联合方案（MPT 联合硼替佐米）诱导治疗后给予硼替佐米联合沙利度胺（VT）维持治疗的患者，其治疗反应和 3 年 PFS 均优于接受新的标准治疗 VMP 方案的患者。西班牙的研究给予硼替佐米-沙利度胺（VT）或硼替佐米-地塞米松（VD）维持治疗，同样显示维持治疗进一步增加 CR 率（由 25%～42%）。

（三）新药时代老年 MM 患者合适治疗的选择

对于老年患者，选择合适治疗方案首先需要兼顾考虑新药联合方案的耐受性，另一方面需要考虑的是目前方案疗效和毒性的平衡。对于年龄超过 75 岁或合并多种并发症、体质虚弱的患者，往往不能耐受足量的治疗，在确定治疗前应充分评价治疗的可行性和风险。此时，可降低化疗或地塞米松的剂量和（或）延长硼替佐米应用间隔（如由标准的每周 2 个剂量变换为每周 1 个剂量），以减少毒性反应。

五、肾功能损害患者的治疗

肾功能损害是 MM 患者常见的并发症，诊断后早期治疗干预是逆转肾功能损害的关键，特别是对于轻链型肾病。硼替佐米联合大剂量地塞米松目前认为是该类患者合适的治疗选择。沙利度胺治疗肾功能损害患者的经验有限。有研究显示根据肌酐清除率调整雷那度胺剂量可有效地治疗和逆转肾功能损害。血浆置换治疗疑诊轻链型肾病和肾功能损害的作用存在争议，而高频次的血液透析治疗尚需进一步评价。有研究显示急性肾功能损伤的患者接受 Mel 140mg/m^2 的治疗是可行的，但尚需随机研究更好地评价。

六、维持治疗

随着自体造血干细胞移植（ASCT）以及新药（如沙利度胺、来那度胺、硼替佐米等）的应用，多发性骨髓瘤（MM）患者的疗效得到不断提高。但到目前为止，MM 仍然是一种不可治愈的疾病，即使最强烈的化疗联合 ASCT 通常也不能够延长 PFS 超过 36 个月，绝大多数患者终将复发。因此维持一线治疗的治疗反应、延长缓解时间，最终延长总体生存时间（OS）是 MM 治疗的重要目标。值得注意的是，由于目前复发时能够获得有效的挽救治疗，维持治疗很难使 OS 获益。延长无疾病进展的时间与更好的生活质量相关，最终使患者获益，因此延长疾病进展时间（TTP）是维持治疗有效的目标。

（一）沙利度胺

沙利度胺由于没有严重的血液学毒性，而且能够口服用药，这些是能够长期应用的先决条件，但这些优势部分也被沙利度胺特异的毒性所抵消，特别是它的神经毒性。目前主要在年轻患者自体造血干细胞移植（ASCT）后进行应用沙利度胺维持治疗的研究。ASCT 后应用沙利度胺维持治疗能延长 PFS，但对 OS 的影响目前还存在争议。NCCN 推荐可以选用沙利度胺进行维持治疗，也可以应用沙利度胺联合泼尼松进行维持治疗。需要考虑沙利度胺维持治疗的累积毒性，如外周神经炎（PNP）使治疗中断率高达 60％。但沙利度胺维持治疗对 del（13q）的患者没有获益，而存在 del（17p）的患者则结果更差。此外，沙利度胺维持治疗后复发的患者其生存期反而缩短，可能筛选出了耐药克隆。因此，对于具有良好细胞遗传学特征的患者应用沙利度胺维持治疗也是一个有价值的选择，但沙利度胺的耐受性随着年龄的增长而下降。一些研究的结果提示应该在诱导治疗中未接触过沙利度胺的患者中优先考虑应用沙利度胺维持治疗。

沙利度胺的最佳剂量应该是最低的有效剂量，耐受良好，尽量减轻毒性。最低的有效剂量为 50mg/d，治疗的持续时间应限定为 1 年或 1 年以内以减少毒性。限制沙利度胺持续治疗的时间应该能够降低严重不良反应的风险，特别是 PNP。其他不良反应有便秘，乏力，情感障碍，特别在老年患者中有心律失常、心动过缓以及血栓并发症。

（二）来那度胺

由于来那度胺口服给药，因此作为维持治疗很有优势。目前发现来那度胺在 *IRF*4 高表

达及 *cereblon* 较高表达的患者中尤其具有高活性。地塞米松能够增强来那度胺的抗骨髓瘤活性，但以剂量依赖的方式拮抗其免疫刺激作用。因此，当肿瘤负荷已经明显下降，通过免疫监视来控制残留的肿瘤细胞时，单药来那度胺似乎是维持治疗合理地选择。

ASCT 后应用来那度胺维持治疗明显延长了 PFS，同时也有明显的生存获益。来那度胺的耐受性良好，在多数高危组患者均有效，除了 FISH 定义的高危患者。开始剂量为 10mg/d，在 5～15mg 调整剂量均是可行的。持续用药或者连用 3 周休息 1 周都是有效的。缩短治疗时间是否能获得相似的疗效目前尚不清楚。目前仅有一项前瞻性随机研究评价了来那度胺在高龄患者中维持治疗的疗效，结果与年轻患者的结果相似。微小异基因移植后也可以选择来那度胺进行维持治疗。MPL 后应用来那度胺维持治疗明显降低了疾病进展的风险，并延长 PFS。

通常情况下无疾病进展的这段时间与较好的生活质量相关，并最终使患者获益。来那度胺维持治疗耐受性良好，血液学毒性几乎可以忽略不计，没有神经毒性，血栓并发症或者感染并无增加。但值得注意的是第二原发肿瘤（SPM）的发生率增加。

NCCN 指南也推荐来那度胺单药进行维持治疗。来那度胺没有神经毒性，但第二肿瘤的风险升高，特别是 SCT 后应用来那度胺的患者。因此来那度胺维持治疗的获益与第二肿瘤的风险也应与患者进行讨论。来那度胺维持治疗使复发风险下降 65%，同时 PFS 明显延长。来那度胺维持治疗对接受大剂量治疗联合 ASCT 的患者以及接受传统治疗的患者均有效，但不能克服 FISH 检测定义的高危细胞遗传学的不良预后。

（三）硼替佐米

目前仅有一些诱导治疗期间已经应用硼替佐米治疗的患者中有应用单药硼替佐米维持治疗的数据。每周 2 次硼替佐米维持治疗是可行的，可耐受至 2 年，但高达 1/3 的患者需要减低剂量。虽然硼替佐米维持治疗可能有很大的获益，对于硼替佐米维持治疗的作用还需要进一步的研究，特别是对于那些诱导期间没有用过硼替佐米的患者。如何最好地应用硼替佐米，特别是用药方案、剂量、持续时间、联合的药物，这些问题都还没有解决，因此目前还没有硼替佐米维持治疗的推荐。

ASCT 后应用硼替佐米单药进行维持治疗耐受性良好，能够进一步改善 ORR。非 ASCT 患者应用硼替佐米进行维持治疗耐受性也良好，并进一步提高反应深度，而神经炎的发生率并没有增加。NCCN 指南也将硼替佐米作为维持治疗的推荐药物。

（四）其他维持治疗

如皮质激素、干扰素，目前这 2 种药物在维持治疗中的地位还有争议。

1979 年发现干扰素单药即具有抗骨髓瘤活性，随后就应用干扰素进行诱导治疗及维持治疗。干扰素维持治疗有限地改善了缓解持续时间并延长生存时间 6 个月。由于干扰素的毒性作用，而且并不能预先选择那些能耐受干扰素治疗并能从干扰素治疗中获益的患者，因此这种治疗观念已经被放弃。

糖皮质激素单药具有明显的抗骨髓瘤活性，与其他药物联合具有协同效应。在某研究中，应用泼尼松 50mg 隔日 1 次与 10mg 隔日 1 次相比，明显延长了缓解持续时间及生存时间。但在另一项研究中，单药地塞米松（40mg 第 1～4 天，每 28 天为 1 个疗程）维持治疗并没有观察到获益。一项地塞米松与干扰素维持治疗的比较研究显示：两者的缓解持续时间相同，但复发后干扰素组有更多的患者应用美法仑-地塞米松再诱导治疗有效。总体而言，目前可以获得的证据并不足以推荐应用皮质激素进行维持治疗。

七、复发/难治患者的治疗

如前所述，到目前为止，MM 仍然是一种不可治愈的疾病，即使最强烈的化疗联合 ASCT，绝大多数患者终将复发。目前 MM 复发时能够获得多种有效的挽救治疗。

（一）化疗

如果在完成初始治疗后 6 个月以上出现复发，可以选用与初始治疗相同的方案。

1. 以硼替佐米为基础的方案

对于复发/难治患者，硼替佐米单药与地塞米松相比，能够明显提高患者的治疗反应率，延长 OS，并能够克服 13 号染色体缺失的不良预后意义。而且硼替佐米皮下注射与静脉注射疗效相当，但周围神经炎的发生率明显下降。NCCN 指南推荐硼替佐米单药可以作为复发难治患者的挽救治疗选择，对于已经存在周围神经炎或者有周围神经炎高危因素的患者推荐进行皮下注射。硼替佐米也可以和脂质体阿霉素联合可以进一步延长疾病进展时间，延长反应的持续时间。硼替佐米也可以和地塞米松联合。在硼替佐米、地塞米松的基础上还可以联合环磷酰胺、阿霉素等组成三药联合方案。

2. 以来那度胺为基础的方案

来那度胺单药或来那度胺与地塞米松联合可以明显延长至疾病进展时间（TTP）及 OS，最常见的不良反应主要是血小板减少及中性粒细胞减少。对糖皮质激素不能耐受的患者可以选择来那度胺单药进行挽救治疗。

3. 以沙利度胺为基础的方案

沙利度胺联合地塞米松治疗复发难治 MM 的治疗反应率接近 50%，TD 再联合静脉化疗如顺铂、阿霉素、环磷酰胺及依托泊苷（DT-PACE）也有效，特别是对于疾病进展的患者。沙利度胺单药治疗复发难治 MM，有 20%～48% 的患者至少获得 PR。以沙利度胺为基础的方案比沙利度胺单药更有效，但对于皮质激素不能耐受的患者可以应用沙利度胺单药治疗。

4. 免疫调节剂与硼替佐米联合

DT 联合硼替佐米的疗效也优于 DT。中位 TTP 延长及 PFS 均较 DT 延长接近半年，CR＋nCR 提高 29%（约 45%）。但 BDT 的 3 级或 3 级以上外周神经炎的发生率高达 29%。

临床前数据显示，来那度胺能够增加骨髓瘤细胞对硼替佐米及地塞米松的敏感性。硼替佐米联合来那度胺及地塞米松在复发难治性 MM 患者中耐受性良好，可以获得持续反应。中位 PFS 及 OS 分别为 9.5 个月及 26 个月，12 个月及 24 个月的 OS 率分别为 86% 和 55%。

5. 其他化疗方案

大剂量环磷酰胺、DECP、VDT-PACE 等也可以作为挽救治疗的选择。

6. 二代蛋白酶体抑制药

Carfilzomib 是一种静脉应用的二代蛋白酶体抑制药，对蛋白酶体高度敏感并与其不可逆地结合。美国 FDA 已经批准其用于治疗既往至少应用过 2 种方案治疗，包括硼替佐米及一种免疫调节药，并且在完成末次治疗后 60 天内进展的患者。研究显示其单药的 ORR 达 23.7%，中位反应的持续时间达 7.8 个月，中位 OS 达 15.6 个月。没有累积毒性。常见的不良反应有乏力、贫血、恶心、血小板减少。对于既往经过大量治疗的复发难治性 MM 患者，Carfilzomib 能够获得持久反应，而且耐受性良好，单药就可以作为挽救治疗的手段。

7. 苯达莫司汀

单药治疗复发难治 MM 的 ORR 可达 36%～55%，耐受性良好。苯达莫司汀与来那度胺及地塞米松联合，PR 率为 52%，VGPR 率为 24%；中位 PFS 为 6.1 个月，1 年 PFS 率为 20%。

8. 组蛋白酶去乙酰化抑制药

氟林司他是一种口服的组蛋白酶去乙酰化酶 I 类和 II 类蛋白的抑制药，它调节涉及肿瘤生长及存活相关的基因与蛋白。在硼替佐米耐药以及免疫调节药耐药或不耐受或者不适合的患者中应用氟林司他联合硼替佐米耐受性良好。

9. 其他新药

目前有很多新药正在复发/难治的 MM 患者中进行临床试验，如新的免疫调节药、MTOR 抑制药等，复发/难治患者也可以首选参加临床试验。

（二）ASCT

对于身体状态良好的复发/难治患者，再诱导治疗获得 PR 或 PR 以上后也可以选择 ASCT 进行挽救治疗。ASCT 的治疗方案参照一线治疗。

（三）异基因造血干细胞移植

由于存在移植物抗骨髓瘤作用，异基因移植可能使疾病获得长期控制，但移植相关病死率很高，目前仅在设计严格的临床研究中考虑进行异基因移植。

八、主要并发症的防治

需要良好的患者宣教及适当的支持治疗。

（一）骨病

85% 的 MM 患者可以出现弥散性骨质疏松和（或）溶骨性损害，相关的并发症是生活质量受限及体能状态下降的主要原因。每月应用静脉双磷酸盐能够减轻骨痛及骨相关并发症，改善体能状态及生活质量。所有有症状的 MM 都应接受双磷酸盐治疗，每月 1 次，直到治疗后 2 年或者不能耐受。2 年后继续给药也能使患者获益。

低剂量放疗（10～30Gy）可作为控制疼痛、预防病理性骨折或者脊髓压迫的姑息性治疗手段；应将放疗范围限制在受累野，以减少对于细胞采集或后续治疗的影响。对于可能出现或已经出现的长骨骨折或脊髓压迫或脊柱不稳定，应请矫形科会诊；对于有症状的脊椎压缩性骨折应考虑椎体成形术或后凸成形术。

（二）高钙血症

骨髓瘤骨病由于过度骨吸收导致血钙升高，即高钙血症，临床表现为多尿、胃肠功能障碍、进行性脱水及肾小球滤过率下降。高钙血症应该水化利尿，选用双磷酸盐、皮质激素和（或）降钙素。在双磷酸盐中优选唑来膦酸。

（三）高黏血症

有症状的高黏质血症应考虑血浆置换。

（四）贫血

促红细胞生成素（EPO）可治疗贫血，特别是那些肾衰竭的患者。同时应检测内源性EPO水平。红细胞输注可以快速改善贫血症状。

（五）感染

当反复出现危及生命的严重感染时，考虑静脉输注人丙种球蛋白；接种肺炎球菌及流感疫苗；如果应用大剂量地塞米松（每个疗程≥320mg）治疗时应进行疱疹及真菌的预防性治疗；接受硼替佐米治疗的患者应进行带状疱疹病毒感染的预防。

（六）肾功能不全

持续水化避免肾衰竭，避免应用非甾体抗炎药（NSAID），避免静脉造影，血浆置换以改善肾功能，肾功能不全并不是移植的禁忌证，长期应用二磷酸盐需监测肾功能。

（七）血栓

应用免疫调节药联合激素诱导治疗期间应预防血栓治疗。既往无血栓病史，推荐：阿司匹林75mg/d口服；既往有血栓病史，推荐：低分子量肝素（目标INR＝2～3）至少4个月后，可以改用阿司匹林75mg/d口服。

九、疗效评估与随访

（一）疗效评估

主要参照国际骨髓瘤工作组（IMWG）标准。

（1）严格的完全缓解（sCR）：符合CR的标准，同时血清游离轻链（FLC）比值正常，免疫组化或免疫荧光检查骨髓中无克隆性浆细胞。

（2）完全缓解（CR）：血及尿免疫固定电泳阴性，无浆细胞性软组织肿瘤，骨髓中浆细胞≤5%。

（3）非常好的部分缓解（VGPR）：免疫固定电泳检测血及尿M蛋白阳性，但蛋白电泳阴性或者血清M蛋白下降≥90%，同时24h尿M蛋白<100mg。

（4）部分缓解（PR）：血清M蛋白下降≥50%，24h尿M蛋白下降≥90%或者<200mg。

如果血清及尿 M 蛋白不可测，则单克隆血清游离轻链水平与非单克隆血清游离轻链水平之间的差值下降≥50％。

如果血清及尿 M 蛋白、血清游离轻链均不可测，则需要浆细胞下降≥50％（但基线骨髓浆细胞比例≥30％）。

除了以上标准，如果基线时存在浆细胞性的软组织肿瘤，则同时需要肿瘤大小缩小≥50％。

（5）疾病稳定（SD）：不符合 CR、VGPR、PR 或疾病进展的标准。

（6）疾病进展（PD，用于计算 TTP 及 PFS，适于包括 CR 在内的所有患者）

以下值从基线增加≥25％（符合其中 1 条）：①血清 M 成分（绝对值增加必需≥0.5g/dL）；②尿 M 成分（绝对值增加必需≥200mg/24h）；③仅在无可测量水平血清及尿 M 蛋白的患者中，相关血清游离轻链水平与非相关血清游离轻链水平之间的差值，绝对值增加需＞10mg/dL；④骨髓浆细胞比例，绝对百分比必需＞10％；⑤明确出现新的骨损害或软组织浆细胞肿瘤或者已经存在的骨损害或软组织浆细胞瘤明确增大；⑥出现仅由于浆细胞增殖性疾病引起的高钙血症（校正的血钙＞11.5mg/dL）。

（7）临床复发：至少符合 1 条，疾病和（或）终末器官损害增加的直接证据有 4 条：出现新的软组织浆细胞瘤或骨损害；已经存在的浆细胞瘤或骨损害大小明确增加，可测量损害的长径与短径之和增加 50％（至少 1cm）；高钙（＞11.5mg/dL）；血红蛋白下降≥2g/dL；血清肌酐升高≥2mg/dL。

（8）从 CR 复发（仅在研究终点为 DFS 时应用）

符合其中任何 1 条：免疫固定电泳或蛋白电泳再次出现血或尿的 M 蛋白；骨髓中浆细胞≥5％；出现其他任何进展的症状（如新的浆细胞瘤、溶骨性损害或高钙）。

（9）平台期：指标稳定（波动在 25％之内）维持至少 3 个月。

（二）随访

积极治疗期间（包括诱导治疗及巩固强化治疗）每 1~2 个疗程进行一次疗效评价（包括体能状态、M 蛋白量、生存状态等，不分泌型需评价骨髓中浆细胞比例），进入维持治疗或者停药观察后可每 3 个疗程进行随访评价。

十、预后

进展性多发性骨髓瘤的自然病程大约为 6 个月。以 MP 和 VAD 为代表的常规化疗方案治疗的患者的中位生存期为 3 年。新的药物（沙利度胺、硼替佐米等）和治疗措施（造血干细胞移植）的应用，提高了疗效，延长了患者的生存期，初步报告中位生存期可能延长至 5 年左右。但确切的研究结果还有待更多患者的治疗和更长时间的观察而定。

MM 患者的生存期变化很大，短者不足 1 年，长者可存活 10 年以上。尽管治疗措施相同，但治疗效果却不相同。这些显著差异表明影响 MM 的预后因素较为复杂。既往的研究认为临床分期、M 蛋白类型、血清乳酸脱氢酶和 β_2 微球蛋白水平与预后有关。近年来的研究发现染色体畸变有重要预后意义。

预后相对较好的染色体异常是：超倍体，t（11；14），t（6；14），无预后不良染色体异常。

（王雪芹）

第十二章　前列腺癌

第一节　前列腺癌的概述

一、流行病学

(一) 发病率、病死率

我国前列腺癌发病率虽远低于欧美国家，但随着近年来人民饮食结构的变化、人口老龄化程度的加深及诊断技术的提高等因素，其发病率逐年上升。

前列腺癌发病率和病死率受诸多不相关因素的影响，如医疗保健的普及程度及质量、患者对疾病的态度等。比如非洲国家由于经济、医疗水平等因素影响，其前列腺癌发病率和病死率数据往往不准确，因此被认为等同于亚洲国家，但调查发现乌干达和尼日利亚等国家的前列腺癌发病非常常见，特别是在尼日利亚，前列腺癌发病率居男性癌症发病率首位。

(二) 年龄

前列腺癌发病率随着年龄增长呈指数级增加，50 岁以下前列腺癌患者占所有前列腺癌患者总数的 1/1000 以下，前列腺癌的高发年龄为 70～74 岁，85％患者确诊时年龄已超过了65 岁。尸检结果显示，年龄位于 30～40 岁、50～60 岁及 85 岁以上的男性其前列腺癌发生率分别为 30％、50％和 75％。患者诊断前列腺癌时的年龄与病死率密切相关，60 岁以前诊断为前列腺癌，死于前列腺癌者占 80％，60～69 岁之间的确诊者的病死率为 63％，70～79岁的为 53％，80 岁以上的为 49％，说明前列腺癌发病时越年轻死于前列腺癌的可能性越大。

(三) 种族差异

最典型的例子是，美国白人和黑人前列腺癌发病率存在明显差异，美国黑人前列腺癌发病率为 82.0/100000，而白人则为 61.8/100000，两者间差异具有统计学意义，且美国黑人前列腺癌病死率也较白人明显高。通过全面分析不同种族人群发病及疾病转归差异发现，不同的种族间往往其生活环境、饮食、生活方式及健康理念差异很大，得出的结果往往受诸多因素的影响。现已提出诸多假说来解释前列腺癌的种族差异，其中包括：遗传学易感性差异；肿瘤发生、发展机制差异；饮食结构差异；经济、教育及对疾病认识的差异等。美国其他人种前列腺癌发病率均低于非洲裔美国人和美国白人，至今尚无关于各人种间前列腺癌病死率的对比的研究。

（四）肿瘤分期

前列腺特异性抗原（PSA）作为前列腺癌诊断指标应用以来，早期前列腺癌检出率明显提高，晚期前列腺癌检出率则相应下降。美国白人男性确诊为早期前列腺癌的人数以每年 18.7% 的速度递增，而晚期前列腺癌则每年下降 1.3%。PSA 应用的同时也使前列腺癌根治术后标本包膜外浸润的发生率明显降低。这些都有效地改善了前列腺癌患者 5 年及 10 年生存率。

二、病因

前列腺癌发生的确切病因及发病机制仍不清楚，但随着生物化学、遗传学、老年病学、流行病学及分子生物学等学科的发展，越来越多的因素被认为与前列腺癌的发生密切相关。

（一）地理差异和种族因素

欧美国家发病率较东方国家高，但其差距正在逐步缩小。在美国，黑种人的发病率及病死率明显高于白种人。但生活在非洲的黑种人罕见前列腺癌。东方人发病率低，而移民于美国的东方人发病率明显增加。

（二）年龄因素

前列腺癌 50 岁以下者罕见，其发病率随年龄增长而增加，50 岁后发病率和病死率均呈指数升高，比任何一种肿瘤增长都要快。青春期前切除睾丸者不发生前列腺癌。

（三）遗传因素

文献记载，直系血亲中（父亲、兄弟、儿子）前列腺癌的发生率较非直系血亲为高，其相对危险度为 2.41；父亲患前列腺癌者其相对危险度为 2.24；兄弟中有前列腺癌者其相对危险度 2.66。可见，前列腺癌有家族多发倾向。以染色体等位基因形式遗传性前列腺癌占所有前列腺癌的 9%，它占 55 岁以下病例的 45%。新近的研究证明，第 7 号染色体 q24～25 和第 20 号染色体第 13 区段的突变与前列腺癌的发生有关，以及第 8 号染色体变异在前列腺癌发生转移过程中有重要作用。*p*53 密码子 72 和 *CYP*1A1 的遗传多态性与日本家族性前列腺的风险有相关性。

最近证明，染色体 16q22.1 上的一个新基因 *DERPC* 在肾癌和前列腺癌中表达减少，其在肾癌和前列腺癌中的作用值得进一步研究。

（四）饮食因素

根据 32 个国家的统计，前列腺癌病死率与摄入红肉类、动物脂肪呈高度相关，这可能是因为饮食改变了激素的产生，使前列腺内致癌的危险性提高。这不仅取决于脂肪摄入量，还涉及饮食中脂溶性维生素 A、维生素 D、维生素 E 及微量元素，如锌的含量。另外，过量饮用咖啡和酒类与前列腺癌的发生也有关系。

（五）激素与性活动

前列腺是一个雄激素依赖性器官，睾酮是正常前列腺生长的主要因素。已证明年轻的美国黑种人血中睾酮的浓度高于同年龄的白种人，这足以解释美国黑种人患前列腺癌的高危险性。另外，已经发现前列腺癌患者性活动高于对照组，青春期性活动开始较早、性交频繁者患前列腺癌的危险性增大，而失去性生活能力的年龄越大越危险。手淫与前列腺癌也有相关性，患有性传播疾病、性伴侣过多者，则患前列腺癌的危险性增加。另外，据美国癌症研究所报道，男性秃顶与雄激素有关，男性秃顶可以增加前列腺癌发生的相对危险性（1.5 倍）。

（六）微量元素、重金属及维生素 A 和维生素 D

硒的摄入量可能与前列腺癌存在负相关性，而工业污染中常见的重金属镉与前列腺癌呈正相关。维生素 A 缺乏症在动物模型上被证明与几种不同的肿瘤生长有关，而替补疗法能抑制实验性动物前列腺癌，美国人维生素 A 的摄入与前列腺癌的关系实际上是与高动物脂肪摄入量而致的高危险性相关。维生素 D 能引起实验性前列腺癌细胞的高分化和减慢其生长。分子生物学证明，维生素受体基因以及三羟基类固醇脱氢酶 D 基因在黑种人中均有变异，这足以阐明黑种人易患前列腺癌的原因。

（七）输精管结扎

通过回顾性调查发现，输精管结扎可以增大前列腺癌危险性 1.2～2 倍，尤其是输精管结扎时处于 35 岁以下的男性，但是这一结论尚有异议。即使输精管结扎与前列腺癌发生有关，其危险性仍然是极低的。

（八）良性前列腺增生症（BPH）

BPH 和前列腺癌均为老年男性的常见病，可同时或先后发生，前列腺癌合并 BPH 者占 83.3％，但没有因果关系。据欧美国家统计，BPH 手术标本中的偶发性前列腺癌占 8％～12％。在所有手术诊断为前列腺癌的病例中，50％可通过经尿道前列腺切除术（TURP）发现。BPH 术后随访，前列腺癌的发生率占 2.1％，而在前列腺癌患者因 BPH 而手术者占 6％。

（九）癌基因学说

正常生物细胞中存在着原癌基因及抑癌基因。原癌基因的活化和抑癌基因的失活在恶性肿瘤的发生和发展中起重要作用。

（十）其他因素

前列腺腺体曾感染淋病病毒（HPV）或衣原体，及慢性前列腺炎的长期刺激，可能与前列腺癌有关。也有研究发现，环境污染严重地区其发病率明显高于其他地区。HPIN（人副流感病毒）目前被认为是最有可能导致前列腺癌发生的诱导物。

（唐显力）

第二节　前列腺癌的诊断

一、临床表现

早期可无任何症状，病情发展后可出现下列症状。

（一）下尿路梗阻

表现为尿频、尿急、排尿困难，且尿线变细、分叉和无力等症状。

（二）血尿

血尿不常见，一旦出现应考虑前列腺导管癌或移行细胞癌。

（三）转移症状

肿瘤转移可表现为腰痛，骶部、髋部及坐骨神经疼痛；压迫直肠则可致大便变细及排便困难；肺部转移可出现咳嗽及咯血；压迫脊髓可导致下肢瘫痪。

（四）其他

晚期病例出现食欲缺乏、消瘦、贫血及全身乏力等症状及体征。

二、直肠指检

直肠指检（DRE）是检查前列腺癌的一种简便易行却非常重要的临床检查，是前列腺癌临床诊断中最有意义的检查方法，许多尚无临床表现的前列腺癌患者在常规指检时可发现。直肠指检对前列腺癌的诊断和临床分期也具有重要意义。检查时要注意前列腺大小、外形、有无不规则结节、中央沟情况、肿块大小、活动度、硬度及精囊情况。前列腺增大表面平滑、中等硬度多为增生，触到硬结者应疑为恶性。

直肠指检对前列腺癌的临床分期也具有重要意义。早期前列腺癌（T_{2a} 期）直肠指检时仅能触及结节而表面尚光滑（肿瘤未侵及包膜）；T_{2b} 期前列腺癌直肠指检在触及结节的同时可触及病变一侧前列腺增大；T_3 期前列腺癌直肠指检不仅可触及坚硬的结节，而且常因包膜受累而有结节致使前列腺表面粗糙、外形不正常，同时可触及异常的精囊，但前列腺活动尚有可能；T_4 期前列腺癌直肠指检时前列腺不但体积增大、变硬、表面粗糙、精囊异常，并且前列腺固定且边界不清。

直肠指检触及的前列腺硬结应与肉芽肿性前列腺炎、前列腺结石、前列腺结核、非特异性前列腺炎和结节性前列腺增生（BPH）相鉴别。此外，射精管病变、精囊病变、直肠壁静脉石、直肠壁息肉或肿瘤也可在直肠指检时被误诊为前列腺肿瘤。

三、前列腺特异抗原

前列腺特异抗原（PSA）由前列腺上皮细胞分泌产生，是由 237 个氨基酸组成的单链糖蛋白，分子质量约为 34kDa。PSA 是激肽释放酶基因家族中的一员，是一种丝氨酸蛋白酶，其基因位于第 19 号染色体上。目前认为，PSA 是用于前列腺癌诊断、分期、监测的最重要的肿瘤标志物。血清 PSA 水平与前列腺癌的病理分期及肿瘤体积直接相关。

（一）PSA 变化的分子生物学基础

PSA 的表达受雄激素强烈影响，前列腺内的 PSA 的免疫组织化学显示，在 0～6 岁间及 10 岁之后，PSA 呈现出双峰的特性，与睾酮水平有直接对应关系。在青春期，伴随着黄体激素和睾酮水平的升高，PSA 变得可测。除前列腺癌的影响外，血清 PSA 随年龄、人种和前列腺体积而发生变化。在未发生 BPH 的男性，PSA 的变化速率是每年 0.01ng/mL，相对而言，对于年龄在 60～80 岁的 BPH 患者，其变化速率为每年 0.07～0.27ng/mL。横断面研究显示前列腺体积每增加 $1cm^3$，PSA 则升高 4%。另外，PSA 的变化有 30% 是来源于前列腺体积的变化，5% 是由于年龄的增长。

血浆 PSA 的升高可能是由前列腺腺体细胞的组织结构产生破坏引起的。由于正常腺体的基底层和基底膜组成屏障消失，PSA 释放入血液。这种情况在前列腺疾病（良性前列腺增生、前列腺炎、前列腺癌）和有关前列腺操作（前列腺按摩、前列腺活检）时发生。前列腺炎症与尿潴留都能使 PSA 升高。前列腺癌患者血清 PSA 升高并不是由前列腺细胞分泌产生 PSA 量的增加所致，而是由于肿瘤细胞的异常生长破坏了前列腺上皮-血管屏障，这也解释了浸润型前列腺癌患者血清 PSA 浓度明显高于局限型前列腺癌。

（二）影响血清 PSA 变化的因素

前列腺疾病（前列腺癌、良性前列腺增生、前列腺炎）的发生是影响血清 PSA 水平最重要的因素。PSA 的升高也许提示有前列腺疾病发生，但并不是所有患有前列腺疾病患者的 PSA 均会升高。与前列腺直接相关的治疗（如对良性前列腺增生和前列腺癌）能降低血清 PSA，这是以通过减少能产生 PSA 的前列腺的表皮体积，及减少产生 PSA 的细胞的数量来实现的。在通过人为改变性激素环境来治疗癌和良性增生时，如睾丸切除、黄体激素的类似物和 5α 还原酶、放疗、手术等都会使 PSA 水平下降。在治疗良性前列腺增生时，非那雄胺（5mg）和其他 5α 还原酶抑制剂在使用 6 个月之后，可观测到 PSA 明显降低，平均下降达 50%。因此，对于一个接受非那雄胺治疗 6 个月以上的患者，需将他测得的 PSA 加倍才能获得所谓"期望"的 PSA 值。接受非那雄胺的患者在开始用药前应该了解一下 PSA 的基础值，而且，由于该药物能使血清 PSA 的水平下降达 50%，故在用药过程中需对 PSA 进行一系列测定。如果对于接受非那雄胺治疗的患者，其 PSA 值下降不到 50% 或者 PSA 值有所升高，此患者应被怀疑是否患有前列腺癌，并进行进一步的检查。

前列腺检查及穿刺也会影响血清中PSA的水平。对一个门诊患者进行DRE后会导致血清PSA水平升高。然而，DRE后的PSA变化并没有临床意义，因为此变化属于检测允许的误差范围内，极少引起假阳性的检测结果。前列腺活检后的前列腺损伤能导致PSA释放入血液循环，此后需要超过4周以上的时间才能使PSA恢复到基础水平。

因此，在解释PSA的值时，我们应该经常将是否有前列腺疾病的发生、先前进行的诊断性操作以及与前列腺直接相关的治疗等因素考虑进去。

（三）血清前列腺特异抗原的临床应用

对于定义正常的血清PSA值，早期研究确定的指导范围是0～4.0ng/mL。这一范围的确定是对一群健康男性运用Tandem-RPSA的方法而获取的，结果显示40岁和40岁以下的健康男性以及97％的超过40岁的男性其PSA的水平等于或低于4.0ng/mL。如何选择PSA的临界值，使得此临界值之上的患者去做进一步检查（前列腺活检）而得以确诊前列腺癌，一直存在争议。尽管通常使用4ng/mL作为PSA的临界点，但学者们一直在寻找一个最为有效的PSA平衡点，在此时既能降低前列腺癌的致死率又能避免不必要的检查，但能达到此双重目的的PSA临界值目前仍未知。现已有很多研究正努力探寻另外的PSA临界值，使得通过以PSA为基础的筛查能获得最高的阳性活检率。

降低PSA临界值将增加发现肿瘤的可能，至少对于年龄较小的患者，他们可从早期发现中获益。早期的研究认为，如通过检测PSA来发现前列腺癌，如果将PSA的临界值由4ng/mL提高到10ng/mL，阳性预测值将由12％增加到32％，如提高到大于10～20ng/mL，阳性预测值将高达60％～80％。

然而，前列腺癌患者和非前列腺癌的男性，其血清PSA值有着相当程度的交叉重叠，故4～10ng/mL这一范围被描述为诊断的"盲区"。如前所述，为了提高所谓诊断盲区这一范围的PSA值对于诊断前列腺癌的准确性，学者们进行了许多尝试，如PSA密度、PSA速率以及年龄特异PSA等。尽管这些试图增加PSA特异性的PSA衍生物在许多调查者中存在争议，但在临床实践中，它们已成为帮助判断前列腺癌的附加工具。

（四）PSA衍生指标

1. PSA密度

PSA升高的患者中，超过80％的人的血清PSA水平在4～10ng/mL。在这些人中，造成PSA升高的最大原因可能就是前列腺肥大，因为这一人群中占主导的疾病是BPH，而非前列腺癌。PSA密度（PSAD）与发生前列腺癌的可能性之间的直接联系已被证实。对于PSA值在4.0～10.0ng/mL，并且直肠指检正常的男性，如果PSAD超过0.15，那就提示可能患有前列腺癌。

PSAD在发现前列腺癌方面的用途并不是在所有的研究中都得到肯定。相对前列腺体积较大的患者，那些前列腺体积较小的人在恒定相同的穿刺活检数目的前提下，其被发现前列腺癌的可能性更大，所以，与活检阴性的患者相比，活检阳性患者的PSA密度更高。

有学者认为对于较小的前列腺，上皮细胞（PSA的来源）的数量有变化，但目前还没有任何无创的方法可以判定究竟有多少上皮细胞在产生PSA。另外，由于前列腺形状的多变性，使得经常使用的计算前列腺大小体积的公式有了局限性。尽管不完美，但在对患者进行前列腺癌风险评估时，PSAD 仍然是一种有用的工具。有学者在对 974 名 PSA 水平在 4～10ng/mL 的男性的研究中发现，PSA/移行带体积对前列腺癌来说是可靠性（灵敏度和特异度）最高的参数。此项数值的应用将提高检测的敏感度，由于超声对于前列腺移行带体积测量的不确定性，使得 PSAD 在目前尚未得到广泛的应用，但其具有广阔的应用前景。

2. PSA 速率

在判断有无前列腺癌的各种测量结果中，血清 PSA 可发生很大变化。血清 PSA 的这些变化能通过考虑测量的时间间隔而得到调整，这个概念称之为 PSA 速率或 PSA 的变化率。通过使用前列腺癌患者的冰冻血浆来测定被确诊为前列腺癌数年之前的 PSA 水平，有学者发现，血清 PSA 的变化率如每年超过 0.75ng/mL，这对前列腺癌来说则是一个特异性的标记。当 PSA 保持不升高的前提下，在同一时间段内，相比未患前列腺癌的男性，那些前列腺癌患者的 PSA 升高速率明显要快。

在一项大型的前瞻性研究中，PSA 速率超过每年 0.75ng/mL 为临界，前列腺癌的检出率为 47%，相比之下，如以 PSA 速率小于每年 0.75ng/mL 为临界，前列腺癌的检出率仅为 11%。另外，只有不到 5% 的非前列腺癌的男性其 PSA 的变化率大于每年 0.75ng/mL（PSA 速率的 95 百分位数），这就支持了 PSA 变化率作为一项前列腺癌标记的特异性。对 PSA 应跟踪随访，将其变化调整为 PSA 速率后对于前列腺癌的发现会有所帮助，最低限度的跟踪随访时间已经在诸多独立的不同研究中通过计算得出为 18 个月。此外，通过计算三次重复测量所得的 PSA 值，得到一个 PSA 的平均变化率，对于发现前列腺癌而言，可使 PSA 变化速率的准确性达到最佳。

3. fPSA/tPSA

PSA 在血清中存在着不同的分子形式。应用不同的单克隆抗体可以很好地区分存在于血清中的 PSA 形式。前列腺癌患者血清中 fPSA/tPSA 的比值明显低于 BPH 患者。PSA 在 4～10ng/mL 范围内时血 fPSA/tPSA 可以提高前列腺癌诊断的敏感性和特异性，避免不必要的重复活检，诊断价值较大。但目前尚无足够的临床研究确定可靠的临界值。而且，fPSA/tPSA 的临界值受 tPSA 水平、前列腺体积等多种因素影响。有研究认为前列腺体积＞40mL 者，其临界值以＜20.5% 为宜，至少可以检出 90% 的前列腺癌患者，减少 38% 的不必要活检。

fPSA/tPSA 除可作为诊断指标外，还能提供预后信息。对血清 fPSA/tPSA 进行系列检测表明其在肿瘤早期即有标记意义，并在侵袭性与非侵袭性前列腺癌中有持续不同的表现。有学者在转移性和非转移性前列腺癌的对比研究中发现，在长达 10 年的疾病发展期间，两组 fPSA/tPSA 值均有显著性差异，而 tPSA 则不能区分两组的差异。他们建议对患者进行纵向连续的 fPSA/tPSA 监测以更好地了解肿瘤的生物学行为，为临床决策提供更多信息。

4. 年龄特异的血清 PSA 水平

PSA 随年龄变化而变化。有学者利用年龄定义了 PSA 临界值，对于无论白人患者还是黑人患者，可使其中 95% 的癌症患者被发现（敏感性 95%）。在 40～50 岁的年龄段，这个经鉴定的 PSA 临界值低于 4ng/mL，但是对于 50～69 岁的男性（目前尽可能早期发现针对的最主要的目标人群），此临界值非常接近 4ng/mL，白种人为 3.5ng/mL，黑种人为 4～4.5ng/mL。引进这种方法的目的，对于年龄较轻的男性来说是为了增加 PSA 的敏感性从而能发现更多的前列腺癌患者；对年龄较大的男性是为了提高 PSA 的特异性，从而使得过度诊断的临床无意义的肿瘤患者人数减少。因此，对不同年龄组成的男性，前列腺癌的检测选用不同的 PSA 参考值，应用年龄特异的 PSA 参考值能提高前列腺癌诊断的特异性，使一部分 PSA 在＜4ng/mL 怀疑为前列腺癌的男性避免不必要的穿刺活检，对提高早期诊断率亦有重要意义。

四、影像学检查

前列腺癌的临床表现缺乏特异性，最常用的直肠指检的诊断准确率一般不超过 50%，并且在分期上常有误差。影像学检查不仅提高了前列腺癌的诊断准确率，而且在诊断淋巴结转移、骨转移及其他脏器损害及判断分期上具有重要意义。

（一）经直肠超声引导下前列腺穿刺活检（TRUS）

使用 TRUS 早期诊断前列腺癌的方法还未经过长期的随访来证实它的有效性。一些研究发现，TRUS 不能早期定位诊断前列腺癌。有学者发现直径超过 5mm 的肿瘤，MRI 只能发现 60%，超声检查只能发现 59%。也有学者发现，855 个超声下疑似肿瘤的信号区，只有 18% 被活检证实为肿瘤；然而 65% 存在肿瘤的区域并未被超声检测出来。在另一项研究中，通过对 6006 个活检区域的分析，只有 17% 的低回声区存在肿瘤，37% 存在肿瘤的区域被超声漏诊。TRUS 诊断前列腺癌的限制主要是：大部分超声疑似的地方没有肿瘤，而 50% 最大直径超过 1cm 且不能触知的肿瘤不能被超声检出。虽然 TRUS 中低回声区存在肿瘤的概率是均匀回声区的两倍以上，但如果仅在低回声区取活检，25%～50% 的肿瘤将被漏诊。因此，为了早期诊断早期治疗，不管 TRUS 发现了什么，所有 DRE 阳性或 PSA 升高的患者都应该行前列腺穿刺活检。

由于 TRUS 不能早期定位诊断前列腺癌，因此不推荐它为一线筛查方法。TRUS 在诊断前列腺癌中的主要作用是确保能精确的多点取样活检，包括对低回声区有目的的取样和对无低回声区的系统取样。最佳的活检数量和穿刺针安放位置仍然存在争议。有证据表明，越靠近前列腺外周带的侧面穿刺，越能排除只有 PSA 升高患者前列腺癌的诊断。

超声正被用作改进前列腺癌诊断的一种方法。彩色多普勒超声和能量多普勒超声能检测前列腺血管内的血流，三维多普勒通过使用造影剂能更好地显示肿瘤引起的细小的组织改变。

（二）静脉尿路造影（IVP）

IVP 对诊断前列腺癌本身并无特殊意义，但是它能显示其他器官（如骨骼、肾脏、输尿管及膀胱）的一些异常表现，如前列腺癌骨转移者可以在 X 线平片中被发现。前列腺癌骨转移病灶以成骨性改变为主，占 98%，溶骨性改变仅占 2%。前列腺癌局部侵犯或转移肿大的淋巴结压迫可以引起输尿管排泄梗阻、肾脏积水，前列腺癌致膀胱出口梗阻可引起膀胱代偿性改变，如小梁样改变、憩室形成，甚至膀胱结石形成、膀胱残余尿量增加。增大的前列腺可使膀胱颈部形成前列腺压迹。但是，早期前列腺癌除非有血尿症状，一般无须行 IVP 检查。

(三) CT 与 MRI

CT 和 MRI 用于评估肿瘤的局部情况和淋巴结转移的可能性不作为常规推荐，因为它们的敏感性低。这些检查可以适当用于高风险患者，如 DRE 发现局部进展，PSA 大于 20ng/mL 或者穿刺活检发现低分化癌。而且有人对这些检查在有可能存在淋巴结转移的人群中的成本效率比不到 30％ 提出了质疑。鉴于 CT 和 MRI 对淋巴结转移的低发现率，有可能这些影像学检查在诊断前列腺癌进展的过程中被过度使用了。

MRI 联合 MRI 光谱分析被用来评估前列腺癌的进展，但是没有证据表明这些方法能够克服无法使镜下病变成像的限制。特定的技术如静脉内亲淋巴超顺磁性毫微粒联合高分辨磁共振可以显示细小的、其他检查不能探查到的淋巴结转移灶。然而，这些技术在广泛应用前尚需进行进一步的临床验证。

(四) 放射性核素骨扫描

一系列影像学检查方式已经被用于前列腺癌分期的评估。但是没有一项技术能够足够敏感可靠的检测前列腺外肿瘤的扩散，同时也无法使得显微镜下的病变成像。这些都限制了影像学检查的准确性。

放射性核素全身骨扫描是检查骨转移最敏感的检查方式。这是因为与骨骼 X 线摄片相比较，骨骼 X 线摄片要求 50％ 的骨密度被肿瘤代替才能辨认出远处转移病灶。现在，骨平片仅用于那些低风险骨转移的患者。放射性骨显像也能够显示上尿路梗阻，因此能够用以排除是否需要进行进一步尿路检查。因为在有 PSA 监测的时候没有骨痛的骨转移罕见，因此对于这一人群骨扫描不作为常规检查，而且一旦发现需要进一步排除的良性改变，会给患者增加不必要的紧张。另外，对所有 PSA 监测的患者进行骨扫描评估可能在医疗成本上也不划算。对于 PSA 少于 10ng/mL 并且没有骨痛的患者骨扫描不作为常规。然而，当进行了一次骨扫描后，可以为下一次有骨痛主诉的时候再次行骨扫描提供对比的标准。

(五) 盆腔淋巴结活检

临床局限性前列腺癌如果出现了淋巴结转移则预示着较差的预后。虽然盆腔淋巴结转移的发生率与原发灶分期、血清 PSA 水平、穿刺活检分级直接关联，但是盆腔淋巴结活检仍然是检测淋巴结隐匿性转移的最准确的方法。由于前列腺癌这一分期的变化，淋巴结活检在各种治疗（根治性耻骨后前列腺癌切除术、经会阴前列腺切除术以及放疗）前常常被忽略。对前列腺癌治疗前行腹腔镜下盆腔淋巴结活检目前尚存在争议，因为这一操作常常在 Gleason 评分超过 8、DRE 发现肿瘤穿透包膜、PSA 大于 20ng/mL 或者影像学检查有淋巴结增大可疑的情况下实施。

鉴于前列腺淋巴结回流方式的不同，一些研究者偏好采用扩大范围的盆腔淋巴结切除以代替传统的淋巴结活检术。一项对因为局限性前列腺癌已接受前列腺根治性切除术后进行 PSA 监测人群的回顾性研究表明，与传统术式相比，扩大的盆腔淋巴结清扫切除术可能使阳性淋巴结的检出率达到最大。

五、分期（前列腺癌 AJCC 分期，第八版）

原发肿瘤（T）

临床（cT）

cT_x：原发肿瘤不能评价。

cT_0：无原发肿瘤证据。

cT_1：不能被影像发现和扪及的临床隐匿肿瘤。

cT_{1a}：偶发肿瘤体积＜所切除组织体积的 5％。

cT_{1b}：偶发肿瘤体积＞所切除组织体积的 5％。

cT_{1c}：穿刺活检发现的肿瘤（如由于 PSA 升高）。

cT_2：局限于前列腺内的肿瘤。

cT_{2a}：肿瘤限于单叶的 1/2（≤1/2）。

cT_{2b}：肿瘤超过单叶的 1/2 但限于该单叶（1/2～1）。

cT_{2c}：肿瘤侵犯两叶。

cT_3：肿瘤突破前列腺包膜。

cT_{3a}：肿瘤侵犯包膜（单侧或双侧）。

cT_{3b}：肿瘤侵犯精囊。

cT_4：肿瘤固定或侵犯除精囊外的其他邻近组织结构，如膀胱颈、尿道外括约肌、直肠、肛提肌和（或）盆壁。

病理（pT）（无 T_1）

pT_2[①]：局限于前列腺。

pT_{2a}：肿瘤限于单叶的 1/2。

pT_{2b}：肿瘤超过单叶的 1/2 但限于该单叶。

pT_{2c}：肿瘤侵犯两叶。

pT_3：突破前列腺包膜。

pT_{3a}：突破前列腺包膜或膀胱颈微浸润。

pT_{3b}：侵犯精囊。

pT_4：侵犯膀胱和直肠。

区域淋巴结（N）[③]

临床（cN）

cN_x：区域淋巴结不能评价。

cN_0：无区域淋巴结转移。

cN_1：区域淋巴结转移。

病理

pN_x：无区域淋巴结取材标本。

pN_0：无区域淋巴结转移。

pN_1：区域淋巴结转移。

远处转移（M）[④]

Mx：远处转移不能评价。

M_0：无远处转移。

M_1：有远处转移。

M_{1a}：有区域淋巴结以外的淋巴结转移。

M_{1b}：骨转移。

M_{1c}：其他器官组织转移。

注：① 穿刺活检发现的单叶或两叶肿瘤、但临床无法扪及或影像不能发现的定为 T_{1c}。

② 侵犯前列腺尖部或前列腺包膜但未突破包膜的仍为 T_2，非 T_{3a}。

③ 不超过 0.2cm 的转移定为 pN_{1mi}。

④ 当转移多于一处，为最晚的分期。

（唐显力）

第三节　前列腺癌的治疗

一、观察

前列腺癌是生长相对缓慢的肿瘤，肿瘤倍增时间为 2～4 年。一些被证明是小的、低级别的、非侵袭性的前列腺癌，对患者的生命或健康不构成威胁。最近资料显示前列腺癌根治性切除术切除的组织标本中 20%～30% 是对患者生命或健康不构成威胁的无意义或"惰性"的肿瘤（前列腺局限性肿瘤、体积小于 0.5mL、不含 Gleason 4 级或 5 级的成分）。应进行保守治疗直到有证据表明肿瘤有明显的侵袭性才进行确定性治疗，这对许多低度恶性（低危）的肿瘤是恰当的，在治疗前明确这类肿瘤对患者而言有非常重要的意义。

研究发现，T_{1a} 和 T_{1b} 期前列腺癌的转归截然不同。T_{1a} 期前列腺癌患者病情进展缓慢，随访 4 年只有 4% 患者发现病情进展，而 T_{1b} 期则高达 33%。对 T_{1a} 期只需随访观察。但欧洲的指南认为具体治疗方案的选择还要根据分期、分级及年龄等其他因素综合分析而定。

一般认为，预期寿命小于 10 年的（基于年龄和伴发病）且 Gleason 评分≤6 分的前列腺癌患者，非常适合观察等待，尤其是那些临床分期早和 PSA 水平低的患者，更适合此项治疗。在这些患者中，肿瘤进展和死于肿瘤不可能发生。对这些患者，常规的 PSA 测定并不重要，也不需要按计划进行放射影像学或活检检查随访。直到患者出现临床症状，才予以姑息性和延迟治疗。

对于观察等待的患者，每 3 个月复诊，检查 PSA、DRE，必要时缩短复诊间隔时间和进行影像学检查。对于 PSA、DRE 检查和影像学检查进展的患者可考虑转为其他治疗。

二、手术治疗

通常采用根治性前列腺切除术、经尿道前列腺切除术和睾丸切除术。

（一）根治性前列腺癌切除术

这是一种彻底性治疗方法，目的是将所有的肿瘤组织全部切除。应包括整个前列腺组织及其包膜、尿道、精囊以及邻近的膀胱颈部分。对于尚未侵及包膜的前列腺癌，可利用保留神经的根治性前列腺癌切除术，即在切除肿瘤的同时保留两侧或一侧支配阴茎海绵体勃起的神经血管束，使患者保留正常的性功能。

1. 经耻骨后前列腺根治性切除术

此术式与经会阴术途径相比，经耻骨后前列腺根治性切除术可以进行盆腔淋巴结清除术，能清楚地了解盆腔淋巴结侵犯情况，可更加准确地进行病理分期。目前，该手术的病死率已大大地低于 1%。然而，术后有 12%～20% 的患者会发生持续性尿失禁，一部分患者会发生吻合口狭窄，70% 的患者会出现勃起功能障碍。为减少尿失禁发生，术中必须注意保护支配尿道外括约肌的神经以及腹下神经丛。根治性前列腺癌切除术后如患者血清 PSA 降至无法检测，提示前列腺癌已治愈。术后 PSA 水平持续性升高多是肿瘤已经发展蔓延的证据，手术后最常用的 PSA 生化复发的检测标准是连续两次血清 PSA 检测值升高超过 $0.4\mu g/L$。新近有人提出，检测尿液中 PSA（uPSA）的升高可以作为手术后局部肿瘤复发的观察指标之一。

患者术后的病理分期和血管受累的状况对于预测根治性前列腺切除术预后十分重要。尽管 PSA 可以帮助检测根治性手术后肿瘤复发与否，但术后的病理分期仍是判断术后预后的最佳指标。研究发现，术后病理检查血管受侵犯的患者发展为晚期肿瘤的可能性比无血管侵犯者高 2.5 倍。

2. 经会阴根治性前列腺切除术

经会阴手术不能准确评价盆腔淋巴结转移情况，也不能同时行盆腔淋巴结清除术，对术后病理分期不准确。此外，手术时显露和完全切除精囊也有一定困难，术后勃起功能障碍发生率也高。其优点是手术时显露前列腺尖部尿道较清楚，尿道与膀胱吻合容易操作，术中出血较少。如果术中注意到保护神经血管束，也可降低术后勃起功能障碍发生率。

（二）腹腔镜前列腺癌根治术

腹腔镜前列腺癌根治术现有经腹腔与经腹腔外两种径路的术式。

1. 经腹腔腹腔镜前列腺癌根治术

该手术技术要求高，但在前列腺癌外科手术中应该无折扣地掌握。尽管 LRT 需要技术上的要求，且手术时间长，直肠损伤率高，且有尿漏发生等，但总的来说，在输血率、淋巴漏、保留尿管时间、括约肌损伤、阳性切缘及早期控尿率方面都优于 ORP（开放手术）。

2. 经腹膜外腹腔镜前列腺癌根治术

经腹膜后接近泌尿器官避免了腹腔脏器由于人为原因造成的损伤以及可能的肿瘤种植。术后恢复快，对于 T_2～T_3 期和切缘阳性的患者（占所有患者的 30%），可进行辅助放疗。

3. 机器人辅助腹膜外根治性前列腺切除术

机器人辅助操作的报道在泌尿外科中日益增加。机器人辅助的前列腺癌根治性切除术是通过经腹腔入路或腹膜外入路的方法完成。目前，大多数机器人辅助的前列腺根治性切除术是通过腹腔入路完成的。腹膜外入路的主要优点是降低发生腹内并发症的危险性。在根治性前列腺切除术中用机器人辅助设备有更大的精密度和更强的可视性。它有利于神经保护并减少了侧支损伤的可能性。因此,它是一种安全、有效和可复性的技术。腹腔镜根治性前列腺切除术中膀胱尿道吻合是最困难的一步。让视频显示吻合用的不同缝合技巧,从5点位置开始,经过8～12针才能完成缝合,包括网球拍柄样关闭技术以及用哪只手,手在持针器上的位置、针的位置和运用套针的位置。这一技术对所有的外科医师都有重复性。一旦掌握了该技术,即使在无经验助手的帮助下,也只需要15～30min就能完成手术,运用视频有利于记忆这种膀胱尿道吻合术,以该方式运用视频是达到教学目的的一种有用工具。

(三)经尿道前列腺切除术(TURP、TUVP、TUPKP/TUKEP)

该术式主要用于缓解因前列腺癌引起的膀胱颈梗阻症状。97%的前列腺癌位于外周带,早期可发生包膜浸润,TURP只能切除部分前列腺组织或瘤组织,能缓解病情,提高前列腺癌患者的生活质量,适用于C期以上前列腺癌。

(四)双侧睾丸切除术(去势术)

该方法属内分泌治疗。双侧睾丸切除可直接减少睾酮的生成,使雄激素依赖性前列腺癌生长缓慢或消退。手术简单,但不易被患者接受。根据我国目前经济情况,一旦确诊为前列腺癌除非有特殊情况,首先宜切除双侧睾丸。该手术不能消除来自肾上腺的雄激素。双侧睾丸切除术只对雄激素依赖性前列腺癌有效,对雄激素非依赖性前列腺癌无效。

三、放疗

放疗主要用于辅助治疗和晚期前列腺癌的治疗。局部性前列腺癌放疗的适应证:预期患者有较长的寿命,无明显的放射毒性易感危险因素以及本人愿意接受放疗。放疗的不良反应包括直肠刺激症状、腹泻、尿频、排尿困难以及勃起功能障碍等。但持续性严重的合并症发生率不超过1%。目前光子束外照射已经成为前列腺癌患者放疗的主要选择。为了减少并发症,一般在TURP术后4周,根治性手术后6周开始放疗。如患者有直肠炎症、糖尿病、心脑血管并发症,则不宜行放疗。

放射性核素前列腺癌间质内种植,即短距离内照射放疗局限性前列腺癌,已经成为研究者的热门。因短距离照射放疗具有在以大剂量放射线照射局限于前列腺内的癌肿的同时对其周围正常组织放射毒性损害最小的优点,短距离内照射放疗后勃起功能恢复及生存质量明显优于手术后外照射治疗的患者。计算机断层扫描技术可以绘制正常前列腺及癌肿区域的三维图像,种植部位更加精确。此外,选择恰当的核素种子类型也是放射性核素前列腺间质内种植治疗取得良好疗效的重要条件。目前常用核素种子——放射源有^{198}Au、^{125}I、^{192}Lr、^{103}Pd等。放射源的放射强度不一,高强度放射源如^{198}Au和^{192}Lr种植后治疗范围较广,对其种植部位的精确度要求不太高,而弱放射源如^{125}I、^{103}Pd则对种植部位要求的精确度较高。但是,放射强度高的核素种子种植后同样容易对正常组织有所损伤。因此,该疗法尚需做进一步研究以期更完善。

对局部复发的病例可给予放射疗法,而发生远处转移的患者,则应给予全身的内分泌治疗。最近有文献报道,对于已经发生包膜外浸润、血清PSA水平正常或盆腔淋巴结未侵犯的患者进行手术后盆腔放疗，可以预防局部肿瘤复发。术后辅助放疗对于根治性手术后的器官局限性肿瘤患者，即使未发生 PSA 复发也是有益的，但是对已发生包膜浸润蔓延并出现生化复发的患者进行挽救性放疗是不合适的，对此类患者应采用内分泌治疗。近来的科学研究表明，应用降低胆固醇的他汀类药物，同时也能够降低前列腺癌的发生和进展的风险，并提出他汀类药物可增强传统前列腺癌治疗的疗效。对接受近距离放射疗法的 $T_1 \sim T_3$ 期前列腺癌患者服用他汀类药物组，97％ 8 年内无 PSA 升高，而未服药组为 94.3％。但亦有学者提出异议。

四、冷冻疗法

人们应用液氮、液氧、液氢等液态气体获得了 0℃ 以下的低温，始用于治疗某些皮肤病。冷冻治疗前列腺癌的机制是低温冷冻肿瘤组织使其代谢过程抑制，发生物理、化学及电解质的变化，即快速冷冻、缓慢复温的直接与间接冷冻效应使组织细胞功能受到损害，结构破坏，肿瘤组织变性、坏死。前列腺癌的冷冻治疗经历了经尿道冷冻、耻骨上或会阴开放冷冻及 B 超引导下经会阴穿刺冷冻等发展过程。现在前列腺癌的冷冻治疗多采用直肠超声下经会阴穿刺冷冻技术。冷冻治疗是前列腺的局部治疗方法，适用于情况较差或年龄较大且不能耐受根治性手术或放疗的前列腺癌患者或作为前列腺癌患者放疗或内分泌治疗失败后的补救治疗。

五、内分泌治疗

内分泌治疗适用于雄性激素依赖性前列腺癌，内分泌治疗围绕着雄激素产生的下丘脑-垂体-睾丸这个性腺轴进行。阻断这个环节的任何一步均可消除雄激素对前列腺癌的影响。内分泌治疗主要用于局部晚期及转移性（D 期）前列腺癌。内分泌治疗有睾丸切除和药物治疗两种方法。药物治疗分为内分泌阻断治疗、雄激素受体拮抗药、直接抑制雄激素合成等方法。

（一）内分泌性腺轴阻断药

黄体生成素释放激素类似物（LHRH-A）：LHRH-A 的蛋白结构同 LHRH 相似，并与位于垂体性腺细胞膜上的 LHRH 受体高度亲和，LHRH-A 比人体产生的 LHRH 作用强100 倍，强烈的 HRH-A 刺激可使腺垂体的 LHRH 受体表达水平发生降调节，垂体接受LHRH 的刺激下降，致使垂体分泌的黄体生成素（LH）减少，睾酮合成减少，最终可使睾酮下降至去势水平，故称药物去势。开始使用 LHRH-A 时，由于它能刺激腺垂体的 LHRH受体，分泌 LH 使睾丸短暂产生更多的睾酮。故可使前列腺癌进一步加重，对已有脊柱转移、病理性骨折及有膀胱颈梗阻的患者，可产生一定的危险性，故主张开始使用时与抗雄激素药物（如氟他胺）合用 2 周。①醋酸亮丙瑞林：针剂，3.75mg/支，每 4 周腹部皮下注射1 支。②醋酸戈舍瑞林：针剂，3.6mg/支，每 4 周在腹部皮下注射 1 支。

（二）雌激素类

用于对抗前列腺上皮细胞过度生长。雌激素对下丘脑-垂体性腺轴起负反馈作用，可抑制腺垂体释放 LH 和睾酮的合成，从而消除睾酮对前列腺的刺激。①己烯雌酚片剂，1ng/d。②聚磷酸雌二醇：长效针剂，肌内注射，160mg/次，1 次/月。③炔雌醇：片剂，效力比己烯雌酚强 20 倍，0.05~0.5mg/次，3~4 次/日。但该类药可产生性欲减退、水肿及乳房发育不良等反应，并可导致深静脉血栓形成、心肌梗死及暂时性缺血等并发症。因此，在前列腺癌内分泌治疗失败时，可考虑雌激素作为二线药物采用。

（三）孕激素类

具双重作用，抑制垂体释放 LH，降低睾酮水平，竞争性阻断细胞内雄激素受体位点，属于类固醇类阻断雄激素受体位点抗雄激素类药。①醋酸甲羟孕酮：口服 4mg/次，2 次/日。②环丙甲基孕酮口服，100mg，2 次/日。③醋酸氯地孕酮：100mg/d，3 个月后改维持量，50mg/d。

（四）雄激素受体拮抗药

此类药能阻断雄激素受体。除孕激素外，还有非类固醇类阻断雄激素受体位点抗雄激素药，包括如下：①氟他胺：与前列腺细胞核特异 DNA 位点上的双氢睾酮（DHT）和睾酮受体蛋白质竞争结合，口服 250mg，3 次/日。②尼鲁米特：口服诱导剂，300mg/d，连服 4 周，后改维持量 150mg/d。③比卡鲁胺：口服，50mg，1 次/日。

（五）直接抑制雄激素合成药

酮康唑是一种抗真菌药，小剂量不引起雄激素变化，大剂量可抑制睾丸和肾上腺激素合成，口服，1 次 200~400mg，4 次/日。

（六）间断性雄激素剥夺

间断性雄激素剥夺（IAB）有益于晚期前列腺癌的治疗，其理论依据是在治疗间期使雄激素依赖性细胞在肿瘤内重新增殖，竞争性抑制雄激素非依赖性细胞的生长，从而延缓前列腺癌的雄激素非依赖性状态的出现。有学者指出：最近的研究发现，患者在整个疗程中有50％的时间没有接受药物治疗，在治疗间隙时，患者避免完全雄激素阻断的不良反应，并可恢复性功能与性欲。间断性治疗通常定义为用药进行完全性雄激素阻断，直到 PSA 降至零或接近为零，而后治疗暂停，直至 PSA 开始升高又重复治疗。最初间断性雄激素抑制疗法用于晚期前列腺癌患者，而现在也提出用于局灶复发性或转移性癌。间断性治疗的优点在于可以提高生活质量，延长雄激素依赖性，从而延缓复发，提高生存率，节省费用。与持续性雄激素剥夺相比，间断性雄激素剥夺治疗能控制疾病，使勃起功能和性欲恢复以及雄激素阻断的其他不良反应消失，预后较好。

六、机器人前列腺癌根治术

随着机器人辅助腹腔镜技术的应用及普及，以其操作灵活、3D 视野等优点，大大缩短了学习曲线。我国引入机器人较晚，目前国内仅北京、上海等少数大医院引进了该技术，机器人前列腺根治术尤其适应大体积前列腺肿瘤的患者。但机器人前列腺癌根治术尚存在前列腺尖部显露困难、前列腺难以抬起、离断前列腺侧韧带后难以翻动前列腺、输尿管开口易损伤、尿道膀胱吻合口张力大等不足。随着机器人的普及，相信将来一定能克服上述不足，提高手术成功率。

七、局部晚期癌与转移性前列腺癌的治疗

内分泌疗法是治疗晚期前列腺癌的有效方法之一。前列腺癌内分泌疗法有睾丸切除术和应用雌激素类药物，LHRH类似物以及类固醇类或非类固醇类抗雄激素药物等。这些治疗的目的都是减少雄激素对前列腺的作用。手术去势或睾丸切除术一直被认为是前列腺癌内分泌治疗的金标准。晚期前列腺癌患者施行睾丸切除术后70%～80%的患者症状可获得不同程度的缓解。已经发生骨转移的前列腺癌患者手术后80%～90%的患者骨痛可以消失。该手术对前列腺癌伴有膀胱出口梗阻的患者也有较好的疗效，术后4～6周前列腺肿瘤的体积明显缩小，排尿症状缓解。睾丸切除术还可以用于由前列腺癌引起的双肾积水以及脊椎骨受累后发生的脊髓受累、尿毒症等危险情况，可迅速缓解病情。但是手术去势有明显的不良反应，首先是术后会导致患者心理障碍。由于术后睾丸雄激素水平迅速下降，会导致性欲下降和勃起功能障碍。70%的患者术后会发生面色红热现象，类似使用类固醇类抗雄激素药物，而醋酸环丙孕酮（CPA）具有促孕激素作用，可以缓解此种现象的发生。尚可发生骨质疏松、体重增加、易疲劳和贫血等。

雌激素药物是抑制垂体分泌释放LH，以抑制睾丸内睾酮的合成与分泌。因此，手术去势加雌激素类似物的联合应用已经成为前列腺癌内分泌治疗的首选。但是此类药物有严重的心血管系统的不良反应，还可以引起血栓形成心、脑栓塞，水、钠潴留，乳房增大及男性女性化等不良反应。

LHRH类似物，如醋酸亮丙瑞林（抑那通）、醋酸戈舍瑞林（诺雷德）等药物，具有手术去势加雌激素类药物联合应用的相同疗效。由于患者的睾丸仍然存在，避免患者心理方面的疾病，同时也能避免发生由雌激素应用所致的心血管病变。但仍有5%的患者用药后会有面部发热、发红以及骨痛加重出现，此系治疗开始的2～3周由于LHRH类似物的作用引起LH以及睾酮的暂时性增加所致。如果同时使用CPA，即可减轻该不良反应。

手术去势和药物去势技术均只能减少由睾丸产生的睾酮，并不能阻断肾上腺产生的睾酮，这能解释患者在接受手术或药物去势治疗后不能完全消除对前列腺作用的主要雄激素DHT的影响。全雄激素阻断治疗（MAB），包括手术加抗雄激素治疗两方面。

目前，在前列腺癌内分泌治疗中常用的两类抗雄激素制剂是类固醇类和非类固醇类药物。此两类制剂抗性腺作用都是直接作用于前列腺，通过竞争性结合雄激素受体抑制雄激素作用，类固醇类抗雄激素制剂可以直接在细胞以及下丘脑水平阻断雄激素作用。在下丘脑水平，它的类孕酮作用能抑制促性腺激素LH和FSH的分泌，从而抑制睾丸产生雄激素。类孕酮不良反应有体重增加、毛发脱落、肾上腺皮质功能减退、糖代谢的改变等，偶见导致肝炎、肝肿瘤、肝功能损害及性欲减退、勃起功能障碍等。有研究证明，用非类固醇抗雄激素制剂（氟他胺或尼鲁米特）行MAB治疗生存优势大于单纯去势治疗（死亡风险度降低8%，$P=0.005$）。比卡鲁胺（CASODEX）50mg较单纯去势治疗死亡风险降低20%。MAB使用非甾体抗雄激素药物通常耐受性良好，其中以比鲁卡胺耐受性最好，与氟他胺相比，腹泻发生率低，与尼鲁米特比，不会引起暗适应延迟、乙醇不耐受及间质性肺炎。

八、雄激素非依赖性前列腺癌的治疗

雄激素非依赖性前列腺癌（AIPC）患者的预后很差，伴有转移的多数患者生存时间不超过 2 年。美国得克萨斯大学的研究人员对 AIPC 患者做了严格的定义：①血清睾酮水平必须达到去势水平；②在此睾酮水平下维持 6 个月后仍有肿瘤生长的客观证据，如前列腺癌有新的转移灶出现或前列腺并不缩小。符合上述两个条件的患者才被认定为 AIPC 患者。因此，患者首先必须接受内分泌治疗 6 个月才有评判的资格。AIPC 的治疗可选择下述治疗措施：①化疗：辅助化疗可延长患者生存期，有效率 20%～40%。②苏拉明（是一种多磺酸萘醌盐类，合成聚阴离子化合物）：治疗开始时 350mg/（m^2·d），连续性监测血浆药物水平，如达到 250～300mg/L 时应停止使用，而后再隔 8 周反复治疗。另外，全部患者应该给予 20～30mg/d 的氢化可的松。不良反应主要有感染、血小板减少、白细胞减少、周围神经病变等。③基因治疗：基因转移治疗肿瘤的基本原理是将一种或数种外源基因载体导入肿瘤细胞，改变细胞的恶性增生型，加速细胞的死亡。治疗性外源基因、载体和接受细胞是基因治疗的三个基本组成部分。目前，前列腺癌等泌尿系统恶性肿瘤的基因治疗最常用的载体为反转录病毒，其次为腺病毒载体。基因治疗前列腺癌实验性研究的重大进展是发展并克隆了前列腺特异抗原启动子基因（PSA-P）。含有 PSA-P 和某种细胞因子基因的表达性腺病毒载体进入体内后，在 PSA-P 的导向下，可选择性进入前列腺癌细胞的基因中，通过静脉注入外源基因即可定向导入靶细胞，达到治疗目的。盐酸米托蒽醌可减轻患者疼痛，但对患者的生存率无效。

九、对内分泌治疗不敏感的前列腺癌的治疗

大多数前列腺癌由雄激素依赖性或雄激素非依赖性两种肿瘤细胞构成，早期前列腺癌的细胞类型多半以雄激素依赖性细胞为主。但患者接受内分泌治疗后，肿瘤中雄激素依赖性细胞大量快速地消亡，占原肿瘤成分较少的雄激素非依赖性细胞即不断增殖而成为肿瘤中主要细胞成分。这类细胞对雄激素治疗不敏感，但对常用的化疗药物敏感性增加。可能因为前列腺癌一般生长缓慢，对化疗易产生耐受力。寻找能有效地杀灭非增殖期癌细胞的新化疗药物是当务之急。目前，这类药物有利诺胺、肿瘤血管生长抑制药和拉帕醌等，但其疗效尚需观察。也可采用磷酸雌莫司汀治疗。

十、中晚期前列腺癌的治疗

尚缺乏可靠的治疗方法。科学家们期望在基因疗法中寻找理想的答案。基因疗法还可通过对诱导肿瘤细胞凋亡的一类基因，如 bcl-2 等原癌基因和（或）抑癌基因进行调节修饰，从而激活癌细胞的凋亡机制，导致前列腺癌细胞的凋亡。癌组织发生发展过程中会发生多种基因的变异，因此，确定并将某一基因变异作为前列腺癌的潜在诊断和治疗方向是一个十分艰巨和非常关键的步骤，给前列腺癌基因治疗的研究增加了巨大的难度。

十一、化学治疗

前列腺癌化疗目前多主张联合方案，目的是既提高疗效，又减少毒副反应。化疗药单独应用不可能取到满意的疗效，一般作为手术后的辅助治疗，以延长术后患者的生存期，当内分泌治疗及放疗失败后化疗也可采用。

最近几年来，人们开始重视前列腺癌的化疗，进一步对不同的化学抗癌药的疗效进行了评价，紫杉类药物已成为前列腺癌内分泌治疗失败后的标准一线化疗，较传统的含米托蒽醌方案延长了总生存时间，进一步增加了骨痛控制率。

常用化疗药物，前列腺癌采用的化疗药物包括紫杉类、米托蒽醌、表柔比星（表阿霉素）、雌莫司汀、环磷酰胺、长春瑞滨、顺（卡）铂、氟尿嘧啶等（表 12-1）。

表 12-1　前列腺癌的各种化疗方案

治疗方案	化疗药物及应用	PSA（下降 50%）反应率
单用方案	表柔比星 $5mg/m^2$，1 次/日，连续用 21 天为 1 个疗程；休息 1 周，再继续下一个疗程。一般 1～6 个疗程，平均 3 个疗程	68%
	环磷酰胺 $50mg/d$，早晨口服，连续应用，配合应用地塞米松 $1mg/d$。治疗时间一般为 9 个月	
联合用药方案	以米托蒽醌为基础	
	① 米托蒽醌 $12mg/m^2$，静脉滴注，第 2 天；雌莫司汀 140mg，3 次/日，第 1～3 天和第 8～10 天；长春瑞滨 $25mg/m^2$，静脉滴注，第 2 天和第 9 天；3 周为 1 个疗程	56%
	② 米托蒽醌 $12mg/m^2$，静脉滴注，第 1 天；酮康唑 400mg，3 次/日，口服，连续；维生素 C $250mg/d$；3 周为 1 个疗程	70%
	③ 米托蒽醌 $8mg/m^2$，静脉滴注，第 1 天；长春瑞滨 $800mg/m^2$，静脉滴注，第 1 天和第 8 天；泼尼松 10mg，1 次/日；21 天为 1 个疗程	59%
	以多西紫杉醇为基础	
	① 多西紫杉醇 $30mg/m^2$，静脉滴注，1 次/日；雌莫司汀 10mg/（kg·d），卡铂 $300mg/m^2$，静脉滴注，第 1 天；4 周为 1 个疗程。平均 8 个疗程	33.3%
	② 多西紫杉醇 $25mg/m^2$，静脉滴注，第 1 天，第 8 天；长春瑞滨 $20mg/m^2$，静脉滴注，第 1 天；4 周为 1 个疗程。平均 7.5 个疗程	47.8%
	③ 多西紫杉醇 $70mg/m^2$，第 2 天或 $35mg/m^2$，静脉滴注，第 2 天、第 9 天；雌莫司汀 280mg，3 次/日，第 1～5 天，第 8～12 天；泼尼松 10mg，1 次/日；21 天为 1 个疗程。一般 4 个疗程	67%

此外，雌莫司汀具有内分泌治疗和化疗双重作用，在晚期转移癌中有延缓其发展的作用，仅用于对其他治疗无效的晚期病例，口服，20ng/次，2 次/日，若 3～4 周无效则停止使用。

（唐显力）

第十三章　膀胱癌

第一节　膀胱癌的概述

一、病因

（一）生物学因素

膀胱肿瘤相关的危险因素包括职业化学暴露、吸烟、饮咖啡、口服镇痛剂或甜味剂，细菌、真菌和病毒感染，膀胱结石刺激和接受具有基因毒性的化疗药物的治疗。数据显示有部分膀胱癌是由于致癌物质引起的，致癌物质引起靶细胞 DNA 发生畸变，介导肿瘤的发生，一般需要众多损伤因素共同决定才能引起肿瘤发生。此外，尿路移行细胞内微环境可能会影响致癌物质的暴露和对细胞的敏感性，这就会导致相似的化学致癌物质引起不同的基因改变。流行病学、分子生物学及组织病理学都证实吸烟及工业化学物质具有确定的致癌作用。

（二）癌基因

肿瘤学研究明确提示基因改变与细胞恶变存在明确的相关性。基因改变的机制有以下几点：癌基因诱导，使正常表达的基因诱导为恶性表型，使细胞脱离正常生长机制的控制而发生癌变。与膀胱癌相关的癌基因包括 RAS 基因家族，如 $p21$ 基因，至少一些研究证实其与肿瘤的高组织学分期存在相关性。机制在于鸟苷三磷酸酶介导信号由细胞膜向细胞核传递，影响细胞的增殖与分化。尽管一些报道称约 50% 的移行细胞癌存在 RAS 基因突变，但其他一些报道明显低于此水平。

（三）抑癌基因

癌基因具有阳性显性效应，所以容易被监测，另外，与之对应的抑癌基因的失活在肿瘤发生的分子过程中也具有同等重要的作用。抑癌基因控制细胞增殖、DNA 修复及细胞凋亡，抑癌基因的缺失或失活使细胞出现无控制的增殖或无法使遗传特性改变的细胞进入程序化死亡，最终导致基因改变的细胞克隆无控制性增殖。这导致基因的不稳定性，使受累的细胞基因组 DNA 出现复制错误。正常哺乳动物基因组中穿插着多种重复的核酸序列，所以，在已知的多个重复序列区寻找 DNA 复制错误被用为恶性肿瘤细胞的一种筛查方法，也可作为定位 DNA 缺失区的一种方法。

由于抑癌基因的改变而导致的肿瘤，抑癌基因所编码的蛋白（基因产物）应该无功能。因此，可能是双侧等位基因的缺失和（或）突变或者是由于突变的与野生型的蛋白链形成二聚体（或多聚体）后无功能（所谓的负显性突变）。在过去，可以通过细胞基因分析的方法进行辨认，可以发现大的基因片段或整条基因从核型中消失。由于很多的基因存在多态性，在基因缺失不是足够大无法进行细胞基因分析的情况下，可以通过比较恶性及正常组织的 DNA 酶切片段，来发现恶性细胞 DNA 一个等位基因特定基因区的缺失。已发现人类膀胱癌染色体存在多个非随机丢失区，一个抑癌基因已被定位于丢失区，分子分析发现存留的拷贝存在一个或多个突变，使其基因功能丧失。

通过分子研究可以进一步证实基因的缺失和异常表达情况。同样，可以通过免疫沉淀或免疫印迹法对蛋白的表达进行检测。大多数分子研究都要求肿瘤标本的 DNA、RNA 及蛋白保持一定的纯度，不被正常的上皮、间质、炎性或血管细胞所污染。通过激光获取显微解剖法可以得到比较纯的样本，那些组织学正常的组织或细胞会很容易地被剔除在标本选择范围之外。另外还可以通过原位杂交或免疫组化方法对基因 mRNA 或蛋白表达进行检测。目前已发现数个与膀胱癌密切相关的肿瘤抑制基因位点，包括 $p53$ 基因（位于 17p）和 Rb 基因（位于 13q）。9 号染色体至少有一个基因，位于 9p21 位置，表达 P19 和 P16 蛋白，另外在 9q 存在一个基因，位于 9q32～33。

1. $p53$ 基因

$p53$ 是人类肿瘤中最经常发生突变的基因。野生型 $p53$ 蛋白功能很多：作为转录因子抑制细胞的增殖；介导 DNA 损伤的细胞凋亡；促进 DNA 修复及一些其他功能。$p53$ 的功能就是促使发生异常的细胞凋亡，所以如果 $p53$ 发生突变，那么基因的遗传稳定性就会受到影响，进而产生更多的突变，因此，$p53$ 基因异常的膀胱癌患者，其肿瘤具有更强的侵袭性。

直径超过 1～2mm 的肿瘤，需要新生血管供应营养。野生型 $p53$ 诱导血管形成抑制因子 TSP-1 表达，TSP-1 属于细胞外基质成分，而突变或缺失的 $p53$ 则无此功能。有报道称，膀胱癌组织中异常的 $p53$ 表达与 TSP-1 的表达下调及新血管形成存在相关性。另外，野生型 $p53$ 可以修复因为化疗而引起的 DNA 损害。$p53$ 功能缺失尽管可以导致高侵袭性表型，但也可增强一些化疗药物的敏感性。

由于 $p53$ 基因在正常细胞增殖及肿瘤发生中的重要作用，其表达受到严格的调控。$Mdm2$，通过 $p53$ 的诱导而表达，并结合于 $p53$ 的氨基末端，使其遍在蛋白化，通过蛋白降解酶而被降解，此过程的异常可以稳定 $p53$。正常野生型 $p53$ 在细胞核中存在时间很短，而突变型存在时间较长，因此突变型更容易通过免疫组织化学方法进行检测。一些学者研究发现，免疫组织化学检测细胞核中积聚的 $p53$ 与 $p53$ 基因突变之间存在密切的相关性，因此可以通过免疫组织化学这样一个很简单的方法来筛查肿瘤细胞是否存在 $p53$ 基因突变。但是，一些重要的 $p53$ 基因突变可能导致短缩的蛋白（或无蛋白）表达，因此无法看到核过表达，在此情况下无法用免疫组化的方法与野生型 $p53$ 基因进行鉴别。同样，免疫组化法也无法检测双侧等位基因的缺失（纯合性缺失）。这可能可以解释为什么一些报道中的免疫组化资料与杂合性缺失资料或其他的一些分子资料的不一致，另外由于野生型的 $p53$ 以四聚体的形式发挥功能，即使未突变的等位基因表达正常，突变的等位基因产物半衰期延长，使四聚体蛋白功能丧失。这种负显性效应为试图为包含 $p53$ 等位基因突变的肿瘤细胞插入一个野生型的 $p53$ 基因这一基因治疗策略提供了理论障碍。

2. Rb 基因及其产物和调控基因 $p15$、$p16$、$p21$、$p27$ 及 $p19$

正常 Rb 基因的蛋白产物需要细胞周期依赖性激酶的磷酸化，磷酸化蛋白位于细胞核中，调节细胞周期的变化。磷酸化的 Rb 蛋白与另一种转录因子 E2F 分离，分离的 E2F 蛋白通过与相关基因启动区的结合来诱导细胞从 G_1 期向 S 期转变。通过去除或突变 Rb 基因，使细胞更容易由 G_1 期向 S 期转变，从而刺激细胞的增殖。

同样，细胞周期蛋白激酶抑制剂抑制 Rb 蛋白的磷酸化过程，使其与 E2F 蛋白分离，调控细胞周期。这些抑制因子包括 $p15$ 和 $p16$，其主要作用是与细胞周期蛋白激酶 4 和 6 相结合，抑制 Rb 蛋白的磷酸化。另外，还有两个核蛋白 $p21$，其表达直接受 $p53$ 基因的诱导；$p27$，其表达决定于蛋白降解酶介导的降解，也是 Rb 蛋白的磷酸化的抑制剂。任何一个调节因子的变异都有可能造成 Rb 蛋白的磷酸化，使其与 E2F 分离，使细胞由 G_1 期向 S 期转变以及细胞增殖，因此，$p15$、$p16$、$p21$、$p27$ 或 Rb 的表达降低或异常表达都有可能会导致组织或细胞无休止的增殖分化以至肿瘤发生及进展，所以这些调节因子目前都被认为是膀胱癌的肿瘤抑制基因。

非随机的膀胱组织中染色体 13q 和 9 的缺失证实了以上所述，并且被进一步的分子研究所论证。对 19 号染色体的研究远比 13q（Rb）或 17p（$p53$）要困难，因为其常是整个染色体的缺失。而且，$p15$、$p16$ 基因区常发生纯合性缺失，无法进行杂合性缺失研究。另外，$p16$ 基因启动子 CpG 富含区域超甲基化，使基因发生转录沉默，常见于膀胱鳞状细胞癌中。

$p16$ 和 $p19$ 位于 9p21 的相同区域，$p19$（ARF）能降解 $Mdm2$，稳定 $p53$ 基因。$p16$ 和 $p19$ 的基因产物都是肿瘤抑制因子，这些基因的缺失是膀胱癌发生的早期事件，另外，很多学者的研究提示，还有另外的肿瘤抑制因子位于 9 号染色体上，包括在 9q 区域。

了解了缺失基因的正常功能以及它们在细胞增殖调节中的作用，学者们试图比较两种类型膀胱移行细胞癌（低分级浅表肿瘤与高分级肿瘤）与缺失基因的相关性。通过比较发现，9 号染色体，特别是 9q 的缺失，是低分级浅表移行细胞癌的早期事件。另外，高分级膀胱癌与 p53 的异常和染色体 17p 缺失密切相关。无功能 p53 蛋白合并缺陷基因的积聚会导致基因的不稳定性和变异的发生，这些变化可以预测肿瘤生物学行为。

免疫组织化学检测显示 Rb 蛋白异常表达与侵袭性膀胱移行细胞癌密切相关，$p21$ 基因缺失同样如此。$p21$、pRb 和 $p53$ 的异常表达都提示膀胱癌预后较差。尽管一些肿瘤和细胞系的研究发现，$p16$ 与 pRb 的表达呈负相关，但 $p16$ 在肿瘤中的异常状况仍存在争议，有的研究显示多见于侵袭性肿瘤，而另一些研究则提示在非侵袭性及侵袭性尿路上皮肿瘤中，其缺失率相同。

（四）基因扩增和过表达

第三种致癌机制就是编码生长因子及其受体的正常基因的扩增与过表达。有学者和他的同事独立的研究显示膀胱癌组织中表皮生长因子受体存在异常表达，其过度表达与肿瘤的侵袭性明显相关。在泌尿系统中存在大量的具有生物活性的表皮生长因子，表达生长因子受体的异常表达正好借此独特的环境获得生长优势，另外，表皮生长因子受体信号诱导的不仅是细胞增殖，也诱导肿瘤细胞的迁移及基质金属蛋白酶9的表达，这两个步骤都与肿瘤的浸润与转移有关。其过度表达的机制尚不明确，因为即使存在蛋白过度表达时，在膀胱癌中表皮生长因子受体基因的扩增也不常见。

癌基因 *erbB-2* 编码一个功能及结构与表皮生长因子有关的生长因子受体，其改变与许多恶性肿瘤有关，包括膀胱癌。有学者和他的同事们通过研究发现，在141例膀胱癌患者中，有41例出现 *erbB-2* 基因产物 *p*185 的过度表达，但只有10例出现基因扩增。也有学者和他的同事们通过免疫组织化学的方法证实，56例膀胱癌患者中，有33%的患者出现 *p*185 表达增强，与肿瘤高分期、高分级及复发存在相关性。但目前也有报道称 *p*185 的高表达与膀胱癌的侵袭性无明显相关性。虽然目前发现多个异常表达基因，但尚未发现与临床膀胱癌相关的特异性基因扩增。

(五) 职业性暴露危险因素

用来进行纤维染色的苯胺染料，就是一种典型的尿路上皮致癌物质。其他的膀胱癌的致癌物还包括2-萘胺、4-氨基联苯、4,4-双氨基联苯、2-氨基-1萘酚、燃烧煤所产生的气体和烟尘、含氯的碳氢化合物、醛类化合物（如应用于染料工业、橡胶工作和纺织工业中的丙烯醛）。据统计，在美国因职业暴露因素导致膀胱癌的病例占总发病人数的20%，潜伏期常较长（30~50年）。这可能是由于剂量的积累，如暴露强度增大，其潜伏期可能会大大缩短。

大部分膀胱癌致癌物质属于芳香胺类，其他的还包括饮食中的硝酸盐类和亚硝酸盐类化合物，通过肠道菌群发挥作用；还有摄入被污染的药物，如马兜铃酸。另外，色氨酸代谢产物可能与膀胱癌致癌有关，但尚未得到证实。与膀胱癌相关的职业包括：汽车工人、染料工人、卡车驾驶员、钻床操作工、皮革工人、与金属密切接触的人、从事有机化学工作的人（如干洗工、造纸工人、编织工）、理发师、美容师、医师、服装制造业者及水管工人。

(六) 吸烟

吸烟者膀胱癌的发生概率比从来不吸烟的人高4倍，一般与吸烟的数量，吸烟的持续时间，吸烟的程度密切相关，男女性皆如此。以前吸烟而后来戒除的人，其膀胱癌的发生率也会比正在吸烟的人有所降低，但降至基线水平尚需20年时间，比吸烟在心血管疾病和肺癌致病性方面持续时间还要长。据估计，约1/3的膀胱癌病例与吸烟有关，一些问题可能使这一问题复杂化，如认为以前的吸烟者仍处于膀胱癌的风险中，绝大多数60岁以上（65%~70%的膀胱癌发生于此年龄）的美国男性有吸烟史。

(七) 咖啡与茶

尽管饮用咖啡和茶在一些研究中与膀胱癌的病因学有关，但如控制吸烟因素，饮用咖啡不增加膀胱癌致病风险。

(八) 镇痛药滥用

大剂量（10年5~15kg）服用含有非那西丁（其化学结构与苯胺类相似）的复合镇痛剂会增加肾盂及膀胱移行细胞癌的发生风险，发生膀胱癌的潜伏期长于肾盂癌，潜伏期可长至 25 年。其他镇痛剂与膀胱癌的关系存在争议。

(九) 人造甜味剂

啮齿动物实验表明，大剂量人工甜味剂具有膀胱癌致病危险性，但这个研究尚有争议，其原因有：一方面，实验所用甜味剂剂量太大，另一方面就是致病性只表现在胚胎期和新出生期的动物，而且给予的甜味剂会影响到尿液的 pH，其结果可能会影响其对致癌物质的易感性。在对照的人流行病学研究中，没有找到其增加膀胱癌发生危险性的足够依据。

(十) 慢性膀胱炎及其他感染

因留置导尿装置或结石刺激会导致膀胱的慢性炎症，长期的慢性膀胱炎是膀胱鳞状细胞癌发生的重要危险因素。因截瘫而长期留置导尿装置的患者发生膀胱癌的概率为 2% ～ 10%，其中约 80% 为鳞状细胞癌。虽然长期留置导尿装置患者发生膀胱癌的风险比普通人要高，但目前不提倡定期膀胱镜检查或细胞学检查。同样，血吸虫病引起的膀胱炎症也与膀胱癌，特别是鳞状细胞癌密切相关。在埃及，男性人群中血吸虫病为高发，其中，鳞状细胞癌是最多见的膀胱恶性肿瘤，膀胱移行细胞癌也有上升的趋势。慢性膀胱炎所致膀胱癌与严重的长期的感染密切相关，其癌变机制目前尚不明确，但可能与膀胱内亚硝酸盐与亚硝基化合物形成有关。有趣的是，20% 的鳞状细胞癌患者的 $p16$ 基因通过启动子区域的 CpG 超甲基化而表达沉默，但在膀胱移行细胞癌这个比例很低。

关于人乳头状瘤病毒感染与膀胱癌发生的关系，很多研究机构都做过探索，但结果相差较大，分别从 2% ～ 35% 不等。虽然有学者研究认为，人乳头状瘤病毒在膀胱移行细胞发生癌变中所起作用与宿主的免疫功能相关，但为什么众多研究结论各异，目前尚不清楚，其他病毒在膀胱癌流行病学中的作用目前尚无重要发现。

(十一) 盆腔放疗

对于患有子宫颈或卵巢肿瘤的女性，接受放疗的患者其发生膀胱癌的风险是只接受外科手术患者的 2～4 倍。如果再合并化疗，其膀胱癌的发生风险会更高，风险可持续 10 年或更长。这些肿瘤基本上都属于高级别肿瘤和局部进展性肿瘤。

(十二) 环磷酰胺

使用环磷酰胺可以使患者膀胱癌的发生风险提高 9 倍，但是目前尚未被病例对照的流行病学分析所证实。因为使用环磷酰胺而发生的膀胱癌中，大部分在明确诊断时都已属于高分级或者已伴有肌层浸润，而且其发病年龄较散发的移行细胞癌患者提早，两性之间无明显差异。环磷酰胺经尿排泄的代谢产物丙烯醛，被认为与出血性膀胱炎和膀胱癌的发生有关。但出血性膀胱炎与膀胱癌的发生无关。环磷酰胺诱发膀胱癌的潜伏期为 6～13 年，研究表明，尿路保护剂美司钠可能会减少膀胱癌的发生风险。部分学者认为，对于明确诊断的患者，即使肿瘤为非浸润性，也考虑行积极治疗，比如膀胱切除，因为其进展是相当迅速。

(十三) 色氨酸代谢产物

有报道称，膀胱癌患者尿液中色氨酸代谢产物水平升高，高代谢产物与肿瘤的复发有相关性。部分患者通过给予维生素 B_6 可以降低色氨酸代谢产物水平。一项临床对照试验提示，维生素 B$_6$ 可以显著降低浅表性膀胱癌复发率，但在这项试验中未检测色氨酸代谢产物水平。与之相反，一些研究提示内源性色氨酸代谢产物与膀胱癌的发生无明显关系。因此，关于内源性色氨酸代谢产物在膀胱癌发生中的作用仍存在争议。

（十四）其他危险因素

黑脚病是我国台湾南部的一种地方病，与血管、心脏及恶性肿瘤密切相关，其中包括膀胱移行细胞癌。其机制主要是当地的水中含有大量的砷所致，另外，在世界其他具有相同水质的地方也有类似的膀胱癌发生。在一项对照性的研究中发现，在观察的 4 年间，最终发生膀胱癌的患者外周血细胞特异性的细胞基因异常如染色体断裂、间隙、交换及其他异常明显高于未发生膀胱癌的个体。

不管这些患者肿瘤发生的机制为何，随着采取有效的公共卫生措施，主要是避免饮用污染的水，其发病率逐渐降低。

其他的危险因素包括接受肾脏移植者及长期慢性低流质摄入者。接受肾脏移植者易患多种肿瘤，可能是由于长期的免疫抑制。

（十五）遗传

多数的膀胱癌无遗传的流行病学证据。有家族性膀胱癌的报道。但是，多数作者未报道受累家族的亲属是否是吸烟者（或暴露于其他的公认的致癌物），这很重要，因为有报道家族风险的增高主要见于吸烟的亲属。需发现家族易感性与可能的致癌物的暴露及前面讨论的一些基因型/表型的分析（如 GSTM1、NAT1、NAT2 及 CYP 1A2）的相关性，来发现高危的个体进行干预，如避免接触致癌物、预防及早期诊断。

二、病理

（一）正常尿路上皮

正常膀胱的尿路上皮为 3～7 层，其下为基底层，有一层或多层的间质细胞。最表层由大的扁平伞状细胞构成。尿路上皮位于基底膜之上，基底膜有肌黏膜，包含散在的平滑肌纤维。

（二）上皮增生及化生

上皮增生是指细胞层数目的增加，而无细胞核或结构的异常。

尿路上皮的化生是指膀胱的衬层，常是局部区域，出现非移行上皮改变，常是上皮样（鳞状化生）或腺样（腺性化生）改变。鳞状化生不伴有细胞不典型增生或明显的角化是一种良性改变。

Von Brunn 巢是位于基底膜的良性的岛状的尿路上皮。囊性膀胱炎是 Von Brunn 巢的巢中心尿路上皮发生嗜酸性细胞液化。腺性膀胱炎与囊性膀胱炎类似，区别在于移行细胞的腺样化生，腺性膀胱炎可能是腺癌的前体。

（三）尿路上皮发育异常

1. 癌前增生性异常

不典型增生与上皮增生类似，区别在于出现细胞核的异常及部分伞状细胞层的紊乱。世界卫生组织（WHO）及国际泌尿病理协会（ISUP）对尿路上皮肿瘤包括扁平的上皮内病变进行了统一的分类。过度活跃的不典型增生及意义不明的不典型增生，这两种病变的恶性潜能很小。

2. 分化不良

分化不良是指上皮的改变介于正常尿路上皮及原位癌（严重的分化不良）之间。分化不良的细胞核大、圆、有切迹、偏于基底部，失去正常上皮细胞的极性。分化不良的上皮细胞细胞层数并不增加，也无有丝分裂相。

3. 内翻性乳头状瘤

内翻性乳头状瘤是良性肿瘤，常伴有膀胱慢性炎症以及膀胱出口梗阻。内翻性乳头状瘤的乳头状突起向膀胱基质生长，而不是向膀胱腔内生长，其表面多覆盖一薄层正常尿路上皮。在内翻性乳头状瘤中可包含囊性膀胱炎或鳞状上皮化生区域。内翻性乳头状瘤恶变罕见，但是有许多学者认为内翻性乳头状瘤和膀胱移行上皮癌共存情况多见。由于内翻性乳头状瘤表面覆盖尿路上皮，镜下一般多见局部隆起，不见乳头状或菜花状肿瘤生长。

4. 肾腺瘤

膀胱肾腺瘤极为少见，组织学上与原始的肾集合小管相似。多见于外伤、感染、放射治疗后尿路上皮的化生反应，常伴有尿频、排尿困难。水肿及炎性细胞浸润常见，核异型和细胞有丝分裂少见。恶性的肾腺瘤为肾腺癌。

5. 膀胱黏膜白斑

膀胱黏膜白斑病理特点是鳞状上皮化生，伴有明显的细胞角化，细胞形成钉突向下生长（棘皮症），细胞不典型增生以及细胞分化不良。一般认为膀胱黏膜白斑是膀胱细胞上皮对外界不良因素刺激后的反应，是膀胱鳞癌的癌前期病变，大约 20％ 的患者黏膜白斑会演变为鳞癌。

6. 膀胱假性肉瘤

膀胱术后梭形细胞瘤非常少见，其表现类似膀胱肉瘤。多见于膀胱手术或者膀胱感染数月后引起的梭形细胞反应性增生。这种病变曾被误认为恶性肿瘤，而行根治性膀胱切除术。这种病变常被误诊为膀胱平滑肌肉瘤。

（韩　娜）

第二节　膀胱癌的诊断和分期

一、诊断

（一）体征和症状

膀胱癌最常见的主诉是无痛性血尿，大约 85％ 的患者会出现。事实上，如果行尿常规检查，几乎所有经膀胱镜发现膀胱癌的患者，至少出现镜下血尿。然而，由于血尿通常为间断性出现，一两次尿液检查阴性并不能排除膀胱肿瘤的存在。因此，如果处于膀胱癌发生年龄范围中的患者出现无法解释的血尿（无论是镜下血尿还是肉眼血尿），即使第二次复查完全正常，仍有必要进行膀胱镜检查。膀胱刺激征及尿频、尿急和排尿困难是第二常见主诉，通常与弥散性原位癌或浸润性膀胱癌相关。然而，这些症状几乎都伴有血尿，至少是镜下血尿。膀胱癌的其他体征与症状包括输尿管梗阻造成的腰痛、下肢水肿及盆腔肿块。体重下降、腹痛或骨痛等晚期症状较为少见。

（二）传统的脱落细胞学检查

在尿沉渣或膀胱冲洗液中可以在显微镜下发现恶性尿路上皮细胞。肿瘤细胞的典型表现是细胞核大而不规则，染色体粗大。但是这种方法也有其局限性，因为分化较好的肿瘤细胞在细胞外观上与正常细胞相同，黏附能力更强，不易脱落入尿液中。因此，脱落细胞学检查对于高分级肿瘤或原位癌有较高的敏感性。但是，即使在高分级肿瘤中，尿液脱落细胞学检查也有 20％的假阴性。

脱落细胞学检查的假阳性率为 1％～12％，通常与上皮细胞异型、炎症或放化疗所致改变有关。这些改变经常在治疗后数月出现，并在停止治疗后持续超过 1 年。尽管存在这些问题，脱落细胞学检查的特异性和阳性率还是很高的，如果只将明确的恶性肿瘤或高度怀疑的样本诊断为阳性，细胞学检查不是一个经济/效果比良好的监测膀胱肿瘤的指标，主要对高风险人群进行评估。后面还会提到，由于膀胱冲洗取得的膀胱上皮细胞远多于尿液，因此膀胱冲洗液脱落细胞学检查在膀胱癌诊断中更有价值。有学者认为，一次冲洗标本与三次尿标本的脱落细胞检查效果相同。

（三）流式细胞仪

流式细胞仪检查用以检查经 DNA 荧光染色的细胞核中 DNA 成分。因此，可以定量检测肿瘤中非整倍体细胞的数目及增殖活性（S 期细胞的百分比）。DNA 二倍体的肿瘤倾向于低分级和低分期肿瘤，患者预后较好。DNA 三倍体或四倍体预示肿瘤病理学特征分化不良，预后较差。三倍体肿瘤预后比三至四倍体肿瘤好，但比二倍体肿瘤预后差。炎症细胞可以形成二倍体或高倍体细胞碎片，干扰流式细胞学检查。细胞增殖活性（表现为 S 期细胞百分比）与肿瘤预后之间存在相关性。然而，由于 S 期在整个细胞周期中仅占很小的比例，即使浸润性膀胱肿瘤也很难发现足够的 S 期细胞，因此很容易被忽略。细胞具有多种倍体形式的肿瘤有更高的进展率。

流式细胞仪可以同时检测多个参数。例如，进行 DNA 与细胞角蛋白（上皮细胞的标志物）染色。流式细胞仪可以仅对细胞角蛋白染色阳性的细胞进行 DNA 检测。这种多参数检测方法可以提高流式细胞仪检查的准确性，因为这种方法可以测定标本中的哪些细胞处于增殖期，因此可以避免将非肿瘤细胞如白细胞误认为肿瘤细胞。研究表明，利用这种方法比单独应用 DNA 测定或抗原表达测定更有预后价值。类似的多参数方法也可以应用到细胞学检查中去。

总体而言，流式细胞仪检查不比传统的细胞学检查更有临床意义，尽管一些研究认为流式细胞仪检查更为准确。低分级浅表性肿瘤通常是二倍体，但经常出现假阴性结果。非整倍体是高分级肿瘤的一种常见特征，因而流式细胞仪对于原位癌或高分级肿瘤准确性特别高，

80%～90%的肿瘤都能正确辨别出来，但流式细胞仪检查在膀胱肿瘤患者的处理中并不能替代传统的细胞学检查。

（四）图像分析

定量荧光图像分析是一种自动对载玻片上的细胞涂片进行细胞学分析并对每一个细胞进行 DNA 定量测定的细胞学分析技术。它结合了定量的生物化学分析及单个细胞的观察评价（流式细胞仪只能对细胞群进行分析）。

这种技术利用计算机控制的荧光显微镜对载玻片上的每一个细胞的细胞核进行自动扫描并成像。计算机计数荧光的发射数目，这些发射的荧光直接反映细胞核酸的含量，并能区别每一个 DNA 含量异常的细胞。因此，一个细胞技术员能够通过对细胞学形态的自动分析将重点集中至异常细胞的辨别上。由于每一个细胞都能通过图像分析进行检查，因此这种方法与需要大量细胞标本进行分析的流式细胞学方法相比，更易于对尿液标本进行检测分析。

与流式细胞仪检查一样，也可以对图像进行多参数分析。应用针对各种肿瘤标志物标记的单克隆抗体联合荧光标记的 DNA，能够提高膀胱肿瘤诊断和检测对治疗的反应性图像分析的特异性。这种技术对检测低分级膀胱肿瘤与标准细胞学检查或流式细胞仪检查相比敏感性更高，而特异性并没有降低。另外，通过应用荧光标记的针对特定的染色体 DNA 探针联合原位杂交技术进行图像分析，能够有效地发现肿瘤细胞 7 号染色体着丝粒区域为三倍体，9 号染色体部分或全部缺失或者出现 17p 缺失。

（五）标本收集

用生理盐水冲洗膀胱取得的标本进行膀胱肿瘤检测比尿液标本更为准确，因为冲洗的机械作用可以使更多的肿瘤细胞脱落，而且盐溶液可以更好地保护细胞不被破坏以备检测。由于对比剂、放疗及膀胱内灌注化疗都能改变细胞的渗透性，从而导致难以区分的异型性或许对尿液进行的细胞学、流式细胞仪或图像分析的最大优势是对全部尿路进行检测而非仅是膀胱，这些部位都可能有移行上皮细胞脱落。另外，诊断为低分级浅表性乳头状肿瘤的患者，当脱落细胞学、流式细胞仪检查或图像分析（尿液或冲洗标本）发现高分级肿瘤细胞时，提示可能在尿路其他部位存在膀胱镜无法看到的原位癌。

二、鉴别诊断

膀胱癌与肾、输尿管肿瘤，泌尿系结核，前列腺增生和尿石症相鉴别。

（一）肾、输尿管肿瘤

血尿特点也为全程无痛性肉眼血尿，与膀胱癌类似，可单独发生或与膀胱癌同时发生，上尿路肿瘤引起的血尿可出现条形或蚯蚓状血块，明确诊断需要 B 超、CT、泌尿造影等检查。

（二）泌尿系结核

除了血尿外，主要症状为慢性膀胱刺激症状，伴有低热、盗汗、消瘦、乏力等全身症状，通过尿找抗酸杆菌、IVP、膀胱镜检查等与膀胱癌鉴别。

（三）前列腺增生

主要症状为进行性排尿困难及尿频，有时出现肉眼血尿，在老年人中膀胱癌可以和前列腺增生同时存在，需要通过尿脱落细胞检查、B 超、CT、膀胱镜检查等鉴别。

（四）尿石症

血尿多为镜下血尿，上尿路结石可出现肾、输尿管绞痛，膀胱结石可出现排尿中断现象，通过 KUB 平片、B 超、膀胱镜检查等鉴别。由于膀胱结石对局部黏膜的刺激，可导致肿瘤发生。因此，长期膀胱结石出现血尿时，应想到膀胱癌的可能，必要时行膀胱镜检查及活检。

三、临床分期

（一）分期（膀胱癌 AJCC 分期，第八版）

1. 原发肿瘤（T）

T_x：原发肿瘤无法评估。

T_0：无原发肿瘤。

T_a：非浸润性乳头状尿路上皮癌。

T_{is}：原位癌，"扁平瘤"。

T_1：肿瘤侵及固有层（上皮下结缔组织）。

T_2：肿瘤侵及固有肌层。

T_{2a}：肿瘤侵及浅肌层（内 1/2 肌层）。

T_{2b}：肿瘤侵及深肌层（外 1/2 肌层）。

T_3：肿瘤侵及膀胱周围组织。

T_{3a}：显微受侵。

T_{3b}：肉眼受侵（形成膀胱外肿块）。

T_4：肿瘤侵及如下结构：前列腺、子宫、阴道、盆壁、腹壁。

T_{4a}：肿瘤侵及前列腺、子宫、阴道。

T_{4b}：肿瘤侵及盆壁、腹壁。

2. 区域淋巴结（N）

区域淋巴结包括原发和继发引流区域，腹主动脉分叉以上淋巴结为远处转移。

N_x：区域淋巴结无法评估。

N_0：无区域淋巴结转移。

N_1：真骨盆内单个区域淋巴结转移（膀胱周围、髂内、闭孔、髂外、骶前淋巴结）。

N_2：真骨盆内多个区域淋巴结转移（膀胱周围、髂内、闭孔、髂外、骶前淋巴结）。

N_3：髂总动脉淋巴结转移。

3. 远处转移（M）

M_0：无远处转移。

M_1：有远处转移。

M_{1a}：超出髂总动脉的淋巴结转移。

M_{1b}：非淋巴结的远处转移。

（二）分期标准

膀胱癌的分期标准见表 13-1。

表 13-1　膀胱癌的分期标准

分期	T	N	M
0a	Ta	N_0	M_0
0is	Tis	N_0	M_0
I	T_1	N_0	M_0
II	T_{2a}	N_0	M_0
III	T_{2b}	N_0	M_0
III A	T_{3a}，T_{3b}，T_{4a}	N_0	M_0
III A	$T_1 \sim T_{4a}$	N_1	M_0
III B	$T_1 \sim T_{4a}$	N_2，N_3	M_0
IV A	T_{4b}	Any N	M_0
IV A	Any T	Any N	M_{1a}
IV B	Any T	Any N	M_{1b}

（韩　娜）

第三节　膀胱癌的治疗

一、表浅性膀胱癌的治疗

70％～80％的膀胱癌首次发现时是非肌层浸润性病变，其中10％～20％会进展为肌层浸润性。非基层浸润性膀胱癌是指任何级别的 Ta、T_1 和 Tis。大约70％的非肌层浸润性膀胱癌为 Ta 期，20％为 T_1 期，另有10％为原位癌。非肌层浸润性膀胱癌的资料大多来源于经尿道切除的膀胱肿瘤或是膀胱内治疗后长期随访观测到的肿瘤，因此我们对其自然进展史尚未完全知晓。

膀胱癌的分级与分期与复发和进展之间关系密切。低分级的 Ta 期肿瘤，3 年内复发率为50％～70％，继续进展恶化的可能性只有5％。然而，高分级的 T_1 期肿瘤，3 年内复发率超过80％，50％的患者在 3 年内病情继续进展恶化。肿瘤的大小、数目、淋巴血管是否受侵袭、其余尿路上皮的情况，都能为膀胱肿瘤的预后提供预测信息。

（一）内镜下治疗及镜下活检

1. 经尿道膀胱肿瘤电切术（TURBT）

内镜是非肌层浸润性膀胱癌的主要诊断与治疗手段，包括膀胱镜检查和经尿道膀胱肿瘤切除术（TURBT），膀胱灌注治疗可以作为辅助手段或治疗术后残留肿瘤，也可以预防肿瘤复发和进展。膀胱灌注治疗的价值与局限性已经得到了进一步的认识，相对而言，BCG膀胱免疫治疗比膀胱灌注治疗更有效。如何对BCG膀胱免疫治疗方案进行优化，仍然是一个具有挑战性的问题。在疾病的随访方面，泌尿科医师进行膀胱镜检查等一系列随访检验时，都应该考虑到患者本身的变化、新的辅助手段的应用、新的肿瘤标志物的使用。

膀胱镜是诊断、治疗非肌层浸润性膀胱癌的关键，观察时应注意尿道、前列腺窝以及全部膀胱黏膜，观察并记录病变的位置、数目、形态学特征（乳头状、团块状、广基、天鹅绒状）等。同时应记录膀胱其他部位黏膜的特征和膀胱容量、输尿管口的位置、尿或血的流出（这对评价上尿路病变有重要价值）以及管口邻近部位或腔内的异常。

膀胱镜是检测膀胱肿瘤的"金标准"，由于新出现的肿瘤标志物和内镜技术的辅助，膀胱肿瘤的检测已经变得更为精细。在荧光膀胱镜的辅助下，可以诊断出传统膀胱镜以及细胞学检查难以发现的病变。在进行膀胱镜检查之前的2～3个小时，先向膀胱内灌注3%的5-δ氨基酮戊酸（5-ALA），然后使用波长为375～445nm的光源进行观察，可以提高发现上皮异常的敏感性，但荧光膀胱镜在发现早期低分级肿瘤，及肿瘤随访方面的价值还在研究中。

直视下进行TURBT术前需对膀胱进行全面观察。可使用30°和70°的硬性膀胱镜或可弯曲的膀胱软镜。切除肿瘤时通常使用24～26F的电切镜，镜鞘中置入30°镜，以看清肿瘤周围的情况。用Bugbee电极或是电切镜的切割环进行电切术。凝固、切割混合的电流都可以用于多数病变区域的切除，然而，输尿管口周围的病变应该用纯切割电流，以减少狭窄发生的可能性。

为充分看到病变区域及周围正常组织，应适当充盈膀胱，但不能过度扩张。在切除术中，由于持续的灌流，膀胱充盈时的容积有增加的趋势，导致在切除较大病灶的时候可能会造成膀胱损伤。电切镜的切割环应该置于病变的后面，然后向上、向着电切镜方向进行切割。用这种方式逐步切除肿瘤，在所有可见肿瘤全部切除后，可以用电切环再多切一片组织或用活检钳另取小块组织送检，从而判断肿瘤基底部是否浸润肌层。应该尽量不要对基底或深部组织做重复缓慢的切割，因为过度的电凝作用经常会影响病理结果。切割完成后，应该在底部看到正常的膀胱肌纤维。明显的切除区底部出血应该用电凝止住，同样的，切除区周围黏膜层、固有层出血也是如此处理。质地较脆的低度恶性的肿瘤通常不用电刀就可以切除，这样可以降低膀胱穿孔的风险。

当肿瘤位于膀胱前壁或是膀胱顶时，在手术操作上会遇到困难。当位于膀胱前壁时，膀胱减压和耻骨上加压可以使病变处在对切割有利的位置。膀胱减压对切除顶部肿块上是有效的，它使病变区更易接近，并且可以防止逼尿肌过度伸展造成的腹膜内穿孔。对病态肥胖的患者，这些方法也适用。

对于膀胱憩室的患者，切除憩室肿瘤会使膀胱穿孔的危险性明显增加，这种情况下，从憩室颈部切除比较好，应该避免深入憩室结构内部去。低级别肿瘤可将瘤体切除与基底部电灼相结合，若病理结果提示肿瘤为高级别，可反复行TURBT术行保守性切除治疗。切除高级别肿瘤时要切除肿瘤基底部组织，通常需包括膀胱周围的脂肪组织，引起膀胱穿孔的概率更高。高度恶性的憩室肿瘤可考虑行膀胱部分切除术或根治性膀胱切除术。

2. 再次 TURBT

对于很大的肿瘤，可能需要重复多次手术才能最终把肿瘤切净。在通常情况下，对于大肿块，经尿道电切术（TUR）的有效性可能会比预计的低。进行二次TUR时，40%～75%

的病例仍然可以发现残余肿瘤。在很多病例中，在原先切除的部位，仍有肿瘤残余。对 T_1 期肿瘤做评估发现：做重复的 TUR，在 25% 的标本中可以发现肿瘤进展（比如出现伴发的原位癌；范围扩展的 T_1G_3 肿瘤或是分期高于 T_1 的病变）。因此，对于高级别 T_1 期肿瘤，特别是在最初的病理未证实有肌层浸润的情况下，可重复进行 TUR。

非肌层浸润性膀胱尿路上皮癌首次 TURBT 术后肿瘤残留率高达 20%～78%，且不论肿瘤单发或多发、是否浸润肌层，二次电切时均可能发现肿瘤残余，很难对所有患者达到根治的效果。肿瘤残留率受很多因素影响，包括肿瘤的数量、位置、肿瘤分级及分期情况、医师的技术等，且有时肿瘤微小，肉眼难以发现。此外，首次电切后由于标本缺乏肌层组织、肿瘤切除不完整、电切后组织损伤等原因，1.7%～64% 的肿瘤临床分期被低估。

对 pT_1 期和高级别 Ta 期肿瘤应行二次电切术已经达成共识，但对再次 TURBT 的时机目前意见尚未统一，过长的间隔时间可能拖延膀胱灌注化疗等辅助治疗；若间隔时间过短，首次手术造成的膀胱黏膜炎症可影响二次电切中的观察，难以区分正常黏膜与可疑病变，目前较为统一的观点认为二次电切应于首次电切术后 2～6 周。

3. 经尿道切除术的并发症

经尿道的膀胱肿瘤切除术（TURBT）的一个最主要的并发症是膀胱穿孔。应该区分穿孔是在腹膜外还是在腹膜内。腹膜外的穿孔，通常可以用导尿管导尿来处理，可自愈。腹膜内的穿孔，单用导尿是无效的，需要开放性手术治疗。应该从穿孔的大小及患者的一般情况出发，考虑是否行有创的治疗。为了减少手术操作造成穿孔的发生率，应该避免过度充盈膀胱，在切除侧壁肿块时可以运用麻醉使肌肉松弛以减少闭孔神经反射。非基层浸润性膀胱癌在穿孔时可能会引起肿瘤播散。在这方面的报告是否可信还没法肯定，但是，有关穿孔的病例中约有 6% 发生了播散。

TURBT 术后可能发生持续性出血，这时需要再做内镜下的电凝。内镜下，除了注意观察原先做切除的部位以外，还应观察其余的膀胱黏膜和膀胱颈，因为在 TURBT 可能曾损伤到这些部位。彻底取出滞留的血块，数周内避免使用抗凝药物，避免 Valsalva 等增加腹压的动作，这样可以减少再出血。

尿道狭窄也是术后常见的并发症之一，常发生于术后数周至数个月内，其病理过程是尿道表面正常的分层柱状上皮变为柱状上皮，由于柱状上皮缺乏分层柱状上皮不透水的特性，导致尿液外渗和尿道海绵体纤维化，使尿道腔缩小。尿道扩张术是简单而有效的治疗措施，是早期、轻度尿道狭窄的首选方法，对于尿道外口狭窄，尿道海绵体部狭窄长度 1.0cm、狭窄口径不严重的患者有着良好的效果。扩张尿道的目的是扩开而非撕裂粘连的瘢痕组织，因此操作时手法必须轻柔，尽量避免出血，若损伤过重或扩张次数过多可造成新的狭窄。腔内手术通过内切开瘢痕组织使狭窄或闭锁的尿道内径得以充分扩张，从而恢复尿道的通畅性，具有损伤小、恢复快、可重复等优势，并可避免开放手术引起的尿瘘、阴茎勃起功能障碍等并发症，成为治疗尿道狭窄的重要方法。

TURBT 术后输尿管口发生全部或部分的瘢痕狭窄也并不少见。如果怀疑输尿管口受到损伤，应该早期复查膀胱镜，结合超声波观察上尿路的情况。球囊扩张常能有效地纠正瘢痕狭窄。

4. 膀胱黏膜组织活检

肿瘤之外的膀胱黏膜的情况比肿瘤本身提供的信息更直接，更能预测治疗反应及远期治疗效果。TUR或活检既是诊断性的又是治疗性的。活检虽然通常不能提供肌层浸润方面的信息，但由于其没有电凝造成的混杂效果，能准确评价黏膜的情况。既往的研究表明盲目活检也能提供有用的预后信息。一些最近的研究发现，在切除肿瘤的同时盲目对相对正常的组织取活检的诊疗价值微乎其微，理论上讲，还有可能使肿瘤种植。然而，对可疑区域做选择性的活检是正确评价患者情况的必要手段。

（二）激光治疗

对于激光治疗非基层浸润性膀胱癌，目前已经有了相当多的研究。钕-钇铝石榴石激光（Nd：YAG激光治疗）由于在液态环境中具有优越的特性而比其他激光设备常用。在非接触式状态，可以使肿瘤组织凝固，很少发生出血，也不会引起闭孔神经反射。这项技术的主要缺点除了昂贵之外，还有不能提供组织标本进行病例检查。因此，最好选择复发的、低分级的患者进行治疗。若要对肿瘤进行分级，可以治疗前进行活检。早期研究表明，经过Nd：YAG激光治疗的部位复发率低，但也有随机的前瞻性研究表明复发率没有统计学差异。

钬激光（Ho：YAG激光）在治疗非基层浸润性膀胱癌的应用中也有着举足轻重的地位。Ho：YAG激光是利用氪闪烁光源激活嵌在钇-铝石榴石晶体上的元素钬而产生的脉冲式近红外线激光，波长2100nm，工作模式为脉冲式，脉冲持续时间250μs，可通过200～600μm石英光纤传输和发射，故适合应用于各类腔内手术。可以根据不同的使用目的调整不同的能量和脉冲设置，产生有效的组织凝固和气化及良好的止血效果，使操作几乎在无血的视野下进行。穿透深度0.4～0.5mm，使用较安全，可用于精确的外科切割和止血。

采用激光进行治疗的优势在于可在局麻下进行手术，大大降低了麻醉风险；在切除侧壁肿瘤时安全，无闭孔神经反射，切除深度和范围容易控制。

激光治疗最应引起注意的并发症是激光能量的分散损伤邻近的组织，形成一个黏液性的中凹结构，造成穿孔，但这种并发症很少发生。目前，激光技术在非肌层浸润性膀胱癌方面的应用仍然是局限的。

（三）光动力学治疗

光动力学治疗是利用肿瘤细胞对某些特殊物质（光敏剂）的特异性吸收和潴留，在特定波长的激光照射下，发生光化学反应，杀伤肿瘤细胞，从而达到治疗目的。关于肿瘤组织对光敏剂选择性吸收和潴留的具体机制目前不完全清楚，一般认为与肿瘤细胞在结构、功能及代谢方面的异常有关，如肿瘤细胞局部pH降低、肿瘤组织内亚铁螯合酶活性降低、表面低密度脂蛋白（LDL）受体增多、肿瘤细胞间隙增大、血管通透性增加等。光敏剂将来自光线中的能量转化为分子态氧，从而产生活性氧（ROS）。众多临床报告显示，光动力学治疗膀胱癌疗效令人满意。

（四）膀胱切除术

膀胱切除术治疗非肌层浸润性膀胱癌必须慎重，要先考虑到目前保守治疗的利弊、手术的风险以及我们是否个体化地估计到了高危表浅性肿瘤患者肿瘤继续进展的可能性。虽然原位癌患者用BCG治疗后最初的反应率高达80%，但是50%的患者疾病继续进展，最终可能导致死亡。同样地，T_1期患者中也有50%会继续进展，15年内病死率达30%。

非肌层浸润性膀胱癌膀胱切除术后的10年生存率为67%～92%。对于一般情况比较好的患者，如果肿瘤持续存在、反复复发、高危患者或是膀胱灌注治疗失败的，则适合做膀胱切除术。关于高危患者的手术时机目前还没有前瞻性的对照研究评价早期手术和延迟手术的区别。对高级别 T_1 期膀胱癌是否应进行膀胱切除目前仍然有争议。早期（3 个月）BCG 治疗失败后，82％的患者肿瘤将进展，但 BCG 治疗若是在 3 个月内显效，则只有 25％的患者肿瘤会进展。然而，最初发现肿瘤时很难预测患者对 BCG 治疗的反应。

对于存在低级别上尿路尿路上皮癌已导致膀胱无功能的患者或早期治疗无效的高危患者，适合做膀胱切除术。对于高级别的 T_1 期肿瘤可以立即做切除术，当膀胱内治疗效果不佳，且肿瘤是多灶性的时候，可考虑膀胱切除。

（五）膀胱灌注治疗

膀胱内灌注治疗的目标是减少复发、预防肿瘤进展及根治 TUR 术后残余的肿瘤组织。最理想的药物，不管是全身性的还是局部应用的，都应该是价廉的、毒性极小的；而且应该是单次剂量即达到疗效的。时至今日，没有一种药物达到这些标准。目前多种药物可用于膀胱灌注治疗，这些药物在治疗肿瘤及预防膀胱癌进展方面有良好的前景。

1. 卡介苗 （BCG）

卡介苗被证实是治疗非肌层浸润性膀胱癌最有效的膀胱内药物。它是减毒的分枝杆菌活疫苗，一直以来作为结核病的疫苗被使用，但是它已经在多种不同的癌症中显示了其抗癌活性。

BCG 是治疗非肌层浸润性膀胱癌及预防进展的最有效的膀胱灌注治疗药物。它对治疗原位癌和残留的乳头状肿瘤同样有效，也可以预防复发。

（1）作用机制：BCG 的作用机制还尚不完全明了，主要通过一种新的纤维连接蛋白与肿瘤细胞连接，引发细胞间的相互作用。连接后引起肿瘤细胞内部的反应变化，起到治疗效果。在 BCG 治疗后的患者尿液中检测出 IL-12，IL-12 是能够诱导生成 Th1 细胞的强烈诱导剂，并且促进 γ-干扰素的生成，由此，可上调细胞间黏附分子的表达、上调 CD4 辅助性细胞/CD8 杀伤性细胞的正性比率。还有一些其他的证据，包括 BCG 引起的炎症反应中 IL-2 和 IFN-γ 的表达以及 T 细胞扩增，都说明 Th1 介导的免疫应答可能就是 BCG 的治疗原理。尚有其他一些细胞因子也能在患者尿内和血中找到，这说明同时也存在全身的免疫应答。还有资料显示，迟发型超敏反应参与了 BCG 抗癌的作用。尚有研究表明，膀胱内 BCG 可以诱导一氧化氮合成酶的生成，局部高浓度的一氧化氮可以抑制肿瘤生长，这也是 BCG 抗癌的作用机制之一。

（2）治疗前准备和治疗的实施：BCG 在进行灌注以前是保存于 4℃的一种冻干粉。现在有 Connaught、Tice、ArmandFrappier、pasteur、Tokyo、RIVM 等菌株可供使用。应该保证每次灌注包含约一千万个分枝杆菌，以保证疗效。将此疫苗加入 50mL 生理盐水中，并且立即使用，否则会发生凝集影响疗效。通常在肿瘤切除术后 2～4 周开始进行 BCG 灌注治疗。肉眼血尿和疑似细菌感染是 BCG 膀胱灌注治疗的禁忌证，因为其会引起分枝杆菌的血管内接种，产生毒性反应。

（3）BCG 灌注治疗膀胱原位癌：BCG 是治疗原位癌无可争议的药物，已经被美国食品和药物管理委员会（FDA）批准使用。多项临床试验证实，治疗后最初肿瘤完全消失率达到 76％，个别报告比率达 80％。50％的患者在平均约 4 年的时间里，对此药持续敏感。大约有 30％的患者在超过 10 年的时间里没有进展或复发，而大多数的患者会在 5 年内进展或复发。在完整的治疗疗程后若疗效不佳，则提示预后不佳。

（4）BCG 灌注治疗膀胱残余肿瘤：膀胱 BCG 灌注治疗能够有效治疗残余乳头状肿瘤，但是不能替代外科切除术。有调查表明，单用膀胱 BCG 灌注治疗，只对接近 60% 的膀胱内残余癌有效。

（5）BCG 灌注治疗预防膀胱肿瘤复发和进展：T_1 期和高级别的 Ta 期患者，在进行经尿道的肿瘤切除术后，常规使用 BCG 做预防性的治疗。

多个有关 T_1 期肿瘤的研究已经说明了 BCG 联合 TUR 治疗高危非肌层浸润性膀胱乳头状肿瘤的效果。同时可以看到，不同的研究者得到的数据相差很大，复发率 16%～40%，进展率低的可到 4.4%，高的可到 40%。这些数据说明了一个问题，肿瘤的其他特征也与肿瘤的进展关系密切。因此，还需要再对治疗后的患者进行密切随访后，才能进一步地讨论 BCG 对不同阶段肿瘤的疗效。

（6）BCG 治疗的禁忌证：免疫抑制是 BCG 治疗的禁忌证。尚没有资料显示假体使用者和心瓣膜病者是 BCG 的禁忌证。但是，对有假体的患者，在进行尿道器械操作后应该适当地预防性使用抗生素。一般情况差和年龄大的患者，是 BCG 治疗的相对禁忌证。既往结核病史的患者不良反应发生率高。

（7）BCG 治疗的不良反应：BCG 产生的不良反应一般较轻，通常能够很好地耐受。然而也存在着严重的不良反应以及甚至导致死亡的可能性。多数患者会产生排尿困难、尿频、尿急，这会持续数天，随疗程的延长而加重。这些不良反应可以用抗胆碱能药物、对乙酰氨基酚、苯基偶氮吡啶二胺（非那吡啶）等缓解。大约 30% 的患者发生血尿。持续镜下血尿是继续 BCG 治疗的相对禁忌证。

20%～30% 的患者出现无症状的肉芽肿性前列腺炎，这可使 PSA 升高。1% 的患者出现有症状的肉芽肿性前列腺炎。睾丸不常受累，但受累后若不治疗会进展到必须做睾丸切除。

BCG 治疗后低度发热或轻度不适感比较普遍。如果体温高于 38.5℃ 持续超过 24h、退热剂不能缓解的或是体温超过 39.5℃，这时需要用异烟肼治疗（每天 300mg，持续 3 个月）。BCG 导致的系统性病变往往表现为严重的肺和肝的累及。这是需要联用异烟肼、利福平 6 个月。长时间使用异烟肼时应该加用维生素 B_6。败血症（0～4%）很少发生，但是会危及生命，应该用支持疗法，同时用三联药物疗法。

在 BCG 败血症动物模型中，泼尼松合用抗结核药物是有效的。资料显示，同样联用其他抗结核药的情况下，用喹诺酮比用环丝氨酸更有效。无论是 BCG 引起的全身还是局部的反应，都应考虑到常见的尿路细菌感染，这样才能正确治疗。

前面已经提到前列腺移行细胞癌可用 TUR 治疗。发生在表浅前列腺导管和尿道周围的前列腺癌也可以同时用 BCG 治疗。用 TUR 切除部分腺体以减少肿瘤负荷，并且使前列腺表面更好地暴露于 BCG 灌注液中。用这种方法，50% 的肿瘤可以完全消退。

2. 丝裂霉素 C

丝裂霉素 C 可与 DNA 发生交叉连接，部分地抑制 DNA 合成。还有一些未被完全理解的作用机制参与其作用。虽然它对处于细胞周期的晚 G 期细胞最敏感，但它仍被认为是细胞周期非特异性的药物。分子质量为 334kDa。丝裂霉素 C 的用法是每周一次，持续 6～8 周，总剂量是 20～60mg。

丝裂霉素 C 显著的不良反应包括化学性膀胱炎（发生率达到近 40%）、膀胱容量的减少、掌皮脱落、皮疹。应该避免皮肤直接接触。其他不良反应很少见，如白细胞减少和膀胱挛缩（0.05%）。

3. 多柔比星

多柔比星是一种蒽环类的抗生素。它能与 DNA 的碱基对结合，阻止 Ⅱ 型拓扑异构酶，进一步阻止蛋白质合成。对于处于细胞周期 S 期的细胞作用最大，但是它仍然是属于细胞周期非特异性的。在多个研究的一篇综述中提出，多柔比星与 TUR 相比，在减少复发方面的效力高出 13%～17%，但在预防肿瘤进展方面并无优越之处（15.2% 比 12.6%）。多柔比星的分子质量是 580kDa。较少全身性的不良反应，膀胱内灌注的不良反应主要是化学性膀胱炎，近半数的患者会发生。有几个系列分析报告说，多柔比星会引起膀胱容量减少。偶尔会引起胃肠道反应和过敏反应。

4. 表柔比星

这种多柔比星的衍生物同多柔比星有同样的作用机制。用 50～80mg/mL 持续治疗超过 8 周，表柔比星比单用 TUR 在预防复发方面效果提高 12%～15%。在膀胱内治疗后立即一次性给药与在整个疗程中持续给药效果是一样的。表柔比星现在美国尚未被用来治疗尿路上皮癌，但已获 FDA 批准用来作为淋巴结阳性乳腺癌的辅助治疗。

二、浸润性膀胱癌的治疗

对于泌尿外科医师来说，虽然浸润性膀胱癌治疗的金标准为根治性膀胱切除术都无疑义，但对其治疗仍然是一个临床和学术上的挑战。其多变的临床表现，隐蔽的发展进程，相对不完善的临床诊疗技术，治疗手段多样以及对多数患者还是缺乏确实有效的治疗手段，这些复杂的临床问题都需要引起注意。

（一）浸润性膀胱癌的标准治疗方式：根治性全膀胱切除术

1. 手术指征

男性患者的根治性全膀胱切除术和女性的前盆脏器切除术，连同全盆腔淋巴结清扫术，是侵犯肌层且无远处转移的浸润性膀胱癌的标准式式。如果患者合并有严重的内科疾病或已有远处转移则采用其他替代治疗，但是如果患者有局部症状，如顽固的血尿，即使已有局部淋巴结或远处转移，也可行姑息性手术。

2. 手术技术

男性和女性的膀胱癌根治术在其他文献中有详细描述。但是一些要点在此简要地回顾一下。标准的膀胱癌根治术包括双侧盆腔淋巴结清扫，对男性患者要整体切除前列腺和膀胱。对女性患者行前盆脏器切除术包括切除子宫、输卵管、卵巢、膀胱、输尿管和阴道前壁一部分。一些学者建议对男性患者可以行保留神经的标准膀胱切除术。在不违背肿瘤治疗原则，不增加局部复发率的前提下，保留阴茎海绵体上的自主神经可以在术后使阴茎勃起，对年轻患者是尤为重要的。其中一个要点是在行保留神经的膀胱癌根治术时要结扎前列腺血管蒂以便于保留连接精囊尖部的软组织，从而保留向盆腔走行的神经血管束。

在女性的前盆脏器切除术时保留尿道，为将来行原位膀胱重建提供机会。对改良标准根治术的技术及结果的综述显示，局部复发极少，原位膀胱重建的女性患者尿控能力相当好。

女性的尿道切除术一直是标准前盆腔切除术的一部分，直到开始注意到女性原位膀胱重建时，才注意保留尿道。女性患者如果膀胱颈部出现肿瘤与尿道受累呈高度相关性，多数学者强调在术中行冰冻切片以保证残留尿道无肿瘤。如果膀胱颈口和尿道存在肿瘤，弥散性原位癌或术中发现切缘阳性的女性患者则不适合行原位膀胱重建，应立即行全尿道切除术。

在行尿路重建前，判断输尿管切缘有无肿瘤是标准的做法。这个程序的合理之处在于尿路上皮癌，尤其是原位癌，可以累及远端输尿管切缘。过去的泌尿科医师切除阳性切缘以达到切除所有肿瘤的目的，考虑能有较好的长期控制局部病变。事实上，回顾性研究并不能证实能提高长期疗效。

盆腔淋巴结清扫仍是浸润性膀胱癌根治术重要的一部分，原因有两方面。盆腔淋巴结清扫可以观察局部肿瘤侵犯的范围。此外，极其局限的淋巴结转移的患者可以有出人意料的高生存率。盆腔淋巴结转移的风险随着肿瘤的分期而提高：pT_2 期盆腔淋巴结转移的风险有 $10\%\sim30\%$，如大于 pT_3 期则有 $30\%\sim65\%$。有学者发现行膀胱癌根治术的患者最常见的是闭孔和髂外淋巴结转移，而髂总和骶前淋巴结则较少见。对于临床分期可行膀胱癌根治术的患者，髂总动脉以上转移很少见。一些作者提出淋巴结扩大切除术，但长期的生存率并无明显提高。

扩大的淋巴结切除术应该包括远端主动脉旁与腔静脉旁淋巴结及骶前淋巴结。与标准的盆腔淋巴结清除相比，扩大的盆腔淋巴结切除术可以获得更多的总淋巴结数与阳性淋巴结数。但是，在这两组中发现的淋巴结阳性患者的比例是相似的。

淋巴结阳性的患者，手术时切除淋巴结的总数经证实与预后密切相关。患者阳性淋巴结总数小于等于 8 个，其 10 年无复发生存率显著高于阳性淋巴结总数大于 8 个的患者。淋巴结比值分期或淋巴结密度的概念（阳性淋巴结数/切除淋巴结总数）也证实与预后密切相关。

3. 膀胱切除的疗效

膀胱癌根治术加盆腔淋巴结清扫术成功治疗肌层浸润临床器官局限性的膀胱癌。大量的文献表明，随着围手术期治疗的发展，精细的手术技巧，更好的尿道重建，器官局限性膀胱癌患者可以有满意的长期生存率。病理证实的器官局限性膀胱癌患者长期生存率较好。虽然膀胱癌根治术对临床器官局限性膀胱癌患者的疗效是肯定的，但是对局部晚期非器官局限性膀胱癌或恶性盆腔淋巴结转移的疗效仍是有争议的。

4. 膀胱癌根治术的并发症

膀胱癌根治术潜在的并发症包括死亡和其他并发症。膀胱癌根治术的病死率为 $1\%\sim2\%$。其所有并发症的发病率为 25%。手术的并发症分为 3 大类：①先前存在的并发症；②切除膀胱和邻近器官后的并发症；③膀胱癌根治术重建时采用节段胃肠道行尿路重建所致的并发症。心肺并发症也是常见的。围手术期的心脏停搏导致死亡不多见，但是术前应全面检查患者的体征、症状和有无既往的心脏疾病病史。术后肺动脉栓塞少见（2%）。术后适当早下床活动，围手术期适当使用抗凝剂可以减少早期的病死率。在膀胱癌根治术时可能出现致命性出血，但发生率很低。即使术前没准备自体输血，现代血库和血源性病原体的筛查使输血很安全。直肠损伤发生率小于 1%。大血管损伤同样罕见。当尿道重建中使用小肠或结肠时，有潜在肠梗阻的危险。$4\%\sim10\%$ 的患者在术后出现肠梗阻，需行外科手术解决的少于 10%。

在有反流的手术中，输尿管-肠段吻合口狭窄较少（3%）发生，但是在无反流的术式中很常见。膀胱切除术后根据不同的尿路重建方式会发生不同程度的代谢紊乱，维生素缺乏，慢性尿路感染和肾结石。

抑郁常见于经历重大手术的患者，膀胱切除后的患者也不例外。这种情况要积极发现，妥善处理。膀胱癌患者术前诊断为心理抑郁的大约占 45%。病理分期的情况与膀胱切除术后的焦虑与抑郁显著相关。

5. 膀胱癌根治术后的随访

膀胱癌根治和膀胱重建术后，患者需要长期监测两个方面的问题：①肿瘤的复发；②嵌入尿道的肠段相关并发症。定期影像学检查可以发现肿瘤是否复发。但复查频率有争议。术后上尿路影像学检查可以排除。上尿路肿瘤在术后是少见的，但是一旦发现多为晚期，需要进一步手术。

（二）膀胱根治性切除术的辅助治疗

许多行膀胱切除术的患者，尤其是肿瘤分期大于 T_3 的，常常死于远处转移。为了增强局部治疗，尤其是膀胱癌根治术的效果，多依靠单独或联合放疗或化疗，作为术前新辅助治疗和术后辅助治疗。

1. 术前放疗

术前放疗的作用已经被很多研究者调查过了。直到 20 世纪 80 年代，放疗用来治疗局部微转移，可能使无法切除的肿瘤降低分期以及改善膀胱癌根治术后局部病灶的控制。现有随机研究资料表明前放疗可以提高晚期肿瘤（T_3）的局部控制，但对长期生存率无显著提高。非随机化试验表明术前放疗不能显著提高特异性生存率，但根据文献报道，其中的混杂因素使患者同时行化疗。

2. 新辅助化疗

在确定的局部治疗前的化疗称为新辅助化疗。其原理是可以了解肿瘤对化疗的敏感性以及使无法手术的肿瘤降低分期。从总的方面来看，患者手术前身体条件较好，此时进行化疗治疗微转移灶，患者易接受。新辅助化疗的缺点包括治疗是建立在临床分期的基础上，而不是病理分期，可能延误局部诊治。

3. 辅助化疗

辅助化疗的理由是，病理分期明确有远处转移的患者，可以受益于系统化疗，可以减少局部或远处复发。辅助化疗的缺点包括等待病理结果证实有转移再予以系统化疗会延误治疗，在肿瘤切除后，影像学检查很难看到病变，难以评价肿瘤对化疗的敏感性，术后并发症干扰化疗，还有术后患者不愿行辅助治疗。

（三）膀胱根治性切除术的替代治疗方式

对浸润性膀胱癌的患者，标准治疗不一定提供最优或最可接受的方案。膀胱癌根治术所产生的并发症，加上患者对保守治疗以及保留膀胱手术的兴趣，促使大家寻找对浸润性膀胱癌的替代治疗方法。这些方法包括从 TUR 到应用腹腔镜保留膀胱，全身化疗和放疗。

1. 放疗

目前没有随机化的研究对比单纯放疗和膀胱癌根治术的疗效。常规的外放疗控制局部浸润性肿瘤有效率为 30%～50%。为提高疗效，已使用超分割方案。超分割方案的随机研究表明这个方法可能在未来有效，但是仍需大样本对照试验对这种方案与标准的常规放疗做比较。

2. 经尿道切除术和膀胱部分切除术

TUR 或膀胱部分切除术可以治疗易定位、体积小的、浅表的浸润性膀胱癌。这些经验表明在高选择性的患者，如肿瘤体积小的、低分期的（T_2）、单一的手术可以很好控制局部肿瘤和远处控制。有学者描述了大样本行完整"根治性"TUR 的膀胱癌患者，肿瘤基底部和周围直肠黏膜活检均为阴性。令人难忘的是，其 5 年生存率和行标准根治术的患者类似。这项研究的缺点在于非随机化，不过结果仍然肯定了在高选择性的患者中 TUR 的应用价值。

3. 经尿道切除术和膀胱部分切除术联合化疗

反对单独采用局部切除治疗浸润性膀胱癌患者的理由是，研究表明对于 T_2 期以上的肿瘤单靠完全的 TUR 是不可能的。晚期肿瘤，至少在理论上，高分期肿瘤不容易控制，患者仅行 TUR 很可能有残余肿瘤，导致局部复发和远处转移。为了支持保留膀胱手术的疗效，研究者们联合了保留膀胱手术联合全身化疗。化疗可以提高在术后降低分期到 pT_0 患者的生存率。

4. 保留膀胱方案

建议把联合多种疗法的保留膀胱治疗方案作为根治性膀胱切除术的替代治疗方式，原因有两方面：①许多浸润性膀胱癌患者发病时已经微小转移。当无症状时，患者如不在局部手术干预的同时行全身化疗疗效是不佳的。②无症状但有远处转移的患者切除膀胱是没必要的，并没有提高生活质量，还延误了有潜在疗效的系统治疗时机。

反对的意见有：①保留膀胱术依赖临床分期而非病理分期，易产生治疗不当的情况；②局部病灶的控制不佳，可能导致肿瘤复发和并发症的发生，可导致严重的并发症发病率和病死率的提高；③原位膀胱重建被广泛运用于男性和女性，为愿意保留经尿道排尿功能的患者提供了优质的生活质量。这些问题被回顾过，许多报道讨论了这种方案治疗浸润性膀胱癌的疗效。

三、转移性膀胱癌的治疗

转移性膀胱癌的患者通常行全身化疗，尤其是那些无法切除的、广泛转移的病变。多种药物联合化疗比单剂用药更行之有效。常规用药有甲氨蝶呤、长春碱、多柔比星和顺铂。这些用药方案能有近 20% 的完全缓解率（CR），但是长期的无疾病生存率还是很低。MVAC 方案虽然优于单剂用药，但是常会有很严重的毒性反应（多于 20% 的患者会有中性粒细胞减少性发热）。

（韩　娜）

参考文献

[1] 于世英，胡国清.肿瘤临床诊疗指南 [M].3 版.北京：科学出版社，2021.

[2] 赫捷，李进，马军，等.中国临床肿瘤学会（CSCO）常见恶性肿瘤诊疗指南 [M].北京：人民卫生出版社，2020.

[3] 中国临床肿瘤学会指南工作委员会.中国临床肿瘤学会（CSCO）小细胞肺癌诊疗指南 [M].北京：人民卫生出版社，2020.

[4] 袁双虎，宋启斌，于金明.肿瘤精准放射治疗学临床要点 [M].武汉：湖北科学技术出版社，2020.

[5] （美）米歇尔.S.萨贝尔.乳腺外科、内分泌外科及肿瘤外科手术技巧 [M].杨猛，译.北京：科学出版社，2020.

[6] （美）卡伦.L.雷坎普.肺癌的治疗方案与临床研究 [M].陈军，译.沈阳：辽宁科学技术出版社，2020.

[7] 龙浩，张力.现代肺癌诊断与治疗——临床实践与临床研究 [M].广州：广东科技出版社，2020.

[8] 秦洪真.乳腺癌诊断与治疗 [M].北京：中国医药科技出版社，2020.

[9] 北京医师协会.放射治疗常规 [M].北京：中国医药科技出版社，2020.

[10] 张毅.肺癌诊治现状与进展 [M].北京：人民卫生出版社，2019.

[11] 万德森.临床肿瘤学 [M].4 版.北京：科学出版社，2019.

[12] （美）布鲁斯·凯伯纳.哈里森肿瘤手册 [M].李小梅，焦顺昌，译.北京：科学出版社，2019.

[13] （美）维维安 E 斯特朗.胃癌原理与临床实践 [M].陈子华，刘合利，译.长沙：中南大学出版社，2019.

[14] 白春学，李为民，陈良安.早期肺癌 [M].北京：人民卫生出版社，2018.

[15] 李晔雄.肿瘤放射治疗学 [M].5 版.北京：中国协和医科大学出版社，2018.

[16] 柴树德，郑广钧.胸部肿瘤放射性粒子治疗学 [M].2 版.北京：人民卫生出版社，2018.

[17] 秦继勇，郎锦义，李文辉.肿瘤放射治疗学精要 [M].北京：科学出版社，2018.

[18] 吴开良.临床肿瘤放射治疗学 [M].上海：复旦大学出版社，2018.

[19] 何劲松，刘晓岭，胡慧.乳腺癌内分泌治疗策略与临床实践 [M].郑州：郑州大学出版社，2018.

[20] 许亚萍，袁双虎.胸部肿瘤放射治疗精要与临床实践 [M].沈阳：辽宁科学技术出版社，2018.

[21] 王绿化.肿瘤放射治疗学 [M].北京：人民卫生出版社，2018.

[22] 李志刚，储天晴.肺癌 [M].上海：上海科学技术出版社，2017.

[23] （瑞士）索兰格·彼得斯.肺癌诊治新进展 [M].胡坚，汪路顺，包飞潮，译.北京：科学出版社，2017.

[24] 陆舜.非小细胞肺癌 [M].北京：人民卫生出版社，2016.

[25] 田富国.乳腺癌非手术治疗 [M].武汉：华中科技大学出版社.2016.